LEHRBUCH

DER

HERZKRANKHEITEN

VON

PROFESSOR Dr. RICHARD GEIGEL

IN WÜRZBURG

MIT 60 FIGUREN

MÜNCHEN UND WIESBADEN

VERLAG VON J. F. BERGMANN

1920

ISBN 978-3-642-98651-2   ISBN 978-3-642-99466-1 (eBook)
DOI 10.1007/978-3-642-99466-1

Vorwort.

Es war mein Bestreben, ein Buch zu schreiben, das nicht nur zum Nachschlagen gut ist, vielmehr eines, das man lesen kann, um etwas daraus zu lernen. Herzkrankheiten lassen sich nur vom mechanischen Standpunkt aus behandeln. So gut wie die Grundlagen der Anatomie und Physiologie gehören auch physikalische, mechanische Kenntnisse dazu. Da wollte ich lieber beim Leser nichts voraussetzen als etwas unklar lassen. Trotzdem mußte der Umfang bescheiden bleiben, weil man ein dickes Buch nicht liest. Deshalb habe ich auch manches nicht erwähnt, was ich für weniger wichtig oder für falsch halte.

Die Benützung höherer Analysis hätte mir meine Aufgabe wesentlich erleichtert, nur ungern und nach langem Schwanken habe ich darauf verzichtet mit Rücksicht auf das Schicksal des Buches. Von allen mathematischen Entwicklungen habe ich abgesehen und mathematische Zeichen finden sich nur da, wo sie nicht ganz zu umgehen waren und wer sie nicht liebt, kann sie auch ohne Schaden überschlagen.

So, mein Buch, jetzt geh hin und sieh zu, ob du gelesen wirst!

Würzburg, den 13. September 1919.

R. Geigel.

Inhalt.

Inhalt.

I.

Allgemeiner Teil.

Mechanische Grundbegriffe.

Der Kreislauf des Blutes ist eine mechanische Einrichtung, zu deren Verständnis die Kenntnis der ersten Sätze der Mechanik unerläßlich ist. Auf Schritt und Tritt begegnen wir ihnen in der Lehre von den Herzkrankheiten, und es scheint geraten, sie wieder in unserem Gedächtnis aufzufrischen.

Die beiden Grundbegriffe, die wir hier brauchen und von denen jede Erfahrung ausgeht, sind die Länge und die Zeit. Beides sind Größen, d. h. sie können vermehrt und vermindert werden. Man kann sie messen, wenn man sie mit einer beliebig gewählten Größe derselben Art vergleicht. Als Maßstab, als Einheit soll für die Länge l und für die Zeit t ein für allemal gewählt sein.

Jeder Körper befindet sich entweder in Ruhe, oder er ändert seinen Ort im Raum, er bewegt sich. Bezieht man die Bewegung auf die Zeit, die dazu nötig ist, damit der Körper eine gewisse Weglänge zurücklegt, so erhält man den abgezogenen Begriff der Geschwindigkeit. Die Länge der Weges kann mit der gewählten Längeneinheit, die Zeit mit der Uhr gemessen werden, und man erhält so die Größe der Geschwindigkeit v:

$$v = \frac{s}{t}.$$

Die Geschwindigkeit, mit der ein Körper sich im Raum bewegt, kann eine gleichförmige sein, so daß er in jeder Zeiteinheit die gleiche Wegstrecke zurücklegt, oder eine ungleichförmige. Die Geschwindigkeit kann zu- oder abnehmen, im ersten Fall hat der Körper eine beschleunigte, im letztern Fall eine verzögerte Geschwindigkeit.

Die Beschleunigung oder die Verzögerung kann eine ganz unregelmäßige, nicht zu übersehende sein oder eine regelmäßige, z. B. so, daß der Zuwachs oder die Abnahme der Geschwindigkeit in jedem gleichen Zeitteilchen den nämlichen Wert hat. Dann liegt die gleichmäßig beschleunigte oder gleichmäßig verzögerte Geschwindigkeit vor.

Nichts geschieht in der Natur ohne Ursache. Ein Körper ändert seine Bewegung weder ihrer Größe noch ihrer Richtung nach ohne Ursache, nicht „von selbst", ob er nun eine Geschwindigkeit von irgend einer Größe und Richtung überhaupt hat oder ob deren Größe = Null, der Körper also in Ruhe ist. Die Ursache für irgend eine Bewegungsänderung heißen wir Kraft. Von einer solchen Kraft haben wir eine unmittelbare Empfindung im Kontraktionszustand unserer Muskeln, wenn wir andere Körper damit bewegen wollen. Die Erfahrung zeigt, daß eine verschieden große Kraft, eine verschiedene Anstrengung dazu gehört, um verschiedenen Körpern die gleiche Geschwindigkeit zu verleihen und wir schreiben demgemäß jedem Körper eine bestimmte Masse **m** und dieser die Eigenschaft der Trägheit zu. Die Muskelkraft läßt sich nur im allgemeinen abschätzen, sie wechselt von Fall zu Fall, als Maß aber verwenden wir eine recht konstante Kraft, die Schwerkraft, von der jedes

Massenteilchen gleich stark gegen die Erdmitte zu angezogen wird, wir wägen die Körper und messen dem 2, 3 mal schwereren Körper auch eine 2, 3 mal größere Masse zu. Das Gewicht ist wohl ein passender Maßstab für die Masse, Masse und Gewicht ist aber nicht ein und dasselbe.

Als Einheit der Kraft (f) wählen wir eine Kraft, die der Masseneinheit (m) in der Zeiteinheit (t) die Beschleunigung der Bewegung gleich Eins verleiht, also allgemein:

$$f = m \cdot \frac{v_2 - v_1}{t},$$

wenn der Körper vor der Einwirkung der Kraft f die Geschwindigkeit v_1 und infolge der einwirkenden Kraft nach der Zeit t die Geschwindigkeit v_2 hat. War der Körper vorher in Ruhe, also $v_1 = o$, so ist:

$$f = \frac{m\,v}{t},$$

und beobachten wir den Vorgang während der Zeit $= 1$, so kommt einfach

$$f = mv.$$

Das Produkt mv, Masse mal Geschwindigkeit heißt auch Bewegungsgröße.

Man mißt nach „absolutem Maß“, wenn man als Einheiten einführt: für l 1 cm, für t 1 Sekunde und für Masse 1 g, eine Größe also, die von der Erde mit derselben Kraft angezogen wird wie ein Gewichtstück von 1 g.

Danach ist die Einheit der Kraft (1 Dyne) so groß, daß sie der Masse von 1 g Gewicht in 1 Sekunde eine Geschwindigkeitsbeschleunigung von 1 cm erteilt. Es ist gut, wenn wir uns gleich hier merken wollen, daß der Druck nicht $=$ Kraft gesetzt werden darf. Druck ist auch eine Kraft, aber die auf die Flächen-einheit wirkende Kraft $D = \frac{f}{F}$, wenn mit F die Größe der Fläche bezeichnet wird, auf die der Druck wirkt. Man kann nicht Druck und Kraft zusammen addieren oder voneinander subtrahieren, weil sie nicht gleiche Dimensionen haben. Kraft ist eine Größe der ersten, Druck eine Größe der zweiten Dimension. Nur Größen von der gleichen Dimension dürfen durch $+$ oder $-$ miteinander verbunden werden, sonst ist die angesetzte Gleichung ganz gewiß falsch.

Die Kraft ist bestimmt durch ihre Größe und durch ihre Richtung, sie ist ein „Vektor“. Der Druck dagegen ist kein Vektor, er ist bestimmt nur durch seine Größe, er wird gemessen durch eine Zahl (z. B. durch die Höhe einer Wasser- oder Quecksilbersäule, die ihm das Gleichgewicht hält). Eine Kraft leistet Arbeit in ihrer Richtung, der Druck in Flüssigkeiten und Gasen nach allen Seiten, wo ein niedrigerer Druck herrscht, er wirkt gleich stark, wo die Druckdifferenz gleich groß ist, auf „Niveauflächen“. Die Kraft wirkt stärker da, wo sich die Niveauflächen näher liegen, aber auf kürzerem Weg, als wo sie weiter aus- einander liegen. Die Wirkung von einem Ort höheren Drucks auf einen von niedererem ist abhängig nicht nur von der Druckdifferenz, sondern auch vom Abstand der beiden Orte voneinander, der Druck hat ein „Potential“ oder „Gefälle“. Im Grunde ist Potential nichts anderes als potentielle Energie, als Energie der Lage, für die man auch Spannung sagen kann. Potentielle Energie leistet keine Arbeit, sie kann aber durch Arbeit erzeugt werden, indem kinetische Energie in potentielle umgewandelt wird. Und wenn umgekehrt Energie der Lage (Spannung usw.) sich wieder in kinetische Energie verwandelt (bei beiden Umwandlungen geht nichts von Energie verloren), dann wird wieder Arbeit geleistet, gerade so viel, als zur Herstellung der potentiellen Energie nötig war.

Eine Kraft kann gegen eine andere, gleich große, genau entgegengesetzt gerichtete Kraft wirken, beide stehen dann, wenn sie auch noch am nämlichen

Punkt angreifen, miteinander im Gleichgewicht und am Zustand des Körpers, auf den sie wirken, wird nichts geändert. Sind Größe, Richtung oder Angriffspunkt verschieden, so wird mit der bewirkten Zustandsänderung Arbeit geleistet.

Wirkt eine Kraft von der Größe f entlang dem Wege s, so wird die geleistete Arbeit (A) an der Größe des Produktes der Werte von Kraft und Weg gemessen:

$$A = fs.$$

Wirkt die Kraft auf einen in Bewegung befindlichen Körper in der Richtung der Bewegung, so leistet sie positive Arbeit, indem sie die Bewegung beschleunigt; sie leistet negative Arbeit, wenn sie widersinnig, also der bestehenden Bewegung entgegengesetzt wirkt und sie verzögert. Arbeit wird allgemein geleistet, wenn Bewegung erzeugt oder beschleunigt wird und wenn Bewegung verzögert oder aufgehoben wird. Die Bewegung braucht dabei nicht eine bestimmte Masse im ganzen zu betreffen (Massenbewegung), sie kann auch in Ortsveränderung der kleinsten Teilchen bestehen, aus denen die Masse zusammengesetzt ist, es kann sich um Molekularbewegung, um Wärme handeln. Beides: Massenbewegung und Molekularbewegung sind Formen der Energie, des Vermögens Arbeit zu leisten. Formen der Energie können ineinander übergehen, ineinander verwandelt werden, ohne daß etwas von ihrer Größe verloren oder hinzugewonnen wird. Die Summe aller vorhandenen Energieformen ist vor und nach der Umwandlung die gleiche. Die Energie der Massenbewegung kann jederzeit vollständig in Wärmeenergie umgewandelt werden, wenn die Massenbewegung gegen eine entgegengesetzt gerichtete Kraft gerichtet ist, die wir Reibung nennen. Dabei leistet der bewegte Körper die nämliche Arbeit, die aufgewendet wurde, um ihm seine Geschwindigkeit zu verleihen. Hat eine Kraft f die Geschwindigkeit einer Masse m um v erhöht, so hat sie ihr damit eine Wucht verliehen (lebendige Kraft, Energie der Bewegung), deren Zahlenwert $= \frac{1}{2} m v^2$ ist. Diese Wucht kann wieder Arbeit leisten, Massenbewegung oder Wärme in einem ganz bestimmten Verhältnis erzeugen. Gemessen wird die Arbeit in Meterkilogrammen, die Einheit der Arbeit wird aufgewendet, um 1 kg Masse der Schwerkraft entgegen auf die Höhe von 1 Meter (s = 1 Meter) zu erheben. Die Wärme mißt man in Kalorien und nennt die Einheit 1 Kal. die Wärmemenge, die nötig ist, um 1 kg Wasser von 0 Grad auf 1 Grad zu erwärmen. Das ist die große Kalorie, die kleine ist tausendmal kleiner und reicht zur Erwärmung von 1 Gramm Wasser um 1 Grad hin.

Die Arbeit, die nötig war, um 426 kg um 1 m zu erheben (oder auch 1 kg auf 426 m Höhe), dieselbe Arbeit kann die Wucht der Masse, wenn sie wieder herabfällt, auch leisten; kommt sie dabei zur Ruhe und wird die ganze Wucht in Wärme umgesetzt, so reicht diese hin, um 1 kg Wasser von 0 auf 1^0 zu erwärmen: 426 mkg sind einer großen Kalorie äquivalent (Satz vom Wärmeäquivalent).

Diese Umwandlung kann restlos geschehen; auch Wärmeenergie kann zur Erzeugung von Massenbewegung, von Wucht benützt werden, diese Umwandlung erfolgt aber niemals ganz vollständig, nie restlos, ein größerer oder kleinerer Teil der Wärmeenergie leistet nicht äußere Arbeit, sondern bleibt Wärme. Auch beim Übergang von Wucht von einem Körper auf einen anderen wird stets Wärmeenergie erzeugt, wird also ein Teil der gegebenen Massenbewegung in Molekularbewegung, in Wärmeenergie umgewandelt. Ursache ist die Kraft der Reibung, die bei jeder Bewegung materieller Körper überwunden werden muß, und die selbst nicht zur Massenbewegung, sondern nur zur Molekularbewegung führt. Sie kann immer nur negative Arbeit leisten.

Das Maß für die Arbeit ist das Produkt aus dem Zahlenwert der Kraft mal dem des Wegs, entlang dem sie gewirkt hat. In „absolutem Maß" wird die Arbeit von der Größe Eins also gerade die Kraft von 1 Dyne auf dem Wege von 1 cm Länge um unendlich wenig überwinden können. Diese Einheit, die man also gleich 1 dyn $\times$ 1 cm setzen kann, heißt man ein **Erg**:

$$1 \text{ erg} = 1 \text{ dyn} \times 1 \text{ cm.}$$

Hebt man einen Körper in die Höhe, so wird der Weg, auf dem die Kraft wirkt, gleich der Höhe, und die Kraft, die auf diesem Weg gerade überwunden wurde, ist die Schwerkraft, die jedem Körper beim freien Fall die Beschleunigung von $g = 9{,}81$ m/sec verleiht. Wählt man als Einheit der Länge 1 m, als Einheit der Kraft g und als Masseneinheit ein Gewichtstück von 1 kg, dann kommt als Maßstab für die Arbeit das Meterkilogramm, ein viel gröberer Maßstab als das Erg, denn 10 Millionen Erg (1 Joule, 10 Megaerg) sind gleich 0,102 mkg.

Wir kommen zu einem weiteren Begriff. Der Energievorrat eines Körpers, seine Möglichkeit, Arbeit zu leisten, erschöpft sich, wenn er in Beziehung zur Außenwelt tritt, an Körpern der Außenwelt Arbeit leistet, und wenn ihm dabei von der Außenwelt keine neue Energie zufließt. Geschieht dies aber, so kann er je nach dem Quantum, das er von außen bekommt, auch nach außen Energie abgeben, ohne daß sein eigener Energievorrat vermindert oder angegriffen wird, theoretisch also unbegrenzt lang. Zufluß und Abgabe braucht nicht in jedem kleinsten Zeitteilchen genau gleich zu sein. Bei einem gewissen Vorrat von Energie kann auch zu Zeiten mehr abgegeben als eingenommen, zu andern Zeiten mehr eingenommen und für Zeiten größeren Verbrauchs aufgespart werden, und so kann für längere Zeiträume der Vorrat an Energie konstant bleiben, dabei wird im großen ganzen der ganze Zufluß äußerer Energie auch wieder redlich abgegeben, verbraucht. Diese Größe des Verbrauchs ist also abhängig vom Zufluß äußerer Energie zu einem System und von der Möglichkeit dieses Systems, den Zufluß wieder für die Außenwelt zu verwerten. Diese Größe heißt man das **Arbeitsvermögen (Effect)**. Das Arbeitsvermögen ist die Arbeit, die in der Zeiteinheit geleistet werden kann. Der grobe Maßstab hiefür ist in der Technik die Pferdestärke, die 75 mkg in 1 Sekunde beträgt; ein viel kleinerer Maßstab ist das Sekundenerg, das Vermögen, in jeder Sekunde 1 erg zu leisten = 1 ergsec.

Der Kreislauf.

Der menschliche Körper ist, mechanisch aufgefaßt, eine Maschine, in der zu jeder Zeit potentielle Energie in kinetische Energie (Massenbewegung und Wärme) umgesetzt wird. Der dazu notwendige Energievorrat wird dem Körper in Form chemischer Stoffe zugetragen, die in Speise und Trank und in der Atmungsluft vorhanden sind. Der Weg der Umwandlung geht über die chemische Reaktion, die der Hauptsache nach ein Verbrennungsprozeß ist. Die Reaktion vollzieht sich mit positiver Wärmetönung und eine Wärmemenge von rund 300000 kleinen Kalorien wird dabei in 24 Stunden frei.

Die wichtigste Rolle im ganzen Betrieb der Maschine fällt einer besonderen Einrichtung zu, dem Kreislauf. Durch diesen werden die Ingredienzien des Verbrennungsprozesses an die Stellen gebracht, wo sie sich treffen und miteinander in Reaktion treten können, und die dabei gebildeten, für den Körper nicht weiter verwertbaren, oder sogar schädlichen Produkte, die Schlacken des Stoffwechsels, werden fortgeführt zu Stellen, wo sie endgültig den Körper verlassen. Auch für den Transport der gebildeten Wärme sorgt der Kreislauf. Wie bei einer Warmwasserheizung wird allen Teilen, in denen selbst nicht oder im Verhältnis zu ihrer Wärmeabgabe zu wenig Wärme gebildet wird, aus höher temperierten Stellen, von den Wärmequellen her Wärme zugeführt und so alle Teile auf einer Temperatur erhalten, bei der das Leben und die Funktion der einzelnen Organe möglich ist. Andererseits aber, und das ist gerade so wichtig, wird die bei der Erzeugung kinetischer Energie gebildete Wärme im gleichen Maße wieder aus dem Körper fortgeschafft. Geschähe dies nicht, so würde der Organismus in der kürzesten Frist an Überhitzung zugrunde gehen. Wärme verliert der Körper, indem Speisen und Getränke im Körperinneren eine höhere Temperatur annehmen als sie bei ihrer Zuführung besessen hatten, und mit dieser höheren Temperatur den Körper wieder verlassen. Ebenso ist es mit der Atemluft, die in der Regel kühler eingeatmet als sie ausgeatmet wird. Doch spielt dieser Wärmeverlust bei der geringen Wärmekapazität der Luft eine vergleichsmäßig nur untergeordnete Rolle. Viel wichtiger ist schon der Verdampfungsprozeß an der Lungenoberfläche und vor allem gibt der Körper das meiste der in ihm erzeugten Wärme von der Haut ab, durch Strahlung und Leitung gegen die in der Regel kühlere Umgebung und durch Schweißbildung und Verdunstungskälte. Eine lebenswichtige Funktion des Kreislaufs ist es, nach diesen Orten der Abgabe die jeweils gebildete Wärmemenge zu befördern.

Beider Hauptaufgaben Erfüllung ist möglich, weil die Träger der Energie, der Sauerstoff und die Nahrungsstoffe, im Inhalt des Kreislaufsystems, im Blutwasser löslich sind oder durch gewisse, recht verwickelte Vorrichtungen löslich gemacht werden. Der Sauerstoff ist dabei zum wesentlichsten Teil freilich nicht in Wasser gelöst, sondern locker an den Farbstoff der roten Blutkörperchen gebunden, für den Transport der Wärme kommt dagegen das Blutwasser nahezu ausschließlich in Betracht. Ferner nützen sich die Gewebe durch den ganzen Lebensvorgang ab, die einen rascher als die andern; die abgenützten Teilchen müssen entfernt und ausgeschieden werden, neue als Ersatz an ihre Stelle treten, im wachsenden Organismus auch noch Baumaterialien dorthin gebracht werden, wo sie nach dem allgemeinen Bauplan angesetzt werden sollen. Es spielt also das Blut in dieser Hinsicht auch die Rolle eines Ernährers der Gewebe und der einzelnen Organe. Um allen diesen Notwendigkeiten zu genügen, reicht die „beste Beschaffenheit" des Blutes allein nicht hin, das Blut muß auch in Bewegung sein, damit die oben genannten Forderungen erfüllt werden. Und die Bewegung muß eine gewisse Größe haben, d. h. in der Zeiteinheit muß eine bestimmte Menge von Blut durch den Querschnitt des Kreislaufsystems fließen und erst eine zweite Forderung bezieht sich auf die richtige Verteilung der Blutmenge, die in der Zeiteinheit den einzelnen Stellen zugeführt werden muß, je nach dem dort allgemein und zur Zeit vorliegenden Bedarf. Irgend welche stärkere mechanische Störung im Kreislauf wird vom Körper nicht vertragen, ohne daß die Funktion einzelner Teile geschädigt wird, die der besonders „empfindlichen" zuerst, der Teile, wo der größte Bedarf von guter Durchflutung mit Blut besteht. Denn wir wollen gleich hier daran festhalten: nicht die Menge des Blutes, die sich augenblicklich in einem Organ befindet, nicht sein Blutreichtum oder seine Blutarmut sind wichtig für sein Leben und seine Funktion, sondern die Menge von Blut, die seine Kapillaren in der Zeiteinheit durchströmt. Anämie und Hyperämie sind anatomische Begriffe, schlechte und gute Durchblutung, Adiämorrhysis und Hyperdiämorrhysis sind physiologische und klinische Begriffe. Freilich gehen beide häufig Hand in Hand, aber doch nicht in allen Fällen und sie können sogar gegensätzlich zur gleichen Zeit an derselben Stelle angetroffen werden.

Wir wollen den Kreislauf zunächst nur vom mechanischen Standpunkt aus betrachten und von der Beschaffenheit des Blutes ganz absehen. Wir können uns vorstellen, daß das Herz und die Gefäße, Arterien, Kapillaren und Venen überhaupt nur mit einem flüssigen Körper, sogar nur mit Wasser, gefüllt seien, also einem Körper, dessen Teile leicht gegeneinander verschieblich sind, dem eine bestimmte Form nicht zukommt, dem seine Form vielmehr von seiner Umgebung, der Gefäßwand vorgeschrieben ist, der aber ein bestimmtes Volumen hat und auch gegenüber beträchtlichen von außen auf ihn einwirkenden Kräften beibehält, der also für die hier überhaupt in Betracht kommenden Kräfte als merklich inkompressibel angesehen werden darf. Wir wollen noch weiter gehen und um zunächst die so schwer zu übersehende Reibung bei unseren Betrachtungen auszuschließen, wollen wir annehmen, im Herz-Gefäßsystem sei eine „ideale Flüssigkeit" und nur sie allein vorhanden, das System sei mit der idealen Flüssigkeit gefüllt, deren einzelne Teilchen sich aneinander ohne jede Reibung verschieben können. Durch die Flüssigkeit sollen die Gefäßwände benetzt werden, das trifft tatsächlich für Wasser und Blut zu, dann bleibt bei jeder Bewegung der Flüssigkeit die äußerste molekulare, der Gefäßwand adhärierende Schicht in vollkommener Ruhe, die Flüssigkeit bewegt sich nur in einem Rohr, das selbst aus derselben Flüssigkeit besteht, eine „äußere Reibung" an der Gefäßwand findet nicht statt, eine innere in der „idealen Flüssigkeit" auch nicht, also überhaupt keine. Auch soll der Vorgang immer unter der gleichen Temperatur verlaufen und das Volumen der Flüssigkeit soll konstant sein, Resorption und Ausscheidung soll nicht stattfinden. Von diesen einschränkenden Bedingungen werden wir später schon noch eine um die andere fallen lassen und so zu Verhältnissen kommen, die der Wirklichkeit mehr entsprechen. Wenn wir so verfahren, bekommen wir eher und besser Einsicht in die immerhin nicht ganz leicht zu übersehenden mechanischen Verhältnisse des Kreislaufs. Ja, wir wollen noch weitergehen und uns vorstellen, daß der Kreislauf noch gar nicht im Gang ist und erst anfangen soll. Nur die mechanische Vorrichtung dazu soll da sein: Das Herz mit allen Gefäßen gefüllt mit der idealen Flüssigkeit unter dem Druck einer Atmosphäre, den wir, weil er überall, außerhalb des Körpers und innen, gleich groß ist, auch den Druck Null nennen können, als Ausgangspunkt für alle Druckschwankungen nach oben und unten, wie dies allgemein üblich ist. Alles ist ruhig, nirgends Bewegung, nur ist im Herzmuskel eine gewisse Menge von potentieller Energie angehäuft, die darauf harrt, in kinetische Energie umgesetzt zu werden und Arbeit zu leisten.

Jetzt kommt ein Reiz für die Muskulatur des linken Ventrikels, der Muskel zieht sich zusammen, preßt das Blut, das durch die geschlossene Mitralklappe nicht nach dem Vorhof hin fließen kann, durch das offene Ostium arteriosum Aortae hinaus, und was er hinauswirft, treibt die ganze Blutsäule vor sich her. Die Geschwindigkeit, mit der sich die Bewegung in der Flüssigkeitssäule fortpflanzt, ist, weil die Flüssigkeit vollständig inkompressibel ist, unendlich groß. Alle Teile erhalten eine Beschleunigung ihrer Bewegung zur nämlichen Zeit, und der ganze Vorgang der Beschleunigung dauert so lang der Ventrikel sich kontrahiert, so lang wie die Dauer der Systole, in welcher Stellung dann, so nehmen wir an, der Ventrikel verharren soll, nachdem er den größten Teil seines Inhalts in die Aorta geworfen hat. Dabei hat er dem ganzen Inhalt der Gefäßbahn, im großen Kreislauf, durchs rechte Herz, durch die Lungen, linken Vorhof bis wieder in den linken Ventrikel, dem Blut, das die Masse m haben soll, eine gewisse Geschwindigkeit, sagen wir $= v$, verliehen. Das „Blut" hat eine Wucht $= \dfrac{m v^2}{2}$ bekommen, eine gleich große Arbeit hat der linke Ventrikel durch seine einmalige Kontraktion geliefert, sie zur Massenbewegung des Blutes verbraucht. Er hat aber im ganzen noch etwas mehr Arbeit geleistet. Die vorher ruhende Ventrikelwand hat sich auch bewegt, zu dieser Beschleunigung ist ein zweiter, offenbar kleinerer Teil von Arbeit geleistet, von Energie verbraucht worden, denn die

Masse, die auf eine geringere Geschwindigkeit als das Blut gebracht werden mußte, ist ohne Zweifel kleiner als die Masse der ganzen Blutsäule.

Damit hat aber unter den gemachten Voraussetzungen der linke Ventrikel ein für allemal seine Schuldigkeit getan und er braucht sich nicht mehr anzustrengen, das einmal in Bewegung gesetzte Blut behält die ihm verliehene Geschwindigkeit unverändert bei, da keine Kraft, keine Reibung sich dagegen stellt; in jedem Querschnitt fließt in der Zeiteinheit die gleiche Menge Flüssigkeit durch und überall herrscht der gleiche Druck. Er ist überall etwas gestiegen, denn das Gesamtvolumen hat sich um einen guten Teil des Volumens des linken Ventrikels während seiner Kontraktion vermehrt, weil der Inhalt inkompressibel ist, hat die elastische Gefäßwand etwas nachgeben müssen, um eine gleich große Erweiterung der Gefäßbahn zu ermöglichen; sie ist dabei gespannt worden und übt einen gewissen Druck auf den Inhalt, das Blut, aus. Der Druck ist in diesem Fall überall gleich groß, so viel wollen wir uns für jetzt sagen und alles weitere uns für später vorbehalten.

Der Herzmuskel muß für die Massenbewegung von Blut und Herzwand mehr als die äquivalente Menge von potentieller Energie verbrauchen, denn wir haben gesehen, daß bei jeder Verwandlung potentieller Energie in kinetische immer ein Teil nicht zur Massenbeschleunigung, sondern zur Erzeugung von Molekularbewegung, von Wärme verwendet wird. Das Verhältnis der wirklich in Massenbewegung, in äußere Arbeit verwandelten zur ganzen, überhaupt umgesetzten Energie heißt man den Wirkungsgrad der mechanischen Einrichtung, der Maschine. Man weiß, daß der Wirkungsgrad der Kontraktion quergestreifter Muskulatur etwa so groß ist wie der einer gut konstruierten Dampfmaschine und daß er etwa $20^0/_0$ beträgt. Das heißt also: von der gesamten verbrauchten potentiellen Energie sind $80^0/_0$ zur Erzeugung von Wärme verwendet worden und nur $20^0/_0$ zur Erzeugung von Massenbewegung.

Jetzt gehen wir aber weiter und nähern uns der Wahrheit um einen Schritt, indem wir annehmen, das Blut sei nicht die ideale, reibungslose Flüssigkeit, sondern der Koeffizient der inneren Reibung sei eine positive Größe, von Null verschieden. Die Reibung soll aber, nehmen wir vorläufig (zu Unrecht) an, in allen Teilen des Gefäßrohrs gleich groß sein. Dann leistet die Wucht des in Bewegung befindlichen Blutes gegen die entgegengesetzte Kraft, gegen die Reibung, Arbeit, die Energie der Massenbewegung wird in Molekularbewegung, in Wärme verwandelt, und wenn die ganze Wucht $\dfrac{m\,v^2}{2}$ des Blutes dazu verbraucht ist, hört jede Bewegung im Gefäßsystem auf und der Ventrikel muß sich noch einmal kontrahieren, um dem Blut eine Beschleunigung zu verleihen, und auch das hält wieder nur für eine gewisse Zeit an. Nur durch immer wiederholte Kontraktionen ist es möglich, unbegrenzt lang einen Kreislauf zu unterhalten. Die Bewegung des Blutes erfolgt dann rhythmisch. Die Geschwindigkeit des Blutes erfährt eine rasche Steigerung durch die Systole des Ventrikels, dann nimmt sie allmählich ab durch die Reibung. Der verzögernde Einfluß der Reibung ist selbst wieder abhängig von der Geschwindigkeit der bewegten Flüssigkeit, wirkt stärker gegen einen raschen als gegen einen langsamen Strom, also im Anfang stärker, als wenn durch die Reibung die Geschwindigkeit schon abgenommen hat. Die Geschwindigkeit sinkt also erst rasch, dann immer langsamer, um theoretisch den Wert Null erst nach unendlich langer Zeit zu erreichen, nachdem sie ihm aber schon lang so nah gekommen ist, daß die Blutsäule merklich in Ruhe ist. Jetzt kommt eine neue Ventrikelkontraktion und verleiht fast sprungweise dem Blut erneute Beschleunigung und Wucht zur Überwindung der Widerstände. Die Geschwindigkeit, mit der das Blut sich bewegt, kann graphisch veranschaulicht werden, wenn man in einem rechtwinkligen Koordinatensystem auf der Abszisse die Zeiten, auf den Ordinaten die Geschwindigkeiten einträgt (Fig. 1), bei 1 und 2 soll allemal eine Ventrikelkontraktion einsetzen.

Die verzögernde Wirkung der Reibung macht sich nicht in allen Gefäßabschnitten im gleichen Grade geltend, in engen mehr als in weiten. Ein allgemein gültiges Gesetz läßt sich aber hierfür nicht aufstellen. Das Poiseuillesche Gesetz besagt, daß unter sonst gleichen Umständen, bei gleicher Triebkraft Flüssigkeiten durch enge starre Röhren so fließen, daß die Ausflußmenge proportional dem Quadrat des Querschnitts, also der 4. Potenz des Durchmessers wächst. Aber dieses Gesetz gilt nur für verhältnismäßig sehr enge Röhren, etwa bis zu 1 mm Durchmesser, ist auch nicht mehr genau gültig für sehr zähe Flüssigkeiten und hohe Geschwindigkeiten. Nur wo die Flüssigkeitsfäden in geraden Linien gleitend sich aneinander verschieben gilt es, nicht mehr aber wo die Bewegung „turbulent" wird, wo sich die Flüssigkeitsteilchen rollend fortbewegen und sich gegeneinander verschieben, wo Wirbelbewegung

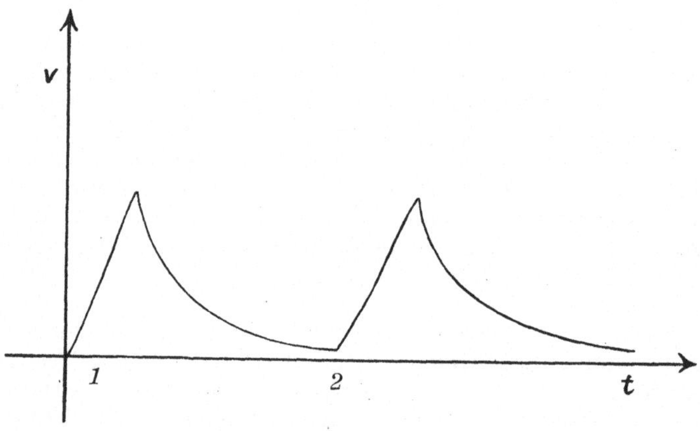

Fig. 1.

zur einfachen (translatorischen) Fortbewegung sich hinzugesellt. An diese Einschränkungen sollte man immer denken, wenn man zur Beurteilung hydraulischer Probleme das Gesetz von Poiseuille heranziehen will. Immerhin kann man es für die Kapillaren und ganz feinen Äste der Arterien und Venen als gültig ansehen, nicht aber, nicht einmal annähernd, für die großen Arterien und Venenstämme. Nur eins bleibt immer sicher, der Widerstand ist in engen Röhren größer als in sonst gleichen aber weiten; durch eine weite fließt ceteris paribus in der Zeiteinheit mehr Flüssigkeit als durch eine enge. Davon gibt es keine Ausnahme und kann auch theoretisch keine geben, nur können wir ein allgemein gültiges Zahlenverhältnis noch nicht aufstellen, wonach wir die beiden Größen bei gegebenen Durchmessern miteinander vergleichen, bei gegebener Triebkraft (Gefälle) die Durchströmungsgeschwindigkeit berechnen könnten.

Ein Kreislauf, der fortdauern soll, setzt voraus, daß die Kontinuitätsbedingung erfüllt ist, d. h. daß an jedem Querschnitt des ganzen Stromlaufs (der Summe aller Querschnitte bei Verzweigungen) auf der einen Seite zu jeder Zeit gerade so viel Flüssigkeitsteilchen in den Querschnitt hinein- wie zur selben Zeit auf der anderen Seite wieder herausfließen. Ohne Erfüllung dieser Kontinuitätsbedingung ist weder ein Kreislauf noch überhaupt sonst ein Strömen in Röhren dauernd möglich.

Eine Störung dieser Bedingung kann am Kreislauf wohl für eine kürzere Zeit eintreten, dann wird sie aber in ihrer Gültigkeit von selbst wieder hergestellt, Zufluß und Abfluß für jeden Querschnitt wieder gleich gemacht. Ist der Zufluß zu gering oder der Abfluß zu groß, so stellen sich mechanisch von selbst Verhältnisse her, die den Zufluß vergrößern, umgekehrt den Abfluß vermindern. Dies geschieht durch Veränderung des Drucks, der sich so lang und in der Weise ändert, daß die Kontinuitätsbedingung wieder erfüllt ist; von diesem Augenblick an ändert sich der Druck nicht weiter und damit bleibt das gleichmäßige Strömen erhalten, nur mit einem Druck, der sich gegen früher geändert hat, nunmehr aber konstant ist, bis die Kontinuitätsbedingung aus irgend einem Grunde wieder verletzt werden sollte.

Zu solchen Störungen kann die Reibung Veranlassung geben, als eine Kraft, die sich der Bewegung der Flüssigkeit entgegensetzt. Für irgend einen Querschnitt bedeutet Reibung stromaufwärts Verminderung des Zuflusses, stromabwärts keine Änderung des Abflusses. Vergrößerung oder Verkleinerung des Zuflusses und Abflusses in einem Querschnitt im gleichen Sinn und um den gleichen Betrag würde die Kontinuitätsbedingung für diesen Querschnitt nicht verletzen und für sich auch an dieser Stelle das Gefälle nicht ändern.

Wenn sich Flüssigkeit durch ein Rohr mit elastischer Wandung bewegt, so ist in jedem Querschnitt der Innendruck, der Druck in der Flüssigkeit, gleich der Größe der Gefäßspannung, wenn wir damit die Kraft bezeichnen, mit der sich die Gefäßwand zusammenzuziehen bestrebt ist. Der Druck ist eine Kraft, die, wie wir sahen, nach allen Seiten wirkt, also auch auf die Gefäßwand, und ist bestrebt, sie nach außen zu treiben, wird hier zur gerichteten Kraft und auf jede Flächeneinheit wirkt die gleiche Kraft. Umgekehrt wirkt die elastische Kraft der gedehnten Gefäßwand nach innen, bestrebt sich, das Gefäßrohr zu verengern. Auch diese Kraft wirkt mit der gleichen Größe auf jede Flächeneinheit, jedes Flächenelement, sobald aber diese gerichtete Kraft auf den Inhalt, die Flüssigkeit wirkt, verliert sie ihre Richtung, denn im Wesen der Flüssigkeit liegt es, daß die Einwirkung einer Kraft sich auf alle Richtungen erstreckt. Jedes Teilchen drückt auf alle Nachbarn mit der gleichen Kraft, mit der es auch von ihnen gedrückt wird. Die Gefäßwand bewegt sich dann nicht, wenn die auf sie wirkende Kraft von innen nach außen gleich der von außen nach innen ist. Überwiegt die erstere, ist der Druck innen höher als die Gefäßspannung, dann erweitert sich das Gefäß, die Spannung der gedehnten Wand nimmt zu, bis sie gerade genug gedehnt ist, so daß der Innendruck nicht mehr überwiegt, Spannung und Druck sich gleich sind. Ist aber der Innendruck kleiner als die Spannung, dann hat die letztere die Oberhand, das Gefäß verengert sich, dabei nimmt die Spannung und damit die verengernde Kraft ab, bis wieder Gleichgewicht zwischen beiden Kräften eingetreten und die allgemeingültige Gleichung $D = S$, Druck (D) gleich der Spannung (S) erfüllt ist. Kennen wir die Größe der Gefäßspannung, so kennen wir auch die Höhe des Drucks an derselben Stelle und umgekehrt, wenn wir den Druck messen, so haben wir auch die Spannung der Gefäßwand am gleichen Querschnitt bestimmt. Der Druck aber wirkt als Kraft, um es nochmals zu wiederholen, in der Flüssigkeit ganz gleich nach allen Seiten, also auch senkrecht zum Querschnitt, stromaufwärts und stromabwärts.

Wir wollen nun annehmen, es fließe in einem Rohr mit elastischen Wänden eine Flüssigkeit in stetem Strom fort, und es sei, wie schon erwähnt, die Kontinuitätsbedingung zur Zeit erfüllt. Jetzt ändert sich die Sache an einer Stelle, in einem Querschnitt des Stromlaufs so, daß die Geschwindigkeit verzögert wird, etwa dadurch, daß das Rohr durch eine fremde Kraft von außen her zusammengedrückt und durch die vermehrte Reibung eine Verzögerung der Geschwindigkeit bewirkt wird. Stromabwärts von der, wie wir annehmen sehr schmalen, komprimierten Stelle kann die Flüssigkeit ruhig weiter fließen, auch aus dem verkleinerten Querschnitt, aber von oben her nicht das nämliche Quantum nachfließen. Damit wäre die Kontinuitätsbedingung gestört. Wenn nun durch den verengten Querschnitt in der Zeiteinheit nicht mehr so viel durch-, also von oben her zufließen kann, so häuft sich Flüssigkeit im nächsten stromaufwärts gelegenen Querschnitt an und hier wird das Rohr weiter, die Spannung der Gefäßwand wächst, ebenso der Druck im Inneren. Der Druck wirkt ebenso stromabwärts wie stromaufwärts. In der letzten Richtung verzögert er wieder im nächsten stromaufwärts gelegenen Querschnitt die Geschwindigkeit, auch hier folgt Erweiterung, vermehrte Spannung, Erhöhung des Drucks usw. bis zu der Stelle, wo durch irgend eine Kraftquelle die Füllung des Rohrs und Erhaltung des Stromlaufs mechanisch bewirkt wird z. B. durch ein Pumpwerk, das das Rohr speist. Das Spiel geht aber nicht so weiter, die Druckerhöhung erstreckt sich zwar auf alle Teile, auf die ganze Länge der Gefäßbahn oberhalb der verengten Stelle, aber der Druck erhöht sich nicht bis ins Unendliche. In jedem Querschnitt wirkt der Druck als Kraft beschleunigend auf alle benachbarten Teile auch **stromabwärts**. Auch diese Wirkung nimmt mit der Erhöhung des Druckes zu, die Geschwindigkeit stromabwärts wächst, die von oben her nachrückenden Teile werden in ihrer Bewegung verzögert, so lang bis wieder in der Zeiteinheit gleich viel Teilchen aus dem Querschnitt nach unten abfließen, wie von oben in den Querschnitt eintreten, kurz, bis die Kontinuitätsbedingung wieder erfüllt ist. Sie konnte erfüllt werden und nur dadurch erfüllt werden, daß der Druck oberhalb der zusammengedrückten Stelle erhöht wurde. Diese Druckerhöhung ist ihrer Größe nach abhängig von der verzögernden Kraft, die sich der Bewegung entgegensetzt, von der Reibung.

Stromabwärts von der verengten Stelle muß der Druck augenblicklich gesunken sein, weil die Flüssigkeit wohl im früheren Maß weiter fließen konnte, nicht aber im gleichen Maß ersetzt wurde. Auch hier ist anfangs die Kontinuitätsbedingung verletzt, aus dem nächsten Querschnitt fließt zur selben Zeit mehr hinaus als oben hereinfließt. Wenn der Druck abnimmt, so werden die senkrecht zum Querschnitt wirkenden Kräfte kleiner, die nach oben wirkenden setzen dann dem Nachdrängen der Flüssigkeitsteilchen einen geringern Widerstand entgegen, und oberhalb des Hindernisses braucht der Druck nicht so hoch zu steigen, um Flüssigkeit durch die enge Stelle durchzupressen, wie es vorher der Fall war. Die Änderung der **Druckdifferenz**, des Gefälles ist es also, wodurch der Widerstand an einer Stelle ausgeglichen und die Kontinuitätsbedingung, wie es im Wesen eines stetigen Stromlaufs liegt und wie es hiezu unumgänglich nötig ist, hergestellt wird. Wie hier an **einer** Stelle, so überall da, wo überhaupt die verzögernde Kraft, die Reibung, auftritt. Bei der reibungslosen, idealen Flüssigkeit bedurfte es nur eines einmaligen Anstoßes, der einmaligen Wirkung einer beschleunigenden Kraft und der Kreislauf kam in Gang, um nie mehr aufzuhören. Tritt Reibung auf, so geht die Bewegung nur weiter, indem Druckunterschiede auftreten. Stromaufwärts von einer Stelle der Reibung liegt der Ort höheren, stromabwärts der Ort niedereren Drucks. Ist das ganze Rohr überall von solchen Stellen besetzt, findet überall Reibung statt, so steht ganz allgmein an jeder Stelle die eine Seite eines Querschnitts unter höherem, die andere Seite unter geringerem Druck, der höchste Wert muß sich ganz oben, da wo die Kraftquelle für den Stromlauf sitzt, finden, der niederste ganz unten. Mündet das Rohr hier etwa frei in die Luft, so herrscht hier der Druck = Null (richtiger der Atmosphärendruck), alle Teile des Stroms stehen unter positivem Druck, unter einem um so höheren, je weiter die Stelle von der Mündung entfernt ist. Es bewegt sich also die Flüssigkeit stets von Orten höheren Drucks gegen die Stellen, wo der Druck geringer ist, und nach diesem Verhalten des Drucks kann man sagen, daß der Strom ein Gefälle hat, womit man die Druckdifferenz bezeichnet, die auf die Einheit der Weglänge kommt. Auf die absolute Höhe des Drucks kommt es dabei gar nicht an. Beträgt der Druck auf einer Strecke von 1 cm Länge oben 100 mm Quecksilber, unten 90 mm Hg, so ist das Gefälle ebenso groß, als wenn der Druck oben 30, unten 20 mm Hg betrüge, in beiden Fällen ein Gefälle von $\dfrac{10 \text{ mm Hg}}{1 \text{ cm}}$, es ist gerade so groß wie $\dfrac{20 \text{ mm Hg}}{2 \text{ cm}}$, doppelt so groß als $\dfrac{5}{1 \text{ cm}}$, was z. B. der Fall wäre, wenn oben ein Druck von 90 mm und 2 cm weiter unten einer von 80 mm bestünde. Die Orte gleichen Drucks sind Niveauflächen, wenn man von einem Punkte, etwa dem Ort des höchsten Druckes, ausgehend mißt. Der Druck hat also nach den obigen Ausführungen ein Potential. Und man kann also auch sagen, für die Überwindung von Widerständen, von Reibung, ist maßgebend die Potentialdifferenz des Stromes.

Auch die Reibung ist, wie schon gesagt, eine Kraft, aber eine höchst eigentümliche, sie kann keine beschleunigende Wirkung auf materielle Punkte ausüben, sie ist überhaupt in der Ruhe nirgends wirksam und tritt erst auf, wenn Massen sich bewegen. An diesen kann sie dann Arbeit leisten, aber immer nur negative, in der Richtung der schon vorhandenen Bewegung und dieser genau entgegengesetzt, sie wirkt nie beschleunigend, immer nur verzögernd. So kann sie also auch keinem Körper Wucht, kinetische Energie zuführen, sondern nur solche, wenn sie schon da ist, verkleinern, endlich zum Verschwinden bringen, sie umsetzen in Molekularbewegung, in Wärme. So wirkt sie auch im Kreislauf.

Druckdifferenz, das Potential des Drucks, das Gefälle liefert die bewegende Kraft, die Reibung die verzögernde. Durch diese wird die durch einmalige Arbeit des Pumpwerks gesetzte Druckdifferenz zwischen Anfang und Ende des Stromlaufs vermindert, schließlich auf Null und der Strom zum Stehen gebracht. Soll die Bewegung wieder beginnen, so muß ein neuer Antrieb vom Pumpwerk aus geliefert, hier erneute positive Arbeit geleistet werden.

Tatsächlich wird damit beim Kreislauf nicht gewartet, bis der Blutstrom zum Stehen gebracht ist, sondern schon vorher wirft eine neue Systole des Ventrikels Blut in die Aorta. Diese Systole treibt das Blut gegen den im Anfangsteil der Aorta noch bestehenden Druck und leistet dabei Arbeit. Die Größe dieser Arbeit wird gemessen an dem Produkt der Zahlenwerte dieses Druckes und des ausgeworfenen Volumens, nicht ganz genau, was ohne höherere Analysis aber nicht leicht klar zu machen ist. Der Austrieb des Blutes aus dem Ventrikel in die Aorta braucht eine gewisse, wenn auch kleine Zeit, während deren der Aortendruck sich nicht genau gleich bleibt, sondern nicht unwesentlich steigt. Man kommt der Wahrheit schon näher, wenn man aus den Drucken zu Anfang und zu Ende der Austreibungszeit das Mittel zieht und annimmt, daß der Ventrikel gegen diesen Mitteldruck als Gegenkraft arbeitet; die der Wirklichkeit ganz entsprechende Größe läuft aber auf ein Integral hinaus. Auf einige andere Umstände, die bei der Bezifferung der Herzarbeit in Betracht kommen, soll später noch einmal kurz eingegangen werden. Jedenfalls kann aber das Produkt der Zahlenwerte von Volumen und Druck fürs nächste dem der Arbeit gleichgesetzt werden.

Es sind Einrichtungen getroffen, so daß mit jeder Systole der gleiche Druck, die gleiche Spannung im Anfangsteil der Aorta, und da der Druck an den Einmündungsstellen der großen Venen im Herzen ziemlich konstant = Null ist, die gleiche Druckdifferenz, ein gleich großes Potential erzeugt wird. Der Wert davon sinkt bis zur nächsten Systole, die Senkung wird durch die nächste Kontraktion des Ventrikels wieder ausgeglichen und darin besteht im wesentlichen die Arbeit einer Systole. Das Sinken des Gefälles ist Folge der Reibung, also wird tatsächlich die ganze Herzarbeit zur Überwindung von Widerständen, von Reibung aufgebraucht und in Wärme umgesetzt, wenn das zum Herzen zurückgekehrte Blut keine kinetische Energie mehr besitzt, die es „von selbst" in der Richtung des Kreislaufs weiter treiben würde. Und das ist wirklich der Fall, denn im Ventrikel, der sich in seiner Diastole mit Blut gefüllt hat, ist das Blut unmittelbar vor der Systole (Anspannungszeit) ganz zur Ruhe gekommen, hat also auch keine „lebendige Kraft", keine kinetische Energie mehr.

Das Verhältnis von bewegender Kraft zur Reibung wird vielleicht durch folgende Betrachtung, ähnlich wie sie in jedem Lehrbuch der Physik angestellt wird, noch klarer.

Ein Gefäß ist unten mit einem horizontalen, überall gleichweiten Rohr verbunden. Von diesem Rohr führen mehrere oben offene Röhren, Druckmesser, „Piezometer", senkrecht nach oben, in verschiedenen Abständen voneinander. Die Ausflußstelle des Rohres A habe ich verschlossen durch meinen aufgedrückten Finger und in das Gefäß oben Wasser hineingegossen, es bis zur Höhe h gefüllt. Damit habe ich Arbeit geleistet, indem ich auf dem Wege h die Schwerkraft g überwunden habe. Ich habe potentielle Energie, Energie der Lage durch

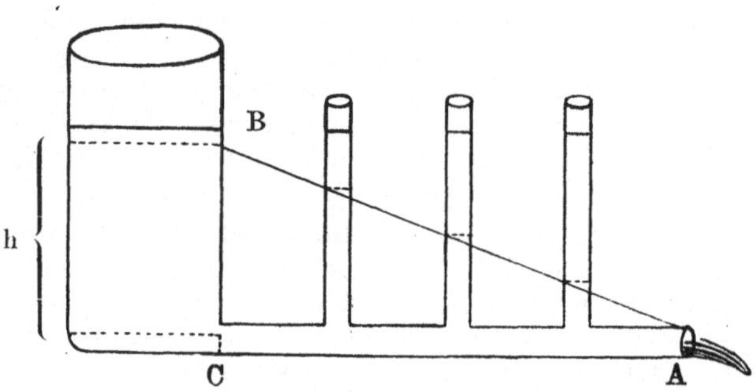

Fig. 2.   Hydrostatischer und hydrodynamischer Druck.

meine Arbeit erzeugt, die gehobene Masse Wasser wird von der Erde angezogen und ist bereit wieder Arbeit zu leisten, indem sie herunterfällt, dieselbe Arbeit, die es mich gekostet hat, sie zu erheben. Der Schwerkraft aber wirke ich durch meinen angedrückten Finger bei A entgegen; die Kraft, mit der es geschieht, ist gleich der Kraft, die auf den Querschnitt der Mündung vom Gefäß aus wirkt, gleich dem Druck im Rohr; mit der gleichen Kraft auf die nämliche Flächeneinheit drücke ich von außen, damit nichts herausfließt. In den Piezometern hat sich das Wasser überall gleich hoch eingestellt, so hoch wie es im Gefäß selbst steht, der Druck ist überall gleich h, in Zentimetern Wasser ausgedrückt.

Jetzt gebe ich die Ausflußöffnung frei. Der Schwerkraft wirkt die Kraft meiner Muskeln nicht mehr entgegen, sie verleiht der Flüssigkeit eine Beschleunigung nach unten, das Wasser fällt im Gefäß, fließt durch das Rohr und bei A ins Freie ab. Hier herrscht jetzt nur noch der Atmosphärendruck, der auch oben auf dem Wasserspiegel lastet und der also für die Druckdifferenz nicht in Betracht kommt. Deswegen wollen wir ihn auch = Null setzen. In den Piezometern ist das Wasser überall gefallen, am meisten in dem der Ausflußöffnung nächsten, in allen anderen immer weniger. Die Verbindungslinie der Stände miteinander ist eine Gerade, die vom Flüssigkeitsspiegel im Zylinder bis zur Ausflußöffnung geht, das Gefälle ist also überall das gleiche; je näher 2 Piezometer einander stehen, desto geringer ist der Unterschied im Druck, den sie anzeigen, und je weiter sie voneinander stehen, desto größer ist der Unterschied.

Das Wasser, das bei A ausfließt, fange ich in einem vorgehaltenen Gefäß auf. Wäre das Gefäß vollkommen frei beweglich, so würde es von dem ausströmenden Wasser auch fortgestoßen, in Bewegung gesetzt werden, da dem Wasser durch die Schwerkraft eine gewisse Wucht $= \dfrac{m\,v^2}{2}$ verliehen wurde, die Arbeit leisten kann. Indem ich aber das vorgehaltene Gefäß festhalte, vernichte ich die Bewegungsgröße; die ganze Wucht des ausströmenden Wassers, das zur Ruhe kommt, wird in Wärme umgesetzt.

So verfahre ich, bis die unterste Schicht in meinem Zylinder gerade abgeflossen ist, dann drücke ich meinen Finger bei A wieder fest auf. Um die Breite der abgeflossenen untersten Schicht ist der Wasserspiegel im Zylinder gesunken, unten ist er aber nicht leer geworden, die unterste Schicht ist durch das Nachrücken des Wassers von oben wieder ersetzt. Vergleichen wir den Zustand vor und nach dem Versuch, so fehlt oben eine Schicht von bestimmter Breite (Masse) und unten ist eine gleich breite abgeflossen, die Schicht oben ist um die Höhe h gefallen (was natürlich nur bei unendlich dünnen Schichten genau zutrifft). Ich will den Versuch wiederholen unter ganz den gleichen Anfangsbedingungen wie beim ersten. Deswegen nehme ich mein Auffanggefäß mit dem aufgefangenen Wasser, erhebe es auf die Höhe h und gieße es auf das Wasser im Zylinder. Das ausgeflossene Wasser ist die unterste Schicht im Zylinder gewesen, die Schicht, die also aus der Höhe h nach unten gefallen war. Die Arbeit, der Schwerkraft, die auf die Masse m wirkt, auf dem Wege h entgegenzuwirken, leiste ich jetzt beim Nachfüllen, erzeuge Energie der Lage und beim zweiten Versuch wird die nämliche Arbeit von der gleichen Masse m, die aus der Höhe h fällt, wieder geleistet auf dem gleichen Wege h. Als Weg gilt die Strecke, die genau in der Richtung der wirkenden Kraft (hier der Schwerkraft) zurückgelegt wurde, auf welchem Weg das Endziel des Weges wirklich erreicht wurde, ist dabei ganz gleichgültig. Ich hätte das Wasser entlang der Linie A B hinaufheben können, oder senkrecht von C nach B, der Weg wäre in beiden Fällen der gleiche: CB = BA sin $\not\!\!\!> $ CAB.

Ich hätte auch die ausgeflossene Menge durch das Wasser selbst hindurch, etwa durch eine kleine Pumpe, an seinen früheren Ort auf die Höhe h befördern können, die Arbeit (abgesehen von der Reibung) wäre die gleiche gewesen. Da hätte ich gegen den Druck = h gearbeitet und dabei die Menge von m befördert. Beides ist also dasselbe: Wasser auf die Höhe h heben, oder durch Fortbewegung der gleichen Menge Wasser einen Druck von h cm Wasserhöhe überwinden, beides bedeutet die Erzeugung der gleichen potentiellen Energie, beides erfordert die gleiche Arbeit. Umgekehrt: Fallen einer Menge Wasser um die Höhe von h cm liefert die gleiche Arbeit wie die Verminderung des Drucks, unter dem das Wasser steht, um h cm, beides ist nur eine andere Art der Messung für dasselbe Ding.

Wenn wir beim Fließen an den Piezometern unserer kleinen Wasserleitung finden, daß sie nicht gleich hoch stehen, daß der Druck von einer Stelle zur andern abgenommen hat, so ist damit bewiesen, daß zwischen beiden Stellen Arbeit geleistet worden ist. Diese Arbeit kann nur verwendet worden sein, um eine entgegengesetzt gerichtete Kraft auf dem Wege von einem Piezometer zum anderen zu überwinden. In Betracht kommt nur zweierlei: die Reibung als verzögernde Kraft, die wird aber im gegebenen Fall nicht sehr bedeutend sein, und die Trägheit der ruhenden Wassermenge, die auf einmal in Bewegung gesetzt werden soll, sobald ich bei A das Rohr öffne. Das ist der bedeutendere Anteil von Arbeit, der geleistet wird, und diese Arbeit, die dazu dient, eine gewisse Masse Wasser zu beschleunigen, ihr die Wucht $\dfrac{m\,v^2}{2}$ zu verleihen, ist es, mit der das aus-

fließende Wasser auf das Gefäß drückt, mit dem ich es auffange, seine Geschwindigkeit auf Null bringe, seine Wucht in Wärme verwandle, so daß also schließlich
auch durch einen Widerstand, eine Reibung an meinem Topf der letzte Rest
von kinetischer Energie in Molekularbewegung umgewandelt ist. Wieviel
Arbeit jeweils verbraucht wurde, zeigt für jede Strecke des Stromlaufs der Stand
der Piezometer an. Mit der Standdifferenz zweier Piezometer wird der Verbrauch von Arbeit gemessen und zugleich die Größe des Widerstands, der Reibung,
falls überall die gleiche Geschwindigkeit herrscht. Die Geschwindigkeit
ist nämlich von Einfluß auf den Stand der Piezometer. Solang die Ausflußöffnung geschlossen war, stand das Wasser in allen Piezometern gleich hoch.
Mit der Öffnung sank hier der Druck auf Null, aber auch alle anderen Piezometer
fielen. In der ruhenden Flüssigkeit wird der hydrostatische Druck gemessen, in der bewegten der hydrodynamische. Letzterer ist allemal kleiner
als der erstere, und zwar ist die Differenz gleich der Wucht der strömenden
Flüssigkeit am Orte der Messung. Ist p_0 der hydrostatische Druck, δ das
Gewicht der Masseneinheit, v ihre Geschwindigkeit, so ist der hydrodynamische Druck, der also für die bewegte Flüssigkeit gilt

$$p = p_0 - \delta \frac{v^2}{2}.$$

Für spätere Betrachtungen über den Blutdruck beim Menschen ist diese
Gleichung von grundlegender Bedeutung. Zunächst ist eine wichtige Folgerung
daraus zu ziehen. Ganz allgemein wird häufig der Satz ausgesprochen: Flüssigkeiten bewegen sich stets vom Ort höheren zu einem von tieferem Druck, womit
man gewöhnlich den hydrostatischen Druck meint. Das trifft zwar meistens zu,
ist aber in dieser allgemeinen Fassung falsch, ist nur immer richtig, wenn überall

der Strom gleich schnell ist, v und damit $\delta \frac{v_2}{2}$ überall den gleichen Wert hat.

Sonst kann der Fall eintreten, daß am Ort A ein Druck p_a, am Ort B ein höherer
Druck p_b herrscht, bei A der Strom mit der Geschwindigkeit v_a aber sehr viel
langsamer ist (z. B. weil hier der Querschnitt groß ist), dagegen bei B, wo die
Strombahn sehr eng sein soll, die Flüssigkeit mit der viel größeren Geschwindigkeit
v_b sich fortbewegen soll. Dann kann es geschehen, daß

$$p_a - \delta \frac{v_a{}^2}{2} < p_b - \frac{v_b{}^2}{2}$$

ist, dann wird man bei A einen niedrigeren, bei B einen höheren Druck mit einem
aufgesetzten Piezometer messen, und trotzdem bewegt sich die Flüssigkeit von
A nach B. In der bewegten Flüssigkeit ist es eben nicht nur die Druckdifferenz
allein, die die Arbeit leistet zur Fortbewegung, sondern auch die in der bewegten
Flüssigkeit enthaltene kinetische Energie, die gemessen wird durch das halbe
Produkt Masse mal Quadrat der Geschwindigkeit. Diese Energie leistet zusammen mit der Druckdifferenz, dem Potential des Drucks, die Arbeit gegen
den stromabwärts wirkenden höheren Druck. Wo in einem Rohr die Flüssigkeit
sich bewegt, sinkt der vorher beobachtete hydrostatische Druck, an seine Stelle
tritt der niedrigere hydrodynamische Druck. Verlangsamt sich der Strom, so
wird der Unterschied geringer und der beobachtete Druck steigt; der Unterschied
verschwindet, der hydrodynamische Druck wird gleich dem hydrostatischen,
wenn die Bewegung der Flüssigkeit aufhört. Sobald ich am Modell die Öffnung
A wieder verschlossen habe, steigt das Wasser in allen Piezometern auf die
gleiche Höhe, so hoch, wie im Zylinder das Wasser steht und die Piezometer
geben so für das horizontale Wasserrohr unten den überall gleichen hydrostatischen Druck an.

Die Einrichtung des menschlichen Kreislaufs.

Der Kreislauf besteht wie bekannt aus zwei Teilen, dem großen und dem kleinen. Als Ausgangsstelle wollen wir das Ostium der Aorta wählen, wo das Blut das Herz verläßt. Das Röhrensystem, durch das es dann fließt, verzweigt sich vielfach, doch stets so, daß im arteriellen Teil immer jeder Ast für sich einen kleineren Querschnitt hat als der Stamm, die Summe aller Querschnitte aber den Querschnitt des Stammes, des Astes oder Ästchens vor der Teilung übertrifft. Der Querschnitt des ganzen Strombettes nimmt also immer mehr zu und erreicht im Kapillarsystem sein Maximum. Von da an geht es umgekehrt, die Kapillaren sammeln sich zu Venenstämmchen, diese zu größeren Venen, stets mündet ein Gefäß in ein weiteres einzelnes, dessen Querschnitt aber kleiner ist als die Summe der Querschnitte der Wurzeln. Die beiden Hohlvenen, aus denen sich dann das Blut wieder in das Herz, den rechten Vorhof ergießt, sind verhältnismäßig noch sehr weit (V. c. superior 22 mm, inferior 34 mm), zusammen viel weiter als die Aorta. Zum zweitenmal verläßt das Blut das Herz durch die Arteria pulmonalis. Der Durchmesser der Pulmonalis (30 mm) ist etwas größer als der der Aorta (28 mm). Die Bahn im kleinen Kreislauf ist viel kürzer als im großen; auch hier ändert sich der Querschnitt in der nämlichen Weise, bis zu den Kapillaren wird jeder Zweig für sich enger, die Summe aller weiter und von den Kapillaren an sammeln sie sich auch wieder so, daß der Gesamtquerschnitt verengert wird. Von den vier Lungenvenen ist jede enger als die Pulmonalis (jede 13—16 mm, Gesamtfläche 5—8 cm^2), zusammen aber fassen sie im Querschnitt mehr Blut als diese. Durch den linken Vorhof hindurch füllt das Blut den linken Ventrikel und kommt hart an seine Ausgangsstelle, das Aortenostium zurück, der Kreislauf ist geschlossen.

In diesem Kreislauf ist an vier Stellen eine Energiequelle angebracht, in den beiden Vorhöfen und in den beiden Kammern des Herzens. An allen vier Stellen wird potentielle Energie in kinetische verwandelt; die hierbei geleistete Arbeit ist in den Vorhöfen unvergleichlich geringer als in den Kammern, aber doch nicht ganz zu vernachlässigen, schon unter normalen Verhältnissen und unter bestimmten pathologischen erst recht nicht.

Die Kraft, mit der sich der Herzmuskel zusammenzieht, erzeugt, indem er auf das Blut drückt, Erhöhung des Drucks und eine Potentialdifferenz, die die Triebkraft für die Bewegung des Blutes abgibt. Der erhöhte Druck im Blut wirkt, wie jeder Druck, nach allen Seiten gleich stark, auch gegen die Herzwand selbst im gleichen Grad, in welchem sie aufs Blut drückt. Es ist aber an den Ostien ein besonderer Ventilapparat angebracht, der dem Druck durch vermehrte Spannung das Gleichgewicht hält, so daß nach dieser Richtung auch beim höchsten erreichten Druck keine Beschleunigung des Blutes stattfinden kann. Das gilt hier in vollem Maße für die Ventrikel, wo die Vorhofsklappen vermöge ihrer Form, festgehalten durch die Sehnenfäden, das Blut vollkommen daran hindern, rückwärts in den Vorhof zu fließen. Bei den Vorhöfen selbst ist dies etwas anders. Ein muskulöser Ring, an den Einmündungen der Venen soll durch seine Zusammenziehung im Augenblick der Vorhofsystole das Innere der Venen verengern oder verschließen; ob er das wirklich in vollen Maße tun kann, erscheint jedoch etwas zweifelhaft. Aber in den Venen des großen Kreislaufs selbst sind noch zarte Klappen an vielen Stellen angebracht, die ein Rückwärtsströmen des Blutes verhindern sollen und können, da die Vorhöfe mit nur kleiner Kraft sich zusammenziehen und kein hohes Potential, nur einen geringen Überdruck über den in den Venen herrschenden erzeugen können. Dagegen kann sich das Blut leicht während der Ventrikeldiastole in die Kammern entleeren, denn hier gehen die Klappen, die Mitralis und Trikuspidalis nach innen auf. Der

Rücklauf in Aorta und Pulmonalis wird durch die halbmondförmigen Klappen verhindert.

Die Kontinuitätsbedingung gilt natürlich auch für die vier Herzhöhlen; was ihnen während der Diastole zufließt, geben sie während der Systole wieder her, und da sie nur Teile, Abschnitte desselben Kreislaufs sind, ist dieses Volumen für jede der vier Herzhöhlen das gleiche. Ohne die Frage jetzt erörtern zu wollen, ob mit jeder Systole auch der ganze Inhalt oder nur zum Teil entleert wird, so geht aus obigem doch mit Sicherheit hervor, daß das Schlagvolumen für alle vier dasselbe ist und keine Höhle überhaupt kleiner sein kann als dieses, größer wohl. Man schätzt das Schlagvolumen des menschlichen Herzens beim gesunden Erwachsenen auf etwa 60 cm³.

Soviel wirft also auch der linke Ventrikel in den großen Kreislauf. Die Länge des Wegs, den das Blut zurücklegt, bis es wieder zum rechten Vorhof kommt, ist natürlich sehr verschieden; das Blut, das durch die Interkostalarterien fließt, hat einen viel kürzern Weg, als eines, das die Kapillaren der Zehen durchfließen muß. Eine Weglänge läßt sich also für das Röhrensystem des großen Kreislaufs nicht allgemein angeben. Arterien und Venen werden in Arm und Bein etwas länger sein als die Extremität, die Länge der Kapillaren beträgt durchschnittlich 0,5 mm, ihre Weite 7—13 μ, die der Arterien und Venen wechselt bedeutend. Die Geschwindigkeit der Blutbewegung ist entsprechend der Kontinuitätsbedingung umgekehrt proportional dem Gesamtquerschnitt, in den Kapillaren beim Warmblüter zu 500—900 μ/sec. bestimmt worden. Hier ist das Strombett am breitesten, in der Karotis und Femoralis beträgt die Geschwindigkeit 10—50 cm/sec., im Mittel 25 cm/sec. Der Querschnitt aller Kapillaren zusammen mag den der Aorta um das 200—300fache übertreffen, er wird auf ca. 1500 cm² veranschlagt.

Der mittlere Blutdruck in der Aorta wird auf 100 mm Hg geschätzt. Auf blutigem Weg, durch direktes Einbinden von Kanülen, die zum Manometer führten, konnte er von Müller und Blauel bei Amputationen gemessen werden und fand sich in der Radialis zu 90—95 mm Hg, der maximale, systolische mit der Respiration sehr schwankend zu 115—124 mm Hg. Auch in Venen ist der Druck durch eingestochene Kanülen manometrisch bestimmt und in der Vena mediana stark schwankend zu etwa 4 mm Hg gefunden worden; etwa unter Atmosphärendruck fließt das Blut aus den Hohlvenen in den rechten Vorhof. Die größte Drucksenkung für die Längeneinheit ist in das Gebiet der kleinsten Arterien zu verlegen, kurz vor ihrer Aufteilung in die Kapillaren. In den Kapillaren mag ein Druck von rund 20 mm Hg herrschen.

Der Querschnitt der Pulmonalis (7,1 cm²) ist etwas größer als der des Aortenostiums (6,2 cm²), die Kapillaren der Lunge sind nicht unbeträchtlich weiter als die im Körperkreislauf. Der mittlere Blutdruck in der Pulmonalis wird auf den vierten Teil vom Aortendruck berechnet. Auch in den linken Vorhof strömt das Blut wahrscheinlich nur unter einem ganz geringen Druck, der sich vom Atmosphärendruck nur wenig unterscheidet. Durch jeden Gesamtquerschnitt des kleinen Kreislaufs fließt in der Zeiteinheit stets das gleiche Volumen wie durch jeden des großen, also ist im großen Kreislauf dauernd viel mehr Blut enthalten als im kleinen, schon die zahlreichen und langen Arterien fassen viel mehr als die Pulmonalis mit ihren Ästen. Nach dem Tode ziehen sich die Arterien zusammen und treiben das Blut in die Venen und ins Herz, wenn es nicht zufällig durch eine bestimmte Vergiftung in der Systole zum Stillstand kam. Dabei bekommt das rechte Herz aus seinen Venen viel mehr Blut als das linke, und deswegen findet man post mortem regelmäßig das rechte Herz stärker gefüllt als das linke, obwohl im Leben natürlich beide Herzen gleich gefüllt sind.

Durch Überwindung der Reibung wird die Wucht des Blutes verbraucht, so daß bald Stillstand eintreten müßte, wenn nicht im Herzen selbst eine erneute Umsetzung potentieller Energie in kinetische erfolgen, der Herzmuskel arbeiten würde. Damit wird aber nicht gewartet, bis das Blut vollständig zum Stillstand gekommen ist, womit ja der Tod eintreten müßte, sondern viel früher erfolgen neue Kontraktionen des Herzens, rhythmisch eine nach der andern, 60—70 mal in der Sekunde, und so wird ein Dauerzustand herbeigeführt, der in Aufeinanderfolgen von lauter Zustandsänderungen im Herzgefäßsystem besteht. Eine Änderung, die immer nach Ablauf der gleichen Zeit den gleichen Zustand herbeiführt, heißt man periodisch. Ein solcher Vorgang läßt sich beim Kreislauf feststellen. Wo man eine Periode beginnen läßt, wo man zu zählen anfängt, ist grundsätzlich gleichgültig, aber nicht jeder Zustand läßt sich leicht und scharf erkennen, sein Eintreten nach der Zeit genau bestimmen. Es ist willkürlich, aber zweckmäßig, wenn wir als Ausgangspunkt für eine Periode die Ventrikelsystole wählen. Der Augenblick soll gekommen sein, in dem der Ventrikel (wir reden zunächst nur vom linken) sein Blut in die Aorta treibt.

Wie oben entwickelt wurde, besteht in diesem Augenblick folgender Zustand. Durch die Reibung ist die Wucht des Blutes, die ihm durch die vorhergehende Systole verliehen wurde, zum Teil in Wärme umgesetzt, zum Teil in potentielle Energie, Gefäßspannung, Druckdifferenz verwandelt worden. In der Aorta herrscht ein höherer Druck als stromabwärts. Nach Aufhören der Systole bewegt sich also, obwohl vom Ventrikel kein Blut nachdrängt, Blut aus der Aorta, die sich zusammenzieht, gegen die Peripherie weiter, in gleichmäßigem, immer durch die Reibung verzögertem Strom, kontinuierlich.

Jetzt kommt die neue Systole, das Blut wird mit einer Geschwindigkeit aus dem Herzen geworfen, die größer ist als die des Blutes in der Aorta. Für diese Zeit ist also hier wirklich die Kontinuitätsbedingung nicht erfüllt, oben fließt mehr hinein als unten heraus. Der Überschuß von Teilchen, die nicht nach unten abfließen können, weil die Verzögerung durch Reibung und Trägheit der stromabwärts gelegenen Flüssigkeit eben nur dem andern Teil den Abfluß gestattet, der Überschuß kann nur seitlich, rechtwinklig zur Achse seinen Ausweg suchen, er bewegt sich senkrecht gegen die Gefäßwand, die Aorta wird weiter, wird gedehnt. Entsprechend der größeren Wandspannung steigt der Druck in der Aorta. Nach der kurzen Zeit der Systole, wenn mit dem Beginn der Diastole die halbmondförmigen Klappen sich geschlossen haben, rückt vom Ventrikel her gar kein Blut mehr in die Aorta, es fließt aber nach unten gegen die Kapillaren und Venen zu immer noch ab. Wieder ist die Kontinuitätsbedingung nicht erfüllt.

Es fließt sogar mehr als vorher ab, weil der Aortendruck gestiegen, das Gefälle größer geworden ist. Dieses Mehr kann nur das Blut sein, das vorhin seitlich ausgewichen, die Aorta erweitert hat, das rückt jetzt nach, kann wegen der geschlossenen halbmondförmigen Klappen nicht ins Herz, muß in die Peripherie weiter. Nimmt so das Volumen des Blutes in der Aorta ab, so verkürzt sich die Wand, verliert an Spannung und der Druck sinkt, bis mit einer neuen Systole des Ventrikels eine neue Periode beginnt, die gerade so abläuft wie die eben beschriebene, wenn sich mittlerweile nichts geändert hat, was von Einfluß auf den Kreislauf sein kann.

Wie man leicht erkennt, ist die Kontinuitätsbedingung in jeder einzelnen Periode verletzt, in der Systole und in der Diastole, beide Male in umgekehrtem Sinn und in gleichem Maße. So kommt es, daß der Anfangszustand wieder hergestellt wird, und vergleicht man jede Periode, die einer Herzrevolution entspricht, mit der andern, so zeigt sich kein Unterschied. Da ist denn wirklich durch jeden Querschnitt oben so viel hinein wie unten wieder hinausgeflossen und für einen Zeitraum, der eine ganze Zahl von Perioden umfaßt, ist die Kontinuitätsbedingung wirklich erfüllt. Würde man die Zeitmessung willkürlich innerhalb einer Periode unterbrechen, so würde man verschiedene Zustände antreffen und die Kontinuitätsbedingung würde sich nicht als erfüllt erweisen.

Daraus geht folgendes hervor: die Kontinuitätsbedingung ist für den menschlichen Kreislauf erfüllt, wenn man einen Zeitraum ins Auge faßt, der eine ganze Periode oder ein ganzes Vielfaches davon umfaßt, sie ist aber nicht erfüllt, wenn er kürzer als eine Periode gewählt ist oder neben ganzen Perioden auch Bruchteile davon enthält. Mit jedem Herzschlag muß durch den großen Kreislauf und durch den kleinen die gleiche Menge Blut fließen. Da aber zwischen beiden das Blut einmal zur Ruhe kommt und eine neue Beschleunigung erfährt, so brauchen innerhalb der Periode die Vorgänge hier wie dort nicht die gleichen zu sein. Auf diesen Punkt werden wir weiter unten noch zu sprechen kommen, wo wir über den Begriff und die Bedeutung der Stauung reden werden.

Wir können nunmehr einen Überschlag machen, wie groß etwa die Arbeit des Herzens für eine einzige Periode, eine Herzrevolution anzuschlagen ist[1]).

Mit jedem Herzschlag wird im linken Ventrikel eine größere Menge von potentieller Energie in kinetische Energie umgesetzt und letztere leistet „äußere“ Arbeit, indem eine bestimmte Menge von Blut (das Schlagvolumen) gegen den Aortendruck, also gegen eine entgegengesetzt gerichtete Kraft verschoben wird.

Die Arbeit, die auf dem Wege (s) 1 cm eine Kraft f von 1 Dyne gerade überwindet, ist die Einheit von der Arbeit = 1 Erg:

$$A = f \cdot s.$$

Der Druck d wird gemessen durch die Einheit der Kraft f auf die Flächeneinheit (1 qcm) $d = \dfrac{f}{cm^2}$ oder $f = d\, cm^2$.

Wäre der Querschnitt der Aorta = 1 cm², so würde auf das Ostium (die geschlossenen Klappen) der mittlere Aortendruck, der zu 15 cm Hg angenommen werden soll, mit einer Kraft von $15 \times 981 \times 13,6 = 200\,000$ Dynen wirken (wenn 13,6 das spezifische Gewicht des Quecksilbers und 981 cm die Beschleunigung durch die Erdanziehung pro Sek. ist).

Würde ein Volumen Blut von 60 cm³ durch ein Ostium von 1 cm² Fläche durchgepreßt, so wäre die Säule 60 cm lang und ebenso lang der Weg, um den das Volumen verschoben wird.

Wir können also das Produkt $f \cdot s = 2\,000\,000 \times 60 = 12\,000\,000$ Erg setzen. Tatsächlich ist die Aorta freilich weiter (ca. 6 cm²), der Weg, den das Schlagvolumen zurücklegt, also kürzer, aber das ändert an der Richtigkeit der Rechnung nichts, denn im nämlichen Maß ist auch die Kraft f, die überwunden wird, gestiegen, da die Größe der Kraft gleich dem Produkt der Werte von Druck und Fläche ist. Wäre das Ostium 6 cm² weit, so wäre der Weg s = 10 cm, dafür die Kraft $f = 15 \times 13,6 \times 981 \times 6 = 1\,200\,000$ Dynen und es käme wieder

$$A = 10 \times 1200\,000 = 12\,000\,000 \text{ Erg.}$$

Die 60 cm³ Blut wiegen rund 64 g (spez. Gew. = 1,06). Dieser Masse wird durch die Arbeit des Ventrikels eine Geschwindigkeit v = 50 cm/sec, also eine Wucht von $\dfrac{m}{2} v^2$, entsprechend $32 \times 2500 = 80\,000$ Erg verliehen. Zusammen wären das für die Arbeit des linken Ventrikels 12 080 000 Erg = 1,208 Joule bei jeder Systole.

---

[1]) Nach Nicolai, Handb. d. Physiol. von Nagel I, 2. p, 871 ff.

Was durch Verschiebung des Schlagvolumens gegen den Aortendruck erzeugt wird, ist potentielle Energie, die als Druckdifferenz im Arterienrohr ihrerseits wieder in Energie der Bewegung, in kinetische Energie umgesetzt wird.

Die Maschine des Herzens arbeitet aber noch mit einer toten Last. Der Herzmuskel wird auch mitbewegt, und zwar kehrt die Bewegung ihre Richtung bei jeder Herzrevolution einmal um, geht einmal nach innen, dann nach außen. Die Arbeit zur Bewegung der toten Last kann man gleich 20 000 Erg setzen. Der linke Ventrikel erzeugt also potentielle Energie durch eine Arbeit von rund 12 000 000 und kinetische Energie mit rund 100 000 Erg; die potentielle Energie, das Potential des Druckes wird dann aber auch in kinetische Energie und Massenbewegung des Blutes umgesetzt.

Der Druck, gegen den der rechte Ventrikel arbeitet, ist wesentlich geringer, er beträgt in der Pulmonalis wohl nur $^1/_4$—$^1/_3$ des Aortendrucks. Die potentielle Energie, die der rechte Ventrikel zusammen mit den schwachen beiden Vorhöfen verbraucht, mag also rund 4 000 000 Erg entsprechen. Er liefert die gleiche Blutmenge, das gleiche Schlagvolumen wie der linke, aber er verleiht dieser Masse eine größere Beschleunigung, also auch eine größere Wucht; die Geschwindigkeit in der Pulmonalis soll $1^1/_4$ mal größer, die Wucht des Schlagvolumens $1^1/_2$ mal größer sein als in der Aorta, der rechte Ventrikel würde dann kinetische Energie durch den Aufwand von 150 000 Erg liefern.

Hiernach würde die bei einer einzigen Herzrevolution geleistete Arbeit rund 16 250 000 Erg = $16^1/_4$ Megaerg oder 1,625 Joule betragen. Soviel leistet das Herz ungefähr, wenn es 72 mal in der Minute schlägt; in einer Sekunde also $^6/_5$ mal mehr, rund 19,5000 Megaerg. Das würde etwa gleich 0,2 m kg zu setzen sein und das ist also der Effekt, die Arbeitsleistung in der Zeiteinheit.

Die mechanische Arbeit des Herzmuskels ist eine erstaunlich große, sie beträgt etwa 3—10% der Arbeit, die der ganze Körper für gewöhnlich leistet, während das Herz nur etwa den hundertsten Teil der gesamten Muskelmasse wiegt. Das Herz wäre imstande, sein eigenes Gewicht in einer Stunde um 4000 m hoch zu heben, entsprechend dem Effekt von $^1/_{400}$ Pferdestärke und $^1/_{10}$ dessen, was ein kräftiger Arbeiter für die Dauer bei 8 stündiger Arbeitszeit leisten würde.

Das Herz hat 24 stündige Arbeitszeit und schlägt im Tag fast genau 100 000 mal, die Zahl von 16,25 Megaerg muß also noch mit 100 000 multipliziert werden, um die Arbeitsleistung, den Effekt pro Tag zu bekommen. Das gilt für die Ruhe. Leistet der Mensch aber äußere Arbeit mit seinen Muskeln, so erwächst hierdurch auch dem Herzmuskel größere Arbeit, die dann in einem Betrag von 3—10% der Gesamtkörperarbeit geleistet wird. Dabei sind die Körpermuskeln etwa 100 mal so schwer als der Herzmuskel; dieser leistet also bei größerer Anstrengung relativ mehr Arbeit als die Körpermuskeln, ganz dementsprechend verbrennt er auch mehr Kohle und Wasserstoff und verbraucht mehr Sauerstoff.

Wäre das Gefäßrohr überall starr, also nicht im geringsten fähig, sich zu erweitern oder zu verengern, so würde das Blut darinnen sich nur so lang bewegen, als der Ventrikel seinen Inhalt in die Arterie hineintreibt. Diese Austreibungszeit beträgt bei Gesunden etwa 0,26 Sek., die ganze übrige Zeit müßte das Blut vollkommen in Ruhe sein, etwas längere Pausen vollkommenen Stillstands würden unterbrochen werden von ganz plötzlicher, ruckweiser Bewegung. Wenn wir von allen physiologischen Folgen auch ganz absehen, so müßte eine solche Einrichtung mechanisch unvorteilhaft sein, weil das Material ungebührlich abgenützt würde, weil der Widerstand beträchtlicher würde, denn die Blutbewegung fände in kürzerer Zeit, also auch mit größerer Geschwindigkeit statt. In einem solchen Falle würde die ganze Arbeit des Ventrikels nur sofort

kinetische Energie erzeugen, die dann durch die Reibung wieder in Molekularbewegung restlos übergeführt würde.

Die Gefäße sind aber dehnbar und so wird zunächst ein Teil, sogar der
viel größere, im großen Kreislauf 75%, in potentielle Energie verwandelt. Das
geschieht im Anfangsteil der Aorta während der Austreibungszeit. Die Aorta
erweitert sich, ihre Wand bekommt eine höhere Spannung oder, was gleich-
bedeutend ist, der Druck in diesem Teil des Gefäßes steigt. Diese so hier ange-
häufte potentielle Energie erzeugt wieder Bewegung sobald die Austreibungsperiode vorbei ist, bis zur nächsten Systole, also auch während der ganzen Diastole
(und während der nächsten Anspannungszeit). Das Blut wird also, da es wegen
der geschlossenen halbmondförmigen Klappen nicht ins Herz zurückströmen
kann, nach der Peripherie weitergetrieben werden, wo der Druck geringer ist;
das Fließen geschieht in gleichmäßigem Strom, Triebkraft ist die Druckdifferenz.

Die Strömung wird aufrecht erhalten durch die Zusammenziehung der
Gefäßwand, dabei wird fortwährend potentielle Energie in kinetische verwandelt,
dem Blut Bewegung und eine bestimmte Größe von Wucht verliehen. Der Druck
muß also während der Diastole sinken; den tiefsten Stand, den er erreicht, heißt
man den diastolischen oder minimalen Druck, den größten Wert, den
ihm die nächste Systole verleiht, den systolischen oder maximalen Druck.
Es ist aber gut, sich zu merken, daß das gleichmäßige Fließen des Bluts aus
der Aorta gegen die Peripherie nie ganz aufhört, weil stets hier ein niedrigerer
Druck herrscht als weiter oben, daß gleichmäßiges Fließen nicht durch die
Systole unterbrochen wird, sondern daß sich jetzt nur etwas Neues hinzugesellt,
eine neue Bewegung, die sich der andern superponiert. Diese neue Bewegung, die
ganz unabhängig von der dauernden gleichmäßigen erfolgt, ist die Bewegung der
Pulswelle. Es ist dies keineswegs eine Wellenbewegung im Blut, abhängig von
einer Gleichgewichtsstörung und den physikalischen Eigenschaften der Flüssigkeit.
Das wären Schallwellen, Stoßwellen; sie pflanzen sich in Flüssigkeiten, wie in
Luft, nach allen Seiten fort, nur mit einer etwa 4 mal größeren Geschwindigkeit.
In einer unbegrenzten Flüssigkeitsmasse verbreiten sich die Schallwellen gleichmäßig nach allen Seiten, so daß auf Kugelschalen, die die Schallquelle umgeben,
jederzeit der gleiche Zustand, der gleiche Druck herrscht, auf jeder Schale der
Druck gleichzeitig sich ändert, sein Maximum und Minimum erreicht, n-mal in
der Sekunde je nach der Schwingungszahl, der Tonhöhe des erzeugten Schalls.
Die Massenteilchen schwingen wohl eine nicht merkbare Spur vor und zurück,
aber um eine Gleichgewichtslage hin und her, im Ganzen nicht vorwärts und
nicht rückwärts, eine translatorische Massenbewegung findet nicht statt.
Die Schwingung selbst wird ausgeführt durch die elastischen Kräfte, die der
Flüssigkeit eigen sind, und aus solchen Schallversuchen geht gerade hervor, daß
selbst die „inkompressiblen" Flüssigkeiten doch der Zusammenpressung und Ausdehnung in einem gewissen Grade fähig sind, und sogar durch so geringe Druck-
kräfte wie die der Schallwellen wirklich zusammengedrückt werden können,
wenngleich die Amplitude der Schwingung wegen der großen elastischen Kraft,
die die Teilchen im Wasser in gegenseitigem Gleichgewicht des Abstandes hält,
nur äußerst klein sein kann. Die Schallwellen, die vom Herzen kommen, die
Töne und manche Geräusche, pflanzen sich auch in den Gefäßen fort, können
an ihnen mehr oder weniger weit vom Herzen ab noch auskultiert werden.
Was man hier vernimmt, sind Schwingungen um eine Gleichgewichtslage, die
sich, in Rhythmus und Zahl in der Zeiteinheit unverändert, durch die Flüssigkeit, (und die Gefäßwand) wellenförmig als fortlaufende fortgepflanzt haben, so
wie sie am Herzen entstanden waren, dort durch stehende Schwingungen eines
aus seiner Gleichgewichtslage gebrachten elastischen Körpers um seine
frühere (oder erst erreichte) Gleichgewichtslage. Der Schall wird merklich zur

gleichen Zeit am Herzen und weiter weg an den Gefäßen vernommen, denn die Fortpflanzungsgeschwindigkeit des Schalls, abhängig von der elastischen Spannung der Flüssigkeit ist, sehr groß, in Röhren c. 1170 m/sec.

Das ist alles ganz anders bei den Pulswellen. Hier wird die elastische Gefäßwand durch den Druck des Blutes verschoben, aus der Gleichgewichtslage gebracht, mehr gespannt. In ihre Gleichgewichtslage geht sie zurück, sobald und in dem Maße wie der Überdruck aufhört, durch die Kraft der elastischen Spannung das Blut wieder vor sich hertreibend. Die Wand vollführt so nicht eine Reihenfolge von Schwingungen, sondern eine und noch dazu eine gedämpfte Schwingung, wobei die träge Masse des Blutes mitgenommen wird. Die beiden Schwingungsphasen, Erweiterung und Verengerung, dauern auch nicht gleich lang, die erstere sehr kurz, die zweite viel länger, beide zusammen brauchen eine bedeutend längere Zeit, rund 1 Sek., während die Schallwellen im Blut mindestens 16 ganze Schwingungen pro Sekunde machen müssen, um überhaupt als Schall das Ohr zu erregen und wohl etwa 200 Schwingungen in der Sekunde bilden wirklich den 1. Herzton.

Die elastische Zusammenziehung der gespannten Arterienwand ist es, die das Blut gegen die Peripherie hin weiter forttreibt, so daß die nächst unten gelegenen Teile des Rohrs mehr Blut, einen höheren Druck bekommen, so daß an dieser Stelle die Erweiterung und größere Spannung einsetzt, während die erste Stelle oben sich wieder verengt und an Spannung, an Druck verliert. So schreitet die Pulswelle vom Zentrum nach der Peripherie hin fort und ihr Fortschreiten ist eine Funktion der Energie, die die gespannte Arterienwand liefert. Für die Berechnung der Fortpflanzungsgeschwindigkeit von Wellen in Röhren mit elastischer Wandung, die mit Flüssigkeit gefüllt sind, gilt die Formel von Moens:

$$v = k \sqrt{g \frac{E\,a}{\varDelta\,d}},$$

worin v die gesuchte Geschwindigkeit, k eine Konstante, g die bekannte Beschleunigung durch die Gravitation = 981 cm/sec., E der Elastizitätskoeffizient der Wand, a ihre Dicke, d der innere Durchmesser des Rohres, $\varDelta$ das spezifische Gewicht der Flüssigkeit ist. Man sieht unmittelbar, daß die Fortpflanzungsgeschwindigkeit wächst mit Steigen von Elastizitätsmodul und Dicke der Wand, sinkt mit steigendem spezifischem Gewicht der Flüssigkeit und zunehmender lichten Weite des Rohrs, und zwar erfolgt die Änderung proportional den halben Potenzen dieser Größen.

Die Geschwindigkeit, mit der sich die Pulswelle beim Menschen fortpflanzt, ist leicht zu messen, indem man gleichzeitig den Puls an 2 Stellen eines Gefäßes auf einer rotierenden Trommel registriert. Sie beträgt beim normalen Menschen ca. 10 m/sec. (9—12 m/sec.).

Bei der Fortpflanzung vom Schall (Stoßwellen) findet ein Massentransport im ganzen nicht statt, jedes Teilchen verschiebt sich gleich weit nach vorn und wieder nach hinten, schwingt um eine Mittellage, die ihren Ort nicht ändert. Auch das ist bei den Pulswellen anders, hier wird in der Tat eine gewisse Menge von Blut gegen die Kapillaren hin verschoben mit der Geschwindigkeit von rund 10 cm/sec, diese translatorische Massenverschiebung bedeutet eine herzsystolische Verstärkung des kontinuierlich über Systole und Diastole sich erstreckenden Fließens.

Überall da, wo die „Pulswelle" hinkommt, gibt sie kinetische Energie ab, spannt die Arterienwand und verwandelt also die kinetische Energie in potentielle, in der zweiten Phase verliert wieder die gespannte Wand potentielle Energie, verwandelt sie in kinetische, vermehrt die Wucht des Blutes. Wäre die Elastizität der Wand eine vollkommene, so ginge dabei keine Energie der Massenbewegung, der Wucht verloren, der Verbrauch in der ersten Phase (Arterienerweiterung) würde in der zweiten (Arterienverengerung) wieder vollkommen ersetzt. Tatsächlich ist dies freilich nicht der Fall. Bei jedem Übergang von kinetischer Energie in potentielle und auch bei jeder Massenbeschleunigung durch eine äußere Kraft wird immer etwas Energie der Massenbewegung in Molekularbewegung, in Wärme umgewandelt. So kommt es, daß gegen die Peripherie hin die Wucht der Welle immer geringer, die Kaliberschwankung des Gefäßes immer kleiner, zuletzt unmerkbar wird. Ohne daß besondere Verhältnisse vorliegen, ist in den Kapillaren und Venen die Strömung des Blutes eine anscheinend vollkommen gleichmäßige, ein Puls nicht zu bemerken. Wie bald dies geschieht, wie bald die Wucht der Pulswelle durch Reibung verbraucht ist, hängt offenbar nicht nur vom Vorrat an kinetischer Energie ab, die dem Schlagvolumen durch die Herzarbeit mitgegeben wurde, sondern auch namentlich vom physikalischen Zustand der Arterienwand, ob der Umtausch von kinetischer Energie gegen potentielle und umgekehrt mit größerem oder kleinerem Verlust an Wucht unter Wärmebildung einhergeht, also vom Grade der Elastizität. Dieser Punkt ist für die ganze Mechanik des Kreislaufs so wichtig, namentlich auch in der Pathologie, daß wir einen Augenblick dabei verweilen müssen, um die Klarheit zu gewinnen, die bei den wenigsten vorhanden zu sein scheint, auch von denen, die über diese Dinge schreiben.

Jeder feste Körper setzt einem Versuch, sein Volumen zu ändern, es zu vergrößern oder zu verkleinern, einen gewissen Widerstand entgegen. Man deutet dies durch die Annahme, daß zwischen den Massenteilchen des Körpers sowohl anziehende als auch abstoßende Kräfte wirksam sind, die wir elastische heißen. Ein Körper behält sein Volumen (und auch seine Form) bei, so lang diese anziehenden und abstoßenden Kräfte sich überall im Körper das Gleichgewicht halten. Auch eine bloße Formveränderung des Körpers, ohne Änderung des Volumens im ganzen, kann nur geschehen, indem die Massenteilchen desselben an der einen Stelle um so viel auseinanderrücken, wie sie sich an anderen einander nähern. Wird eine solche Änderung der Lage der einzelnen Teilchen zueinander im ganzen (Änderung des Volumens) oder an bestimmten Orten im entgegengesetzten Sinn (Änderung der Form) durch eine äußere Kraft hervorgerufen, so wird dabei die elastische Kraft gerade so überwunden, wie die Schwerkraft beim Heben eines Steines überwunden wird. Arbeit von seiten der von außen wirkenden Kraft wird geleistet, sie wird verbraucht und dafür Energie der Lage (potentielle Energie) in der Neuanordnung der einzelnen Massenteilchen zueinander, zwischen denen jetzt größere Kräfte, die elastischen geweckt sind, wieder gewonnen. Läßt die Wirkung der äußeren Kraft nach, so können die im Inneren des Körpers erzeugten, gegen die äußere Kraft gerichteten Kräfte die alte Lage der Massenteilchen zueinander wieder herstellen, wobei wieder Arbeit geleistet, potentielle Energie verbraucht und in kinetische Energie umgewandelt wird, wie das Umgekehrte durch die Wirkung der äußeren Kraft vorhin geschah. Körper, bei denen dieser Vorgang deutlich beobachtet werden kann, heißen im allgemeinen elastisch. Der Begriff der Elastizität umfaßt also 2 Vorgänge, erstens die Fähigkeit, der Einwirkung einer äußeren Kraft durch innere Lageänderung nachzugeben, zweitens diese Lageänderung nach Aufhören der äußeren Kraft wieder herzustellen. Vollkommene Elastizität würde bedeuten, daß ein Körper nach Aufhören einer von außen auf ihn einwirkenden Kraft seine Massenteilchen genau wieder in die frühere Lage bringt, es bliebe also nach einem Zug keine Verlängerung, nach einem Druck keine Verkürzung zurück, und jede Formänderung würde vollständig wieder ausgeglichen und rückgängig gemacht. Dieser Vorgang setzte voraus, daß die Umsetzung von

Massenbewegung, kinetischer Energie in potentielle und umgekehrt von potentieller in kinetische, in Massenbewegung restlos geschieht, daß beim ganzen Vorgang keine Energie der Massenbewegung verloren, keine Wärme erzeugt wird.

Ist bei einem Körper auch nur eine der zwei Bedingungen, die den Begriff der Elastizität bestimmen, gar nicht erfüllt, so ist der Körper unelastisch. Kann eine äußere Kraft am Körper keine Verlagerung der Teilchen bewirken, so ist dieser Körper starr. Wenigstens verhält er sich dieser Kraft gegenüber als starrer Körper, er könnte vielleicht einer größeren Kraft gegenüber andere Eigenschaften zeigen; vermag aber auch die stärkste denkbare Kraft keine Deformation an ihm zu bewirken, so müßte man den Körper als absolut starr bezeichnen. Wenn aber zweitens wohl eine Deformierung durch eine äußere Kraft möglich ist, aber dem Körper die Fähigkeit abgeht, nach Aufhören der deformierenden Kraft den alten Zustand wieder herbeizuführen, heißt der Körper plastisch.

Absolut elastische Körper und absolut unelastische gibt es freilich nicht, aber je nachdem ein Körper sich dem Grenzfall der absoluten Elastizität in seinen Eigenschaften mehr oder weniger nähert, desto elastischer ist er, im allgemeinen gesprochen, und je mehr er einem absolut plastischen oder absolut starren ähnelt, desto unelastischer. Enger gefaßt bezieht sich der Grad der Elastizität auf die zweite oben festgelegte Eigenschaft, eine irgendwie gesetzte Deformierung wieder rückgängig zu machen. Bei den höchst elastischen Körpern (dem Grade nach) geschieht dies nahezu vollkommen und mit der kleinsten positiven Wärmetönung, die erzeugte potentielle Energie wird wieder fast restlos in kinetische zur Massenbewegung verwandelt. Bei den weniger elastischen Körpern gibt der deformierte Körper von der zugeführten kinetischen Energie weniger wieder her, dafür wird beim ganzen Vorgang entsprechend mehr Wärme erzeugt.

Verschieden von diesem Grad der Elastizität ist der Begriff der elastischen Kraft. Je größer diese ist, desto bedeutender ist der Widerstand, den eine von außen wirkende Kraft überwinden muß, um eine bestimmte Lageänderung der Massenteilchen, z. B. eine bestimmte Verlängerung, Dehnung des angegriffenen Körpers zu bewirken, desto größer ist dann auch, wenn diese Verlängerung tatsächlich erzielt wurde, die erzeugte Energie der Lage, die dann, wenn der Körper vollkommen elastisch wäre, ihn genau wieder auf die frühere Länge zurückziehen könnte, indem sie sich restlos wieder in kinetische Energie zur Massenbewegung umsetzte. Die Kraft, die dies tut, ist die elastische Kraft, den Bruchteil, der von der angesammelten Energie dazu verfügbar ist, bedingt der Grad der Elastizität. Ist die elastische Kraft gleich Null, so ist für diesen Vorgang auch nichts verwendbar, die zweite aufgestellte Bedingung ist nicht erfüllbar, der Körper ist unelastisch weil er plastisch ist.

Umgekehrt kann man nicht sagen, daß die Größe der elastischen Kraft auch den Grad der Elastizität bestimmt. Wenn die elastische Kraft $= \infty$ wird, so ist schon die erste Bedingung der Elastizität nicht erfüllt, der von außen angegriffene Körper wird gar nicht deformiert, kann eine Änderung nicht rückgängig machen, weil er keine erlitten hat, er ist unelastisch weil er starr ist.

Grad der Elastizität und Größe der elastischen Kraft decken sich nicht und gehen auch nicht einmal immer parallel. Elfenbein und Stahl z. B. sind nur in sehr geringem Maße durch eine äußere Kraft ausdehnbar oder zusammendrückbar, sie besitzen eine sehr bedeutende elastische Kraft und zugleich ist der Grad der Elastizität bei ihnen ein hoher, sofort schnellen sie nach Aufhören des äußeren Zwanges in ihre frühere Gleichgewichtslage zurück. Das tut auch ein gedehnter Gummifaden, er hat auch einen hohen Grad von Elastizität, auch er ist sehr elastisch, aber eine viel geringere Kraft vermag ihn unvergleichlich stärker zu dehnen als einen gleich dicken Stahlstab, seine elastische Kraft ist eine viel geringere. Der Gummifaden ist (innerhalb gewisser Grenzen) annähernd so elastisch wie der Stahl, aber er ist ohne Vergleich dehnbarer. Das Elfenbein, der Stahl sind bei eminent hohem Grade von Elastizität viel starrer. Ein Bleidraht endlich ist ohne Zweifel viel starrer als ein Gummifaden, seine elastische Kraft ist größer, aber der Grad seiner Elastizität ist so gering, daß man ihn durch stärkeren Zug nicht unerheblich verlängern kann, ohne daß er sich dann anschickt, auch nur um ein geringes merkliches Maß sich zu verkürzen. Er ist weniger dehnbar als ein Gummifaden, aber er bleibt hernach gedehnt, im Gegensatz zu Elfenbein, Stahl, Gummi.

Die Begriffe Nachgiebigkeit und Elastizität sind streng auseinander zu halten. Die Größe der elastischen Kraft bestimmt (neben anderen Kräften, von denen später gesprochen werden soll) die Nachgiebigkeit; den Grad der Elastizität bestimmt das Verhältnis, in dem die elastische Kraft zur Massenbewegung verwendet wird.

Ist z. B. die Wand einer Arterie durch Altersveränderungen, durch Sklerose, Atherom, durch Einlagerung von Kalksalzen, starrer, unnachgiebiger geworden, so ist damit über den Grad ihrer Elastizität noch gar nichts ausgesagt. Der Kreislauf kann durch die Starrheit des Rohres gestört sein, wovon wir noch genauer sprechen werden, während die Arterienwand als hoch elastischer Körper noch recht geeignet ist, in transversale Schwingungen zu geraten und so akustische Phänomene zu erzeugen, zu tönen.

Je mehr wir einen Körper, z. B. einen Gummifaden, dehnen, einen desto größeren Widerstand spüren wir von seiten des gedehnten Fadens, eine desto größere Kraft müssen wir anwenden, um eine weitere Dehnung um die Längeneinheit zu vollziehen, also eine desto größere Arbeit leisten, da wir für den gleichen Weg jetzt eine größere Kraft überwinden müssen als zu Anfang der Dehnung. Mißt man die Verlängerung des Fadens nach Bruchteilen seiner ursprünglichen Länge, so ist die elastische Kraft, die sich bemerkbar macht, dieser Verlängerung proportional, sie ist doppelt so groß, wenn die Dehnung des Fadens $100\,\%$ beträgt, der Faden aufs Doppelte ausgedehnt wird, als wenn die Dehnung $50\,\%$ betragen hätte, der Faden $1^{1}/_{2}$ mal so lang geworden wäre. Dieser Satz ist (bis zu gewissen Grenzen) allgemein gültig, aber über die absolute Größe der elastischen Kraft ist damit noch gar nichts gesagt. Selbstverständlich ist diese Kraft proportional dem Querschnitt des gedehnten Körpers. Um zwei ganz gleiche Gummifäden zugleich um das nämliche Maß zu verlängern, muß ich die doppelte Kraft anwenden, wie bei einem allein, und ebenso bei einem Faden von doppeltem Querschnitt, der nichts anderes ist als 2 Fäden, die parallel, unmittelbar bis zur völligen Berührung nebeneinander liegen. Einen dünnen Gummifaden kann ein kleines Kind stark dehnen, einen dicken Gummiknüppel auch der stärkste Mann nicht bemerkbar. Die gleiche Kraft gehört dazu, um einen Faden von 1 m Länge um 1 cm zu dehnen wie einen sonst gleich beschaffenen von 2 m Länge um 2 cm, die Dehnung beträgt ja in beiden Fällen $1\,\%$. Außerdem ist aber die elastische Kraft bei gleicher prozentualer Verlängerung und bei gleichem Querschnitt außerordentlich verschieden, wie schon erwähnt, bei verschiedener molekularer Beschaffenheit der gedehnten Körper, wenn diese also aus verschiedenen Stoffen bestehen.

Hat der zu dehnende Faden die Länge $= l$, den Querschnitt $= q$ und wird er durch eine Kraft, z. B. ein Gewicht $= p$ gedehnt, so ist seine Verlängerung

$$\varDelta = C\,\frac{p\,l}{q},$$

worin C eine für jeden Stoff konstante, experimentell zu ermittelnde Größe darstellt, die angibt, um wieviel der Faden durch die Kraft $= 1$ verlängert wird, wenn er die Länge $= 1$ und den Querschnitt $= 1$ hat; C ist der lineare Verlängerungsquotient der Substanz, aus der der Faden besteht. Es ist üblich, für C den reziproken Wert $\dfrac{1}{C}$ einzuführen und ihn Elastizitätskoeffizienten oder Elastizitätsmodulus (E) zu nennen, also $\dfrac{1}{C} = E$.

Multipliziert man die Größe des Elastizitätsmodul E mit einer Größe $S = \dfrac{\varDelta}{l}$, so gibt das Produkt E S die Größe der elastischen Kraft an, welche für jede Flächeneinheit des gedehnten Fadens wirksam wird, wenn der Faden bis zu seiner doppelten Länge gedehnt wird; ebenso wird natürlich damit auch gemessen die von außen wirkende Kraft, z. B. der Zug eines Gewichtes, die zu dieser Dehnung bis zur doppelten Länge nötig ist. Tatsächlich läßt sich freilich eine so weitgehende Dehnung nur bei sehr wenigen Körpern, allenfalls bei einem Gummifaden wirklich erzeugen. Gewöhnlich werden die hierzu nötigen Kräfte so groß, daß die Kohäsion der Massenteilchen des gedehnten Körpers völlig überwunden wird, der Faden reißt. Oder auch die Dehnung geht wirklich so weit, aber die elastischen Kräfte versagen dann, und läßt man den überdehnten Faden los, so verkürzt er sich nicht mehr ganz bis zu seiner ursprünglichen Länge: seine Elastizitätsgrenze ist überschritten.

Die Elastizitätsgrenze liegt bei verschiedenen Körpern verschieden hoch, je vollkommener elastisch ein Körper ist, desto höher liegt auch im allgemeinen seine Elastizitätsgrenze. Von plastischen Körpern kann man sagen, daß ihre Elastizitätsgrenze schon durch die geringste Dehnung überschritten wird.

Diese einfachen Gesetze gelten streng überhaupt nur innerhalb gewisser Grenzen, die bei verschiedenen Körpern sich verschieden weit erstrecken. Bei vielen, so namentlich bei tierischen Stoffen ist der Elastizitätsmodul nur innerhalb enger Grenzen eine konstante Größe und wächst bei zunehmender Deformierung ganz unverhältnismäßig, so daß z. B. bei einer Dehnung immer stärkere Kräfte notwendig werden, um eine noch weitere prozentuale Dehnung herbeizuführen.

Wie alle festen Körper, so behält nun auch die Gefäßwand ihr Volumen und ihre Form gegen jede Störung von außen bei, durch innere Kräfte, von denen allgemein 2 Arten zu unterscheiden sind. Die eine Art sind die soeben besprochenen elastischen Kräfte, die anderen, die wesentlich davon verschieden sind, dienen nur der Festigkeit. Auch sie haben, wie die elastischen, eine Grenze, jenseits deren sie aber ungemein rasch, plötzlich abnehmen, auch andere Eigenschaften, die an den elastischen Kräften nachgewiesen werden können, wie die „Reminiszenz", fehlen ihnen vollkommen. Diese Art von Kräften kann einer äußeren Kraft Widerstand leisten, ihre Wirkung verhindern, aber nicht rückgängig machen, sie kann nur negative Arbeit leisten und man kann sie als eine Art von innerer Reibung ansehen. Auch die elastische Kraft kann der Wirkung einer äußeren Kraft Widerstand leisten, sie wird auch erst durch eine äußere Kraft hervorgerufen, dann aber, einmal geweckt, bleibt sie als Spannung da und kann nach Aufhören der äußeren Kraft den vorigen Zustand mehr oder weniger vollkommen wiederherstellen; im ersten Teil ihrer Wirksamkeit hat sie negative Arbeit geleistet, jetzt leistet sie positive. Nur die elastische Kraft ist von Einfluß auf die Blutbewegung und bildet einen Faktor des Kreislaufs, die Festigkeitskräfte leisten nur dem Blutdruck Widerstand und sie sind es vor allem, die das Reißen verhüten, andererseits sind sie für das Auftreten der elastischen Kräfte nicht förderlich, da sie auch die Dehnbarkeit vermindern und zweifelsohne auch bei der Wiederherstellung des früheren Zustandes durch die elastische Kraft dieser Widerstand zu leisten vermögen. Durch ihre Wirkung wird, wie bei jeder Reibung, Massenbewegung vernichtet und in Wärme umgesetzt. Das Verhältnis, in welchem elastische Kraft und Festigkeitskraft (innere Reibung) einem Körper innewohnen, ist von Einfluß auf den Grad seiner Elastizität.

Die Elastizität der Gefäßwand dient, wie wir gesehen haben, dazu, die rhythmische Bewegung des Blutes in eine mehr gleichmäßige zu verwandeln, ganz nach der Art einer Windlade, womit bestimmte wichtige physiologische Vorteile erreicht werden. Die Größe der elastischen Kraft kommt dabei erst in zweiter Linie in Frage, in erster die Nachgiebigkeit, die Dehnbarkeit der Wand, so daß im Windkessel so viel Blut Platz findet, daß sein Abfluß bis zur nächsten Systole ausreicht, um die peripheren Gefäße mit der gehörigen Blutmenge zu speisen. Daß dies in ausreichendem Maße geschieht, die nötige Druckdifferenz erzeugt wird, keine Erweiterung zurückbleibt, dafür sorgt die Größe der elastischen Kraft. Ob aber beim ganzen Vorgang mehr oder weniger Energie der Massenbewegung in Wärme umgesetzt wird, das ist abhängig vom Elastizitätsgrad der Gefäßwand. Die Einrichtung des Windkessels dient aber nur physiologischen Zwecken, von einer Verstärkung des Kreislaufs durch die elastischen Kräfte kann dabei keine Rede sein, die Spannung, die durch eine gewisse kinetische Energie des Blutes hervorgerufen wurde, kann höchstens ebensoviel an das Blut zurückgeben, und man muß froh sein, wenn dabei nicht allzuviel durch Wärmeerzeugung verloren geht. Aber noch in einer anderen Weise ist die Elastizität der Arterienwand von Wichtigkeit für den Kreislauf, und zwar nicht in physiologischer, sondern in mechanischer Beziehung.

Die Wirkung des Windkessels macht sich erst an den Kapillaren und Venen voll geltend, wo das Blut wirklich gleichmäßig fließt. Nicht so fließt es aber in die Arterien aus dem Herzen ein, sondern es wird von diesem rhythmisch hineingeworfen, es kommt als bewegende Kraft hier nicht nur der Druck in Betracht, sondern auch der Stoß. Kapillaren und Venen werden durchflossen, die Arterien vom Blut auch gestoßen und so entsteht der Puls.

Trifft ein bewegter Körper auf einen ruhenden, so werden im allgemeinen beide deformiert. Bei Flüssigkeiten kommt keine Form, nur das Volumen in Frage und da Blut für die hier in Betracht kommenden Kräfte als inkompressibel gelten kann, so wird auch eine merkliche Volumänderung ausbleiben.

Ein sehr kleines Flüssigkeitsteilchen, das von allen Seiten durch sehr starke Kräfte vollkommen in seiner Lage festgehalten wird, kann als starrer Körper betrachtet werden. Wird aber das Festhalten durch elastische Kräfte von endlicher Größe bewirkt, wie in einer Flüssigkeit, auf die die Kraft einer elastischen gespannten Wand wirkt, dann kann das Flüssigkeitsteilchen selbst als ein Teil eines elastischen Körpers betrachtet werden, mit dem zusammen es sich bewegen kann. Beim Stoß elastischer Körper wird ein Teil der Wucht, die in der ersten Periode der Stoßzeit in Spannung umgewandelt wird, während der zweiten Periode wieder in Form von Wucht gewonnen, wie groß dieser Teil ist, hängt vom Grade der Elastizität des stoßenden oder gestoßenen Körpers ab. Bei unelastischen Körpern wird von der ganzen Wucht gar nichts wieder gewonnen, alles in Wärme umgewandelt. Unelastisch sind sowohl ganz plastische wie ganz starre Körper und je mehr sich der Zustand der Gefäßwand dem einen oder dem anderen nähert, desto mehr geht beim Stoß an Wucht für die Fortbewegung des Blutes verloren durch Verwandlung in Wärme. Für die kontinuierliche Fortbewegung eines Stromes ist es in der Tat ganz gleichgültig, ob sich die Flüssigkeit durch ein elastisches Rohr oder durch ein starres bewegt, wenn Länge und Durchschnitt beidemal gleich sind; beidemal kommt als forttreibende Kraft nur die Druckdifferenz, das Gefälle in Betracht. Wenn aber die Flüssigkeit rhythmisch, intermittierend durchgetrieben wird, wie das Blut in den Arterien, so ist die Beschaffenheit der Wand nicht mehr gleichgültig. Ein Teil der Wucht des Stoßes geht allemal für die Fortbewegung verloren, aber je nach dem Zustand der Arterienwand ein größerer oder ein kleinerer; in einem absolut starren, also auch unelastischen Rohre wird theoretisch von der Wucht des Stoßes gar nichts wieder gewonnen, weil es gar keine zweite Stoßperiode gibt. Schon lang ist es bekannt, daß durch 2 sonst gleiche Röhren, von denen die eine starre, die andere elastische Wandungen hat, bei gleichem Gefälle wirklich in der Zeiteinheit die gleiche Menge Wasser fließt. Unterbricht man aber bei beiden Röhren den Zufluß in gleicher Weise rhythmisch, so liefert die elastische Röhre mehr Wasser. Das Ergebnis des Versuches läßt sich nur erklären, wenn man daran denkt, daß auch der Stoß der Flüssigkeit, nicht nur das Gefälle berücksichtigt werden muß. Natürlich wird durch die Elastizität der Gefäßwand nichts von Energie gewonnen, aber es wird weniger verloren als an der starren. Allzu hohe Spannung macht die Wand unelastisch, weil sie unnachgiebig, starr wird, allzu niedrige aber auch, weil sich die Größe der elastischen Kraft dem Werte Null nähert. Es muß für jede gegebene Beschaffenheit der Arterienwand einen Grad der Spannung geben, bei dem der größte Teil der Wucht beim Stoß des Blutes, beim Puls wieder zurückgewonnen wird, ein Optimum für den Kreislauf, und je weiter sich die Spannung nach oben oder nach unten von diesem Optimum entfernt, desto mehr Wucht wird in Wärme verwandelt und geht für Massenbewegung und Kreislauf verloren. Die Lage dieses Optimums ist aber nicht allein von der physikalischen Beschaffenheit der Wand abhängig. Je größer die Spannung eines elastischen Körpers ist, desto kleiner ist die Stoßzeit, beim absolut starren Körper ist sie = Null. So einfach liegt aber die Sache beim Entstehen des Pulses nicht wie etwa beim Zusammentreffen von 2 Billardkugeln. Beide berühren sich zunächst nur in einem Punkt, flachen sich ab, so daß Flächen sich berühren, die sehr rasch wachsen (I. Periode), sich dann wieder verkleinern, bis die Kugeln wieder nur einen Berührungspunkt gemeinsam haben (II. Periode). In der I. Periode nähern sich die Schwerpunkte der Kugeln einander, in der II. entfernen sie sich voneinander, die ganze Stoßzeit dauert von der ersten Berührung in einem Punkt bis zur letzten und ist äußerst kurz. So ist es beim Anprall des Blutes an die Arterienwand keineswegs. Die Teilchen stoßen nicht nur mit ihrer eigenen Wucht auf die Wand, sondern werden von hinten her noch angetrieben durch die Kraft des sich kontrahierenden Herzmuskels. Die Deformation der Wand wird also länger unterhalten als wenn frei dahersausende Blutmoleküle allein für sich den Stoß ausüben würden. Der Grad der Deformation an der Wand wird also auch noch abhängen von der Zeit der Austreibungsperiode. So kann es kommen, daß eine Wand, die bei äußerst kurzem Aufprall praktisch als starr angesehen werden müßte, bei Verlängerung der Stoßzeit sich doch noch als nachgiebig und elastisch, dann sogar als recht elastisch erweist wegen ihrer großen elastischen Kraft. Man wird daher ohne genauere Analyse gut tun, zunächst der Spannung eine gewisse Spielweite zuzugestehen, innerhalb deren je nach den sonst obwaltenden Umständen der Kreislauf durch die Elastizität der Gefäße zwar niemals eine Besserung, aber doch die geringst mögliche Verschlechterung erfährt.

Es ist oft die Frage aufgeworfen und bis in die neueste Zeit erörtert worden, ob nicht auch außerhalb des Herzens Kräfte für die Fortbewegung des Blutes tätig sind oder tätig sein können. Von den elastischen Kräften ist aus den angeführten Gründen eine solche Wirkung nicht zu erwarten, es würde dies dem

Gesetz der Erhaltung der Energie stracks zuwiderlaufen. Anders ist es mit den Gefäßmuskeln. Der „Tonus" der Gefäßmuskeln ist nichts anderes als potentielle Energie, sobald sie sich in kinetische verwandelt, leistet er Arbeit. Wenn sich die Gefäßwand unter der Wirkung der Vasokonstriktoren zusammenzieht, so treibt sie das Blut vor sich her, und zwar endgültig nach einer Richtung, gegen die Kapillaren hin, weil am Herzen die halbmondförmigen Klappen den Weg ins Herz versperren. Was erst herzwärts einen kleinen Weg gepreßt werden sollte, erhöht zentral den Druck und die erhöhte Druckdifferenz kommt dann doch wieder voll dem regulären Kreislauf zugute. Indem die Muskeln erschlaffen, können die kontrahierten Arterien nun wieder erweitert werden ohne daß die Kraft überwunden wird, durch die sich die Arterien verengert hatten, ohne daß neue Arbeit geleistet und aufgestapelt wird. Und so kann und muß in der Tat Energie der Bewegung für den Kreislauf gewonnen werden so oft erschlaffte Gefäßmuskeln sich wieder kontrahieren. Quelle der Energie ist hier nicht etwa elastische Spannung, sondern chemische Energie, der Verbrennungsprozeß, der die „aktive" Kontraktion der Gefäßmuskeln ermöglicht. In diesem Sinn allein könnte man also von einem „peripheren Herzen" sprechen, das in der Gefäßmuskulatur gegeben ist, nur muß man bedenken, daß solche Muskelkontraktionen nicht nur im Vergleich mit den Systolen der Herzmuskeln mit weit geringerer Kraft erfolgen und viel weniger Arbeit leisten können, sondern namentlich außerordentlich viel seltener. Von einiger Bedeutung für den Kreislauf im ganzen werden solche Gefäßschwankungen kaum sein, immerhin wo und so oft sie auch erfolgen und in so weit sie auf Aktion der Gefäßmuskeln beruhen, fördern sie den Kreislauf.

Ein anderer weit verbreiteter Irrtum muß auch noch zur Sprache kommen. Vielen ist es ohne weiteres selbstverständlich, daß „mit Erweiterung der Gefäße der Widerstand abnimmt und das Herz leichter arbeiten kann, daß umgekehrt Verengerung der Gefäße den Widerstand erhöht, so daß sich das Herz zur Überwindung desselben mehr anstrengen muß".

Demgegenüber ist zu betonen, daß das Gesamtvolumen des Blutes, wenn man von Resorption und Ausscheidung, die sich in längeren Zeiten vollziehen, absieht, für kürzere Zeiten jedenfalls konstant ist. „Die Gefäße" können sich also gar nicht erweitern und verengern, sondern immer nur ein Teil davon und das verdrängte Blut findet in einem anderen Teil Platz oder es wird einem solchen entnommen. Es wäre noch zu fragen, ob durch solche einfache Verschiebungen überhaupt der Gesamtwiderstand im Kreislauf verändert werden kann, und unter welchen Bedingungen. Daß lokale Wirkungen von bedeutender Wichtigkeit auftreten können, daß durch die Verteilung des einmal gegebenen Blutstroms, bessere oder schlechtere Durchblutung einzelner Organe, nicht des ganzen Körpers, durch das Spiel der Vasomotoren hervorgebracht werden kann, liegt auf der Hand. Aber auch eine Wirkung auf den Gesamtkreislauf halte ich nicht für ganz ausgeschlossen, falls sich die Verteilung des Querschnitts nicht auf die Verzweigungen, sondern auf die Längsausdehnung der Strombahn bezieht. Es ist gewiß nicht gleichgültig, ob sich mehr Blut in den Arterien und dafür um so weniger Blut in den Venen befindet, bei Konstanz des Gesamtvolumens also die Arterien verhältnismäßig weiter, die Venen enger sind oder umgekehrt. In diesem Sinne kann man sich gewiß vorstellen, daß die Wirkung der Vasomotoren nicht nur örtliche Bedeutung, sondern auch eine allgemeine, für den Kreislauf im ganzen hat.

Wir wollen einmal annehmen, daß sich alle Arterien auf einmal verengern, dann muß das verdrängte Blut in den Kapillaren und Venen unterkommen, diese werden weit, der Widerstand in ihnen wird herabgesetzt, in den verengten Arterien wird er erhöht und es fragt sich nur, was von größerem Einfluß auf den Gesamtkreislauf ist, ob sich dabei „das Herz mehr anstrengen muß" als vorher oder weniger. So viel erscheint aber sicher: Gelingt es den Vasomotoren, das Lumen der Arterien zum Verschwinden zu bringen und den Verschluß dauernd aufrecht zu halten, dann steht die Zirkulation ganz still, der Widerstand ist beim Lumen = Null unendlich groß geworden. So weit käme es aber auch, wenn umgekehrt alles Blut in den erweiterten Arterien seinen Platz fände und damit die Kapillaren und Venen, leer, verschlossen, dem Blut keinen Durchfluß gewährten. Es ist klar, daß es zwischen diesen beiden Extremen einen Zustand geben muß, wo der Widerstand ein Minimum hat, für die Herzarbeit also die besten Bedingungen zur Erhaltung des Kreislaufs im ganzen gegeben sind. Wo dieses Minimum liegt, ob durch den gewöhnlichen Tonus der Arterien gerade das beste Verhältnis der Füllung von Arterien einerseits, der Kapillaren und Venen andererseits gewährleistet wird, das ist die Frage.

Sie läßt sich auf analytischem Weg nicht mit aller Strenge lösen, weil die Kenntnis der Konstanten uns fehlt, aber wir können uns doch eine Vorstellung davon machen, wie etwa der Gesamtwiderstand im Kreislauf sich ändern muß, wenn der Querschnitt der Arterien ab- oder zunimmt. Wir wollen zu diesem Zweck den Gesamtwiderstand W in 2 Teile zerlegen, der eine Teil w_1 soll den Widerstand in den Arterien bedeuten, w_2 den in den Kapillaren und Venen. W ist also gleich der Summe $w_1 + w_2$.

Der mittlere Querschnitt der Arterien soll q_1, der der Kapillaren und Venen q_2 heißen. Wenn $q_1 =$ Null wird, so findet alles Blut in den Kapillaren und Venen seinen Platz, hier erhält q_2 sein Maximum und der Teilwiderstand w_2 also sein überhaupt erreichbares Minimum. Umgekehrt: sollen die Arterien so weit werden, daß sie alles Blut fassen, dann hat q_1 sein Maximum und der Teilwiderstand w_1 sein Minimum, dann bleibt aber für Kapillaren und Venen kein Blut mehr übrig, q_2 wird gleich Null und damit $w_2 = \infty$.

Durch folgende 3 Figuren wird dies klar werden. Fig. 3 zeigt wie auf der arteriellen Seite der Widerstand im arteriellen Teil sich ändert, wenn der Querschnitt q_1 wächst. Für $q_1 = 0$ ist der Widerstand $w_1 = \infty$, mit wachsendem Querschnitt wird er immer kleiner. Ebenso ist es in Fig. 4 für den venösen Teil, wenn hier der Querschnitt sich ändert. Es soll nun nichts geschehen, als daß der Querschnitt der Arterien wächst, dann muß von selbst umgekehrt der auf der venösen Seite abnehmen. Wie sich dabei die Summe beider Widerstände $W = w_1 + w_2$ ändert, das zeigt Fig. 5. Es ist angenommen, daß beim Ordinatenanfangspunkt $q_1 =$ Null und an der zweiten eingezeichneten Ordinate q_2 = Null geworden ist. Die Kurve für w_2 mußte dann natürlich umgeklappt werden, denn je größer q_1, desto kleiner wird q_2. Die getüpfelte Kurve zeigt den Verlauf des arteriellen Widerstands w_1, die gestrichelte den des venösen w_2 und die ausgezogene Kurve den von W, der Summe von beiden. So ungefähr muß sich der Gesamtwiderstand im Kreislauf ändern, wenn der Querschnitt der Arterien von Null bis zur überhaupt erreichbaren Größe wächst, bei der die Arterien alles Blut enthalten. Darüber ist gar nicht zu streiten. Man sieht leicht, daß der Gesamtwiderstand $W = \infty$ werden muß, wenn entweder $q_1 = 0$ oder mit wachsendem q_1 der Querschnitt $q_2 = 0$ wird. Dazwischen hat W ein Minimum. Es fragt sich, ob dieses Minimum normalerweise schon verwirklicht ist. Dann würde der normale mittlere Querschnitt von q_1 in Fig. 5 bei 1 anzusetzen sein. Das ist möglich, aber nicht gerade wahrscheinlich. Es wäre dann durch Volumschwankung der Arterien in jedem Sinne, ganz gleich, ob sie sich verengern oder erweitern, nur eine Erhöhung des Gesamtwiderstandes, also nur eine Verschlechterung der Zirkulation, niemals eine Besserung ohne gleichzeitige Erhöhung des Blutdrucks oder richtiger gesagt des Gefälles möglich. Auch links von 1, etwa bei 2, ist die Stelle des normalen Querschnitts q_1 wohl nicht anzusetzen. Das würde bedeuten, daß der arterielle Widerstand viel höher wäre als der auf der venösen Seite und das Umgekehrte ist nach allem, was wir wissen, der Fall, er ist von der Aufteilung der Arterien in die Kapillaren an ohne Vergleich größer. Im Gegenteil, der Widerstand in den Arterien ist im Verhältnis zu dem in den Kapillaren und Venen viel zu niedrig und es bleibt nichts übrig, als das normale q_1 nach rechts vom Minimum, sagen wir etwa an die Stelle 3, zu verlegen.

Auf einen Punkt will ich hier noch ganz besonders aufmerksam machen. Die Kurve gibt und kann nur geben ein ungefähres Bild, wie sich der Gesamtwiderstand mit veränderlichem q_1, dem Querschnitt der Arterien ändert. Sicher aber ist, daß die Kurven nach oben konkav sein müssen. Wenn wir den Punkt

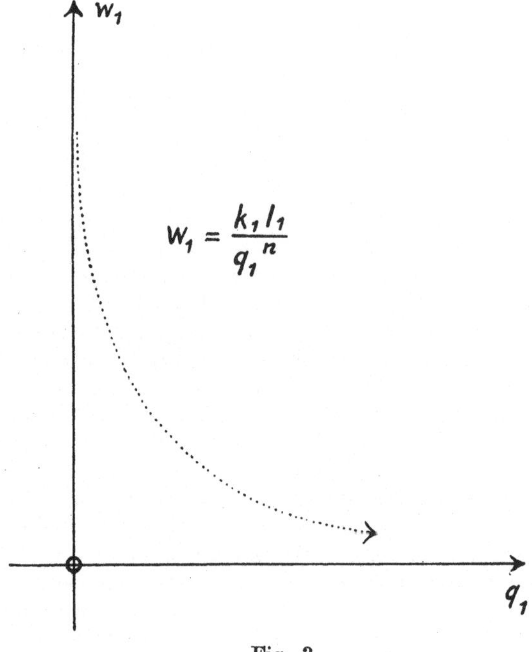

Fig. 3.

für die normale Zirkulation („Eudiämorrhysis") auch nur ungefähr richtig angesetzt haben, d. h. rechts vom Minimum, so bewirkt spastische Verengerung der Arterien sicher zunächst Hyperdiämorrhysis, paralytische Erweiterung überhaupt sicher Adiämorrhysis. Sicher aber ist ferner, das geht aus der Form der nach oben konkaven Kurven hervor, daß bei gleicher Querschnittsänderung vom normalen Punkt aus der Effekt auf den Gesamtwiderstand im ersten Fall viel kleiner sein wird als im zweiten. Anders wenn die Arterien paralytisch erweitert sind, q_1 weiter über 3 nach rechts gewandert ist, dann ist Wiederkehr des arteriellen Tonus ein sehr mächtiges Mittel den Gesamtwiderstand herabzusetzen und die Zirkulation zu verbessern.

Über den Einfluß der Energie der Lage auf den Blutkreislauf herrschen vielfach unklare oder verworrene Vorstellungen. In der Praxis legt man sich dies Verhältnis so zurecht wie man es gerade braucht.

Liegt der Kopf oder sonst ein Organ, ein Arm oder Bein „tief", d. h. im Raum tiefer als das Herz, so „ist in ihm Blutreichtum vorhanden, und gute Blutversorgung, gute Zirkulation, der Blutzufluß vom Herzen gut", oder auch „es ist die Zirkulation schlecht, Stockung, Stauung gegeben, weil der Rückfluß des Blutes zum Herzen erschwert ist". Der Kopf wird tief gelegt, „damit er mehr Blut bekommt", oder ein Organ wird hochgelagert „um den Rückfluß in die Venen zu beschleunigen und die Zirkulation zu verbessern". Richtig ist an diesen Überlegungen natürlich nur, daß ein tief gelegener Teil blutreicher ist, mehr Blut enthält als ein hoch gelegener. Denn zum Druck, der vom Herzen geliefert wird, addiert sich algebraisch der hydrostatische Druck, welcher der Lage entspricht. An jeder um 10 cm tieferen Stelle ist der hydrostatische Druck um den einer Blutsäule von 10 cm höher, beim Erheben in die Höhe h sinkt er um den Druck, den eine h cm hohe Blutsäule auf ihre Unterlage ausübt, und die Weite der Gefäße ist ja, wie wir sahen, abhängig vom Blutdruck. Aber

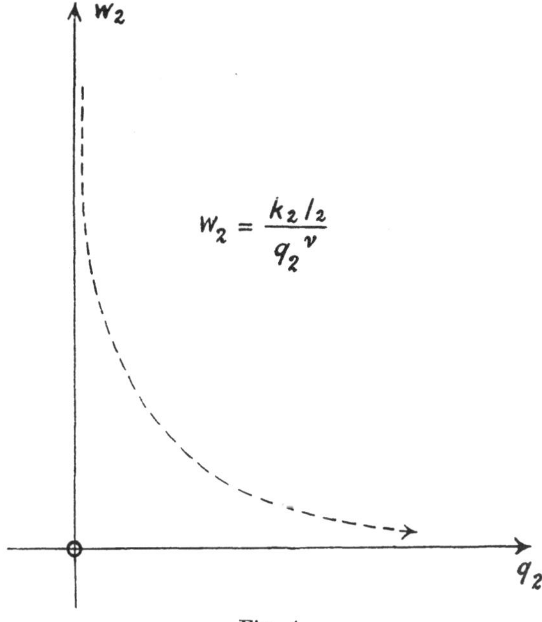

Fig. 4.

darauf kommt es ja bei der Blutversorgung eines Organs gar nicht an, wie viel Blut es enthält, sondern darauf, wie stark es durchblutet wird, wie viel Blut in der Zeiteinheit durch seine Kapillaren, überhaupt durch jeden Gesamtquerschnitt der Blutbahn durch fließt. Anämie und Hyperämie sind, wie wir schon einmal betont haben, nur anatomische Begriffe, physiologische und klinische ausschließlich Adiämorrhysis und Hyperdiämorrhysis.

Zum klareren Verständnis wollen wir wieder zunächst von der Reibung ganz absehen und das Blut als eine „ideale Flüssigkeit betrachten." Da muß dann vor allem einmal festgestellt werden, daß die Lage im Raum auf die Blutzirkulation gar keinen Einfluß ausübt; hängt ein Bein herab, so wird der Lauf des Blutes auf der arteriellen Seite durch die Schwerkraft beschleunigt und im nämlichen Maße auf der venösen Seite verlangsamt. Umgekehrt ist es beim erhobenen Bein, hier wird die Blutbewegung auf der arteriellen Seite verzögert, auf der venösen beschleunigt, wieder in ganz dem gleichen Maße.

Die Arbeit, die vom Herzen geleistet wird, um das Blut in den Arterien des erhobenen Beines in die Höhe zu treiben, um die Schwerkraft zu überwinden, eben dieselbe leistet beim Herabfallen des Blutes in den Venen die Schwerkraft selbst wieder und umgekehrt ist es beim herabhängenden Bein. Beim Heben und beim Fallen wirkt die gleiche Kraft auf dem gleichen Weg, die Arbeit ist die gleiche. Bewegende Kraft für die Blutbewegung ist das Gefälle, die Druckdifferenz zwischen zwei Stellen, nicht der absolute Wert des Drucks hierselbst. Beim herabhängenden Bein ist der Druck im Fuß auf der arteriellen Seite der Gefäßbahn und auf der venösen Seite um die Höhe der darauf lastenden Blutsäule vermehrt, und zwar um die gleiche Größe, die Differenz arterieller Druck minus venöser Druck bleibt also unverändert. Beim erhobenen Bein ist der Druck durch die nach unten ziehende Blutsäule vermindert, wieder auf beiden Seiten um die nämliche Größe, wieder bleibt die Druckdifferenz, das Gefälle ganz gleich groß, 100—90 ist eben = 20—10. Daran ändert auch die Tatsache

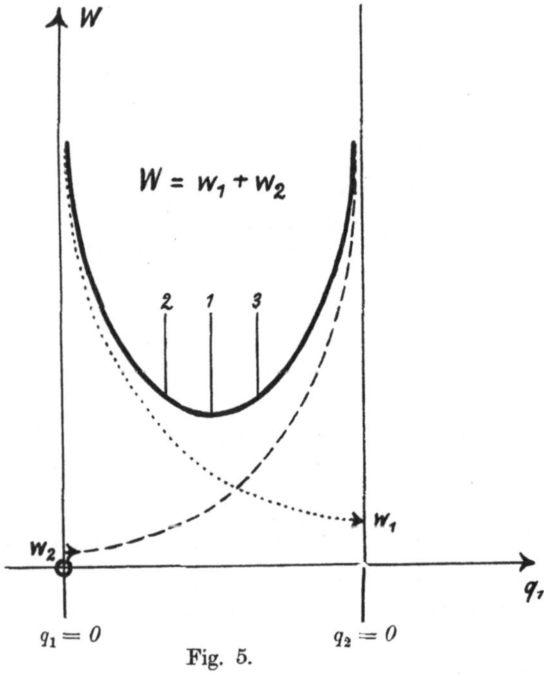

Fig. 5.

nichts, daß zwischen Arterien und Venen ein System von außerordentlich engen Röhren, das Kapillarsystem eingeschaltet ist. Man hat behauptet, daß der Druck sich nicht durch das Kapillarsystem fortpflanze. Das ist entschieden falsch. Für die Dynamik ist die Enge der Gefäße wohl vom größten Belang, aber der Einfluß des Drucks, der Druckdifferenz auf beiden Seiten, hier Arterien, dort Venen, wird durch die Zwischenschaltung der feinen Röhren nicht unwirksam. Wenn man, namentlich zähe, Flüssigkeiten durch die engen Maschen eines Filters rascher gehen lassen will, vergrößert man die Druckdifferenz auf beiden Seiten des Filters und kommt so der beschleunigenden Wirkung der Schwerkraft zu Hilfe, man saugt das Filter von unten ab oder preßt die Flüssigkeit von oben durch einen verstärkten Druck durch.

Für die Zirkulation ist es also nach hydrostatischen Gesetzen ganz gleichgültig, ob ein Teil, der vom Blut durchströmt wird, höher liegt als das Herz oder tiefer, wenn man von der Reibung absieht. Das zähe Blut muß sich aber in tiefer gelegenen Teilen etwas leichter, also rascher bewegen, weil die

Gefäße unter dem absolut vermehrten Druck weiter sind und zwar beide, die Arterien und die Venen, also der Widerstand kleiner ist als bei den hochgelegenen. Auch der Gewebsdruck wird beeinflußt, worauf wir in der Pathologie noch eingehen werden.

Verschlechterung oder Verbesserung der Zirkulation durch Hoch- oder Tieflagerung der Organe ist, wenn man nur hydrostatische Betrachtungen anstellt, einfach leeres Gerede. Das mußte man sich eigentlich gleich von vornherein sagen. Das Blut bewegt sich eben in einem Kreislauf, es kommt vom Herzen und geht zum Herzen, Energie der Lage ist dabei im Enderfolg von keinem Einfluß und kann es nicht sein. Die Arbeit des Herzens wird nicht verbraucht um Energie der Lage zu schaffen, durch Energie der Lage nicht vermehrt, sie wird tatsächlich ganz und gar nur zur Überwindung von Widerständen, Reibung verbraucht. So hat es z. B. keinen Sinn zu sagen, das Herz müsse sich bei aufrechter Körperstellung mehr anstrengen, um das Blut in den höher gelagerten Kopf mit seinem großen Blutbedarf, „also der Schwere entgegen", zu treiben.

Ganz anders aber liegt die Sache, wenn man sich an das erinnert, was oben über den Stoß gesagt wurde, und folgende Überlegung anstellt. Wir sahen, daß die Gefäßspannung von Einfluß darauf sein kann, wie viel Energie der Massenbewegung beim Stoß der Pulswelle wieder gewonnen werden kann, wie viel als Wärme für den Kreislauf verloren geht und daß sehr geringe Spannung mechanisch gleich schädlich sein kann wie übermäßig hohe. In tief gelegenen Teilen ist der Druck absolut höher, in hoch gehobenen absolut niedriger und ebenso die Gefäßspannung. In der Pathologie des Kreislaufs werden wir dies Verhältnis und seine Wirkung auf den Kreislauf, soweit er in den Arterien rhythmisch erfolgt, im Auge behalten müssen.

Verfolgen wir den peripheren Kreislauf weiter, so kommen wir jetzt in das Gebiet, wo die Arterien sich in feine Äste und von da an in Kapillaren aufteilen; dort kann das Poiseuillesche Gesetz im allgemeinen als gültig angesehen werden. Die Erhöhung des Widerstands, die jede Verengerung des Rohres mit sich bringt, wird hier zum Teil durch die vergrößerte Zahl der Zweige ausgeglichen, die für die Fortbewegung des Blutes zur Verfügung stehen. Manche haben ihr Erstaunen geäußert, daß das Herz das Blut durch eine solche Unmasse von feinen Kapillaren treiben könne. Die Unmasse stellt aber natürlich eine Erleichterung dar für den Stromlauf, weil die Kapillaren nebeneinander angeordnet sind und nicht hintereinander und je mehr Kapillaren nebeneinander vom Blut durchflossen werden können, desto geringer ist in der Tat der Widerstand, desto mehr Blutmenge geht in der Zeiteinheit durch, weil mehr Abflußwege, Ausgleichungen für die Druckdifferenz von oben bis unten offen stehen.

Die kleinsten Arterien und mehr noch die Kapillaren stellen das Gebiet dar, wo das Gesamtbett des Blutstroms am weitesten wird. Die Summe der Querschnitte der Äste übertrifft den des Stammes immer nur wenig, trotzdem erfolgt die Verbreitung des Strombettes sehr rasch und ist schließlich am Kapillarnetz sehr bedeutend, weil hier auf die Längeneinheit außerordentlich viel Teilungen kommen, unvergleichlich viel mehr als von den selteneren Teilungen an den großen Arterien. Der Querschnitt aller Kapillaren wird auf 1500 cm² geschätzt und damit ist ein sehr wichtiger Zweck erreicht, daß nämlich der Blutstrom gerade in den Stellen sehr langsam wird, wo der Stoffaustausch zwischen Blut und den Geweben sich vollzieht. Die Geschwindigkeit des Blutes in den Kapillaren konnte man mikroskopisch an der Bewegung der Blutkörperchen messen und man fand, daß sich diese mit einer mittleren Geschwindigkeit von 0,5 mm/sec., also verhältnismäßig sehr langsam bewegen. Doch kommen hier sehr erhebliche Schwankungen vor (bis zu 0,9 mm/sec.).

Es ist der Kreislauf in den Kapillaren überhaupt ein recht unregelmäßiger, oft stockt er in einzelnen Zweigen für kürzere Zeit, kommt dann wieder in Gang und selbst rückläufige Bewegung kann vorkommen. Es sind ja die Kapillaren auch gar nicht alle parallel in den Stromlauf eingeschaltet, sondern bilden vielfach ein Netz mit zahlreichen Anastomosen. Auch das Kaliber schwankt nicht unerheblich, zwischen 0,007 und 0,013 mm. Nimmt man die durchschnittliche Länge einer Kapillare zu 0,2 mm an, so ist es klar, daß diese kleine Strecke vom Blut in einer außerordentlich kurzen Zeit durchströmt werden würde, viel zu kurz zum Stoffaustausch, wenn das Blut noch dieselbe Geschwindigkeit besäße wie in den großen Arterien. Setzt man die Geschwindigkeit in Karotis oder Femoralis auch nur = 25 cm/sec. (man hat beim Tier aber auch schon 50 cm/sec. gefunden), so ergibt sich, daß ein Blutkörperchen bei gleicher Geschwindigkeit in 1/500 Sek. die ganzen Kapillare durcheilt hätte, für Stoffaustausch offenbar eine viel zu kurze Zeit. Auch deswegen ist die bedeutende Stromerweiterung auf dem Gebiet der Kapillaren so außerordentlich wichtig; wenn der Gesamtquerschnitt der Kapillaren als 200—300 mal so groß wie an der Aorta angenommen werden darf, so ist natürlich dort auch die Geschwindigkeit 200—300 mal kleiner. Die Erweiterung des Strombettes ist zwar an und für sich auch von Vorteil für die Blutbewegung, trotzdem ist der Widerstand in den kleinsten Arterien und Kapillaren ein viel bedeutenderer als etwa in der Aorta. Die Erweiterung des Strombettes vollzieht sich ja nicht einfach durch Vergrößerung des Querschnitts, sondern durch Teilung desselben, wobei die Summe der Teile größer ist als der ungeteilte Querschnitt, jeder für sich aber kleiner. Die Ausflußmenge wächst aber nicht proportional dem Querschnitt, sondern dem Quadrat des Querschnitts oder, was dasselbe ist, der 4. Potenz des Radius. Sind die Äste, in die sich ein Stamm teilt, gleich stark, der Querschnitt bei allen kreisrund, so ist die Summe der Querschnitte der Äste gleich dem Querschnitt des Stammes, wenn der Radius eines Astes 0,71 beträgt, der des Stammes = 1 gesetzt. Der Widerstand in beiden Ästen zusammen ist so groß wie der im Stamm beim Verhältnis der Radien = 0,84 : 1. Bei einer Verengerung des Radius um 20%, also auf 0,8 in jedem Zweig, wird also die Breite des Strombettes und trotzdem auch der Widerstand gestiegen sein. Das gilt für alle Verzweigungen, bei denen der Durchmesser des einzelnen Rohrs zwischen 0,71 und 0,84 mal dem des Stammrohrs liegt. Ist der Durchmesser jeden Zweiges größer als 0,84 mal dem des Stamms, so ist das Strombett mit der Teilung weiter geworden und der Widerstand gesunken, ist er kleiner als 0,71 mal dem des Stamms, so ist der Widerstand gewachsen und das Strombett ist zugleich enger geworden. Die hier berechneten Zahlen gelten auch für die Stellen, an denen die Äste der Strombahn sich wieder zu größeren Stämmen vereinigen, so lange die Durchmesser etwa 1 mm nicht überschreiten, das Poiseuillesche Gesetz also noch seine Gültigkeit hat. Wenn also z. B. zwei Zweige, beide gleich stark, sich vereinigen zu einem Stamm, dessen Durchmesser $\frac{10}{8} = \frac{5}{4}$ mal so groß ist, so wird die Bahn enger und trotzdem der Widerstand geringer usf. Einfach liegt die Sache natürlich da, wo ein Stamm in 2 Teile sich teilt, von denen jeder gerade so dick ist wie der Stamm selbst. Das kommt entschieden in Kapillarnetzen vor. Dabei muß man nicht gerade an spitzwinkelige Gabelung denken, es kann auch von einer Kapillare seitlich eine gleich dicke Kapillare sich abzweigen und jeder folgende fortlaufende Teil doch nicht meßbar schmäler geworden sein. Damit ist die Strombahn im ganzen doppelt so breit geworden, ohne daß der Widerstand in jedem Zweig gestiegen wäre, dieser muß also abgenommen haben. Man könnte denken, daß bei rechtwinkeliger oder gar stumpfwinkeliger Abzweigung der Widerstand wachsen würde, daß also auch der Winkel, unter dem die Verzweigung erfolgt, von Einfluß auf die Durchströmung in Kapillarnetzen sein müßte. Das ist aber keineswegs der Fall, wie die Versuche von Jacobson (zit. nach A. Fick) gelehrt haben. Es hat sich gezeigt, daß ein solcher Einfluß nicht existiert. Die Eröffnung eines gleich weiten Seitenzweiges vermehrt unter sonst gleichen Bedingungen die Ausflußmenge, senkt sofort den Druck im Stammrohr oberhalb der Teilungsstelle, in merklich ganz gleichem Maße, wie groß auch der Winkel an der Abzweigung, ob es ein spitzer, rechter oder gar stumpfer sein mag.

Der Druck in Kapillaren und Venen erfordert eine besondere Besprechung. An den Kapillaren der Fingerspitzen wurde mit dem Ochrometer der Druck von 17—25 mm Quecksilber bestimmt und es fand sich, daß der Druck in den Kapillaren durchaus nicht immer mit dem arteriellen Druck parallel steigt und fällt. Es wird dies wohl durch die Wirksamkeit der Vasomotoren an den feinsten Arterien bewirkt werden, wodurch große Widerstände für das Blut höher oben in den Arterien ein- und ausgeschaltet werden. Ein ganz bedeutender Druckabfall erfolgt dann nochmals in den Venen. In der Vena mediana wurde auf blutigem Weg der Druck von 10—90 mm Wasser (entsprechend 0,75 resp, 6,6 mm Hg), meist von 40—80 mm Wasser gefunden. Es muß also zwischen Kapillaren und Venen noch ein nicht unbeträchtlicher Widerstand in den Gefäßen sich finden, denn die Differenz im Stand zweier Piezometer ist ja ein direktes Maß für den dazwischen wirksamen Widerstand. Der Hauptanteil davon wird wohl an die Stellen zu verlegen sein, wo die Kapillaren sich in wenigen Gefäßstämmchen wieder sammeln, die Gegend, in welche A. Fick sogar den größten Widerstand im ganzen Gefäßsystem verlegt.

Die Kapillarwand besteht bekanntlich nur aus einer Lage von Epithelzellen, die durch wenig Kittsubstanz miteinander verbunden sind, wenn sie nicht gar zu einem Syncytium zusammengeflossen sind, wie in der Leber und in den Nierenglomeruli. Ob an den Kapillaren noch vereinzelte, verästelte Muskelfasern vorkommen, ist noch nicht sicher, viel nützen werden sie schwerlich können. Kapillaren sollen sich auf elektrischen Reiz bis zum Verschluß zusammenziehen können, Muskelwirkung wird das kaum sein. Es ist überhaupt schwer zu verstehen, wie die Kapillarwand einem Druck von 17 oder 25 mm Hg standhalten kann. Offenbar ist der Widerstand der Gewebe die Hauptsache, wodurch die Kapillarwand gegen den Innendruck vor Erweiterung und Zerreißung geschützt wird. Der Druck von innen nach außen und umgekehrt von außen nach innen muß natürlich an jeder Stelle gleich groß sein, die Kräfte, die von außen nach innen wirken, brauchen aber nicht alle in der Gefäßwand selbst zu liegen, sie können auch von der Umgebung her, von außen auf die Wand wirken. Der Gewebsdruck kann die Stelle des Tonus an den Kapillaren vertreten; die Festigkeit des Parenchyms, worin die Kapillaren überall gebettet sind, vornehmlich des Bindegewebs-Stützapparats verhindert übermäßige Erweiterung und Zerreißung der Wand. Es ist dieselbe Sache wie bei einer Pneumatik. Innen der dünnwandige „Luftschlauch" kann unter einem sehr hohen Druck aufgepumpt werden, weil außen der dickwandige „Mantel" die Überdehnung und das Platzen verhütet.

Obwohl die Venen nur einen sehr geringen Druck auszuhalten haben, sind ihre Wandungen ganz unverhältnismäßig viel dicker und stärker als die der Kapillaren, sie bestehen aus fibrillärem Bindegewebe, elastischen Fasern und glatten Muskelfasern. Sie liegen aber auch oft im größten Teil ihres Verlaufs freier, ohne stärkere Unterstützung von außen.

Bei den Venen und vielleicht auch bei den Kapillaren kommt aber ein weiterer, höchst wichtiger Umstand in Betracht, der sie gegenüber den Arterien auszeichnet. Der Querschnitt der Arterien, ob er klein oder groß ist, ob die

3*

Arterien spastisch verengt oder erweitert sind, ist immer kreisförmig, das braucht er aber bei den Venen nicht zu sein und ist es in vielen Fällen wirklich nicht. So kann das Lumen der Arterien nur schwanken in dem Maße wie die Querspannung der Wand zu- oder abnimmt, dagegen bei den Venen ist innerhalb gewisser Grenzen eine Vergrößerung oder Verkleinerung des Lumens möglich, ohne daß sich die Spannung der Wand dabei überhaupt ändert. Die Peripherie einer Vene kann ein Lumen gleich Null umschließen, wenn die Wände der Vene sich vollständig berühren, wenn die Vene ganz abgeplattet ist und ohne daß die Wand stärker gespannt wird, kann sich die Vene füllen, wobei die ganz schlaffen Wände nur einfach nachgeben und die Füllung ohne jede weitere Spannung ist maximal, wenn der Querschnitt kreisförmig ist. Dann ist die Füllung eine vollständige, prall aber wird sie erst dann, wenn noch etwas mehr Blut hineingepreßt und dadurch die entfaltete Wand auch noch gespannt wird. Dazu gehört dann nicht viel mehr Blut, denn die Venenwand ist nicht sehr nachgiebig. In einer prall gefüllten Vene findet nicht viel mehr Blut Raum als in einer vollständig gefüllten, aber die Menge in einer vollständig und einer unvollständig gefüllten Vene kann eine sehr verschieden große sein. Die Volumänderungen an den Venen vollziehen sich hauptsächlich innerhalb dieser Grenzen. Weil die Venen für gewöhnlich durchaus nicht vollständig gefüllt, drehrund sind, können sie leicht und ohne wesentliche Druckänderung noch viel mehr Blut aufnehmen und andererseits können sich die Venen, so lang sie nicht ganz abgeplattet sind, noch weiter entleeren und zwar ohne aktive Zusammenziehung ihrer Wand. Die elastischen Kräfte der Venenwand und die der glatten Muskelfasern kommen erst ins Spiel vom Augenblick der vollständigen Füllung an, wenn die Vene gerade beginnt, prall zu werden. Daß die Venen des Körpers in ihrer Gesamtheit für gewöhnlich noch lang nicht gefüllt sind und daß sie noch viel mehr Blut fassen könnten ohne an Spannung wesentlich zuzunehmen, geht aus der Tatsache hervor, daß nach dem Tode die Arterien eng, blutleer sind, daß also ihr ganzer Inhalt in den Venen Platz gefunden haben muß, die auch wirklich in der Leiche sehr blutreich gefunden werden.

Die Energie der Lage wirkt natürlich ebensogut auf das Blut in den Arterien, wie auf das in den Venen. Hier aber ist die Wirkung viel deutlicher. Sie ist bemerkbar am Füllungszustand, in herabhängenden Teilen werden die Venen mehr kreisrund, schwellen an, in hocherhobenen werden sie platt, dünn gefüllt. Wo beispielsweise ein Innendruck von 10 cm Wasser (0,75 mm Hg) herrscht, braucht man diese Stelle nur etwas höher zu erheben, sagen wir um 20 cm, dann ist die Vene hier durch den äußeren Luftdruck vollkommen plattgedrückt, blutleer. Wird sie hier eröffnet, so blutet sie nicht und wenn die Wände nicht zusammenfielen, so würde sogar Luft eindringen, weil innen ein um 10 cm Wasser niedrigerer Druck als außen herrscht, und da wo die Venenwand an der Umgebung festgewachsen und mechanisch offen gehalten wird, so daß sie nicht kollabieren kann, da muß in der Tat beim Eröffnen der Venen Luft von außen eindringen. Wie allbekannt, besteht diese Gefahr für operative Eingriffe und sonstige Verletzungen an den Jugularvenen, da wo sie durch die Halsfaszie gehen und an dieser festgewachsen sind, in der Tat. Im Gegensatz macht sich die Blutdruckerhöhung bei herabhängenden Gliedern an den Venen bemerkbar durch Erweiterung und pralle Füllung. Dabei ist aber der hydrostatische Druck an den untersten Teilen nicht ohne weiteres gleich der Höhe der Blutsäule zu setzen, die sich oberhalb der Stelle (z. B. der Fingerspitzen bei herabhängenden Armen) befindet, sondern in den langen Venen nur gleich der, die wirklich darüber lastet und darauf drückt, was sehr zweierlei ist. Die Flüssigkeitssäule in den langen Venen ist nämlich unterbrochen durch Klappen, die in bestimmten Zwischenräumen und so angeordnet sind, daß sie das Blut nur gegen das Herz, aber nicht gegen die Kapillaren zu, durchfließen lassen. Es sei ein Venenstamm mit seinen großen Ästen 60 cm lang, er sei an 3 Stellen mit einer solchen Klappe versehen, also in 4 Teile geteilt, die Extremität mit den Venen hänge senkrecht herab, dann ist an jeder Klappe der Druck durch die Schwerkraft gleich einer Blutsäule von nur 15 cm Höhe, was weiter oben lastet, dessen Druck wird durch die Spannung der nächsten Klappe aufgehoben. Fülle ich ein 100 cm hohes Glas mit Wasser, so herrscht unten ein hydrostatischer Druck = 100 cm H_2O, stelle ich aber 4 Gläser mit Wasser, jedes 25 cm hoch, aufeinander, so habe ich auch eine Wassersäule von 100 cm, aber in jedem Glas, auch im untersten, ist der Druck am Boden nur = 25 cm H_2O. So kommt es, daß auch unter dem Einfluß der Schwere der Druck in den Venen nirgends sich über eine mäßige Höhe erheben kann, so lang die Klappen halten. Die Stelle der Klappen ist es, wo in jedem Abschnitt der Druck am höchsten ist, sie ist kenntlich an der stärkeren Füllung, so daß knötchenförmige, etwa erbsengroße Ausbeulung der langen Venen oft diese Stellen, an denen die Klappen sitzen, verrät. Das alles gilt, wohlverstanden, nur für den hydrostatischen Druck, für die Dynamik kommt aber die Summe aller Abschnitte zusammen in Betracht. Die Erhöhung des Drucks macht sich sehr bemerkbar durch die pralle Füllung der Venen, die unter der

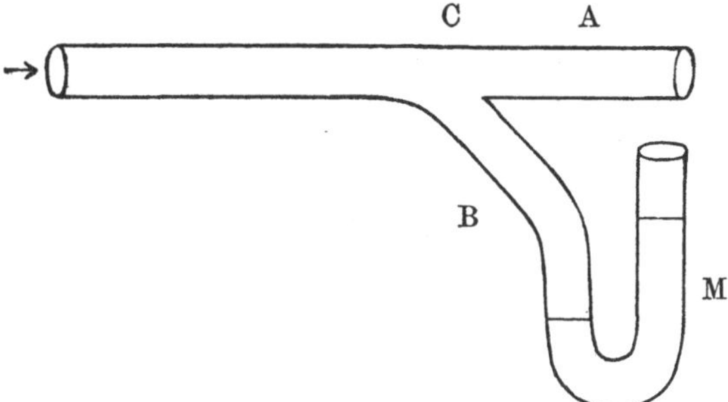

Fig. 6. Seitendruck.

Haut als blaue runde Stränge hervortreten und in der starken Blutung, die bei Verletzung eines Venenstammes erfolgt, wenn das Organ tief liegt, herabhängt. Offenbar wird aber eine noch bedeutendere Druckerhöhung herbeigeführt, wenn der Abfluß des Blutes nach dem Herzen verhindert, die Geschwindigkeit des Blutes auf Null gebracht wird. Dann wird, wie wir weiter oben gesehen haben, der hydrodynamische Druck durch den höheren hydrostatischen Druck ersetzt, wenn die Vene etwa an irgend einer Stelle wirklich zum Verschluß gebracht wird; es steigt der hydrodynamische Druck und nähert sich nur dem hydrostatischen mehr oder weniger, wenn der Blutlauf zwar nicht ganz aufgehoben, aber durch irgendwelches Hindernis, also Vermehrung der Reibung, verlangsamt ist. Schnürt man z. B. eine Extremität durch eine Aderlaßbinde so ab, daß die Venen, nicht aber die Arterien komprimiert werden, so spritzt das Blut im Bogen aus der eröffneten Vene wie aus einer Arterie, nur nicht rhythmisch, sondern kontinuierlich, weil die Pulswelle sich auf dem Weg in die Venen bis zum Unmerklichen abgeflacht hat. Die Blutung steht auch erst dann, wenn die Binde gelöst, das Blut in der Vene in Bewegung gekommen, an Stelle des hydrostatischen Drucks der um $\delta \dfrac{v^2}{2}$ niedrigere hydrodynamische Druck getreten ist, und sollte die Blutung noch nicht gleich stehen, so kann man die Extremität erheben, der venöse Druck wird um die Höhe der Erhebung noch weiter gesenkt, unter den Atmosphärendruck (wird negativ), dann fällt die Vene unter dem Überdruck der Atmosphäre zusammen und die Blutung steht ganz sicher.

Dieser Vorgang der Stauung an den Venen ist so wichtig, daß wir noch etwas dabei verweilen müssen. Es teile sich ein Gefäßrohr (Fig. 6) in 2 Äste A und B, der Strom bewege sich in der Richtung des Pfeils. Wir verschließen den Zweig B etwa dadurch, daß wir ihn durchtrennen und luftdicht das Manometer M einsetzen. Die Flüssigkeit im Manometer steigt bis zu einer gewissen Höhe, dann steht der Strom im Zweige B still, im Hauptstamm und dem Zweige A aber bewegt sich noch die Flüssigkeit in der Richtung des Pfeiles weiter. Der Druck, den das Manometer anzeigt, ist offenbar nichts anderes als der hydrodynamische Seitendruck im Stamme an der Stelle C, wir haben nichts anderes getan als ein Piezometer an der Stelle C eingesetzt, auf den Winkel, den es mit dem Stammgefäß bildet, kommt es dabei gar nicht an. Wenn wir später die Methoden besprechen, mit denen man den Blutdruck beim Menschen unblutig mißt, wollen wir uns an den Satz erinnern: Der hydrostatische Druck in einem geschlossenen Gefäß ist gleich dem hydrodynamischen Druck an der Abzweigungsstelle vom noch durchflossenen Stammgefäß. Die Venen verästeln sich bekanntlich und bilden vielfach Anastomosen; wenn wir einen einzelnen Zweig davon abklemmen oder wenn er durch einen Thrombus verschlossen wird, so stellt sich in der ruhenden Flüssigkeit alsbald ein Druck ein gleich dem hydrodynamischen Druck an einer sehr nahe gelegenen Verzweigungsstelle des Venennetzes: also gar keine große Änderung im Druck, und das Blut fließt in den übrigen Ästen, den Anastomosen ziemlich so weiter wie vorher auch. Wenn aber der Blutsammler für eine ganze Extremität, z. B. die Vena femoralis unterbunden wird oder durch einen Thrombus völlig verschlossen, so tritt das erwähnte Gesetz auch in Geltung. Die nächste freie Stelle des Blutlaufs findet sich aber dann sehr weit weg vom Ort des Verschlusses, weit über die Kapillaren hinaus, sogar an den Arterien, etwa an der Teilungsstelle der Iliaca in die Femoralis und Hypogastrica. In der Tat stromabwärts dieser Stelle, auch in allen Kapillaren, steht das Blut still. Unmittelbar nach dem Verschluß der Vene kann von der Arterie her noch etwas Blut weiter in die Peripherie fließen, der einzige Abflußkanal in der Vena cruralis ist aber verschlossen, die Gefäße werden gedehnt, der Druck steigt so lang bis er schließlich so hoch geworden ist wie in der Arterie selbst, dann hört jede Zirkulation auf, der hydrostatische Druck im ganzen Gefäßsystem des Beins ist gleich dem hydrodynamischen Druck in der Iliaca an der Teilungsstelle in A. hypogastrica und cruralis geworden. Freilich ist die Vena cruralis, auch nachdem sie die Vena saphena magna aufgenommen hat, nicht wortwörtlich das einzige Gefäß, durch das das Blut seinen Weg aus dem Bein zum Herzen finden kann. Es gibt schon noch kleine Hautvenen, die diesem Abfluß dienen. Sie müssen sich unter dem mächtig anwachsenden Druck erheblich ausdehnen, aber trotzdem ist der Weg im ganzen viel enger, der Widerstand viel größer geworden, die Geschwindigkeit des Blutes hat abgenommen, der hydrodynamische Druck ist überall gestiegen, da die Größe $\delta\,\dfrac{v^2}{2}$ sich verkleinert hat. Dies findet seinen Ausdruck darin, daß das Bein anschwillt, daß die Differenz Blutdruck — Gewebsspannung zunimmt, daß Blutwasser die dünnwandigen Kapillaren verläßt, bis das Gleichgewicht wieder hergestellt ist, sofern die Gefäßwand dem gestiegenen Druck überhaupt widerstehen kann, denn es kann auch zu kapillaren Blutungen bei der großen Differenz Blutdruck — Gewebsspannung kommen. Einfacher noch liegt die Sache dann, wenn z. B. ein Arm so stark umschnürt wird, etwa um einen Aderlaß vorzunehmen, daß zwar die Arterien frei bleiben, die Venen aber vollständig komprimiert werden. In kurzer Zeit muß sich dann der volle arterielle Druck auch auf die Kapillaren und Venen übertragen, da nirgends, auch an den Hautvenen nicht, irgend ein Abfluß des Blutes gegen das Herz möglich ist. Die nächste Stelle, die für die Zirkulation noch frei, wo überhaupt noch ein hydrodynamischer Druck gegeben ist, liegt viel weiter oben in der Subclavia und bis zu dieser Höhe wächst der hydrostatische Druck im abgeklemmten Arm. Zu dem aus der Arterie fortgeleiteten Druck kommt noch der Druck, den die Schwerkraft hervorruft, und der addiert resp. subtrahiert werden muß, je nachdem der Arm gesenkt oder erhoben wird.

Ein mächtiges Förderungsmittel für den Blutlauf in den Venen liegt in der Tätigkeit der quergestreiften Muskulatur. Wenn sich die Muskeln des Rumpfs und der Extremitäten zusammenziehen, verdicken sich ihre Fasern und drücken auf die Venen, deren Wand einem Druck von innen her gut standhält, einem von außen aber leicht nachgibt, da der Druck innen nur sehr gering ist. Das von außen fortgepreßte Blut kann wegen der Venenklappen sich nur gegen das rechte Herz bewegen. Ähnlich ist es mit Lageänderungen, mit Heben und Senken von Arm und Bein. Beim Erheben laufen die Venen gegen das Herz hin leer, beim Senken füllen sie sich wieder, und zwar von den Arterien her, denn die erste schlußfähige Venenklappe verhindert eine Füllung aus dem Vorhof, und die neue Füllung wird beim zweiten Erheben wieder gegen das Herz befördert.

Durch Muskelzug werden an manchen Stellen Faszien gestreckt und von den darunter gelegenen Gefäßen abgezogen, so daß hier eine passive Erweiterung der Venen und Ansaugen des Blutes erfolgt, das dann beim Nachlaß der Faszienspannung wieder verdrängt wird und zwar gegen das Herz hin, in welcher Richtung der geringste Widerstand gegeben ist. Eine solche Stelle findet sich z. B. in der Kniekehle, wo die quer gespannte Faszie durch Kontraktion der auf den Seiten gelegenen Muskeln bei Beugung des Unterschenkels von den Gefäßen abgehoben wird. Ferner hebt am Margo falciformis der Sartorius die Faszie von der Vena femoralis ab und auch der Bindegewebszug, der den Canalis adductoris Hunteri bedeckt, kann durch Muskelwirkung von den bedeckten Gefäßen abgezogen werden. Energiequelle für diese Beförderung in der Blutbewegung ist natürlich überall die Tätigkeit der Muskeln, bei ihrer Kontraktion leisten sie Arbeit und um sie wieder leisten zu können, müssen sie dazwischen allemal erschlaffen, also auch hier rhythmische Leistung von Arbeit, aber nicht so häufig und nicht so regelmäßig wie beim Herzmuskel. In diesem Sinn könnte man immerhin die ganze willkürliche Muskulatur ein „peripherisches Herz" nennen, dessen Wirkung gar nicht zu unterschätzen ist.

Von den Kapillaren an verengt sich die gesamte Strombahn wieder gerade so, wie sie sich bis zu den Capillaren erweitert hatte. Der kleinste Gesamtquerschnitt findet sich in den Hohlvenen, obwohl die untere Hohlvene allein schon ein stärkeres Kaliber hat als irgend ein anderes Gefäß. Den Querschnitt der oberen Hohlvene kann man auf 3,8, den der unteren auf 9 cm² im Lichten veranschlagen. Da von den Kapillaren an der Gesamtquerschnitt der Blutbahn immer mehr abnimmt, muß die Geschwindigkeit des Stroms dementsprechend wachsen und am größten werden in den Hohlvenen, hier freilich immer noch geringer sein als in der Aorta, deren Querschnitt auf 6 cm² zu veranschlagen ist. Durch diesen Querschnitt geht in der Zeiteinheit die gleiche Menge Blut wie durch die beiden Hohlvenen mit einem Querschnitt von zusammen etwa 13 cm². Da die Geschwindigkeit des Blutes in der Aorta zu 50 cm/sec. bestimmt wurde, so ist die Geschwindigkeit in den Hohlvenen = 50 × 6/13, rund = 23 cm/sec. anzusetzen, eine gar nicht unbeträchtliche Geschwindigkeit also, mit der das Blut aus dem großen Kreislauf wieder zum Herzen zurückkehrt. Dafür ist auch fast die gesamte potentielle Energie, die im erzeugten Druck liegt, aufgebraucht worden, der Druck an den Einmündungsstellen in den rechten Vorhof ist nahezu gleich Null.

Es wird das Blut auch nicht durch eine Druckdifferenz, ein Gefälle in den Vorhof hineingepreßt, sondern fließt hinein dank der ihm schon vorher verliehenen Geschwindigkeit und wenn die Tricuspidalis gerade offen steht und der rechte Ventrikel schlaff ist, sich in Diastole befindet, so fließt es auch durch die Vorhofsklappe und füllt die Kammer. Während der Ventrikelsystole kann das Blut nicht durch die Vorhofsklappe hindurchfließen, da diese geschlossen ist und durch den hohen Druck im Ventrikel geschlossen gehalten wird. Das Blut, das von den Venen her zufließt, muß also den Vorhof ausdehnen, der in dieser Herzphase erschlafft ist (Vorhofsdiastole). Das Blut kommt zu dieser Zeit im Vorhof zur Ruhe, aber nicht seine ganze Wucht wird dabei in Wärme verwandelt, ein Teil wird dabei zur Dehnung des Vorhofs und zur Drucksteigerung verwendet. Der Zufluß von den Venen her wird dadurch verlangsamt, aber er hört nicht auf. Es tritt hier, wie schon erwähnt, der Fall ein, daß Flüssigkeit sich von einer Stelle niedrigeren zu einer höheren Drucks bewegt. Dabei muß Arbeit geleistet werden und sie wird dadurch geleistet, daß die Wucht der Bewegung verbraucht wird.

Die Wucht, mit der das Blut in den rechten Vorhof einströmt, ist noch ein Rest der kinetischen Energie, die ihm durch die Systole des linken Ventrikels verliehen wurde. Von diesem Rest wird im rechten Vorhof ein Teil zur Bildung von Wärme verbraucht, was aber zur Druckerhöhung, also zur Erzeugung potentieller Energie verwendet wird, kommt dem Kreislauf wieder zugute, sobald der Ventrikel erschlafft und die Tricuspidalklappe aufgeht. Mit Beginn der Ventrikeldiastole beginnt seine Füllung vom Vorhof her, erst langsam, dann in steigendem Maße, das Einströmen läßt nach mit zunehmender Füllung des Ventrikels und abnehmender Spannung im Vorhof, sinkt aber nicht auf Null. Bisher hat sich die mäßig gedehnte Vorhofswand nur zusammengezogen wie ein elastisch gespannter Körper, nun kommt aber noch hinzu die aktive Kontraktion der Vorhofsmuskeln und damit wird wieder neue Arbeit geleistet durch Umsatz von potentieller Energie in kinetische in der Muskelsubstanz. Diese Phase betrifft die letzte Zeit der Ventrikeldiastole, geht der nächsten Ventrikelsystole unmittelbar voran und heißt demgemäß die Präsystole, sie dauert nur 0,1 Sek. lang und die Arbeit, die dabei vom Vorhof geleistet wird, ist auch nicht groß, trotzdem aber für die Mechanik des Kreislaufs von sehr erheblicher Bedeutung. $^1/_3$—$^2/_3$ des gesamten Schlagvolumens wird durch die aktive Vorhofsystole in den Ventrikel befördert. Der Druck im Vorhof wirkt natürlich nach allen Seiten hin gleich stark, der Rücklauf in die Venen wird aber zum Teil verhindert oder wenigstens erschwert durch die Zusammenziehung eines Muskels, der die Öffnung der Venen ringförmig umgibt. Von manchen wird diese Wirkung der Crista terminalis allerdings bestritten und wichtiger ist jedenfalls, daß in den Venen zwar nur ein geringer Druck herrscht, aber das Blut sich in fortdauernder Bewegung gegen den Vorhof hin befindet. Die Druckdifferenz in Vorhof und Vene muß erst die Wucht des bewegten Blutes vernichten bevor Blut aus dem Vorhof in die Vene überhaupt übertreten, eine wirkliche rückläufige Welle, ein echter Venenpuls erzeugt werden kann. Das Druckgefälle Vorhof — Vene ist nur klein, denn der Vorhof zieht sich nur mit geringer Kraft zusammen. Leichter entleert sich das Blut gegen die Kammer, wo der Druck zwar auch nicht = Null, sondern immer positiv ist, niedriger aber als im Vorhof während dessen Systole und wo kein Gegenstrom gegen das nachrückende Blut, also auch keine Energie der Bewegung zu überwinden ist. Die Vorhofsystole dient dazu, die Füllung des Ventrikels in kürzerer Zeit herbeizuführen, als es brauchen würde, wenn ohne aktive Muskelkontraktion nur durch Zufluß von den Venen her die diastolische Füllung der Kammer geschehen müßte, oder bei gegebener Zeit muß die Füllung der Kammer durch die Vorhofsystole steigen, die Wand wird gedehnt, der diastolische Druck erhöht. Dieser beträgt in der rechten Kammer nur wenige Millimeter Quecksilber. Mit Ende der Ventrikeldiastole ist das ganze Blutquantum, das vom linken Ventrikel ausgeworfen wurde, das Schlagvolumen zur Ruhe gekommen, die ihm verliehene Wucht ist verbraucht, zum allergrößten Teil zur Überwindung von Widerständen und Erzeugung von Wärme, zu allerletzt noch im R. Ventrikel, wo der Rest von Bewegungsenergie aber nur zum Teil in Wärme verwandelt, zum Teil auch zur Erzeugung potentieller Energie dadurch aufgewendet wurde, daß der Druck im Ventrikel auf eine geringe positive Höhe gebracht und die Wand in Spannung versetzt wurde. Die halbmondförmigen Klappen an der Pulmonalis sind geschlossen und werden vom Druck in der Arterie geschlossen gehalten. Bis zu dieser Höhe muß der Ventrikeldruck vermehrt werden, damit nur die Klappen geöffnet und das Blut ausgetrieben werden kann. Die Druckerhöhung braucht nicht vom Wert = Null an zu beginnen, eine, wenngleich geringe, Druckerhöhung besteht schon, sie ist noch ein kleiner Rest der Arbeit von der letzten Systole her mit einem nicht zu unterschätzenden Zuwachs durch die Arbeit des Vorhofs. Die in der Spannung des Ventrikels aufgespeicherte Energie kommt der nächsten Systole in vollem Maße zugut. Der Ventrikel verhält sich hier wie ein vollkommen elastischer Körper, daran tragen die physiologischen Eigenschaften der Herzmuskulatur die Schuld. Es verhalten sich die Herzmuskeln gerade so wie die übrige quergestreifte Muskulatur, nur daß sie nicht der Willkür unterworfen sind, aber in mechanischer Beziehung ist kein Unterschied, das haben die Untersuchungen namentlich von O. Frank klargestellt. Nur so viel hier davon, daß die mechanische Leistung einer Muskelzuckung auch abhängig ist vom Grad der Spannung, von der aus die Zusammenziehung des Muskels erfolgt. Was für den Muskel im physiologischen Versuch die Belastung, das ist für den Herzmuskel die Anfangsspannung durch Längsdehnung; diese ist um so größer, je mehr die Herzhöhle gefüllt ist. Die Vorhofsystole erhöht durch ihre Arbeit die Spannung, die Anfangsbelastung der Ventrikelmuskulatur, und wenn diese sich zusammenzieht, ist bei gleichem Stoffverbrauch der Wirkungsgrad ein größerer, die Erzeugung kinetischer Energie bedeutender, als wenn der Muskel vor seiner Zuckung schlaff gewesen wäre. So kommt es, daß der Ventrikel unter dem Einfluß seiner Anfangsspannung sich wie ein vollkommen elastischer Körper verhält, d. h. die Menge potentieller Energie, die ihm zugeführt ist, verwendet er wieder zur Erzeugung kinetischer Energie.

Ob die Erweiterung der zusammengezogenen Herzabschnitte in der Diastole rein passiv durch das von außen eindringende Blut erfolgt, ob die Wand vollkommen erschlafft, einfach nachgibt oder sich selbst zu erweitern bestrebt ist, sobald die Muskeln ihre Zuckung ausgeführt haben, ob mit anderen Worten das Herz nur eine Druckpumpe oder eine Druck- und Saugpumpe ist, scheint noch strittig zu sein. Manche glauben in Herzhöhlen gelegentlich einen negativen Druck gefunden zu haben. Man müßte sich die Sache so vorstellen, daß die Muskelfasern, die sich der Länge nach zusammenziehen und dabei dicker werden, eine vermehrte Querspannung bekommen, die bei Nachlaß der Längsspannung zu einer Verschmälerung und dadurch wieder zu einer Verlängerung der Fasern führen müßte. Vielleicht spielt sich ein solcher Vorgang überhaupt bei jeder Muskelzuckung ab, wobei nur sehr geringe Kräfte in Wirksamkeit zu treten brauchen. Man könnte diese Frage leicht entscheiden, man bräuchte nur den Einfluß der Schwere auf den Muskel ganz auszuschalten, etwa indem man den Muskel frei in einer Flüssigkeit vom gleichen spezifischen Gewicht eine Zuckung ausführen ließe. Wenn nicht aktive Kräfte im Muskel nach der Zuckung es bewirken, würde der Muskel nach der Zuckung sich nicht verlängern, er müßte verkürzt bleiben. Auffallend ist ferner, daß die Herzmuskelfasern von elastischen Fasern umsponnen sind. Dieses um die Muskelfibrillen diffus angeordnete elastische Netz entwickelt sich erst allmählich, fehlt in den ersten Lebensjahren, ist besonders stark ausgebildet in den unter den Aortenklappen liegenden Muskelpolstern. Bei Kindern und Erwachsenen sind die Vorhöfe besonders reich an elastischem Gewebe, das später, bei Arteriosklerose, noch eine Zunahme erfährt. Es ließe sich wohl denken, daß das elastische Gewebe durch die Kontraktion der Muskeln eine vermehrte Spannung erfährt, die dann nach Ablauf der Muskelzuckung die Teile in die alte Lage zurückzuführen und damit notwendig also auch eine aktive Erweiterung der verkleinerten Herzhöhle zu bewirken sucht. Namentlich die eigentümlichen elastischen Netze, die die einzelnen Muskelfibrillen umspinnen, scheinen augenfällig dazu gemacht, dem dicker werdenden Muskel elastischen Widerstand zu leisten und dann, im nämlichen Maße sich zusammenziehend wie sie gedehnt waren, auf die Fibrillen zu wirken und sie in die Länge zu quetschen. Damit ginge dann ein Teil der Muskelarbeit für die Systole verloren und würde als potentielle Energie (elastische Spannung) für die nächste Diastole aufgespart, käme aber dann, in der Diastole tatsächlich der Blutbewegung und dem ganzen Kreislauf wieder zugut, indem er die Füllung der Herzhöhlen förderte. Wenn dem wirklich so ist, so darf man nicht übersehen, daß auch diese Arbeit des elastischen Gewebes wie auch die der elastischen

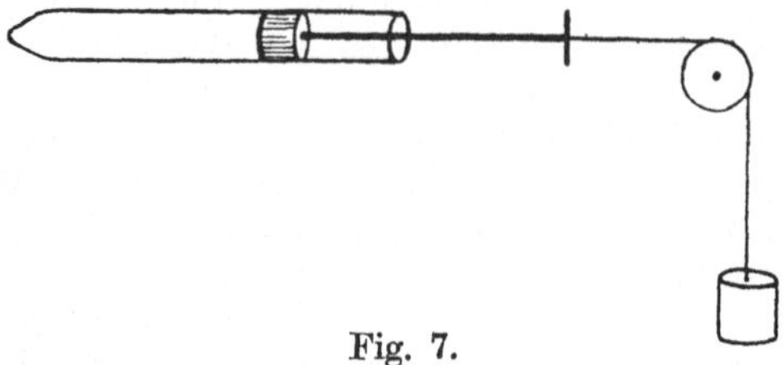

Fig. 7.

Kräfte, die in den Muskelfibrillen selbst liegen mögen, nichts anderes darstellt als eben nur einen (kleinen) Teil der Arbeit, die der Herzmuskel bei seiner Zusammenziehung leistet. Er könnte dem Blut eine größere Beschleunigung erteilen, eine höhere Druckdifferenz erzeugen, ein größeres Schlagvolumen gegen den gleichen Druck oder das gleiche gegen einen höheren Druck verschieben, wären die Muskelfibrillen in ihrer Verdickung frei und müßten sie nicht dabei den Widerstand elastischer Kräfte überwinden. Vollkommene Elastizität vorausgesetzt würde der hierfür aufgewendete Teil von Arbeit später wieder verfügbar, es würde wie bei einer Saug- und Druckpumpe nur ein Teil der Arbeit beim Druck auf das Saugen verwendet, aber gewonnen an Energie natürlich nichts. Wenn ich an einer kleinen Spritze (Fig. 7) beim Vorschieben des Spritzenstempels allemal ein Gewicht zugleich hochhebe, so brauche ich beim Wiederfüllen der Spritze das Wasser nicht selbst anzusaugen, das kann das Gewicht besorgen, indem es wieder heruntersinkt wenn ich die Spritze unter Wasser getaucht habe und den Stempel nun loslasse. Die dazu nötige Arbeit habe ich aber vorhin beim Spritzen schon selbst aufgewendet. So ähnlich mag sich die Sache beim Herzen vielleicht auch verhalten; die Quelle der Arbeit ist aber allemal der Verbrennungsprozeß in den Muskeln bei ihrer Kontraktion und nur bei ihrer Kontraktion; ein tätiger Muskel zieht sich zusammen, er kann nur ziehen, nicht stoßen.

Der rechte Ventrikel pumpt das Blut weiter durch die Lungen, der Druck steigt dabei (bei der Katze auf 43—50 mm Hg) und erzeugt in der Pulmonalis einen mittleren Druck, der etwa den vierten bis dritten Teil des Aortendrucks beträgt, (er wurde beim Hund zu 20—28 mm Hg bestimmt). Das Schlagvolumen muß dauernd gerade so groß sein wie das des linken Ventrikels (Kontinuitätsbedingung). Der Querschnitt der Pulmonalis ist ein wenig größer als der der Aorta und daß die Lungenkapillaren weiter sind als die des großen Kreislaufs, wird allgemein angegeben. Dazu kommt noch, daß der kleine Kreislauf viel kürzer ist als der große im Durchschnitt; es wird auch der kleine Kreislauf schätzungsweise schon in 3—4 Sekunden durchflossen. Durch die 4 Lungenvenen, jede von diesen hat einen Querschnitt von etwa 1,5 qcm, fließt das Blut also in einem 6 qcm dicken Strahl in den linken Vorhof. Das Druckgefälle ist wesentlich geringer als im großen Kreislauf, aber auch der Widerstand, und offenbar ist die Geschwindigkeit des Blutstroms, der aus der Lunge dem Herzen zufließt, dort noch bedeutender als rechts, wo der Gesamtquerschnitt der Hohlvenen 13 qcm beträgt. Auch die Lungengefäße haben Vasomotoren und der Blutgehalt der Lunge, also der Querschnitt der Kapillaren wechselt unter physiologischen und noch mehr unter pathologischen Verhältnissen und demgemäß auch der Widerstand im kleinen Kreislauf. Die physiologisch ausgedehnte Lunge ist blutreicher und wird auch besser durchblutet als eine atelektatische. Von Bedeutung ist hier auch der Druck, unter dem die Lunge vom Bronchialbaum aus steht. Mit Sinken dieses Drucks nimmt die Durchblutung der Lunge sofort zu. Nicht zu verwechseln ist damit der intrathorakale Druck, über dessen Einwirkung auf die Zirkulation man sich vielfach die irrigsten Vorstellungen gemacht hat.

Im fetalen Leben hat die Lunge die Größe, die ihr eigentlich zukommt, die Größe, bis zu der sie sich entwickelt hat; sie ist natürlich vollkommen luftleer. Mit dem ersten Atemzug nach der Geburt erweitert sich die Lunge, das Zwerchfell tritt herab, die Brustwand hebt sich und dieser Bewegung folgt die der Pleura dicht anliegende Lunge, während sie sich durch die Bronchien mit Luft füllt, während die Alveolen aufgeblasen werden. Bei der Exspiration wird die eingeatmete Luft nicht wieder ganz entleert, ein Teil bleibt zurück, die Lunge bleibt lufthältig, sie wird nie mehr so klein wie sie vor der Geburt war, sie bleibt erweitert durchs ganze künftige Leben. Die Lunge enthält viel elastisches Gewebe, dieses hat bei den ersten Atemzügen nachgeben müssen, wurde gespannt und bleibt auch gespannt das ganze Leben hindurch. Die geweckten elastischen Kräfte würden die Lungen verkleinern und luftleer machen wie vor der Geburt, aber daran hindert der Luftdruck, der durch die Trachea bis in die Bronchien und in die Alveolen hinein wirkt, aber nicht von außen, weil dem der erweiterte Thorax, das herabgetretene Zwerchfell, entgegenstehen. Verwachsen sind die beiden Pleurablätter nicht miteinander und gewährt man der äußeren Luft auch Zutritt in den Pleuraraum, z. B. durch einen eröffnenden Stich oder Schnitt, dann ist der Druck innen und außen von der Lunge gleich dem einer Atmosphäre und dann kann sich auch die Lunge wieder bis zu ihrem natürlichen Volumen zusammenziehen. Bis das aber geschieht, ist sie gespannt wie eine Feder. Tatsächlich steht also der Pleuraraum, der freilich nur eine kapillare Spalte darstellt, unter einem Druck, der kleiner ist als eine Atmosphäre und bei der Eröffnung strömt Luft von außen ein. Dieser Minusdruck wird durch jede inspiratorische Erweiterung vermehrt, weil dabei die Lunge noch mehr gedehnt, aus ihrer natürlichen Lage gebracht, ihr elastisches Gewebe noch weiter gespannt wird. Umgekehrt wird bei jeder exspiratorischen Verkleinerung der Lunge das Lungengewebe entspannt und der Minusdruck im Pleuraspalt vermindert. Ein starker positiver Druck kann bei der Exspiration nur entstehen, wenn der Thorax aktiv zusammengepreßt und dabei die Glottis geschlossen gehalten wird. Geschieht das letztere nicht, so entweicht eben ganz einfach die Luft aus der Lunge sobald und solange der Druck in ihr den Atmosphärendruck übersteigt. Bei freier Glottis kann der intrathorakale Druck also nur um wenige Millimeter für kurze Zeit den äußeren Atmosphärendruck übertreffen und dieses Gefälle reicht hier nur hin, um eine rasche Entleerung der Lungenluft nach außen herbeizuführen. Bei geschlossener Stimmritze, beim Husten, Pressen kann ein gesunder kräftiger Mann den Innendruck auf 150—160 mm Hg, ausnahmsweise auf mehr als 225 mm Hg steigern (Valsalvascher Versuch). Unter diesem Druck steht alles, was innen von der Brustwand mit ihren Muskeln liegt, die durch ihre Zusammenziehung die Drucksteigerung hervorrufen, und dazu gehört auch die Pleuraspalte. Der negative Druck beträgt 6 mm Hg bei gewöhnlicher Exspiration, er wird durch die gewöhnliche Inspiration auf — 9 mm Hg und durch möglichst tiefe Inspiration sogar auf — 30 mm Hg gesenkt. Die niedrigsten Druckwerte werden erhalten, wenn bei der stärksten Inspirationsbewegung zugleich die Stimmritze geschlossen gehalten wird (Müllerscher Versuch). Dabei entsteht in der Lunge selbst, im Bronchialbaum mit allen seinen Verästelungen ein luftverdünnter Raum, der elastischen Kraft der gedehnten Lunge steht dann von innen nicht mehr der volle Atmosphärendruck, sondern ein verminderter entgegen. Nun ist es wichtig, daß der sogenannte intrathorakale Druck alle die Gebilde betrifft, die außen von der Lunge, außen von ihrer Begrenzung, der Pleura pulmonalis, und innerhalb der Atemmuskeln liegen. Und dazu gehört auch der Inhalt des Mediastinums: der Herzbeutel, das Herz mit den großen Gefäßen, die untere Hohlvene nach ihrem Durchtritt durch den Zwerchfellschlitz, die Drosselvenen nach ihrem Eintritt in den Thorax durch die tiefe Halsfaszie, die Aorta unten bis zum Zwerchfell. Dagegen gehören die Anonyma, die Carotiden und Subclaviae nicht mehr dazu, auch nicht die Äste der Pulmonalis, sobald sie am Lungenhilus die Pleura pulmonalis durchbohrt haben und in die Lunge selbst eingetreten sind.

So lang der intrathorakale Druck konstant bleibt, hat er auf den Kreislauf gar keinen Einfluß, er mag hoch oder niedrig sein. In dieser Beziehung gilt ganz das gleiche, was schon früher über die Energie der Lage gesagt wurde. So gleichgültig es ist, wenn das Blut auf der einen Seite in die Tiefe fällt, um auf der andern gerade so hoch wieder zu steigen, so gleichgültig ist es, wenn es in einen luftverdünnten Raum einströmt, den es dann wieder verlassen muß. Gleichgültig sind nur keineswegs die Schwankungen des intrathorakalen Drucks, die, wie wir sahen, gar nicht unbeträchtlich ausfallen können. Die Schwankungen werden durch die Zusammenziehung von Muskeln herbeigeführt und die Arbeit, die dabei geleistet wird, wirkt in der Tat auch auf die Fortbewegung des Blutes ein. Sinkt der intrathorakale Druck, so wird das Herz mit den großen Gefäßen mehr mit Blut gefüllt und dieses Mehr kann wieder in die Peripherie abgegeben werden, wenn die Saugwirkung nachläßt. Jede Inspirationsbewegung befördert die Diastole, jede Exspirationsbewegung die Systole des Herzens, das Herz mit seinen großen Gefäßen als Ganzes genommen, in dem erwähnten Sinn und in der festgesetzten Ausdehnung. Der Kreislauf im Herzen selbst vom Vorhof zur Kammer wird auch durch Schwankungen des intrathorakalen Drucks keineswegs beeinflußt, weil beide stets unter dem gleichen Druck oder Zug von der gespannten Lunge stehen. Genauer gesagt wird Sinken des intrathorakalen Drucks raschere und ausgiebigere Füllung der Vorhöfe bewirken müssen, rechts von den Hohlvenen, links von den Lungenvenen her, denn auch diese sind, obwohl in den Lungen entspringend, physikalisch doch extrathorakal gelegen. Die nämliche Zugwirkung, die die Vorhöfe betrifft, wirkt auch auf die Wand der Ventrikel, und da der Weg von den Vorhöfen während der Diastole offen steht, werden sich auch die Kammern ausgiebiger füllen. Kommt die Exspiration und steigt der intrathorakale Druck, oder vermindert sich wenigstens der Zug der gespannten Lunge, so finden die Ventrikel weniger Schwierigkeit, ihr Blut nach außen zu entleeren, d. h. der rechte nach der Lunge hin, was auch „außen" ist, der linke in die Carotiden, Subclaviae, Aorta abdominalis. Wir haben also im Spiel der Ein- und Ausatmungsmuskeln wirklich ein mechanisches Moment, das bald Erweiterung, bald Verengerung der Herzhöhlen bewirken, also innerhalb gewisser Grenzen wirklich auch einen Kreislauf herstellen und unterhalten kann. Es wird Systole und Diastole am Herzen und den großen Gefäßen bewirkt und die Klappen sorgen dafür, daß die Druck- und Volumschwankung nur in einer Richtung eine Fortbewegung des Blutes von den Venen gegen die Arterien hin erzeugt. In diesem Sinn wären also die Atmungsmuskeln als ein weiteres „peripheres Herz" anzusehen, das sogar für sich allein eine Fortbewegung des Blutes bewirken kann. Bekanntlich macht man davon bei der „künstlichen Respiration" eine wichtige Anwendung, indem durch rhythmische Kompression des Brustkorbs nicht nur die Atmung, sondern selbst bei Herzstillstand auch der Kreislauf in Gang erhalten werden kann. Unter gewöhnlichen Verhältnissen wäre es natürlich am besten, wenn jeder Herzsystole die Ausatmung, jeder Diastole eine Einatmung zu Hilfe käme, es wäre damit die denkbar beste Unterstützung des Herzens durch die Atmung gewährleistet. Umgekehrt wäre die Arbeit des Herzens am meisten erschwert, wenn Herz und Atmung sich immer entgegenarbeiten, die Ausatmung mit der Diastole, die Einatmung mit der Systole zusammenfallen würde. Tatsächlich erfolgt aber die Atmung nach einem ganz anderen und von der Herztätigkeit unabhängigen Rhythmus und beides, die günstige „Koinzidenz" und die ungünstige „Interferenz" beider Vorgänge, kommt vor. Für den Fall, daß die Perioden beider Vorgänge als inkommensurabel angesehen werden dürfen, und dieser Annahme widerspricht wenigstens nichts, so ergibt sich eine größere Wahrscheinlichkeit für die Koinzidenzen, mithin im ganzen ein fördernder Einfluß der Respiration auf die Zirkulation.

Noch viel wichtiger für den Kreislauf erscheint aber die Wirkung der Atembewegung auf die Bauchhöhle und ihren Inhalt. Am Zwerchfell zieht die schwere Leber nach unten, die gespannte Lunge nach oben, das Zentrum ist durch Verwachsung mit dem Herzbeutel, der seinerseits an den großen Gefäßen aufgehängt ist, ziemlich unbeweglich. Tritt das Zwerchfell bei der Einatmung nach unten, so spannt es hinter sich die Lungen noch weiter, vor sich her drängt es die Eingeweide; soweit sie Luft enthalten, wird diese zusammengedrückt, auch die Bauchwand, die sich vorwölbt, spannt sich mehr. Die Folge ist Vermehrung des abdominellen Drucks. Die Wirkung der Inspirationsmuskeln braucht nur aufzuhören, dann tritt die Ausatmung von selbst, auch ohne Hilfe der Espirationsmuskeln ein, indem die elastisch gespannte Lunge sich wieder verkleinert, das Zwerchfell nach oben gezogen wird, wobei der vermehrte Druck im Bauch unterstützend wirkt, die Bauchdecken wieder einsinken und die zusammengedrückte Luft im Magen und Darm sich wieder ausdehnt. Die Schwere der Leber muß dabei überwunden werden. So verhält es sich beim ruhigen Atmen und ganz besonders ausgeprägt beim Mann, während beim Weib bekanntlich die kostale Atmung die abdominale übertrifft. Die rhythmische Erhöhung und Senkung des Drucks in der Bauchhöhle muß auch auf die Blutgefäße daselbst wirken, besonders auf die Kapillaren und die dünnwandigen Venen, in denen nur ein geringer Druck herrscht. Bemerkenswerterweise steigt im Thorax der Druck zur gleichen Zeit, in der er im Bauch sinkt (Exspiration) und sinkt im Thorax, während er im Abdomen steigt (Inspiration). Während der Exspiration wird also die Bewegung des Blutes aus der Brust in den Bauch und umgekehrt während der Inspiration aus dem Bauch in die Brust begünstigt. Nun ist die Menge des Blutes, die sich in den Gefäßen des Unterleibs befindet, zwar starken Schwankungen ausgesetzt, im ganzen aber sehr bedeutend. Mit der Atmung synchron und durch die Atembewegungen wird also eine recht erhebliche Blutbewegung zum Herzen und vom Herzen stattfinden müssen. Das ist um so bedeutungsvoller als die Zirkulation im Abdomen normalerweise unter recht ungünstigen Bedingungen vonstatten geht. Quergestreifte Muskeln, die den Blutstrom durch ihre Kontraktion befördern könnten, sind gar keine da, vielleicht aber wird durch die peristaltische Zusammenziehung der Darmmuskeln ein ähnliches Ausquetschen und Wiederfüllen der Darmkapillaren bewirkt. Das Schlimmste ist aber, daß das Blut, kaum daß es den Kapillaren von Magen und Darm entronnen ist und sich wieder in einem Venenstamm zusammengefunden hat, noch einmal ein zweites Kapillarsystem in der Leber durchlaufen muß. Für einen anderen auch nicht unbeträchtlichen Teil trifft dies ebenso in den Nieren zu. Die Unterstützung des Kreislaufs durch die Atmung scheint hier besonders wertvoll, sie wirkt bei ruhiger Atmung wie eine Saug- und Druckpumpe auf den größten Teil der Gesamtblutmenge ein, allerdings mit nicht sehr bedeutenden Kräften. Anders ist es, wenn die Exspiration aktiv, durch Zusammenziehen der Exspirationsmuskeln stattfindet. Dann ist der abdominale Druck auch während der Exspiration erhöht und kann dann sogar ganz bedeutende positive Werte erreichen, wenn z. B. beim Pressen und Husten, auch beim Erbrechen, erst das Zwerchfell tief getreten ist und dann die Glottis geschlossen gehalten wird. Auch der intrathorakale Druck ist dabei über die Norm erhöht; so lang das Zwerchfell aber, als ein sehr starker Muskel, nicht nachgibt und unten festgestellt bleibt, wird er vom abdominalen Druck bei weitem übertroffen. So muß das Blut aus der Unterleibshöhle ins Herz gepreßt werden, wie ja auch beim Brechakt der Mageninhalt in die Speiseröhre getrieben wird.

Das Blut.

Nach den neueren Untersuchungen beträgt die Menge des zirkulierenden Blutes bei gesunden Erwachsenen etwa 5% des Körpergewichts. Das Blut ist eine tropfbare Flüssigkeit, die kleinsten Teile ziehen sich gegenseitig an, sie werden aber von festen Körpern, auch von der Gefäßwand, noch stärker angezogen. Bei manchen anderen Flüssigkeiten ist es umgekehrt. Taucht man einen Glasstab in Quecksilber, so ist er nach dem Herausziehen trocken, er reißt keine Flüssigkeitsteilchen aus dem Quecksilber mit sich fort; taucht man den Stab aber in Wasser, so bringt er an seiner Oberfläche haftende Wasserteilchen, wenn wir ihn herausziehen, mit, er hat sie von den anderen Wasserteilchen losgerissen, er ist benetzt, weil das Wasser von Glas stärker als von Wasser angezogen wird, die Adhäsion am Glas größer ist als die Kohäsion der Wasserteilchen untereinander. Die Gefäßwand wird vom Blut auch benetzt, die Adhäsion ist größer als die Kohäsion. Bewegen sich Wasserteilchen, so finden sie einen Widerstand, weil sie von ihren Nachbarn angezogen, festgehalten werden. Diesen Widerstand heißt man die innere Reibung; sie ist bei verschiedenen Flüssigkeiten verschieden groß, auch abhängig von anderen Dingen, von der Temperatur, der Geschwindigkeit. Quecksilber, das durch eine Röhre fließt, reibt auch an der Wand, von der es angezogen wird und diese äußere Reibung ist schwächer als die innere, alle Quecksilberteilchen nehmen ihre Nachbarn mit, reißen sie auch von der Wand los, die nicht benetzt wird. Die Größe der äußeren Reibung ist von der Natur und Beschaffenheit der Wand abhängig. Bei einer Flüssigkeit, durch welche die Röhrenwand benetzt wird, tritt aber eine äußere Reibung überhaupt nicht auf, die Adhäsion der Flüssigkeitsteilchen an der Wand ist stärker als die Kohäsion, die der Wand direkt an-

liegenden Teilchen bleiben hängen und ihre Nachbarn werden von ihnen losgerissen. Für die verzögernde Wirkung der Reibung kommt also nur die An-
ziehungskraft der Teilchen untereinander in Betracht, nur die innere Reibung
und die physikalischen Eigenschaften der Wand spielen dabei gar keine Rolle.

So bewegt sich auch das Blut eigentlich in einem Rohre von Blut, das
an der Gefäßwand festhaftet.

Die Kraft, mit der sich die Teilchen einer Flüssigkeit gegenseitig anziehen
und dadurch die Bewegung aneinander vorbei erschweren, heißt man Zähigkeit. Sie kann für verschiedene Flüssigkeiten sehr verschieden große Werte
annehmen und in die Bewegungsgleichungen ist demgemäß ein konstanter
Faktor einzuführen, den man den Koeffizienten der Viskosität nennt. So gibt
die Poiseuillesche Formel für die Strömung in feinen Röhren an, wie die
Ausflußvolumina in einer bestimmten Zeit (t) abhängig sind vom Gefälle
(p), dem Radius (r) des lichten Durchmessers, der Länge (*l*) des Rohrs und
einer Konstanten (k). Diese Konstante ist nichts anderes als der reziproke
Wert des Zähigkeitskoeffizienten, des Koeffizienten der inneren Reibung (μ),
also $k = \dfrac{1}{\mu}$. Die Poiseuillesche Gleichung für das Ausflußvolumen (V) lautet

$$V = \frac{k\,p\,r^4\,t\,\pi}{l}\,\frac{}{8}$$

und man sieht, daß sie nur für Flüssigkeiten gelten kann, die die Wand benetzen,
da in ihr der Koeffizient der äußeren Reibung gar nicht vorkommt.

Man mißt die Zähigkeit einer Flüssigkeit an der des Wassers bei
38°, indem man unter gemessenem Druck Wasser und dann die zu untersuchende
Flüssigkeit durch feine Röhren von gleicher Länge und gleichem Querschnitt
durchfließen läßt und die Ausflußvolumina in gleichen Zeiten mißt. Für die
klinische Untersuchung des Blutes sind solche Viskosimeter, z. B. von Heß,
Münzer, Bloch und von Detensen angegeben und vielfach im Gebrauch.
Man läßt unter gleichem Druck das eine Mal Wasser, das andere Mal Blut durchlaufen und mißt die Zeit, die in beiden Fällen dazu gehört, damit das gleiche
Volumen Flüssigkeit durchfließt. Sind die Zähigkeiten der beiden Flüssigkeiten η
und η_1, ihr spezifisches Gewicht s und s_1, die verflossene Zeit für das gleiche
Ausflußvolumen t und t_1, so ergibt sich die relative Viskosität nach der Formel
von Ostwald

$$\eta : \eta_1 = s\,t : s_1\,t_1.$$

Nimmt man die Bestimmungen mit verschiedenen Apparaten, unter verschiedenem Druck, also bei verschiedener Stromgeschwindigkeit vor, so stimmen
die Ergebnisse nicht gut miteinander überein. Im „geordneten Zustand",
in dem das Poiseuillesche Gesetz gilt, ist die höchste Geschwindigkeit des
Stroms in der Achse des Rohrs, die Geschwindigkeit nimmt nach außen von der
Achse parabolisch ab und ist an der Wand = Null; alle Teilchen im gleichen Abstand von der Achse haben also auch die gleiche Geschwindigkeit, alle bewegen sich in geraden Linien, der Achse parallel. Nimmt die Geschwindigkeit zu,
so tritt bei hinreichend großem Druckgefälle im gleichen Rohr der „hydraulische
Zustand" ein, das Rohr wird von aufeinanderfolgenden Wirbelschaaren erfüllt,
die kleinsten Teilchen bewegen sich nicht mehr der Achse parallel in geraden
Linien, sondern in komplizierten Kurven. Diese Ursache für die Abweichung
vom Poiseuilleschen Zustand, die Turbulenz, tritt um so mehr hervor, je
dünnflüssiger das Fluidum ist, bei Wasser leichter als bei Blut. Turbulenz
verzögert den Stromlauf, Wasser läuft also bei der „kritischen Geschwindigkeit",
bei der die Turbulenz auftritt, verhältnismäßig langsamer als Blut, umgekehrt

zeigt bei hohem Druck Blut weniger Turbulenz als Wasser. Daher kommt es, daß bei verschieden hohem Drucke auch verschiedene Werte für die Viskosität des Blutes gegenüber Wasser gefunden werden. Im allgemeinen kann man aber sagen, daß Blut etwa $4^1/_2$ mal zäher ist als Wasser. Die Zähigkeit hängt sehr ab von der Zahl, dem Hämoglobingehalt und dem Volumen der roten Blutkörperchen, die Viskosität des Plasma beträgt nur 2. Die meisten Salze erhöhen den Viskositätskoeffizienten, Jodsalze erniedrigen wenigstens den des Plasma, für das Blut sind widersprechende Resultate erzielt worden. Jodkalium ist wirksamer als Jodnatrium, am wirksamsten Jodrubidium, demnach ist also nicht nur das Anion, sondern auch das Kation der Jodverbindungen von Einfluß auf die Viskosität. Diese steigt mit dem Gehalt an Kohlensäure, Venenblut ist zäher als arterielles. Nach schwerer Muskelarbeit hat man die Viskosität größer gefunden, auch nach kalten Bädern, ebenso nach starken Schweißverlusten (Lichtbädern), wobei durch nachfolgende Kälteprozeduren ein Ausgleich stattfindet. Sonst vermindern warme Bäder die Viskosität, ebenso auch vegetabilische Nahrung.

Zäheres Blut erfordert zu seiner Fortbewegung größere Arbeit, der Widerstand wächst mit der Geschwindigkeit, Verlängerung der Systole und Sinken der Pulsfrequenz müssen deswegen mechanisch günstig wirken. Diese Dinge sind noch wenig erforscht. Sven Hedin ist bei seiner Reise durch die Wüste von Takla-makan beinahe vor Durst umgekommen und hat dabei wichtige Selbstbeobachtungen angestellt, die allgemein für eine gerade noch mit dem Leben zu vereinbarende Eindickung des Blutes zutreffen mögen. Der matte, träge Puls schlug 49 mal in der Minute. Da, endlich das rettende Wasser, von dem Sven Hedin in 10 Minuten wohl 3 Liter trank! Unmittelbar darauf schlug der Puls wieder kräftig 56 mal in der Minute, die pergamentartige Haut schwoll wieder an und wurde feucht, neues Leben, neue Kraft flutete durch die Adern. Aber erst nach einigen Tagen trat mit einer Pulsfrequenz von 82 vollständiges Wohlbehagen ein.

Das Herz.

Das Blut erfährt an vier Stellen eine Beschleunigung der Bewegung durch die Kraft des sich zusammenziehenden Herzmuskels: in den beiden Vorhöfen und in den beiden Kammern. Der Herzmuskel ist ein Syncytium von quergestreiften Muskelfasern. Zum Teil ziehen die Muskelbündel ziemlich parallel der Längsachse des Herzens, in den Papillarmuskeln und im Septum ventriculorum, zum größten Teil bilden sie unregelmäßige, schleifen- und achterförmige Züge, die nicht genauer zu beschreiben sind, deren Kontraktion aber im ganzen eine Verengerung der Herzhöhlen, namentlich auch im Querdurchmesser herbeiführen muß und denen man deswegen auch den Namen des „Treibwerks" gegeben hat. Bekanntlich unterscheidet man bei den quergestreiften Muskelfasern rote, die protoplasmareicher, und blassere, die protoplasmaärmer sind. Die letzteren können sich rascher zusammenziehen, die ersteren ermüden aber weniger leicht, und an diesen ist der Herzmuskel besonders reich. Im Gegensatz zu der quergestreiften Muskulatur des Rumpfes und der Extremitäten ist die des Herzens der Willkür gar nicht unterworfen, die mechanische Leistung seiner Kontraktion wird auch nicht durch einen Tetanus herbeigeführt wie bei allen anderen quergestreiften Muskeln, sondern nur durch Einzelzuckungen. Diese aber unterliegen denselben Gesetzen wie Einzelzuckungen der anderen quergestreiften Muskulatur. Besonders ist nachgewiesen, daß man auch am Herzmuskel isotonische und isometrische Zusammenziehung unterscheiden muß. Die Zusammenziehung wird ausgelöst durch Reize, die im letzten Teil der Hohlvenen, dem Bulbus bei Tieren entsprechend, gebildet werden. Durch jede Einzelzuckung verliert der Herzmuskel seine Erregbarkeit und gewinnt sie erst nach einer gewissen, wenngleich kurzen Zeit (refraktäre Phase) wieder. So würden die Kontraktionen des Herzmuskels rhythmisch erfolgen, auch wenn ihm ein Reiz kontinuierlich zuflösse und die Herztätigkeit bestünde aus einer Reihe von Einzelzuckungen, die durch sehr kurze Pausen voneinander getrennt wären, während deren das Herz erschlaffte. Es ist jedoch zwar nicht sicher, aber doch wahrscheinlich, daß auch die Reizbildung im Venensinus rhythmisch erfolgt. Der Reiz wird den Muskelfasern zugeführt durch das Reizleitungssystem.

Das Reizleitungssystem besteht aus zwei Gruppen. Die erste umfaßt den Keith-Flackschen (Sinus-) Knoten, mit vielen Ausläufern, ohne Bindegewebsscheide. Er liegt an der Grenze zwischen dem rechten Herzohr und der Einmündungsstelle der oberen Hohlvene. Man unterscheidet an ihm einen Kopf und einen Stamm, er enthält viel Bindegewebe und, ebenso wie seine Schenkel, reichliche Geflechte von Nervenfasern, er vermittelt die Reizleitung von der Vene zum Vorhof. Von hier aus wird der Reiz in die Kammern geleitet auf dem Weg des Hisschen Bündels. Dieses besteht aus dem atrioventrikularen oder Aschoff-Tawaraschen Knoten, dem Stamm, dessen beiden Schenkeln und den Ausläufern. Am Aschoff-Tawaraschen Knoten unterscheidet man einen Vorhofsknoten und einen Kammerknoten. Die Schenkel verlaufen subendokardial auf beiden Seiten entlang der Kammerscheidenwand, zum größten Teil vom Myokard durch Bindegewebe getrennt. Die Schenkel gehen mit ihren Ausläufern rechts zum großen vorderen Papillarmuskel und zu der Kammerwand, links zu den beiden Papillarmuskeln und zur Herzspitze. Mikroskopisch ist das Reizleitungssystem gut zu erkennen, Teile davon selbst makroskopisch, namentlich bei brauner Atrophie des Herzmuskels, an der das Reizleitungssystem nur wenig beteiligt ist, ebenso wie es an Hypertrophie und einfacher Atrophie des Herzmuskels keinen Teil nimmt. Es enthält auch mehr Sarkoplasma, mehr Kerne, Vakuolen, zeigt undeutlichere Querstreifung, ist glykogenreicher, namentlich der Ventrikularknoten. Eine direkte Verbindung zwischen beiden Systemen, dem Sinussysteme und dem Hisschen Bündel, ist noch nicht nachgewiesen. Beide enthalten viel, der Sinusknoten im höheren Alter fast nur Bindegewebe, während die muskulären Teile dann atrophisch werden. Beide Gruppen des Reizleitungssystems werden durch die Art. coron. d. reichlich mit Blut versorgt. Bei pathologischen Vorgängen kommen subendokardiale Blutungen am Reizleitungssystem verhältnismäßig oft zur Beobachtung.

Daß das Leitungsbündel wirklich der Leitung des Reizes für die Muskelkontraktion dient, kann nicht bestritten werden. Damit ist aber durchaus noch nicht bewiesen, daß die Leitung nur von Muskel- zu Muskelbündel, ohne Beteiligung des Nervensystems erfolgt, wie von vielen angenommen wird. Diese Annahme ist sogar, so viel auch dafür ins Feld geführt wurde, im ganzen sehr unwahrscheinlich. Richtig ist, daß im fetalen Leben das Herz schon zu einer Zeit schlägt, in der es noch gar keine Nervensubstanz besitzt, wo also sicher nur eine muskuläre Leitung vorliegen kann. Aber das gleiche ließe sich vielleicht auch gegen die Funktion des Hisschen Bündels einwenden. Wenigstens wird angegeben, daß das Hissche Bündel bei Embryonen von 8 mm Länge nachweisbar sei, andrerseits aber, daß das Herz schon bei Embryonen von 2 Wochen (2,5 mm Länge) schlägt. Über die Zuverlässigkeit dieser auffallenden Angaben kann ich selbst kein Urteil abgeben.

Aber embryonales Gewebe ist mit vollentwickeltem überhaupt nicht zu vergleichen, ebensowenig wie Organe der niedersten Geschöpfe mit denen der höchststehenden. Im embryonalen Zustand ist die Differenzierung der Gewebe nach ihren Funktionen überhaupt noch nicht weit gediehen und eine Arbeitsteilung auf die verschiedenen Gewebsarten und Organe folgt erst später. Diese ist aber im Körper dann beim Muskel- und Nervensystem überall streng durchgeführt, so daß Reizaufnahme und Reizleitung Sache des Nervensystems, Arbeitsleistung durch Zusammenziehen ausschließlich Sache des Muskelsystems ist, soweit physiologische Verhältnisse vorliegen. Freilich kann auch der kranke, seiner Nerven völlig beraubte Muskel, wie die Entartungsreaktion zeigt, direkt, also ohne Vermittlung von Nerven, gereizt und zur Kontraktion gebracht werden. Der Reiz muß aber besonders geartet sein und die ausgelöste Zuckung ist es auch und unterscheidet sich in bestimmter Weise von der normalen eines gesunden Muskels. Ein solcher ist so lang er seine gesunden Nerven überhaupt noch hat, nur von diesem aus, „indirekt" zu reizen, die Zuckungsform des direkt gereizten Muskels kommt bei indirekter Reizung gar nicht zum Vorschein. Es müßten schon sehr gewichtige, zwingende Gründe vorliegen, wenn man für den Herzmuskel eine Ausnahme von der sonst allgemein gültigen Regel zulassen wollte. Vom Vorhof in den Ventrikel führt eine Muskelbrücke, das Hissche Bündel, aber dieses, wie das ganze Leitungssystem, enthält auch nervöses Gewebe und es ist viel wahrscheinlicher, daß dieses und nicht die Muskelsubstanz die Leitung besorgt. Nervenfasern enden mit einer Platte an den Muskelfasern des Herzens, so daß wahrscheinlich jede eine Nervenfaser bekommt. Ohne Zweifel sind diese motorischer Art und sie hätten nach der „muskulären Theorie" gar keinen Zweck. Auch die vielen eingestreuten Ganglienzellen werden wohl ihre Bedeutung haben und es ist künstlich anzunehmen, daß sie und die Herznerven überhaupt nur einen modifizierenden Einfluß auf die Wirkung ausüben können, die zwischen Muskelfasern unter sich vor sich geht. Auch sensitive Fasern finden sich im Herzen reichlich, sie gehen in große Endnetze über, die aus markhaltigen Fasern entspringen. N. vagus und sympathicus sind die 2 Nerven, die mit dem Geflecht in Verbindung stehen. Die Fasern des Vagus entspringen in seinem Kern in der Medulla oblongata, in ihrem Verlauf im Herzen sind Ganglienzellen eingeschaltet. Es sind im wesentlichen hemmende Fasern, deren Reizung die Schlagfolge des Herzens verlangsamen und ganz zum Stillstand bringen kann. Der rechte Vagus geht zum Sinus-, der linke zum Tawaraknoten. Erregende Fasern stammen aus dem Rückenmark, das sie mit den Rami communicantes des 1.—5. Brustnerven verlassen, sich im Ganglion stellatum und unterem Zervikalganglion zum Teil mit Vagusfasern vermischen, zum Teil für sich weiter zum Herzen ziehen und zwar marklos, während der präganglionäre Abschnitt aus dunkelgerandeten Fasern besteht. Auch die postganglionären Fasern für sich sind reizbar und der Reiz wird aufs Herz übertragen.

Der Herzmuskel wird reichlich durchblutet durch die Kranzarterien, die aus den Sinus Valsalvae entspringen. Ihr Ursprung wird durch die halbmondförmige Klappe bei der Ventrikelsystole nicht gedeckt und verschlossen, gleichwohl kommt die Durchblutung des Herzmuskels erst in der Diastole in Gang, sobald der Muskel erschlafft. So lang er kontrahiert ist, geht kein Blut durch. Der Herzmuskel wird also nur während der Diastole ernährt und Triebkraft für das Blut ist der Druck, der in der Aorta auch nach der Systole hoch bleibt. Wenn diese allgemeine Annahme richtig ist, so folgt notwendig, daß ein Puls in den Kranzgefäßen nicht entstehen oder wenigstens sich in die feineren Gefäße nicht fortleiten kann. Die feineren Arterien anastomosieren, sie sind keine „Endarterien" im Cohnheimschen Sinn. Außerdem finden sich Safträume und Lymphgefäße im Herzmuskel in großen Massen. Elastisches Gewebe ist in den Vorhöfen stärker entwickelt als in den Kammern.

Der Herzmuskel ist innen von Endokard überzogen, auch die Vorhofsklappen, deren faseriges Bindegewebe mit den Annuli fibrosi zusammenhängt. Sie enthalten elastische Fasern, die sich auch in die Chordae tendineae fortsetzen. Die Klappensegel stellen Ausstülpungen der Herzwand nach innen dar, wobei die Muskelhaut zurückbleibt, nur an der Basis enthalten demnach die Klappensegel noch Muskelfasern und auch Gefäße, die eigentliche Duplikatur des Endokards ist normalerweise gefäßlos. Die Semilunarklappen sind ganz gefäßlos, an den Rändern, auch an den Noduli Arantii enthalten sie reichlich elastische Fasern. Das Endokard enthält viele sensitive Nervenfasern. Offenbar kommen ihre Erregungen nicht zum Bewußtsein und dienen nur reflektorischen Vorgängen für die Regulation der Herztätigkeit und des Blutdrucks.

Auch der äußere Überzug des Herzmuskels, das Epikard, ist reichlich mit solchen Nervenfasern versehen, der Schmerzleitung dienen aber wahrscheinlich nur Nerven im parietalen Blatt des Herzbeutels.

Die Ablagerung des epikardialen Fetts beginnt in jungen Jahren an der Herzbasis in den Furchen, zieht sich entlang der rechten Kranzarterie bis zur Herzspitze, dann folgt die Furche entlang der linken Kranzarterie. Wenn schließlich das ganze Herz vom Fettgewebe überkleidet ist, so ist namentlich der rechte Ventrikel davon bedeckt und am dicksten ist das Fettpolster im Sulcus coronarius, sowie am vorderen und rechten Umfang der Aorta ascendens, an den beiden Herzohren. Die Fettablagerung beginnt schon im ersten Lebensmonat und nimmt bis zur Pubertät stetig zu, bei Weibern ist sie im ganzen geringer entwickelt als bei Männern. Natürlich stellt das Fettpolster eine tote Last dar, die den Bewegungen der Herzwand, der es anliegt, die es zum Teil durchwachsen hat, passiv folgen muß, also jedesmal eine Beschleunigung durch Arbeit des Herzmuskels erfahren muß, die der Fortbewegung des Blutes nicht zugute kommt. Das Fettgewebe kann mehr als die Hälfte des Bruttogewichtes vom Herzen ausmachen.

Das Gewicht des Herzens steigt im ganzen mit dem Körpergewicht, aber in einem stetig abnehmenden Verhältnis. Von der Körperlänge ist die Masse des Herzens nicht abhängig, bis zum 5. Jahre bei beiden Geschlechtern gleich, später ist das männliche Herz schwerer als das weibliche, und zwar sowohl absolut wie auch im Verhältnis zum Körpergewicht. In den Untersuchungen von W. Müller, die sich auf Tausende von Fällen erstreckten, schwankte das Rohgewicht des Herzens bei Männern von 20 bis 30 Jahren zwischen dem Minimum von 122 und dem Maximum von 1023 g, betrug im Mittel 297 g. Das Gewicht der Ventrikel ist rund 5 mal so groß als das der Vorhöfe. Das entfettete Herz besteht fast nur aus Muskelgewebe, die Masse sämtlicher Klappen beträgt nur den fünfzigsten Teil davon. Das Gewicht des entbluteten und entfetteten Herzens ist im Mittel gleich dem 200. Teil des Körpergewichts zu setzen. Das sind nur allgemein orientierende Zahlen, das Genaue ist in W. Müller, Die Massenverhältnisse des menschlichen Herzens (Hamburg 1884) zu ersehen.

Das Herz ist im Mediastinum an den großen Gefäßen derart befestigt, daß seine Längsachse von rechts hinten oben nach links vorn unten gerichtet ist. Dabei hat es in seiner Entwicklung eine Drehung um seine Längsachse, von oben gesehen gegen den Uhrzeiger, erfahren, woher die aus der Anatomie bekannte Lagerung der großen Gefäße: Pulmonalis vor der Aorta kommt. Von der Vorderfläche grenzt ein kleiner Teil direkt an die vordere Brustwand, der andere an die Pleura der linken Lunge, rechts und links sind die Pleuren der Lunge angrenzend, unten das Zwerchfell und hinten das Zellgewebe des Mediastinums. Zu zwei Dritteln liegt das Herz in der linken, zu einem in der rechten Körperhälfte. Ein Teil ist hinter dem Sternum verborgen (Fig. 8).

Den größten Teil der vorderen Fläche nimmt der rechte Ventrikel mit dem Conus pulmonalis ein, links davon ist ein schmaler Streif vom linken Ventrikel zu sehen, über ihm zunächst das linke Herzohr, dann die Pulmonalis, dann ein Stück von der Aorta descendens. Die rechte Grenze bildet der rechte

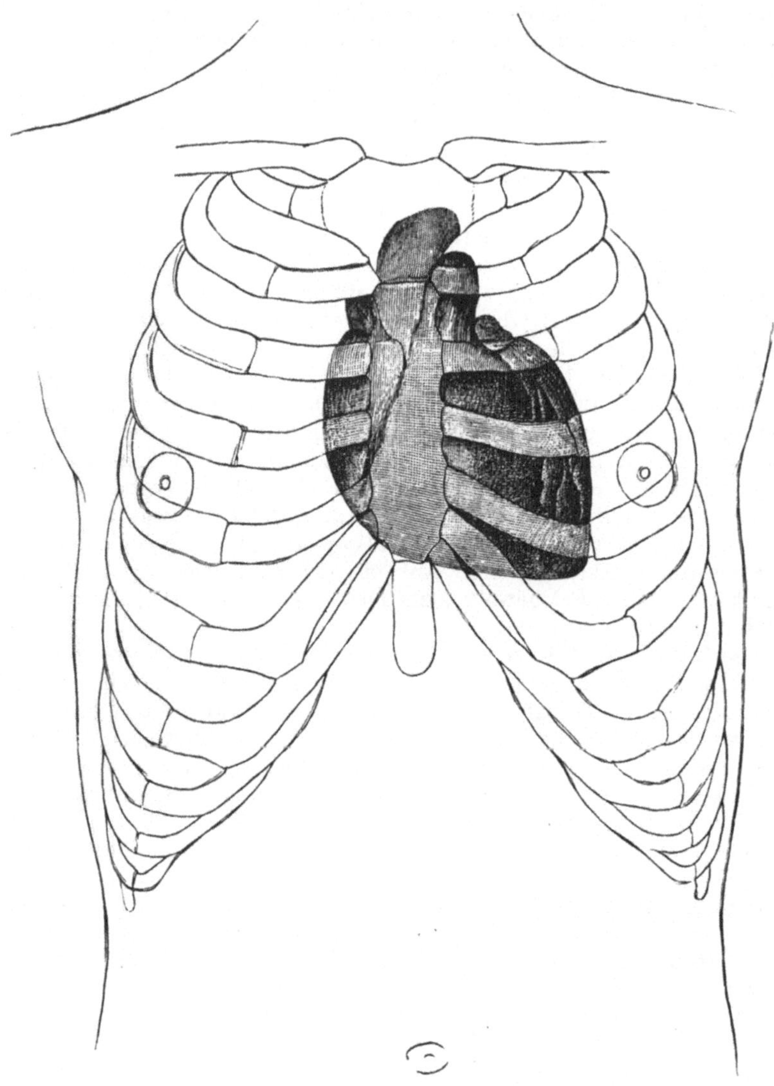

Fig. 8.
Der Brustkorb von vorn schematisch dargestellt mit eingezeichnetem Herz.
(Aus Merkel, Handbuch der Topographischen Anatomie.)

Vorhof, unten die Vena cava inferior, oben im 2. Interkostalraum die Vena cava superior. Hinten liegen der größte Teil des linken Ventrikels und die Vorhöfe. Der linke Vorhof stößt unmittelbar an den Ösophagus. Die aufsteigende Aorta liegt ganz hinter dem Sternum, kommt aber dessen rechtem Rand im 2. Interkostalraum sehr nahe. Unten ruhen auf dem Zwerchfell der linke Ventrikel, ein kleinerer Teil des rechten und des rechten Vorhofs. Die Herzspitze wird vom linken Ventrikel gebildet und liegt meist hinter der Vereinigungsstelle der linken 5. Rippe mit ihrem Knorpel. Der untere Rand des Herzens reicht gewöhnlich nur bis zum oberen Ende des Processus xiphoideus, selten hinter diesen herab.

Projiziert man das Herz senkrecht auf die Vorderfläche des Brustkorbs, wie dies z. B. bei der Orthodiagraphie mit Röntgenstrahlen geschieht, so erhält man folgende Grenzen: Rechts 2 cm vom Sternalrand vom unteren Rand des 5. Rippenknorpels nach oben bis zum oberen Rand der 3. rechten Rippe. Oben: von hier aus bis 3 cm vom linken Sternalrand im 2. linken Interkostalraum. Links: von hier aus bis zur Vereinigungsstelle der 5. linken Rippe mit ihrem Knorpel. Unten: von hier aus bis zum Anfang der rechten Grenze.

Hinter einer Linie, die fingerbreit vom linken Sternalrand am unteren Rand der linken dritten Rippe beginnt und in schwachem nach rechts konvexem Bogen über das Sternum nach unten bis zum Sternalrand der rechten 6. Rippe zieht, liegt im oberen Drittel die Mitralis, in den beiden unteren Dritteln die Tricuspidalis. In der Höhe des 2. Rippenknorpels liegen die Ostien der großen Arterien, das der Aorta ein wenig tiefer ganz hinter dem Brustbein, der Brustwand näher und etwas höher das der Pulmonalis, das zur Hälfte das Brustbein nach links überragt, fast so hoch wie der obere Rand des 2. Rippenknorpels liegend. Fig. 9 (nach Merkel) gibt die Lage der Herzostien, auf die Vorderfläche des Thorax projiziert, an.

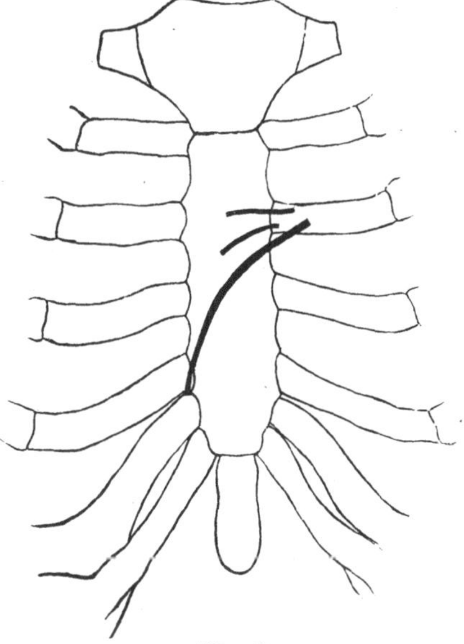

Fig. 9.

Linien zur Bezeichnung der Lage der Herzklappen am Lebenden. (Aus Merkel, Handbuch der Topographischen Anatomie.)

Die Bewegung des Herzens.

Die kontractile Substanz des Muskels tritt in Tätigkeit, der Muskel erhält eine höhere Spannung und zieht sich zusammen, wenn ihn ein adäquater Reiz trifft. Den Skelettmuskeln fließt der Reiz zu durch die große kortikomuskuläre Bahn von den Zentralwindungen aus für die willkürlichen Bewegungen, für die Reflexbewegungen auf dem Weg: sensibler Nerv — Reflexbogen — motorischer Nerv; in allen Fällen vom zentralen Nervensystem aus. Der Herzmuskel ist aber von der Willkür gar nicht abhängig und das Herz schlägt auch noch eine Zeitlang fort, wenn es aus dem Körper ganz entfernt, von allen seinen Nerven abgetrennt ist, es schlägt auch schon beim Fetus, so lang es noch gar keine Nerven hat. Der Reiz, den die Muskelkontraktion auslöst, muß also im Herzen oder den mit ihm zusammenhängenden allernächsten Teilen der großen Gefäße gebildet werden. Der Reiz, wie und wo er auch entstehen mag, bringt am Herzen keinen Tetanus zustande, sondern Einzelzuckungen, die aber eine nach der anderen immer in gleichem zeitlichen Abstand sich folgen; immer wechseln Zuckung und Erschlaffung, 100 000 mal in jedem Jahr. Die ersten kindlichen Herztöne im Uterus, die man im 5. Schwangerschaftsmonat hört, beweisen zuerst

das Leben des Kindes und mit dem letzten Herzschlag findet jedes menschliche
Leben sein Ende. Die höchst merkwürdige Erscheinung der Periodizität könnte
auf zweierlei Weise erklärt werden. Es hat sich gezeigt, daß der Herzmuskel
nach jeder Zuckung alle Eigenschaften, die er zu einer Zuckung braucht, verloren hat, in dieser refraktären Phase ist er von keinem Reiz, z. B. auch durch
den elektrischen Strom nicht erregbar, die Erregbarkeit kommt aber sehr bald
wieder, der Muskel wird nach kürzerer Zeit für starke Reize, nach etwas längerer
Zeit auch für schwächere wieder empfänglich, er kann dann zucken und er zuckt
wirklich, wenn ihn ein adäquater Reiz trifft. Es ist klar, daß das Auftreten
der refraktären Phase allein schon hinreichen würde, die periodische Folge
der Einzelzuckungen zu erklären, auch wenn man annehmen wollte, daß der
Reiz zur Kontraktion dem Herzmuskel ununterbrochen, stetig zufließen sollte.
Periodische Änderung des Zustandes im Muskel, Stoffverbrauch bei Tätigkeit,
Umsatz potentieller Energie in kinetische bei der Zuckung und Stoffansatz,
Ansammlung neuer potentieller Energie in der refraktären Phase, Arbeit und
Erholung wäre also das Wesentliche bei der rhythmischen Tätigkeit des Muskels
und in der Tat neigen sich viele dieser Anschauung zu. Doch kann man Zweifel
an deren Richtigkeit nicht ganz unterdrücken. Ein schwacher, kranker, ein
schlecht genährter Muskel, sollte man denken, könnte sich nur seltener kontrahieren, er müßte längere Zeit brauchen, um sich zu erholen und die Pulsfrequenz
müßte sinken. Und ganz im Gegenteil ist ein wesentliches, sehr häufiges, fast
durchgreifendes Symptom der Herzschwäche die gesteigerte Pulsfrequenz. Die
Tätigkeit bleibt rhythmisch, aber die Kontraktionen erfolgen rascher aufeinander und zwar ist die Diastole, die refraktäre Phase, die Zeit der Erholung,
des Wiederaufbaues, dabei verkürzt. Der Muskel soll nur zucken, sobald er
sich erholt hat, denn fortwährend trifft ihn der gleiche Reiz und zu dieser Erholung soll der gesunde, gut genährte Muskel mehr Zeit brauchen als der kranke,
unter ungünstigen Ernährungsverhältnissen stehende! Das wäre schwer verständlich, dagegen wäre eine rhythmische Reizbildung eher anzunehmen. Der
Stoffwechsel, der Umsatz von potentieller Energie in kinetische ist bei der Reizbildung und Fortleitung des Reizes bis zum Muskel ohne Zweifel ein verschwind-
end kleiner gegen den bei der Muskelkontraktion selbst, erhöhte Tätigkeit
an den Reizbildungsstätten und im Reizleitungssystem auch unter pathologischen
Verhältnissen also sehr wohl möglich. Mit der Annahme, daß die Bildung
der Reize für den Herzmuskel nicht kontinuierlich, nicht stetig, sondern selbst
periodisch oder periodisch schwankend erfolgt, wird man den Tatsachen viel
besser gerecht, als wenn man nur die periodische Veränderung der kontraktilen
Substanz allein dafür verantwortlich macht. Damit wird dem letzteren Vorgang,
der ja sicher nachgewiesen ist, keineswegs seine Bedeutung für die Herztätigkeit genommen, sie ist sogar sehr wesentlich für Physiologie und Pathologie der
Herztätigkeit.

An vielen, vielleicht den meisten oder gar allen Stellen des Herzens können
Reize gebildet werden, unter den Ursprungsstellen der Reize steht aber die
Stelle, wo die untere Hohlvene in den rechten Vorhof mündet, die Stelle des
Venensinus, des Keith-Flackschen Knotens an Wichtigkeit hoch oben an.
Der Reiz, der hier entsteht, verbreitet sich im rechten Vorhof, erreicht den
Tawaraschen Knoten, erleidet hier eine Verzögerung um 0,05 Sek., findet
seinen Weg weiter in den Ventrikel, zuerst zu den Papillarmuskeln und dem
Septum. Durch solche Reize werden rund 70 Zuckungen in der Sekunde aus-
gelöst. Wahrscheinlich können im Vorhof an allen Stellen Reize auch gebildet,
nicht nur fortgeleitet werden, namentlich kommt aber dafür ein Knoten in
Betracht, der im Sinus coronarius gelegen ist. Auch im Tawaraknoten können
Reize entstehen und selbst an vielen, vielleicht allen Stellen des Ventrikels. Reize

an der normalen Stelle, dem Sinusknoten heißen a u t o n o m e, die anderen
alle, unter denen aber die des Tawaraknotens eine besondere Wichtigkeit haben,
h e t e r o n o m e. Heteronome Reize können nach allen Seiten fortgeleitet werden,
auch vom Ventrikel gegen den Vorhof, von der Atrioventrikulargrenze gegen
Ventrikel und Vorhof hin bis zu den Venen. Vom autonomen Reiz, der im
Venensinus entsteht, kennt man natürlich nur eine Ausbreitung gegen das
Herz und im Herzen im Leitungssystem, weil eine retrograde Weiterleitung
in die Venen hinein, auch wenn sie stattfände, keine uns bemerkbaren Erscheinungen machen könnte. Die heteronomen Reize entwickeln sich ferner alle
langsamer als die autonomen, die Herzkontraktionen erfolgen auf heterome
Reize hin seltener, das Herz schlägt rund halb mal so schnell wie auf den Sinusreiz. Auch dieser Umstand spricht dafür, daß nicht ein stetiger, sondern ein diskontinuierlich oder periodisch schwankender Reiz dem ganzen Vorgang zu-
grundeliegt. Jetzt kommt aber auch die rhythmische Erschöpfung des Muskels
mit ihrer refraktären Phase zu ihrem Recht. Auch wenn man annehmen wollte,
daß Reize an manchen Stellen, an vielen oder allen immer wieder wirklich
gebildet werden, so könnten doch unter normalen Verhältnissen keine oder nur
seltenere Herzkontraktionen dadurch ausgelöst werden. Denn bis diese langsam
sich entwickelnden Reize endlich herankommen, hat ihnen der schnell entstehende
Sinusreiz schon den Rang abgelaufen und die heteronome Reizung fällt dann
in die refraktäre Phase, die der autonomen Kontraktion folgt und bleibt wirkungslos. So kommt es, daß immer der raschere Reiz am Herzen „die Führung übernimmt" und das ist unter gewöhnlichen Verhältnissen der autonome, der im
Sinusknoten entstehende. Werden die von ihm ausgehenden Reize seltener
als 40 in der Sekunde, dann übernimmt der Tawaraknoten die Führung. Es
würde übrigens die Annahme unerläßlich sein, daß auch die heteronomen
Reize diskontinuierlich entstehen und vielleicht gar nur unter ganz besonderen
Verhältnissen gebildet werden. Denn sonst müßte auch manchmal eine heteronome
Zuckung durchschlüpfen und dann die autonome in die refraktäre Phase fallen,
kurz ein heilloser Wirrwarr entstehen. Dem ist übrigens unter normalen Verhältnissen dadurch auch vorgebeugt, daß der ganze Vorgang der Reizbildung
und Reizleitung zwar sich im Herzen selbst abspielt, auch ohne Einwirkung
des extrakardialen Nervensystems, von diesem aber doch beeinflußt werden
kann und ohne Zweifel beständig wirklich beeinflußt wird. Schon die einfache
Tatsache, daß Durchschneidung der Vagi die Pulsfrequenz allemal steigert, ist ja
der Beweis dafür, daß die Herztätigkeit unter einer beständigung Hemmung von
seiten des Vagus steht. Die Erfahrung, daß auch Reizung des Sympathicus die
Pulsfrequenz steigert, läßt sich in dieser Hinsicht nicht verwerten, beides aber
beweist mit Sicherheit, daß die Herztätigkeit auch unter dem Einfluß extrakardialer Nerven steht, daß sie von hier aus modifiziert, abgeändert werden
kann. Nach dem Vorgang von E n g e l m a n n unterscheidet man 4 besondere
Eigenschaften des Herzmuskels: die bathmotropen, dromotropen, chronotropen
und inotropen. Die erste betrifft die Reizempfänglichkeit (δ $\beta\alpha\vartheta\mu\acute{o}\varsigma$ die Schwelle),
die zweite die Reizleitungsfähigkeit (δ $\delta\varrho\acute{o}\mu o\varsigma$, der Lauf), die chronotrope,
die zeitliche Folge des Vorgangs (δ $\chi\varrho\acute{o}\nu o\varsigma$, die Zeit) und die inotrope die
Starke der Kontraktion ($\iota\nu\acute{o}\omega$, ich mache stark). Ob die chronotropen Eigenschaften aus den bathmotropen und dromotropen nicht von selbst folgen, nur
Funktionen davon sind und keine selbständige Stellung beanspruchen können,
wäre noch zu untersuchen.

Auf alle diese Eigenschaften können auch die extrakardialen Nerven
einwirken, und zwar verändert sie der Vagus im negativen, hemmenden, der
Sympathicus im positiven, fördernden Sinn. Ob sich beider Wirkung auch
auf die inotropen Eigenschaften erstreckt, ob wirklich die Kraft, mit der sich

der Muskel zusammenzieht, direkt vom Vagus und Sympathicus her beeinflußt werden kann (dem Vagus wird entschieden inotrope Wirkung zugeschrieben), scheint mir noch zweifelhaft zu sein. Besonders weil die Kraft der Muskelzuckung so ganz unabhängig von der Stärke des Reizes ist, liegt die Annahme näher, daß sie nur indirekt durch den Vagus beeinflußt wird. Durch Veränderung in der Schlagfolge allein, also durch bathmo- und dromotrope Wirkung läßt sich die Mechanik des Herzens in einer Weise beeinflussen, daß damit seine Arbeitsleistung wesentlich geändert wird, auch wenn die Kraft der Muskeln dabei weder zu- noch abnimmt.

Eine Zuckung, bei der der Muskel seine Spannung nicht ändert, heißt eine isotonische, eine ohne Änderung seiner Länge eine isometrische. Eine Zuckung ohne jede Belastung wäre also eine isotonische, eine mit einer für den Muskel ganz unüberwindbare eine isometrische Zuckung. Beide Grenzfälle kommen in ihrer reinen Form beim Herzmuskel nicht vor, wohl aber Zuckungen, die sehr annähernd als isotonisch oder isometrisch angesprochen werden dürfen, und es ist von der größten Wichtigkeit, daß nach den Untersuchungen von O. Frank und H. Straub der Herzmuskel in seiner Mechanik den gleichen Gesetzen gehorcht wie die übrige quergestreifte Muskulatur. Papillarmuskeln und die Fasern des Septums verkürzen sich bei ihrer Zuckung und nähern Herzbasis und Spitze einander, wesentlich ohne daß der Druck im Ventrikel zunächst erheblich erhöht, ohne daß die Spannung beträchtlich vermehrt werden würde. Diese Zuckung kann als isotonisch betrachtet werden. Anders ist es mit der Zuckung des Treibwerks. Im ersten Teil dient seine Zusammenziehung überhaupt nur dazu, die Spannung zu vermehren, den Ventrikeldruck zu erhöhen, ohne daß eine wesentliche Verkürzung der Muskelfasern eintreten kann, denn die arteriellen Klappen werden während der Verschluß- oder Anspannungszeit von hohem arteriellen Druck noch verschlossen gehalten. Erst wenn der Ventrikeldruck höher als der arterielle geworden ist und die Austreibungszeit beginnt, verkürzen sich die Muskeln des Treibwerks wirklich und die Zuckung wird eine isotonische. Die Anspannungzeit beträgt bei normaler Pulsfrequenz bei gesunden Erwachsenen 0,06 Sek., bei Kindern 0,04 Sek., die Austreibungszeit 0,26 Sek.

Mit isotonischen Zuckungen kann ein Muskel größere mechanische Arbeit leisten als mit isometrischen, aber auch der Spannungszustand vor der Zuckung ist von Einfluß darauf. Man kann einen Muskel durch ein angehängtes Gewicht dehnen und reizt man ihn dann so führt er, indem er sich verkürzt und dabei das Gewicht hebt, eine „Belastungszuckung" aus. Man kann zweitens das Gewicht zwar anhängen, aber es in tieferer oder höherer Lage unterstützen, so daß der Muskel, an dem es hängt, gar nicht gedehnt wird oder nicht so weit wie ohne Unterstützung. Ein schwereres Gewicht kann der Muskel nicht so hoch heben als ein leichteres, aber bei der Belastungszuckung nimmt mit steigender Belastung die Hubhöhe weniger ab als das Gewicht zugenommen hat. Das Produkt Kraft mal Weg ist das Maß der Arbeit; wenn f mehr wächst als s abnimmt, so wächst das Produkt, die Arbeit ist also größer geworden. Die Arbeitsleistung wächst also mit zunehmender Belastung, natürlich nicht über alle Grenzen, da die Kraft des Muskels auch beschränkt ist (seine „absolute Kraft" wird durch ein Gewicht gemessen, das er gerade nicht mehr heben kann), sondern nur so lang als ein gewisses Optimum nicht überschritten wird. Bei Unterstützungszuckungen ist bei gleichen angehängten Gewichten die Arbeitsleistung sehr viel kleiner. Es ist von der größten Bedeutung, daß nach den Untersuchungen von O. Frank und H. Straub diese Sätze sich auch auf die Zuckungen des Herzmuskels übertragen lassen, und zwar sowohl für physiologische als auch für pathologische Verhältnisse, besonders wichtig für die Mechanik der Herzklappenfehler. Was nämlich für den frei präparierten quergestreiften Muskel das angehängte Gewicht bedeutet, die Dehnung, das ist für den Herzmuskel das Volumen des von ihm umspannten Herzabschnittes, also dessen Füllung. Nicht nur besteht für den Herzmuskel der gleiche Unterschied zwischen isotonischer und isometrischer Zuckung, sondern für seine Zuckung sind auch die mechanischen Verhältnisse, unter denen er sich vor seiner Zusammenziehung befindet, von maßgebendem Einfluß.

Wird beim Skelettmuskel ein angehängtes Gewicht erst so unterstützt, daß der Muskel seine natürliche Länge hat und ungedehnt ist und wird dann der Unterstützungspunkt des angehängten Gewichtes gesenkt, so daß der Muskel mehr gespannt ist, so wächst die Zuckungshöhe des gereizten Muskels und sie wird am größten, wenn das angehängte Gewicht gar nicht unterstützt wird, also frei am Muskel hängt und die Zuckung rein isotonisch erfolgt. Gerade so ist es am Herzen. Wächst mit der Füllung die Spannung an einem Herzabschnitt, so wird bei dessen Systole eine größere Arbeit geleistet. Wenn sie gegen den gleichen Druck wirkt, so nimmt das ausgeworfene Volumen zu, da das Maß für die Arbeit das Produkt Schlagvolumen mal Druck darstellt. Diese Zunahme des Schlagvolumens geht so weit bis die Anfangsspannung gleich dem Druck geworden ist, gegen den gearbeitet wird. Wir werden sehen, daß dieser Fall bei einem Klappenfehler (der Insuffizienz der Aortenklappen) verwirklicht ist.

Eine besondere Besprechung verlangt die Wirkung der Papillarmuskeln. Von den großen Papillarmuskeln findet sich regelmäßig einer in der rechten Kammer und zwei in der linken. Sie ziehen allgemein vom Endteil der Kammer gegen das venöse Ostium hin, entspringen fleischig mehr oder weniger nah an der Herzspitze, links geradezu an der Spitze. Die Richtung aller großen Papillarmuskeln und auch der akzessorischen, die man, namentlich im rechten Ventrikel, nicht selten antrifft, verläuft annähernd der Längsachse des Herzens parallel oder bildet damit jedenfalls nur einen kleinen Winkel. Von den Sehnenfäden gibt es 3 Ordnungen. Die erste enthält die feinsten Fäden, die in den Rand der Klappe ausstrahlen. Die zweite Ordnung bilden Chorden, die auf der unteren Fläche der Klappe inserieren und die dritte Ordnung enthält die stärksten Fasern; diese tragen wesentlich zur Verstärkung der Basis der Klappe bei. Die dritte Ordnung, deren Dicke die stärkste Belastung, also auch Muskelwirkung anzeigt, kann mit der Stellung und Festhaltung der Klappen nichts zu tun haben, weil sie eben nur an der Basis angreift und auch nicht jene Fäden können es, die vom Papillarmuskel gar nicht bis zur Klappe gehen, was auch vorkommt, sondern in der Wand des Ventrikels enden. Man stellt sich ja allgemein ihre Wirkung so vor, daß sie die Atrioventrikularklappen bei der Systole daran hindern, in den Vorhof zurückzuschlagen, daß sie ferner die Zipfel der Klappen zusammenpressen, „die Klappe stellen" und so dafür sorgen, daß bei der Systole der Kammer diese blutdicht gegen den Vorhof abgeschlossen ist. Das ist auch ohne Zweifel richtig, aber damit ist die Wirkung der Papillarmuskeln keineswegs erschöpft.

Wenn ein Papillarmuskel sich verkürzt, so müssen sich die zwei Stellen seiner Anheftung einander nähern und wenn sie beide frei beweglich sind, die Spitze gegen die Basis und die Basis gegen die Spitze zu gehen. Die Herzspitze wird wohl gewöhnlich nachgeben können, die geschlossenen Vorhofsklappen finden am Inhalt des prallgefüllten Ventrikels einen Widerstand, aufgehen können sie nicht, aber die ganze Herzbasis kann nach unten rücken. Der gefüllte Ventrikel hat ungefähr die Gestalt eines Kegels mit stumpfer Spitze oder eines abgestumpften Ovoids. Der Reiz für die Herzkontraktion, der im Venensinus entsteht, durch den Tawaraknoten, dann das Hissche Bündel die Kammer erreicht und sich hier verbreitet, trifft zuerst das System der Papillarmuskeln und das Septum.

Auch in diesem verlaufen die Fasern durchgehends der Länge nach. Ihre Kontraktion kommt also bei der Ventrikelsystole zu allererst und fällt in die Anspannungszeit, während deren der Ventrikel allseitig geschlossen ist, auch gegen seine Arterie hin, denn in dieser herrscht noch ein so hoher Druck, daß er erst nach einer, wenn auch kurzen, Zeit überwunden wird und seine Klappen geöffnet werden können. Mit der Austreibung des Blutes, die später kommt und vom „Treibwerk" des Herzens besorgt wird, hat die Verkürzung der Papillarmuskeln und des Septums zunächst nichts zu tun. Nur der Längsdurchmesser des Herzens wird verkürzt, da aber der Inhalt der Kammer inkompressibel ist, so kann diese Verkürzung nur so geschehen, daß sich der Querdurchmesser gleichzeitig vergrößert. Das Herz wird dicker, wölbt sich vor, muß gegen die Brustwand anstoßen und so wird der Herzstoß gebildet, den man vorn in der Herzgegend fühlen und sehen kann. Das geschieht während der Anspannungszeit, in der Austreibungszeit findet das Treibwerk den Längsdurchmesser verkürzt und das ist für seine Wirkung wieder von der größten Bedeutung. Ohne daß diese Verkürzung durch Papillarmuskeln und Septum während der ganzen Zeit der Systole festgehalten würde, müßte das Treibwerk die Kammern platt und lang drücken, aber Schwierigkeit finden, den Ventrikeldruck über den arteriellen zu erhöhen.

Die Kontraktion des Herzmuskels im ersten Teil der Systole, während der Anspannungszeit, wird allgemein als isometrische Zuckung aufgefaßt. Es muß aber hervorgehoben werden, daß dies für die Zusammenziehung der Papillarmuskeln und des Septums nicht gilt. Hier erfolgt tatsächlich eine Verkürzung des Muskels, die Zuckung ist eine isotonische.

Dem Zug der Papillarmuskeln und des Septums ist die Herzspitze ausgesetzt und die Herzbasis. Die erstere wird, wenn nicht Verwachsungen daran hindern, als beweglich anzusehen sein, an der Herzbasis ist die Sache etwas verwickelter. Viele Autoren nehmen allerdings an, daß bei der Ventrikelsystole die Atrioventrikulargrenze nach unten rückt. Manche beziehen dies auf die in diesem Zeitabschnitt sich vollziehende stärkere Füllung des Vorhofs und betrachten sie als Folge der Vorhofsdiastole, während sie richtiger als eine ventrikelsystolische angesehen werden muß, und zwar einfach bewirkt durch die Zusammenziehung der Papillarmuskeln und des Septums. Zu gleicher Zeit muß freilich, wenn die Herzbasis nach unten rückt, oben in den Vorhof entsprechend mehr Blut nachfließen. Es mag dahingestellt sein, ob dabei im Vorhof der Druck unter den der Atmosphäre sinkt und das Herz also wie eine Saug- und Druckpumpe wirkt, jedenfalls aber muß dabei das Gefälle von den Venen gegen den Vorhof hin größer werden mit dem Abwärtsrücken der Herzbasis und in diesem Sinn ist die Tätigkeit der Papillarmuskeln und des Septums als ein wichtiges Förderungsmittel für die Füllung des Herzens zu betrachten.

Wie wir gesehen haben ist für die Arbeitsleistung des Herzmuskels die Anfangsspannung von wesentlichem Einfluß, d. h. die Füllung des betreffenden Herzabschnittes beim Beginn der Systole. Auch in dieser Hinsicht ist die Wirkung der Papillarmuskeln nicht ohne Bedeutung. Es ist von H. Straub nachgewiesen worden, daß zu Anfang der Systole beim Ventrikel eine Volumvermehrung auftritt, die auf die Tätigkeit der Papillarmuskeln bezogen werden muß. Diese ziehen die Klappensegel etwas nach innen und erhöhen dadurch die Anfangsspannung.

Im gleichen Sinn wirkt auch das kleine Quantum Blut, das normalerweise durch die im ersten Augenblick der Diastole noch nicht ganz schließenden halbmondförmigen Klappen in die Kammer zurückfließt. Während der Systole liegen die vollkommen geöffneten Klappen der Arterienwand glatt an, die Sinus Valsalvae sind verstrichen. Ein Schluß der Klappen kann nur durch einen rückwärts gerichteten Blutstrom entstehen, von selbst gehen die Klappensegel nicht wieder zurück. Es kann dies nur geschehen, wenn der Druck im Sinus Valsalvae steigt über den Ventrikeldruck hinaus, dann kommen die Klappen zum Schluß, das sind aber auch die Bedingungen für einen rückläufigen Blutstrom. Die „Ceradinischen Wirbel" des Blutes in dem Sinus Valsalvae sollen den Klappenschluß bewirken. Man kann das zugeben, Wirbelbewegung tritt dabei wohl sicher auf, aber die Hauptsache ist der rückläufige Blutstrom, der die Klappensegel mit sich fortreißt und so zum Schluß bringt. Es ist vorauszusetzen, was auch mit den experimentellen Erfahrungen übereinstimmt, daß dabei eine kleine Menge Blut, wie angenommen wird fast 2 ccm, noch in den Ventrikel hineinfließt, bis die mitgerissenen Klappensegel dem Blut den Weg versperren. Es würde demnach eine physiologische Insufficienz der Klappen an den großen Gefäßen, an der Pulmonalis so gut wie an der Aorta, anzunehmen sein, nur ist die Menge des zurückfließenden Blutes zu klein, die Dauer des Rückflusses zu kurz, um klinische Erscheinungen zu machen, etwa ein wahrnehmbares Geräusch zu erzeugen. Dagegen reicht der Vorgang hin, um im Pulsbild eine sehr bemerkenswerte Deformierung der Kurve, die sog. Inzissur herbeizuführen. Auch für die Anfangsspannung bei der nächsten Systole soll diese physiologische Klappeninsuffizienz nicht ganz gleichgültig sein, die Füllung und damit die Anfangsspannung soll damit erhöht werden. Die Erhöhung kann keine $2\,^0/_0$ betragen und ob dies irgend ins Gewicht fällt, mag dahingestellt sein. Vom Zufluß vom Vorhof her ist die Füllung natürlich fast ganz abhängig, namentlich also auch von der Dauer der Diastole, während deren sich die Füllung vollzieht. Für die Füllung des Ventrikels ist dabei die weitere aktive Zusammenziehung des Vorhofs im letzten Teil der Diastole von großer mechanischer Bedeutung. Mit Beginn der Diastole fließt Blut nur allmählich, bald mit immer größerer Geschwindigkeit ein. Im weiteren Verlauf der Diastole nimmt die Einströmungsgeschwindigkeit bei großem Zufluß immer mehr ab, ohne aber jemals für längere Zeit dem Nullpunkt nahezukommen. Mit der aktiven Vorhofsystole beginnt das Blut neuerdings viel rascher einzuströmen, nicht selten beträgt die Menge von Blut, die so durch die Vorhofsmuskulatur in die Kammer gepreßt wird $^1/_3$, sogar $^2/_3$ der ganzen Füllung. Durch die Vorhofsystole wird also die Anfangsspannung, die für die Wirkung der nächsten Ventrikelsystole so wichtig ist, erhöht. Dabei wird der Druck erst gegen Ende der Diastole für eine kurze Zeit auf die erforderliche Höhe gebracht. Fiele die aktive Kontraktion des Vorhofs aus, so müßte zur Erzeugung der für die Kammersystole so notwendigen Anfangsspannung während der ganzen Diastole erhöhter Druck herrschen, wodurch dann aber das Nachströmen des Blutes von der venösen Seite her erschwert wäre. Die plötzliche kurzdauernde Drucksteigerung durch die aktive Vorhofsystole wäre auch dann von großer mechanischer Bedeutung, wenn sie erst bei fast ganz gefülltem Ventrikel einsetzen und dann nur sehr wenig Blut mehr liefern könnte allein wegen der Druckerhöhung, die sie herbeiführt.

Auch für die Blutbewegung im Herzen selbst muß die Kontinuitätsbedingung auf die Dauer erfüllt sein, jeder Herzabschnitt muß in gleichen Zeiten gleich viel Blut aufnehmen und entleeren. Wie groß der Zeitabschnitt gewählt sein muß, ist damit nicht gesagt, nur so viel, daß auf die Dauer eine Verletzung der Kontinuitätsbedingung mit dem Fortleben unverträglich ist. Für kürzere Fristen, für einzelne Herzschläge, für Stunden oder Tage können aber Abweichungen recht wohl vorkommen, bedeutendere nur für sehr kurze Zeiten, geringfügige für etwas längere. Jede Abweichung muß durch das Verhalten des Herzens baldigst ausgeglichen werden, sonst muß notwendig der Tod eintreten. Wahrscheinlich entleeren sich die Ventrikel bei ihrer Systole nie völlig, es bleibt immer eine gewisse kleine Menge Blut darin zurück. Einmal muß also schon früher die Kontinuitätsbedingung verletzt worden sein, der Ventrikel muß von seinem Vorhof mehr Blut bekommen haben als er seiner Arterie überantwortet hat. Wahrscheinlich hat sich Anhäufung von rückständigem Blut in winziger Menge sehr oft wiederholt und hat dann schließlich zu einem bleibenden Zustand geführt, in dem die Kontinuitätsbedingung wieder gewahrt ist, gleich viel Blut zum rückständigen ein- und ohne dieses ausfließt. Das Volumen des rückständigen Blutes hat dann die mechanische, sehr wichtige Rolle übernommen, bei gleichem Schlagvolumen das Volumen des Ventrikels zu vergrößern, also die Anfangsspannung des Muskels zu erhöhen, so daß bei der Systole mehr Arbeit geleistet werden kann und daß ferner für kurze Zeit auch das Schlagvolumen vergrößert werden kann.

Die Kontinuitätsbedingung erfordert, daß der Ventrikel immer systolisch das gleiche Volumen Blut entleert, wie es ihm während der Diastole vom Vorhof zufließt. Vorhöfe und Kammer haben das gleiche Schlagvolumen, sie fassen aber für gewöhnlich nicht gleich viel Blut, die Vorhöfe vielmehr um $^1/_5$—$^1/_3$ weniger als die Kammern. Von Hiffelsheim und Robin wurden als Kapazität angegeben für den rechten Vorhof 110—185 ccm, für den linken 100—130 ccm, für die rechte Kammer 106—230 ccm, für die linke 143—212 ccm. Notwendig müssen sich also die Vorhöfe bei ihrer Systole vollständiger entleeren als die Kammern. In letzteren muß der systolische Rückstand größer sein, ob damit auch die Spannung ihrer Wand höher ist, erscheint aber zweifelhaft, sie bleiben wohl nicht gedehnt, sie sind nur von Haus aus weiter als die Vorhöfe.

Stellt sich aber bei der Systole der Entleerung des Ventrikels ein größerer Widerstand entgegen, den er augenblicklich nicht wie früher überwinden kann, so bleibt mehr Blut zurück, die nächste Systole wirkt dann schon wegen der vermehrten Anfangsspannung besser und so wird in kürzerer oder längerer Frist die Kontinuitätsbedingung wieder erfüllt sein. Dann ist das gesetzte Kreislaufhindernis ausgeglichen und geändert hat sich gar nichts, als daß bei jeder einzelnen Systole der gleiche Rückstand im Ventrikel bleibt, der aber größer ist als er vor dem vermehrten Widerstand gewesen war. Bedingung für einen solchen Vorgang ist freilich, daß vermehrte Anfangsspannung auch wirklich höhere Leistung des Muskels nach sich zieht, daß der Muskel überhaupt noch innerhalb gewisser Grenzen leistungsfähig und gesund ist. Einen Grenzwert für den beschriebenen Vorgang würde eine Insuffizienz der Aortenklappen darstellen, bei der sich der Ventrikel außer vom Vorhof auch noch von der Aorta her mit Blut füllt, gedehnt wird und am Ende der Diastole unter dem vollen gerade herrschenden arteriellen Druck steht.

Der Herzmuskel kann durch einen Reiz nicht in stärkere oder schwächere Kontraktion versetzt werden, je nachdem der Reiz ein starker oder schwacher ist, sondern entweder wird er gar nicht zur Tätigkeit angeregt oder zur vollen, wie sie dem augenblicklichen Zustand des Muskels entspricht. Nur in diesem Sinn ist das „Alles- oder Nichts-Gesetz" des Herzmuskels richtig und so sagt es nur Selbstverständliches aus. Es ist aber sehr viel Mißbrauch mit diesem „Gesetz" getrieben worden und hier schon muß nachdrücklich darauf hingewiesen werden, daß es in weiterer Fassung als obiger entschieden falsch ist. Der Herzmuskel gibt nicht zu jeder Zeit seine volle Kraft her, er arbeitet zu Zeiten stärker, zu anderen schwächer, je nach den Bedingungen unter denen er sich befindet. Zu diesen Bedingungen gehört der Ernährungszustand, die Temperatur, auch der Einfluß extrakardialer Nerven und vor allem auch die Anfangsspannung, von der aus die Kontraktion anhebt. Die Anfangsspannung selber ist wieder in besonderer Weise von den Widerständen abhängig, gegen die das Herz arbeitet und so kommt es, daß das Herz sich, wie man sich ausdrückt, den Bedingungen, unter denen es arbeiten muß, anpaßt und so gelegentlich und je nach Bedarf „Reservekräfte" ins Spiel bringt und damit größere Arbeit leisten kann. Es wird dabei in der Tat auch mehr Stoff verbrannt und mehr Wärme gebildet. Die isotonische Zuckung, die mehr leistet als die isometrische, entwickelt auch mehr Wärme. Dazu kommt ferner auch noch, daß der Bruchteil von verbrauchter potentieller Energie, der zur Erzeugung mechanischer Arbeit dient, wächst, daß nicht nur im ganzen mehr kinetische Energie erzeugt wird, daß die Maschine nicht nur stärker arbeitet, sondern auch rationeller und der Nutzeffekt der geleisteten Arbeit, der also der Massenbeschleunigung, dem Kreislauf zugute kommt, wächst. Ein Muskel, der dauernd mehr arbeitet, braucht auch, wenn er sich nicht erschöpfen soll, mehr Brennmaterial. Ein Teil der vom Herzen geleisteten Arbeit wird aber auf die Herbeischaffung davon, auf die Ernährung des Muskels selbst verwendet. Das Herz speist sich selbst durch die Kranzarterien, es speist sich gut und reichlich, wenn es die Aorta reichlich und unter gutem Druck füllt, sein Muskel bekommt wenig, wenn seine Arbeit nachläßt und der Kreislauf damit schlechter wird. Die Skelettmuskeln atrophieren, wenn sie längere Zeit untätig sind, sie werden stärker und leistungsfähiger, wenn sie längere Zeit angestrengter arbeiten müssen, wie tausendfältige Erfahrung lehrt. Jedenfalls kommt dabei gesteigerte Blutzufuhr und Assimilation in Betracht und dasselbe trifft auch für den Herzmuskel zu. Dauernde Inanspruchnahme der Reservekraft, dauernde Mehrarbeit führt zur Hypertrophie des betreffenden Herzabschnittes. Diese Hypertrophie besteht in einer Dickenzunahme der kontraktilen Fasern, beschränkt sich aber nicht darauf, sondern betrifft auch das Bindegewebe. Dann liegt ein Herzmuskel vor, der die geforderte Mehrarbeit dauernd leisten kann und zwar auch ohne jederzeit alles an Reservekraft aufbieten zu müssen, was ihm für gelegentlich noch weitergehende Anforderungen übrig bleibt. Dieser Zustand ist wenigstens Ziel und Ideal der kompensatorischen Hypertrophie, wie er freilich nicht in allen Fällen wirklich erreicht wird.

Kraftquelle für die Arbeit des Herzens, wie für die der Muskeln überhaupt, ist ohne Zweifel die Kraft, mit der sich Sauerstoff und brennbares Material gegenseitig anziehen und sich zu vereinigen streben. Sie werden durch das Blut dem Muskel zugeführt und zum Teil bis zur Verwendung in ihm aufgespeichert, namentlich als Kohlehydrate: Zucker, Glykogen. Der Herzmuskel verfügt jederzeit über eine gewisse Menge von potentieller Energie, die er unter dem Einfluß eines Reizes in kinetische Energie umwandelt. Es sind 7 Summanden (I—VII, S. 62), auf die sich die Energie verteilt. Ein Teil wird dabei direkt in Wärme umgesetzt (VII), ein anderer leistet zuerst äußere Arbeit. Bei der Muskelkontraktion wird durch die Bewegung der kleinsten Teilchen der Muskulatur potentielle und kinetische Energie aufgewendet, sie kann im Verlauf einer Kontraktion ganz oder zum Teil in Wärme verwandelt werden (VI). Ein anderer Teil der entwickelten kinetischen Energie leistet Arbeit durch Überwinden von entgegengerichteten Kräften, der Reibung, die im Herzen selbst bei der Bewegung der Teile auftritt (V). Die äußere Arbeit setzt sich aus zwei Teilen zusammen. Der eine betrifft die Massenbeschleunigung, die dem Schlagvolumen verliehen wird, die sich also nach der Ventrikelkontraktion im Anfangsteile der Aorta und Pulmonalis als kinetische Energie, als Wucht findet, sie ist gleich dem halben Produkt aus Masse mal Quadrat der Geschwindigkeit (III). Der andere besteht in der Druckerhöhung, die in den Gefäßen durch die Ventrikelkontraktion erzeugt wird, es ist die potentielle Energie, die das Blut vom Ventrikel mitbekommt (I). Beide Teile zusammen dienen dazu, den Widerstand in der Gefäßbahn zu überwinden, wobei die potentielle Energie (der Druck) wieder in kinetische Energie umgesetzt wird bis zum Rückfluß ins Herz, wo dann das Blut zur Ruhe kommt und fast der letzte Rest von Wucht verbraucht und in Wärme umgesetzt wird. Jede Kontraktion findet aber für ihre Leistung noch Energie vor, die von der unmittelbar vorausgehenden Kontraktion übrig und für ihre Arbeitsleistung noch verfügbar geblieben ist. Das ist der Rest von kinetischer Energie, die das Blut beim Einströmen in den Ventrikel schon besaß, insoweit er im Kreislauf noch Verwendung finden kann (IV) und ferner der Betrag von potentieller Energie, der bei dem schon gedehnten Ventrikel bei seiner einfachen elastischen Zusammenziehung, ohne daß der Muskel in den tätigen Zustand versetzt worden wäre, wieder frei würde (II).

Nach O. Frank[1]), dessen Ausführungen ich hier gefolgt bin, setzt sich also die Arbeit jeder Systole des Herzens aus folgenden Summanden zusammen (D = Druck, V = Volumen, ψ (V) = Dehnungskurve des ruhenden Ventrikels, m = Masse, v = Geschwindigkeit, R = Reibung, Ai = innere Arbeit, W = Wärme, A = Arbeit, P = Druck):

$$A = \underset{\substack{V_1 \\ \text{I.}}}{\overset{V_2}{\int}} P \, d\,V - \underset{\substack{V_1 \\ \text{II.}}}{\overset{V_2}{\int}} \psi(V) \, d\,V + \underset{\text{III.}}{\sum \frac{d\,m\,v_1^2}{2}} - \underset{\text{IV.}}{\sum \frac{d\,m\,v_2^2}{2}} + \underset{\text{V.}}{R} \underset{\text{VI.}}{\pm Ai} + \underset{\text{VII.}}{W}.$$

Die negativen Summanden II und IV sind Energiegrößen, die von der vorausgehenden Kontraktion noch verfügbar bleiben, die anderen kommen durch die neue Kontraktion hinzu und enthalten die Größen II und IV wieder in sich, die dann als Rest für die nächste Kontraktion aufgespart bleiben.

Die Untersuchung.

Lage, Form und Größe des Herzens, sowie der großen Gefäße erkennt man sicher nur bei der Durchleuchtung mit Röntgenstrahlen.

Röntgenstrahlen werden bei ihrem Durchgang durch flüssige und feste Körper zum Teil absorbiert, die Absorption ist bei gleicher Dicke der absorbierenden Schicht abhängig von der Dichte, dem spezifischen Gewicht. Das Absorptionsvermögen im menschlichen Körper ist demgemäß bei den Knochen am größten, in allen Weichteilen ziemlich das gleiche, im Fettgewebe etwas kleiner als in Muskeln, Drüsen und Blut. Am fluoreszierenden Röntgenschirm und auf der photographischen Platte liefert das Herz gegenüber der Lunge, die hell erscheint, einen Schatten (im photographischen Negativ sind natürlich die Lungen dunkel, das Herz hell, im Positiv ist es umgekehrt).

Man sieht die große Leber, die sich bei der Atmung nach unten und oben verschiebt. Der obere Rand des Schattens entspricht dem Zwerchfell rechts, links ist manchmal das Zwerchfell oberhalb des mit Luft gefüllten, hellen Magens (Magenblase) als ein schmaler, dunkler mit der Respiration verschieblicher Streif zu erkennen, weiter außen kommt der Milzschatten. Das Herz folgt im allgemeinen bei der Respiration dem Zwerchfell, doch sind seine Bewegungen nicht ganz so ausgiebig. Bei tiefer Inspiration scheint sich das Zwerchfell für einen Augenblick vom Herzen abzulösen und es erscheint manchmal für ein paar Sekunden unter dem Herzschatten ein feiner weißer Streif. Aber nicht immer vermag man im Röntgenbild die untere Herzgrenze zu erkennen, sie verschwindet oft im Schatten des linken Leberlappens.

Der Herzschatten ist im allgemeinen eiförmig oder rundlich, doch kann bei einem so unregelmäßig gestalteten Körper wie das Herz die Projektionsfigur auch andere, ganz sonderbare Formen annehmen, besonders in pathologischen Fällen.

---

[1]) Zeitschr. f. Biologie. N. F. 19. Bd. 1899. p. 511.

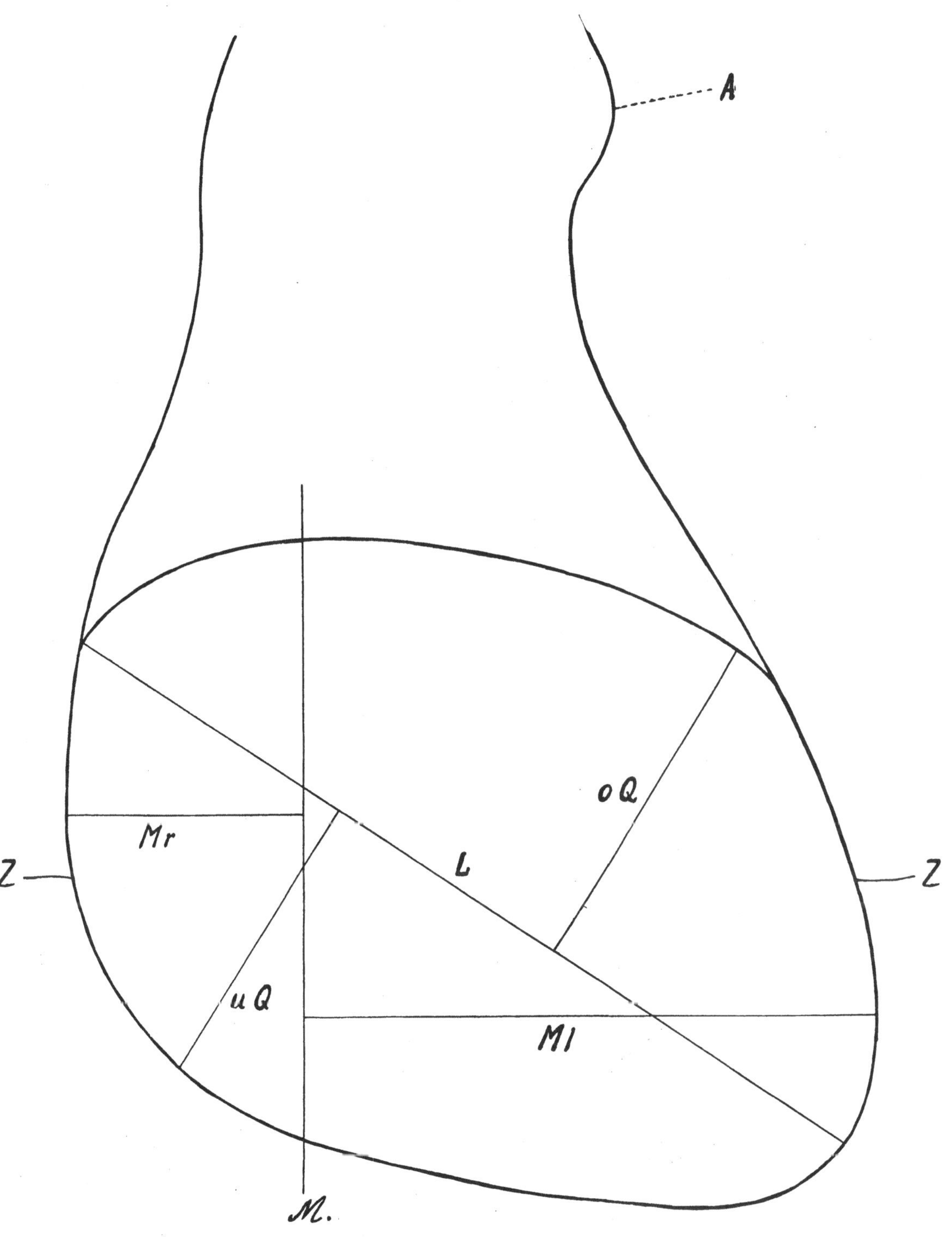

Fig. 10.

Herzmaße. Normaler Herzschatten. 38 J. r HQ = 17, Blutdruck 125 mm Hg. A Aorta.
M Mittellinie. L Längsdurchmesser = 14,6 cm. Mr rechter Transversaldurchmesser = 3,8 cm.
Ml linker Transversaldurchmesser 9,2 cm. oQ oberer Querdurchmesser 5,7 cm. uQ unterer
Querdurchmesser = 4,7 cm. ZZ Zwerchfell. Natürliche Grösse. (Eigene Beobachtung.)

Der größte Durchmesser des normalen Herzschattens verläuft von rechts oben nach links unten (schräggestelltes Herz, Fig. 10) oder von rechts nach links (quergestelltes Herz, Fig. 11) oder auch von oben nach unten (steilgestelltes Herz, Fig. 12). Beim steilgestellten Herzen erscheint die Projektion des Herzens selbst mehr kreisrund, sie geht oben viel allmählicher in den Gefäßschatten über als beim schrägen und queren Herzen. Der Herzschatten überschreitet den rechten Sternalrand um etwa 1—2 cm oder auch gar nicht, an der rechten Grenze findet sich meist, aber nicht immer, oben eine leichte Ausbiegung durch den rechten Vorhof und die Vena cava superior (Venenbogen, Fig. 11 V), nach links reicht die Herzsilhouette etwa bis zur Mamillarlinie. Die Mamilla kann man sich im

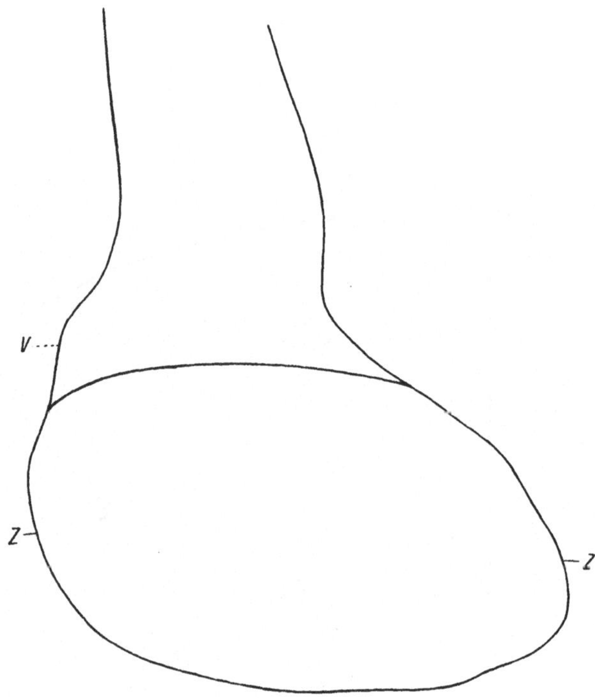

Fig. 11.
ormales Herz, quergestellt.   Grösse $^1/_3$.   22 J.   r H Q 17.   Blutdruck 162 mm Hg.
(Eigene Beobachtung.)

Röntgenbild leicht durch ein aufgeklebtes Metallplättchen, eine Münze, die Mittellinie durch einen Draht kenntlich machen. Vom Zwerchfell aus zieht die linke Grenze bogenförmig nach oben gegen das Brustbein zu und geht hier in den Gefäßschatten über, der von der Aorta und rechts von der Cava superior geliefert wird. Zwei mehr oder weniger ausgesprochene Vorwölbungen sind links zu bemerken. Die untere ist manchmal wieder in zwei deutlich erkennbare Teile geschieden. Der unterste kommt vom linken Vorhof (Fig. 13 Au), der obere von der Pulmonalis (P). Deutlich weiter oben überragt ein Bogen (A, Fig. 10) das Brustbein nach links, er wird durch die Aorta descendens erzeugt. Herzschatten und Gefäßschatten gehen unmittelbar und ohne erkennbare Grenze ineinander über. Eine künstliche, aber der Wirklichkeit ziemlich entsprechende Abgrenzung kann man auf dem Bilde vornehmen, wenn man den rechten und den linken Bogen ihrem Verlaufe folgend durch eine Kurve in einem Zug verbindet. Will man die Größe des Herzens ausmessen, so ist dies Verfahren unerläßlich, befriedigende Resultate erhält man aber erst, wenn man es ein paar hundertmal wenigstens wiederholt hat. Das gleiche gilt auch für die Konstruktion der unteren Herzgrenze. Gewöhnlich kann man unten die bogenförmige Gestalt des rechten und des linken Herzrandes bei seinem Umbiegen wenigstens noch eine kleine Strecke weit verfolgen und dann beide Enden konstruktiv miteinander verbinden. Nicht selten ist es aber möglich, die untere Herzgrenze wirklich zu sehen und zu erkennen. Voraussetzung ist dabei nicht nur ein leistungsfähiger Röntgenapparat mit kontrastreicher, also

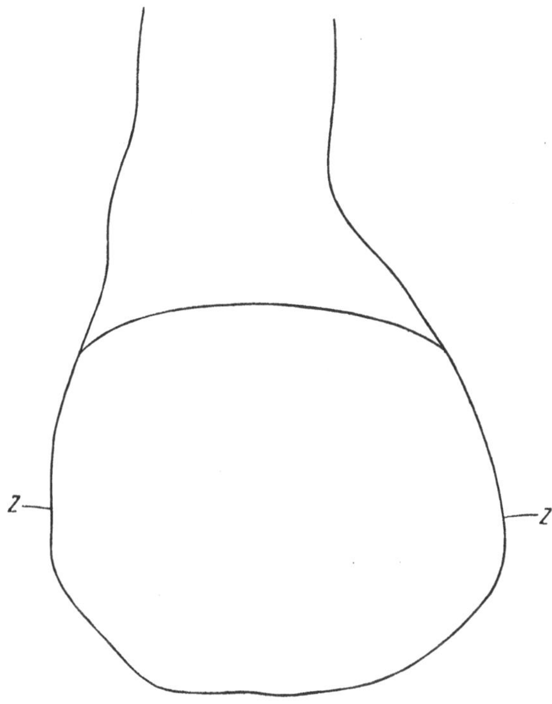

Fig. 12.

Normales Herz, steil gestellt. Größe $^1/_2$. 40 J. r H Q 18. Blutdruck 133 mm Hg. ZZ Zwerchfell. (Eigene Beobachtung.)

nicht zu harter Röhre, sondern vor allem ein ausgeruhtes, vollkommen dunkeladaptiertes Auge. Auch hier spielt Übung und Erfahrung eine wichtige Rolle.

Sternum und Rippen sind leicht zu erkennen und danach die Lage des Herzens und der großen Gefäße zu bestimmen. Verlagerungen und Verschiebungen können bei der einfachen Durchleuchtung auf dem Schirm nicht verborgen bleiben und die Beweglichkeit des Herzens bei der Respiration oder bei Lagewechsel kann ohne Schwierigkeit festgestellt werden.

In den meisten Fällen ist der Herzschatten bei ruhiger Atmung ziemlich unbeweglich, ändert auch seine Größe und Form nicht, oft aber ist auch eine Pulsation des Herzens deutlich zu erkennen, sogar auffallend. Worauf dieses Cor pulsans beruht, ob eine Verkürzung der Anspannungszeit, verstärkte Herzaktion bei Nervösen, gesteigerter Blutdruck oder sonst etwas, worauf man ver-

fallen könnte, die Ursache ist, habe ich nicht herausbekommen können. Mit dem
Telekardiographen ist es möglich, Momentaufnahmen des Herzens zu machen
und sie in bestimmte Phasen der Herztätigkeit zu verlegen. Dabei hat sich
ergeben, daß beim gesunden Herzen Verschiebungen der Ränder um 7 mm
vorkommen, bei Myodegenerationen sehr geringe oder keine. Demnach wäre
das Cor pulsans das Normale und der ruhige Herzschatten das Abnorme (womit
ich mich nicht einverstanden erklären kann). Mit der Telekardiographie soll
man auch Hypertrophien von schlaffen Dilatationen unterscheiden können.

Am unteren Rand des Herzschattens sieht man, wie erwähnt, bei sehr tiefer
Inspiration manchmal für 2—3 Sekunden einen schmalen, hellen Streif. Über

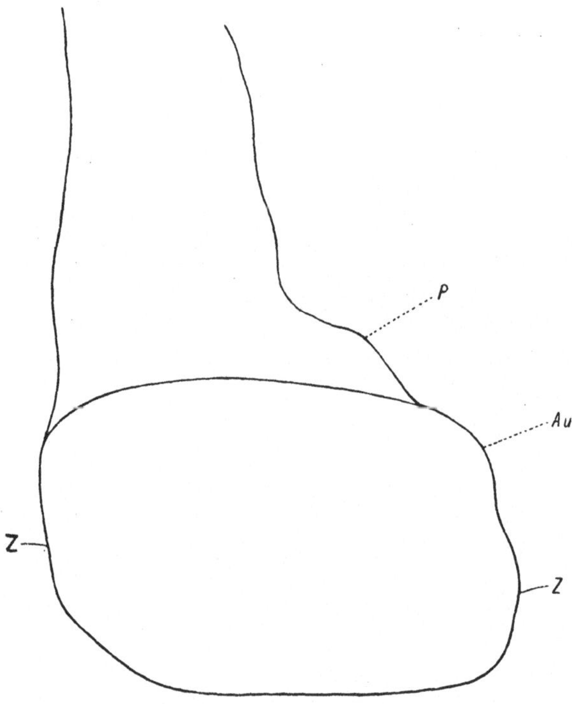

Fig. 13.

Hypertrophisches Herz. Normaler Herzschatten. 52 J. r HQ 15. Blutdruck 240 mm Hg.
P Pulmonalis. Au linker Vorhof. Größe $^1/_2$. (Eigene Beobachtung.)

seine Entstehung bin ich mir auch noch nicht ganz klar geworden. Vielleicht
stellt sich bei tiefer Inspiration das Herz zuerst steiler, so daß unten nur das
Fettpolster aufruht und dann erst sinkt die Herzbasis zurück und das dicke
Herz gibt dann wieder seinen intensiven Schatten.

Die Größenbestimmung des Herzens mit Röntgenstrahlen
ist keine so einfache Sache, wie es auf den ersten Blick wohl erscheinen möchte.

Die äußersten Grade der Verkleinerung und namentlich der Vergrößerung
fallen freilich schon bei der einfachen Durchleuchtung im Stehen Dem auf, der
schon viele Durchleuchtungen vorgenommen hat. Mit dieser Art der Durchleuchtung sollte die Röntgenuntersuchung, auch des Herzens, stets beginnen
oder abgeschlossen werden. Im Stehen orientiert man sich am besten über die
Topographie des Thorax, auch den Zustand der Lungen, über den Inhalt des

Mediastinums, über die Beweglichkeit des Zwerchfells und des Herzens, über seine Form und zunächst annähernd auch schätzungsweise über seine Größe. Das runde Herz wird im allgemeinen als groß, das Tropfenherz (Fig. 14) als klein angesehen. Nicht mit Recht, denn es gibt auch kleine runde und Tropfenherzen von ganz normaler, selbst reichlicher Größe.

Die Röntgenstrahlen gehen von einer ganz kleinen Stelle der Antikathode aus nach allen Richtungen hin weiter. Wenn sie von einem schwerer zu durchdringenden Körper aufgefangen werden, so erzeugen sie hinter diesem auf der photographischen Platte oder dem Durchleuchtungsschirm einen Schatten, der im divergenten Strahlenbündel allemal größer ausfallen muß als der schattenwerfende Körper selbst. Je weiter die Antikathode vom Herzen absteht, desto mehr nähern sich die Strahlen der Parallelrichtung und desto kleiner wird der Fehler in der Projektion. Durch die sogenannte Fernphotographie mit einem Abstand von 1 bis 2 m, was einen ausgezeichneten Apparat erfordert, lassen sich Herzbilder erhalten, die annähernd der wahren Größe entsprechen. Man kann auch rechnerisch aus dem projizierten Schatten die wahren Dimensionen ableiten.

Es sei x in Fig. 15 A der Durchschnitt eines schattenwerfenden Körpers, z. B. der Durchmesser vom Herzen. In A_1 befinde sich die Antikathode der Hittorfschen Röhre; auf dem Schirm oder der photographischen Platte werde ein Schatten vom Durchmesser $= h_1$ entworfen. Die Entfernung von x bis A_1 sei $= a$, die von x bis zum Schirm (oder zur Platte) $= b$; beide sind unbekannt, ihre Summe aber $a + b$, d. h. die Entfernung des Schirms von der Antikathode kann gemessen werden, sie heiße e_1; also $a + b = e_1$. Gemessen werden kann natürlich auch der Durchmesser des Schattens $= h_1$. Gesucht ist x, der wahre Durchmesser des schattenwerfenden Körpers (z. B. der wahre größte Durchmesser des Herzens). Um diesen zu finden, rücke man die Antikathode um die Strecke $= f$ (Fig. 15 B) vom Durchleuchtungsschirm (resp. der Platte) ab an die Stelle A_2. Dann ist die Entfernung des Schirms von der Antikathode

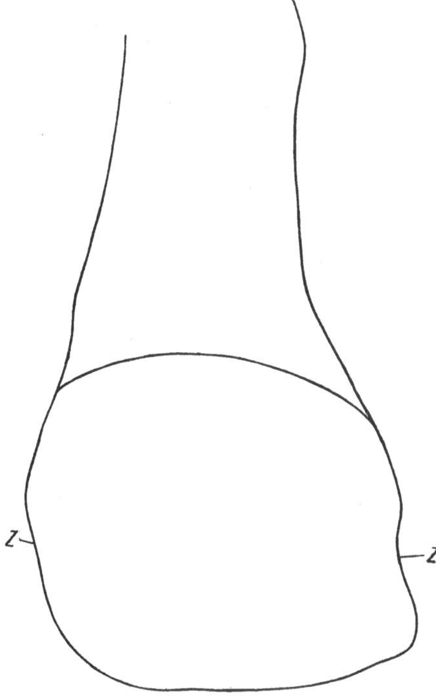

Fig. 14.

Tropfenherz. 58 J. rHQ 13. Blutdruck 145 mm Hg. Größe $^1/_2$. (Eigene Beobachtung.)

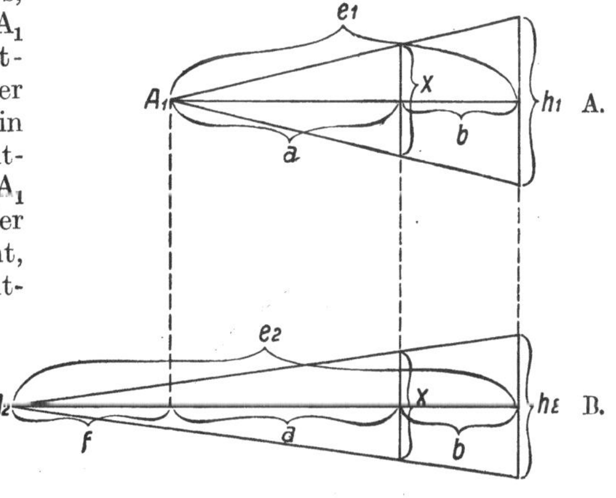

Fig. 15.

$= f + a + b = f + e_1$, wofür wir e_2 setzen wollen. Diese Größe ist bekannt wenn wir bestimmen, um wie viel Zentimeter (f) wir die Antikathode abgerückt haben, oder indem wir einfach den neuen Abstand zwischen Antikathode und Schirm (e_2) messen. In diesem Fall ist auch f bekannt, nämlich $f = e_2 - e_1$.

Beim zweiten Versuch entsteht ein Schatten vom Durchmesser $= h_2$, der gemessen werden kann. Jetzt haben wir zwei Gleichungen, nämlich $h_1 : x = (a + b) : a$ und $h_2 : x = (a + b + f) : (a + f)$ oder $h_1 : x = e_1 : a$ und $h_2 : x = e_2 : (a + f)$. In diesen stecken nur 2 Unbekannte, nämlich x und a. Löst man nach x auf, so findet man

$$x = \frac{f \cdot h_1 h_2}{e_1 (h_1 - h_2) + h_1 f}.$$

Aus den beiden gemessenen Schattendurchmessern h_1 und h_2 kann man also leicht den gesuchten wahren Durchmesser des schattenwerfenden Körpers, z. B. den wahren größten Durchmesser des Herzens finden.

(Auch nach a lassen sich die beiden Gleichungen auflösen.

Man erhält $a = \dfrac{x \cdot e_1}{h_1}$

Dann findet man $b = e_1 - a$ und damit die Entfernung, in der x sich vom Lichtschirm befindet.

Da man auch die Entfernung des Lichtschirms von der Brustwand bestimmen kann, so ergibt sich hieraus leicht, in welcher Tiefe sich der schattenwerfende Körper, z. B. ein Projektil im Thorax befindet.)

Diese von mir angegebene Methode, die wahre Größe aus der projizierten zu berechnen, sollte die Fernphotographie und den Orthodiagraphen ersparen, hat sich aber ebenso wie andere derartige Methoden keinen Eingang in die Praxis verschaffen können. Neben der Fernphotographie und ihr ohne Zweifel überlegen, hat nur der Orthodiagraph allgemeine Anwendung gefunden, der von Moritz zuerst in der Diagnostik verwendet wurde.

Hittorfsche Röhre und Beleuchtungsschirm sind fest miteinander verbunden und werden zugleich so verschoben, daß das Herz von einem Bündel unter sich paralleler Strahlen eingehüllt wird, die von der Antikathode ausgehen. So wird vom Herzen auf dem Schirm eine parallele und senkrechte Projektion erhalten. Die Antikathode wird um den Herzschatten herumgeführt, dabei ihre Stelle durch eine Reihe von Punkten auf einem Blatt Papier markiert und so das „Orthodiagramm" erhalten, an dem man die einzelnen Punkte dann noch durch eine stetige Kurve aus freier Hand verbindet. Die Fig. 10 stellt ein solches Orthodiagramm in natürlicher Größe dar, die obere Grenze ist konstruktiv, „nach bestem Ermessen" eingezeichnet.

Zur Größenbestimmung des Herzens hat man seinen Schatten nach verschiedenen Richtungen ausgemessen und durch Berechnung des arithmetischen Mittels aus vielen Messungen sogenannte Normalwerte gewonnen. Der Herzschatten stellt im allgemeinen, aber mit häufigen Ausnahmen, ein Ovoid dar. Der Längsdurchmesser (L, Fig. 10) beträgt im Mittel 14,5—15 cm. In der oberen Hälfte entfernt sich der Bogen vom Längsdurchmesser (oberer Querdurchmesser, o. Q.), oft an einer anderen Stelle am weitesten als in der unteren Hälfte (u. Q.), die Summe von o. Q. und u. Q. ergibt den Querdurchmesser von 10 cm. Ebenso ist der Median- oder Transversaldurchmesser von der Mittellinie des Sternums ausgehend aus 2 Teilen Mr und Ml zusammengesetzt. Mr = 4, Ml = 10 cm, ergibt für die Transversaldimension die Summe = 14 cm. Diese Art der Ausmessung hat ihre unleugbaren Vorteile bei der Untersuchung von Klappenfehlern, da hier die einzelnen Herzabschnitte in ihrer Größe ganz verschieden vom Normalen abweichen können. Allerdings entsprechen die einzelnen Teile des Herzschattens gar nicht bestimmten Herzabschnitten, doch kann man im allgemeinen aus dem Verhältnis des Längsdurchmessers zum Querdurchmesser und zur Transversaldimension wohl berechtigte Schlüsse auf einseitige Vergrößerung ziehen. Vergrößerung des Querdurchmessers spricht für Vergrößerung des rechten Herzens, speziell die der rechten Transversaldimension für Erweiterung des rechten Vorhofs, Verlängerung der Längsdimension kann für Vergrößerung des linken Ventrikels verwertet werden. Schätzungsweise liefert schon die einfache Betrachtung der Form recht brauchbare Resultate (runde Form: rechtsseitige, langgezogene Form: linksseitige Herzvergrößerung). Sind alle Dimensionen verlängert oder alle verkleinert, so kann das Herz auch im ganzen als groß oder als klein angesprochen werden. Das ist aber keineswegs stets richtig; auch wenn kein Herzklappenfehler vorliegt, stehen die verschiedenen Durchmesser durchaus nicht immer zueinander im gleichen normalen Verhältnis. Der eine kann größer geworden sein, ein anderer kleiner oder gleich geblieben. Außerdem ist vorauszusetzen und es hat sich auch durch vielfältige Beobachtung bestätigt, daß die Dimensionen auch bei völlig Gesunden recht verschieden groß sein können. Ein gesunder, großer, starker Mann braucht und hat ein größeres Herz als ein zartes kleines Weib, als ein Kind.

Es war ein bemerkenswerter Fortschritt, als Dietlen statt der verschiedenen Durchmesser die ganze Fläche des Herzschattens ausmaß und nachwies, daß ihre Größe nicht mit der Körperlänge, sondern mit dem Körpergewicht zusammenhängt. Damit war an die Stelle mehrerer Zahlen (gewöhnlich sind es 5) eine einzige getreten und danach ließen sich schon die Herzen ihrer Größe nach ordnen und man konnte von kleineren und größeren im allgemeinen sprechen. Doch erschien auch diese Methode nicht zulänglich. Es muß gefordert werden, daß die Herzgröße auch in ein richtiges Verhältnis zum Körpergewicht gebracht wird. Die Fragestellung müßte lauten: wie verhält sich das Herzvolumen zum Körpergewicht, wie viel Kubikzentimeter Herz treffen auf 1 kg Körpergewicht? Damit wäre wohl ohne Zweifel auch für die klinische Untersuchung eine ungemein wichtige Größe, der Herzquotient $\frac{V}{G}$ bestimmt, wenn V das Herzvolumen, G das Körpergewicht bedeuten soll. Leider läßt sich aus sehr begreiflichen Gründen dieser Herzquotient nicht streng bestimmen. Es ist wohl möglich, das Körpergewicht, nicht aber das Herzvolumen mit wünschenswerter Genauigkeit zu finden. Die Fläche (F) des Herzschattens darf man nicht ins Verhältnis zum Körpergewicht setzen und etwa $\frac{F}{G}$ statt $\frac{V}{G}$ setzen. Das F ist eine Größe von der zweiten, V eine von der dritten Dimension. Wenn mit sich änderndem Körpergewicht das Volumen des Herzens zu- oder abnimmt, so geschieht dies in einem ganz anderen Verhältnis als sich die Projektionsfläche ändert. Eine genaue Darstellung des Herzvolumens ließe sich durch zwei zueinander senkrechte Projektionen erreichen, wie dies die darstellende Geometrie lehrt. Man müßte das Herz in zwei aufeinander senkrechten Richtungen durchleuchten, etwa von vorne nach hinten und dann von rechts nach links (oder auch von oben nach unten), dann ließe sich durch die Kombination der beiden Projektionen das Herz wirklich darstellen, wie etwa ein Baumeister von seinem Haus einen Auf- und Grundriß entwirft, ein Techniker seine Maschine in 2 Durchschnitten darstellt. Das gelungene Resultat könnte ein nachgebildetes körperliches Modell im natürlichen oder willkürlich verkleinerten Maßstab oder auch eine perspektivische Zeichnung liefern. Wünschenswert wäre aber eine Zahl, die das Herzvolumen ausdrücken sollte. Dazu ist die Herzform zu unregelmäßig gestaltet, als daß man sie mit genügender Genauigkeit berechnen könnte; an einem gelungenen körperlichen Modell wäre aber die Bestimmung durch

Messung von verdrängtem Wasser natürlich leicht. Diese Methode wäre, wenn sie technisch durchgeführt werden könnte, auch für klinische Untersuchung viel zu umständlich und erst recht für Massenuntersuchungen. Für diese und eine darauf gegründete vernünftige Statistik eignet sich nur eine Reihe von einzelnen Zahlenwerten. Für klinische und statistische Zwecke verzichtet man besser auf weit getriebene Genauigkeit und betrachtet mit dem Bewußtsein, damit einen Fehler zu begehen, das Herz als eine Kugel; als erste, rohe Annäherung an die Wirklichkeit ist das ohne Zweifel statthaft. Es gilt also, von der Fläche, die man am Orthodiagramm oder an der Fernphotographie messen kann, zur Kugel überzugehen und damit die Herzgröße in einer Dimension darzustellen, die mit dem Körpergewicht überhaupt vergleichbar ist. Wenn man das Herz als Kugel betrachtet, so muß die Projektion als Kreis dargestellt werden. Es gelten, wie jeder weiß, wenn F die Fläche des Kreises, V das Volumen der Kugel ist, die zwei Gleichungen

$$F = r^2\pi \quad \text{und} \quad V = \frac{4}{3} r^3\pi.$$

Aus diesen beiden Gleichungen ergibt sich

$$V = \frac{4}{3} \frac{F^{\frac{3}{2}}}{\sqrt{\pi}}.$$

Dividiert man diese Größe durch das Körpergewicht G, so bekommt man in erster roher Annäherung wirklich den Herzquotienten, wie er oben verlangt war. Man kann aber die Sache recht wohl noch vereinfachen, wenn man nicht darauf ausgeht, die wirkliche Herzgröße, wenn auch nur annähernd, darzustellen, welche Bestimmung doch mit großen Fehlern behaftet sein müßte, sondern nur verschiedene Herzen, beliebig viele, ihrer Größe nach zu vergleichen. Dann kann man in der obigen Gleichung natürlich die konstanten Größen weglassen und nur die einzige Veränderliche beibehalten, das ist die jedesmal ausgemessene, von Fall zu Fall verschiedene Fläche. Man bekommt dann,

durch Division mit dem Körpergewicht, die ungemein einfache Größe $\dfrac{F^{\frac{3}{2}}}{G}$, die man unter Weglassung der Konstanten erhält und die man den reduzierten Herzquotienten (r HQ.) nennen kann.

Der ganze Vorgang bei der Bestimmung des r H Q verläuft also so, daß das Nacktgewicht (G) des Kranken bis auf 100 g genau bestimmt, die Herzfläche (F) bis auf ganze Quadratzentimeter ausgemessen wird. Die letztere Größe wird mit $^3/_2$ potenziert, die Potenz durch G dividiert. Das Ganze braucht auch nicht so gar viel mehr Zeit als die Ausmessung sämtlicher Durchmesser an der Herzsilhouette.

Herzaufnahmen in aufrechter Stellung und im Liegen lassen sich nicht vergleichen, erstere ergeben durchschnittlich merkbar kleinere Dimensionen. Man muß sich also von vornherein entscheiden, ob man immer in vertikaler oder in horizontaler Stellung untersuchen will. Im ganzen ist die letztere die vorteilhaftere schon deswegen, weil bessere Bürgschaft dafür gegeben ist, daß der Kranke sich ruhig hält und jede Bewegung würde Fehler in der Größenbestimmung nach sich ziehen, die das Ergebnis wertlos machen können. Um die horizontale Lage für den Kranken erträglicher zu machen, kann der Kopf auf einem Polster ruhen. Auch eine ganz leichte Erhebung des Kopfendes über die Horizontale ist unbedenklich zu gestatten. Wenn der Cosinus des Elevationswinkels nicht kleiner als 0,99 wird, so wird für einen Diameter ein

Fehler von höchstens 1%, für die Fläche also ein noch viel kleinerer begangen, was weitaus in die sonstigen Fehlerquellen fällt, die bei der ganzen Messung unvermeidlich sind.

Hat man sich so im Orthodiagramm die Fläche des Herzschattens umrissen, nach bestem Ermessen, wie es Einem die Erfahrung lehrt, dann kann die Ausmessung der erhaltenen, ganz unregelmäßigen Figur in folgender Weise geschehen, und man braucht dazu nur eine Wage, die Zentigramme zieht.

Aus käuflichem „Millimeterpapier" schneidet man sich ein quadratisches Stück von 20 cm Seitenlänge heraus. Seine Fläche ist 400 cm² groß. Das Stück wird bis auf 1 cg genau gewogen, das Gewicht betrage m Gramm. Auf dieses Blatt Papier wird von dem Orthodiagramm der Herzschatten durchgepaust. Die Pause wird mit der Scheere herausgeschnitten und das Stück, das also genau die Form und Größe der Herzfigur hat, wird wieder gewogen, es wiege n g. Dann hat man die Proportion m : n = 400 : x, worin x die gesuchte Größe des Herzschattens in Quadratzentimetern darstellt.

Durch unzählige Versuche (ich habe wohl an tausend Herzgrößen so bestimmt) hat sich herausgestellt, daß diese Methode sehr gute und zuverlässige Werte gibt. Namentlich sind die käuflichen Papiersorten überall so genau von der gleichen Dicke am ganzen Bogen, daß das Gewicht des herausgeschnittenen Quadrats nie um mehr als ca. 0,03 g schwankt und sicher beträgt der Fehler bezüglich der herausgeschnittenen Herzfigur wegen ungleicher Papierdicke nicht mehr als 1%. Meine Wägungen habe ich mit einer chemischen Wage bis auf 0,001 g genau gemacht. Für praktische Zwecke aber genügen, wie schon bemerkt, Wägungen bis auf 0,01 g vollkommen.

Diese Methode ist zwar zuverlässig, aber umständlich und zeitraubend, und als ich, für Heereszwecke, in die Lage kam, sehr viele Herzen ausmessen zu müssen, habe ich sie verlassen und nur mit einem Planimeter gearbeitet, wie es auch schon Dietlen zu seinen Untersuchungen verwandte. Damit läßt sich auch sicher, durch einfaches Umfahren der Herzfigur, und viel bequemer und rascher die Größe der umfahrenen Fläche bestimmen, bis auf 0,1 cm², was viel zu genau ist, die erhaltenen Werte können unbedenklich bis auf ganze Quadratzentimeter gekürzt werden.

Nach vielen tausend durchgeführten Bestimmungen des r H Q. nach dieser Methode kann ich sie als geradezu unentbehrlich für eine vollständige Herzuntersuchung bezeichnen, dergestalt, daß sie einen integrierenden Teil jeder ersten Krankenuntersuchung überhaupt bilden sollte, soweit äußere Umstände ihre Anwendung überhaupt möglich machen. Namentlich hat es sich auch gezeigt, daß ihre gelegentlich wiederholte Anwendung im Krankheitsverlauf, so z. B. zur Beurteilung von der Wirkung der eingeschlagenen Therapie, von hohem Werte ist.

Bei gesunden, erwachsenen Personen beiderlei Geschlechts kann der reduzierte Herzquotient von 14—22 schwanken. Die Werte über 20 bedeuten schon ein im ganzen großes Herz, die über 22 ein zu großes. 14 kann noch als normal gelten, kleinere Werte zeigen ein zu kleines Herz an. Natürlich kann im Verlauf der Zeit nicht nur die Herzgröße, sondern auch das Körpergewicht sich ändern und deswegen der reduzierte Herzquotient schwanken, das muß man bei einer erneuten Untersuchung wohl berücksichtigen.

Es betrage z. B. die Fläche 100 cm², das Körpergewicht 50 kg. $100^{\frac{3}{2}}$ ist gleich 1000, der reduzierte Herzquotient würde sich also berechnen

$$\text{reduzierter Herzquotient} = \frac{1000}{50} = 20,$$

ein ziemlich großes, aber noch nicht pathologisch großes Herz. Ein Anderer zeige bei der orthodiagraphischen Aufnahme dieselbe Herzgröße, er wiege aber nur 40 kg, dann wäre der reduzierte Herzquotient $= \dfrac{1000}{40} = 25$, das Herz wäre für ihn entschieden zu groß, man müßte eine pathologische Herzvergrößerung diagnostizieren. Bei einem Dritten fände sich das gleich große Herz mit einer Fläche F $= 100$ cm², es sei aber ein großer, starker Mann mit dem hohen Nacktgewicht G $= 100$ kg, dann ergäbe sich

$$\text{reduzierter Herzquotient} = \frac{1000}{100} = 10,$$

also ein entschieden sehr kleines Herz. An diesen Beispielen sieht man ohne weiteres den diagnostischen Wert der Methode ein, der jeder anderen bis jetzt abgesprochen werden muß. Würden sich die gleichen Werte nacheinander bei demselben Individuum ergeben, so wäre es sogleich klar, daß die Änderung des reduzierten Herzquotienten auf Steigen oder Fallen des Körpergewichts allein zu beziehen wäre, denn die objektive Herzgrößenbestimmung hat jedesmal denselben Wert F $= 100$ cm² ergeben, das Herz ist gleich groß geblieben. So große Schwankungen des Körpergewichts bei derselben Person werden kaum oft vorkommen, kleine fallen nicht ins Gewicht, auch ist zu bedenken, daß Körpergewichtsschwankungen hauptsächlich durch Ansatz und Schwund des Fettpolsters hervorgerufen werden, die jedesmal auch das epikardiale Fettlager mitbetreffen, so daß auch parallel dem Gewichte die gemessene Herzgröße etwas steigen oder fallen muß. Immerhin muß bei der klinischen Beurteilung an einer und derselben Person auch die Schwankung des Gewichts im Auge behalten werden. Steigt der reduzierte Herzquotient und zugleich das Gewicht, oder fallen beide, so ist das Resultat natürlich um so beweisender dafür, daß sich die Herzgröße wirklich nach der positiven oder negativen Seite hin geändert hat. Wie eine ziemlich beträchtliche Breite (14—22) bei Gesunden im allgemeinen gegeben ist, so ist auch bei vergleichenden Untersuchungen ein Unterschied um 1 oder 2 noch ohne Bedeutung wegen der unvermeidlichen Fehlerquellen, nur eine stetige Änderung im gleichen Sinn bei häufiger Wiederholung hat dann einen, allerdings großen, klinischen Wert. Es ist nicht ganz leicht, die Methode in zuverlässiger Weise anzuwenden, Fehler kommen im Anfang öfter und in beträchtlichem Maße vor, das zweite Tausend von Untersuchungen ist jedenfalls besser als das erste, aber schon nach den ersten paar Hundert ergibt sie ein im ganzen so zuverlässiges und dabei für die Beurteilung des Krankheitsbildes so wichtiges Resultat, daß ich sie, wo überall sie ausgeführt werden kann, nimmer vermissen möchte.

Für das kindliche Alter fehlen ausreichende Untersuchungsreihen, es scheint aber, daß bei kleinen Kindern der reduzierte Herzquotient besonders niedrig ist, Zahlen selbst bis zu 6 kommen vor, was bei Erwachsenen kaum je beobachtet wird. Von der zweiten Dentition bis zur beginnenden Pubertät wachsen die Werte und unterscheiden sich von da an von denen bei Erwachsenen kaum mehr. Auch im Greisenalter kommen noch ganz normale Zahlen vor; die sehr häufigen Abweichungen nach oben hin müssen als pathologisch angesehen werden und sind Folge der Altersveränderungen am Herz-Gefäßapparat.

Perkussion der Herzgrenzen.

So wichtig auch die Untersuchung mit Röntgenstrahlen ist, so wäre es doch schlimm, wenn man auf sie allein notwendig angewiesen wäre um die Herzgröße zu bestimmen. Bevor man sie kannte, hat man auch gute Herzdiagnosen stellen können und noch jetzt wird sie in den allermeisten Fällen entbehrt werden müssen. Die gewöhnlichen physikalischen Untersuchungsmethoden müssen notgedrungen auch ausreichen. Einen Röntgenapparat hat nicht jeder oder er ist nicht jederzeit zur Hand, aber die Herzgrenzen kann man immer perkutieren. Auf die Technik der Herzperkussion kann hier nicht näher eingegangen werden, das lernt man in den Kursen und dann durch fortgesetzte Übung, entnimmt die Vorschriften dazu aus den Lehrbüchern der physikalischen Untersuchungsmethoden. Die Bestimmung der sogenannten kleinen, absoluten oder oberflächlichen Herzdämpfung ist eigentlich nichts anderes als die perkussorische Abgrenzung des Lungenrandes gegenüber dem Herzen. Die Grenze ist da festzusetzen, wo auch die letzte Spur von Lungenschall verschwindet. Man tut gut, immer zuerst den Zwerchfellstand auf der rechten Seite zu be-

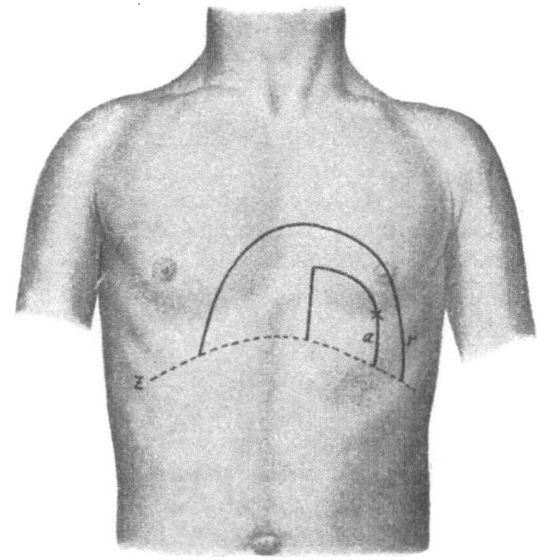

Fig. 16.
a Absolute Herzdämpfung. r Relative Herzdämpfung. Z Zwerchfell. x Herzstoß.
17 jähriger Mann. (Eigene Beobachtung.)

stimmen, die gefundene Linie nach links zu verlängern und dann erst an die Perkussion der Herzgrenzen heranzugehen. Nach rechts ist die absolute Herzdämpfung vom linken Sternalrand begrenzt, manchmal, auch bei Gesunden, läßt sich ganz unten unmittelbar über dem Zwerchfell, auch rechts vom Sternum eine ganz kleine Stelle von „Dämpfung" herausperkutieren. Das Sternum selbst aber gibt bei normaler Herzgröße als gespannter, elastischer Knochen immer einen lauten Schall. Oben beginnt die absolute Herzdämpfung links dicht neben dem Sternum am unteren Rand der IV. Rippe, oft auch am oberen der V. und zieht von hier im Bogen nach außen und unten, bis sie fast in der Mamillarlinie die Zwerchfellinie trifft (Fig. 15). Gewöhnlich reicht sie nicht ganz bis zur Stelle des Herzstoßes, niemals über diesen hinaus, fällt höchstens mit ihm zusammen. Nach unten läßt sich die Herzdämpfung nicht abgrenzen, weil unten der linke Leberlappen liegt, nur bei starker Blähung des Magens oder des Querkolons gelingt es, den Beginn des tympanitischen Magen- oder Darmschalls mit einiger Sicherheit zu bemerken und so auch auf der linken Seite den Zwerchfellstand zu bestimmen. Aus physikalischen Gründen ist die topo-

graphische Abgrenzung des tympanitischen Schalls gegen seine Umgebung
immer unsicherer als die des Lungenschalls, der aus etwas diskontinuierlicheren
Schwingungen besteht[1]). Reicht die absolute Herzdämpfung nach rechts über
den rechten Sternalrand hinaus oder überschreitet sie die linke Mamillarlinie,
so handelt es sich um eine Vergrößerung (oder Verlagerung) des Herzens. Dabei
erscheint in vielen Fällen die Herzdämpfung auch nach oben verschoben, bis
zum oberen Rand der IV. Rippe oder noch weiter.

Durch „tiefe Perkussion" gelingt es eine „Herzfigur" zu bestimmen, die
der wahren Größe und auch der Form des Herzens ziemlich nahekommt. Man
muß dabei, von allen Seiten gegen das Herz vorschreitend, auf den ersten Schall-
unterschied achten. Versuche mit gleichzeitiger Kontrolle durch Röntgenstrahlen
haben oft eine recht gute Übereinstimmung ergeben. Namentlich ist die er-
haltene „große" oder „relative" Herzdämpfung nach rechts und nach oben
weiter als die absolute. Nach rechts geht sie bis zum rechten Sternalrand, oft
auch 1—2 cm weiter, nach oben bis zur III. Rippe, nach links etwa bis zur Mamillarlinie. Es ist übrigens nicht ganz zu verkennen, daß derjenige die richtigen
Grenzen des Herzens am besten herausperkutiert, der schon von vornherein von
seiner Lage und Größe die richtige Vorstellung hat, daß eine gewisse leichte Autosuggestion nicht ganz abzustreiten und die Methode, die absolute Herzdämpfung
zu bestimmen doch im ganzen die objektivere ist. Mancher bevorzugt die eine
Methode, ein Anderer die zweite, beide können zur Diagnose hinreichende Resultate
bekommen, im ganzen mag man, namentlich in zweifelhaften, schwieriger
gelagerten Fällen beide, die absolute und die relative Herzdämpfung bestimmen,
dann aber immer die absolute zuerst, und erst darauffolgend die relative; geübt
muß man in beiden sein, auch in der allerleisesten der „Schwellenwertsper-
kussion". Auch die Perkussion ist geometrisch nur eine Projektion und zwar
auf die Körperoberfläche, das Orthodiagramm eine auf eine außerhalb des Körpers
gelegene Ebene, über die dritte Dimension sagen beide nichts aus.

Der Herzstoß.

Fast noch wichtiger als die Perkussion ist die Beachtung des Herzstoßes.
Er findet sich gewöhnlich nur in einem Interkostalraum, bei Erwachsenen im
V., bei Greisen auch im VI., bei Kindern nicht so selten im IV. Ist er in zwei
Interkostalräumen zu bemerken, so bedeutet das meist, wenn in noch mehreren
dann allemal, eine Herzvergrößerung. Bei jungen und bei mageren Individuen
ist er meist, bei gutgenährten seltener zu sehen und zu fühlen, bei Gesunden soll
er in 37% aller Fälle fehlen. Der zirkumskripte Herzstoß wölbt nur eine kleine
umschriebene Stelle der Brustwand vor, der diffuse wird in etwas weiterer
Ausdehnung kenntlich, ohne an einer kleinen Stelle besonders deutlicher zu sein.
Das nämliche gilt auch für das Fühlen, das in sehr vielen Fällen noch gelingt,
wo das Auge im Stich läßt. Man palpiert, indem man zunächst die flache Hand
auf die Herzgegend auflegt und sucht ob und wo etwas vom Herzstoß zu fühlen
ist, dann legt man die Hand quer unter die Mamilla bis zur Axillarlinie hin und
untersucht so, wie weit die Erschütterung nach außen reicht, erst dann unter
sucht man mit den Fingerspitzen, um so die äußerste Stelle genau zu bestimmen.
So können auch der Untersuchung Pulsationen an abnormen Stellen, Schwirren
und Reiben nicht entgehen. Der Herzstoß darf die Mamillarlinie wohl erreichen,
soll sie aber nicht überschreiten, sonst muß entweder eine Vergrößerung oder eine
Verlagerung des Herzens angenommen werden; ob das letztere der Fall, das entscheiden andere Untersuchungsmethoden, namentlich die Perkussion, sicherer

---

[1]) Vergleiche hierüber R. Geigel, Leitfaden der diagnostischen Akustik. Stutt-
gart 1908. p. 142 ff.

noch die Durchleuchtung mit Röntgenstrahlen. Die Bestimmung der Mamillarlinie ist namentlich bei Weibern mit stark entwickelten Mammae, bei Hänge-
brüsten eine sehr unsichere. Aber auch wenn man dies wohl berücksichtigt,
so ergibt sich doch, daß beim weiblichen Geschlecht auch bei voller Gesundheit
der Herzstoß gar nicht selten außen von der Mamillarlinie angetroffen wird,
fast bis in die Mitte zwischen Mamillar- und vorderer Axillarlinie. Es scheint,
daß das quergestellte Herz bei Weibern häufiger vorkommt als beim männlichen
Geschlecht, damit mag das wohl zusammenhängen. Die Brustwarze liegt 20 bis
$20^1/_2$ cm von der Mittellinie entfernt, die Entfernung wechselt aber sehr, von
17 bis 24 cm, deswegen hat man zur Orientierung die „mittlere Clavicularlinie"
vorgeschlagen, eine Linie, die von der Mitte der Clavicula gerade senkrecht
nach unten gezogen wird. Freilich gibt es auch längere und kürzere Schlüssel-
beine, aber etwas sicherer ist diese Bestimmung doch und unwillkürlich verfährt
wohl jeder so, wenn er bei verlagerter Mamma schätzungsweise sich eine richtige
„Mamillarlinie" konstruiert.

Durch die Palpation überzeugt man sich auch von der Stärke des Herz
stoßes. Im allgemeinen liefert ein starkes und stark arbeitendes Herz auch
einen starken Stoß. Bei eintretender Herzschwäche kann ein Herzstoß schwach
werden oder ganz verschwinden, der vordem gut ausgeprägt war. Doch gehen
Herzkraft und Herzstoß durchaus nicht immer parallel. Als Herzkraft bezeichnet
man, was für den Kreislauf in erster Linie maßgebend ist, die Kraft, mit der
der Herzmuskel das Schlagvolumen in die Arterie schleudert, sie ist also gleich-
bedeutend mit Kraft des Treibwerks. Der Herzstoß wird aber, wie wir sahen,
gebildet durch die Zusammenziehung der Papillarmuskeln und des Septums. Nur
weil in der Regel alle Muskeln des Herzens sich in gleichem oder annähernd
gleichem Zustand befinden, namentlich die Papillarmuskeln ganz gewöhnlich an
der allgemeinen Hypertrophie und Atrophie des Herzens gleichmäßigen Anteil
nehmen, ist es erlaubt, auch die Stärke des Herzstoßes bei der Beurteilung der
Herzkraft mit zu verwerten, nur muß man sich dabei dessen bewußt bleiben,
daß es nicht so selten Ausnahmen von dieser Regel gibt und so ein nicht
verstärkter, selbst schwacher Stoß einem sonst gut arbeitenden Herzen zukommen und namentlich umgekehrt ein gut entwickelter, selbst über das
gewöhnliche kräftiger Herzstoß da vorkommen kann, wo die Herzarbeit eine
ungenügende ist, absolut und ganz besonders gegenüber einem abnorm gesteigerten peripheren Widerstand, gegen einen erhöhten Blutdruck. Der Herzstoß wird während der Verschlußzeit gebildet und ist von der Dauer derselben
in gewissem Grad abhängig bezüglich seiner Stärke und namentlich auch bezüglich der Zeitdauer, während deren die Brustwand vorgewölbt wird. Selbstverständlich ist auch die Dicke der Brustwand von großem Einfluß auf die
anscheinende Stärke des Herzstoßes. (Fig. 17 gibt eine Kurve, die vom Herzstoß aufgenommen wurde, ein „Cardiogramm".)

Die abnorme Verstärkung des Herzstoßes kann zur sicht- und fühlbaren Erschütterung der Brustwand in weiterem Umfang führen. Die Erschütterung
erfolgt nur ganz kurz und überall zu gleicher Zeit. Vom erschütternden
Herzstoß muß der verbreitete wohl unterschieden werden. Ein Herzstoß,
der sich auf 2 oder mehrere Interkostalräume erstreckt, kann zugleich verstärkt, erschütternd sein, muß es aber nicht sein. Dann kann man oft beobachten, daß die Vorwölbung nicht überall zur gleichen Zeit erfolgt, sondern
gewöhnlich unten beginnt und dann über die Herzgegend wie hinhuschend
sich nach oben ausbreitet. Es kommt dies ohne jede Herzvergrößerung, ohne
Hypertrophie auch vor, fast nur bei jugendlichen Individuen und gern zusammen
mit nervösen Herzbeschwerden, aber auch ganz ohne solche. Diagnostisch
ist bis jetzt nicht viel damit anzufangen, ebenso wie mit dem Cor pulsans.

Das Herz ändert seine Lage beim Liegen auf der Seite manchmal recht merklich, der Stoß kann bei linker Seitenlage weit außerhalb der Mamillarlinie sich finden, der Einfluß der rechten Seitenlage ist meist weniger deutlich. Dauernde Verlagerung des Herzens kommt nach beiden Seiten vor, verschiebt die perkussorischen Grenzen und den Herzstoß, ist natürlich auch im Röntgenbild leicht kenntlich.

Ganz bedeutende Vergrößerung des Herzens, das „Ochsenherz", Cor bovinum, wölbt die ganze Herzgegend sichtbar vor und erzeugt so den sogenannten Herzbuckel, die „Voussure". Pulsationen an abnormer Stelle dürfen auch bei der ersten Untersuchung nicht übersehen werden. Wenn sie an der Brustwand deutlich vom Herzstoß abgetrennt sind und rechts vom Sternum liegen, so bedeuten sie eine Erweiterung der Aorta, ein Aneurysma. Eine Pulsation in der Fossa supraclavicularis wird bei Aorteninsuffizienz, bei der Basedowschen Krankheit, aber auch bei großem perikardialem Exsudat beobachtet.

Auskultation.

Die Auskultation des Herzens und der Gefäße wird wohl von fast Allen ausschließlich mit dem Stethoskop vorgenommen. Vor der direkten Behorchung mit dem Ohr hat die indirekte Methode den entschiedenen Vorteil, daß es mit

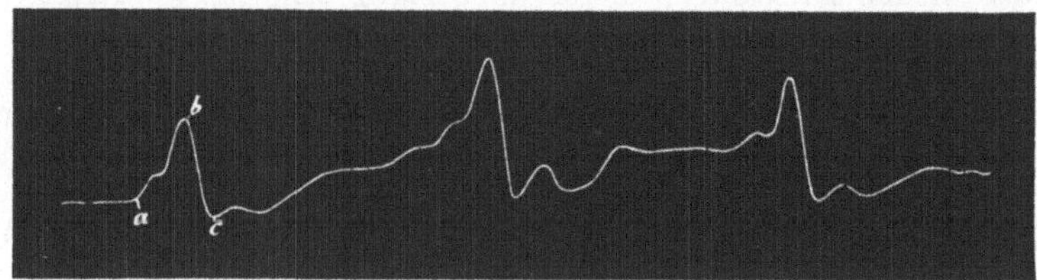

Fig. 17.

Cardiogramm. ab Verschlußzeit, bc Austreibungszeit. (Eigene Beobachtung.)

dem Stethoskop viel besser gelingt, Schallphänomene zu lokalisieren. Man hört mit dem Stethoskop nicht lauter als mit dem bloßen Ohr, aber die Schallphänomene, die in der Umgebung der auskultierten Stelle entstehen, vermischen sich nicht so störend mit dem, was man gerade hören will. Die Schalleitung findet, auch bei den flexiblen Stethoskopen, nur durch die Wand, nicht in merklichem Maße dagegen durch die Luft in der Röhre statt. Man kann ein Hohlstethoskop ganz mit Watte ausstopfen und hört damit nicht schlechter und wenn man mit dem Stethoskop nicht die Brustwand wirklich berührt, so kann man ihr so nahe kommen als man will, man hört gar nichts. Auch am Ohr ist es ja die Ohrmuschel, die durch lauter feste Teile, Knorpel, die Schalleitung bis zum Trommelfell besorgt, namentlich wenn man nicht hört, sondern mit angelegtem Ohre horcht. Die bessere Lokalisation mit dem Stethoskop hat ihren Grund nur darin, daß mit dessen Trichter eine merklich kleinere Stelle der Brustwand bedeckt wird als mit der Ohrmuschel. Mit kleinerem Trichter gelingt die Lokalisation besser als mit weitem, aber der Schall wird nicht so laut vernommen.

Von den Schallerscheinungen, die man bei Auskultation von Herz und Gefäßen wahrnehmen kann, unterscheidet man 2 Hauptarten: die „Töne" und die „Geräusche". Als Töne bezeichnet man „kurze, runde, plötzlich beginnende und rasch wieder verschwindende, in sich abgeschlossene Schallerscheinungen". Im physikalischen Sinn sind sie ebensowenig Töne wie die Geräusche, nicht einmal Klänge; ihrer musikalischen Höhe nach sind sie keineswegs auch nur so leicht zu bestimmen wie etwa der tympanitische Perkussionsschall. Alles, was sich von dem kurzen, runden Ton merklich unterscheidet, heißt Geräusch, unbestimmbare Zwischenformen werden als unreine Töne bezeichnet. Eher noch als bei den Tönen läßt sich im allgemeinen bei vielen Geräuschen angeben, ob sie hoch oder tief klingen, aber nur sehr selten bei den „musizierenden Geräuschen" die musikalische Höhenlage genauer bestimmen. Diese kann man im physikalischen Sinn allenfalls Klänge heißen, alle andern, und das ist die große Mehrzahl, sind auch im physikalischen Sinn Geräusche.

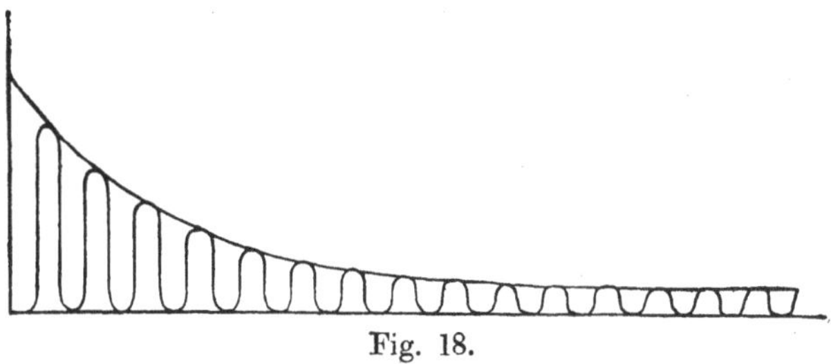
Fig. 18.
Abklingen der Schwingungen beim „Ton".

Hier sprechen wir nur von „Ton" und „Geräusch" im medizinischen Sinn und da liegt der Unterschied zwischen beiden darin, wie das Schallphänomen abklingt. Der Herz- und Gefäßton entsteht, indem das Gleichgewicht des elastischen, schallgebenden Körpers nur einmal plötzlich gestört wird und die Schwingungen des letzteren, von denen die erste die größte ist, klingen rasch und gleichmäßig ab (Fig. 18). Beim Geräusch wird eine kürzere oder längere Zeit das Gleichgewicht des schallenden Körpers immer wieder gestört und die Amplituden sind so lang ziemlich gleich groß, bis nach Aufhören der Anstöße, die das Gleichgewicht stören, auch rasches Abklingen des

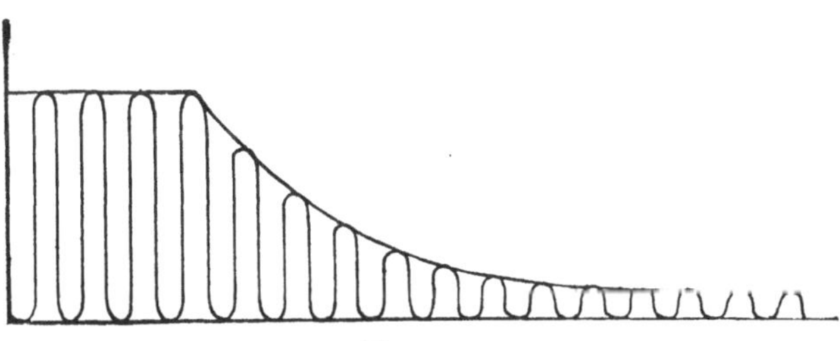
Fig. 19.
Abklingen der Schwingungen beim „Geräusch".

Geräusches eintritt (Fig. 19). In dieser Hinsicht besteht zwischen Ton und Geräusch der nämliche Unterschied wie zwischen einem Paukenschlag und dem Ton eines Blasinstruments oder einer gestrichenen Saite. Die meisten Geräusche währen länger und sogar bedeutend länger als ein Ton, aber auch so kurze oder fast so kurze Geräusche wie ein Ton lassen sich von letzterem oft noch unterscheiden, so gut wie das brillanteste Staccato auf der Violine vom Pizzicato. Es kann aber doch vorkommen, daß man im Zweifel ist, was man vor sich hat, einen Ton oder ein Geräusch. Die Schwingungen eines Tons können so langsam gedämpft werden, daß die ersten eine kurze Spanne Zeit lang ziemlich gleich stark erscheinen, dann ähnelt der Ton einem Geräusch;

oder umgekehrt: die bewegende Ursache, die die Schwingungen erzeugt, wirkt
zwar nicht momentan, wie beim Ton, aber auch nur sehr kurze Zeit lang, dann
erfolgt das Abklingen des Phänomens und ein nach seiner Entstehung richtiges
Geräusch läßt sich dann von einem Ton nicht mehr sicher unterscheiden. Ein
solches Phänomen heißt man auch einen unreinen Ton. Der Anfänger wird
öfter im Zweifel sein ob er einen Ton oder ein Geräusch hört, aber auch dem
Geübtesten stoßen solche unreine Töne fast alltäglich auf. Ihre Bedeutung
wird später noch genauer erörtert werden.

Hört man an Stelle eines Tones zwei, die durch eine deutliche, wenngleich
sehr kurze, Pause getrennt sind, so heißt man das Phänomen einen reinen verdoppelten Ton oder kurz Doppelton. Ist die dazwischen gelegene Pause aber
nicht deutlich, kommt der zweite Teil schon bevor der erste ganz abgeklungen
ist, so nennt man dies einen gespaltenen Ton. Gespaltene Töne werden mitunter dadurch vorgetäuscht, daß einem Ton ein sehr kurzes Geräusch anklebt
oder ihm sehr knapp vorangeht. Einen doppelt gespaltenen Ton, der also aus
drei distinkten reinen Tönen bestände, gibt es nicht, stets ist bei einem solchen
Phänomen bei aufmerksamer Untersuchung ein kurzes Geräusch zu entlarven.

An Herz und Gefäßen wird der Ton immer durch einen Stoß hervorgerufen,
durch den die elastische, schwingungsfähige Wand plötzlich in eine neue Gleichgewichtslage geworfen wird, so rasch und so stark, daß sie in dieser neuen
Gleichgewichtslage wenn auch noch so kurze Zeit transversale Schwingungen
ausführt. Diese sind dann die Schallquelle und die von ihnen erzeugten longitudinalen Stoßwellen, aus Verdichtung und Verdünnung bestehend, sind die
Schallwellen, die dem Ohr zugeleitet werden.

Solche Herztöne treten beim Gesunden immer in Gruppen zu zwei auf,
jede Gruppe bedeutet eine Herzrevolution. Die Pause zwischen zwei Gruppen
ist immer um eine Spur, aber doch deutlich länger als die Pause, welche die 2 Töne
trennt, die zusammen die Gruppe bilden. So ist man berechtigt, einen I. und
einen II. Herzton zu unterscheiden und der Anfänger muß diese Unterscheidung
allmählich lernen. Ein I. und ein II. Herzton werden in der Zeit gebildet, die
vom Beginn einer Systole bis zum Beginn der nächsten Systole verstreicht.
Der I. Ton und der II. sind selten überall ganz gleich laut. Gewöhnlich ist an
der Herzspitze und an der Tricuspidalis, d. h. im V. rechten Interkostalraum
dicht neben dem Sternum der I., an den großen Gefäßen, der Aorta und
Pulmonalis, d. h. im II. Interkostalraum rechts und links neben dem Sternum
der II. Ton der lautere. Häufig ist auch der I. Ton nicht ganz so rein wie der
II. und am besten werden die Herztöne mit den Worten „dohm-lop" nach-
gemacht, nicht wie man meist sagt mit „tick-tack".

Der I. Herzton.

Die wichtigen Untersuchungen von Martius haben ergeben, daß der I. Herzton zu einer Zeit entsteht, in welcher der Ventrikel noch allseitig verschlossen
ist, in der „Verschlußzeit" oder „Anspannungszeit", während etwa 0,06-0,07 Sek.
und daß später erst die arteriellen Klappen sich öffnen und die „Austreibungsperiode" beginnt. Auf Grundlage der oben auseinandergesetzten, physikalisch
richtigen Unterscheidung von dem, was man in der Medizin ein Geräusch
oder einen Ton zu nennen pflegt, ergibt sich ferner, daß der I. Herzton nicht nur
in die Verschlußzeit fällt, sondern daß ein allseitiger Verschluß des Ventrikels
auch in ursächlicher Beziehung zur Bildung eines reinen I. Herztons steht,
daß der reine Ton den Abschluß des Ventrikels zu seiner Entstehung braucht.
Es ist dabei wesentlich, daß nicht schon im ersten Beginn der Systole Blut aus
dem Ventrikel entweichen kann und daß die gesamte Umgrenzung des letzteren

sich einer neuen Gleichgewichtslage nicht nur langsam — konform mit dem Aus-
fließen des Blutes — nähert. Mit einem Schlage muß sich die Lage der Teile
ändern, letztere müssen ihre neue Gleichgewichtslage vermöge ihrer erhaltenen
Geschwindigkeit und der Trägheit ihrer Masse überschreiten, wenn sie um diese
Gleichgewichtslage die transversalen — stehenden — Schwingungen ausführen
sollen, die den ersten reinen Ton geben. Bedingung hierfür ist, daß die Vorhofsklappen schließen und die arteriellen Klappen durch einen hinreichend hohen
arteriellen Druck noch geschlossen gehalten werden, so daß der Ventrikel nicht
gleich im ersten Augenblick der Systole diesen Druck überwinden kann und
das Blut in das Gefäß hinauswirft. So strebt dann die ganze Umgrenzung der
Ventrikelwand plötzlich einer neuen Gleichgewichtslage zu, die Ventrikelwand
wird mehr kugelförmig, die Vorhofsklappen werden, wenn im Ventrikel der
Druck steigt, plötzlich nach dem Vorhof hin ausgebaucht, wo nur ein ganz
geringer Druck herrscht. Die halbmondförmigen arteriellen Klappen stehen
außen unter dem hohen arteriellen Druck, innen, im Ventrikel, herrscht am
Ende der Diastole ein Druck, der sich kaum oder nur wenig von Null unterscheidet. Entsprechend dieser Druckdifferenz sind sie stark nach innen gewölbt
und gespannt. Steigt der Ventrikeldruck, so sinkt diese Differenz und den
Klappen kommt dementsprechend eine andere, um ein geringes weniger gewölbte
Lage zu. In diese eilen sie plötzlich, mit einem Ruck und schwingen um ihre
neue, rasch erreichte Gleichgewichtslage. So muß man annehmen, daß in der
Tat durch die plötzliche Drucksteigerung im Ventrikel die gesamte Umgrenzung
des Ventrikels, der Klappenapparat einschließlich der Muskulatur, schwingt
und tönt. Die Amplitude der Schwingungen wird nicht überall gleich groß
sein, am größten wohl an den zarten, dünnen Klappensegeln, geringer an dem
dicken, trägen Muskel. So wird hauptsächlich wohl, aber nicht ausschließlich,
der I. Ton durch die Schwingungen des Klappenapparats, der Vorhofsklappen
und der halbmondförmigen Klappen zusammen erzeugt werden. Was man
an den großen Gefäßen als I. Ton hört, ist wieder der I. Herzton. Er entsteht
auch dort nachgewiesenermaßen während der Verschlußzeit. Es sind dort vornehmlich die transversalen Schwingungen der noch geschlossenen halbmondförmigen Klappen, die man hört.

Es gibt nur Einen systolischen Herzton, der zusammen in
beiden Ventrikeln entsteht. Wenn einmal in einem Ventrikel aus irgend
einem Grund kein erster Ton gebildet wird, weil die Verschlußzeit fehlt, so wird
dann der andere Ventrikel auch an seiner raschen, plötzlichen Zusammenziehung
in dem Maße durch seinen Nachbarn gehindert, daß auch er sich nur allmählich
zusammenzieht, auch keinen ersten reinen Ton bilden kann. Dieses Fehlen
eines ersten Tons am ganzen Herzen, z. B. bei Insuffizienz nur einer Vorhofsklappe kann man oft beobachten.

Mit Beginn der Austreibungsperiode, sobald sich die arteriellen Klappen
öffnen, erhöht sich der Druck im Gefäß so plötzlich, daß die Gefäßwand nach
außen geworfen wird, um ihre neue Gleichgewichtslage schwingt und tönt.
Dieser Gefäßton wird also um die Anspannungszeit, ungefähr 0,06—0,07 Sek.
später als der I. Herzton gebildet. Ein so kleines Intervall wird bei sehr kurzen
Schallerscheinungen vom Ohr noch erkannt. Durch den Gefäßton, der an
der Aorta entsprechend der größeren Kraft des linken Ventrikels ohne Zweifel
lauter ausfällt als an der Pulmonalis, kann der erste Herzton verändert werden
und wird es meistens. Wo man beide Phänomene, den Ventrikelton und den
Gefäßton fast zugleich hört, tritt ein Doppelton, ein gespaltener Ton oder auch
ein „verlängerter", d. h. unreiner Ton auf; welcher davon, das hängt davon ab, ob
die zwei Teile, aus denen die Schallerscheinung besteht, kurz genug sind und jeder
für sich so rasch abklingt, daß die dazwischen gelegene Pause als Stille noch

erkennbar ist, oder nicht. In letzterem Fall erscheint der Ton nur gespalten oder, wenn auch die Spaltung undeutlich wird, wenn beide Teile oder wenigstens der erste langsam abklingen, unrein. Beide, der Herzton und der Gefäßton können je nach ihrer Stärke und der Schwingungsfähigkeit ihrer Umgebung verschieden weit fortgeleitet und auch an mehr oder weniger entfernten Punkten vernommen werden. Daraus ergeben sich recht mannigfaltige Verhältnisse für das, was man am Herzen als I. Ton hört. Beschränkt man sich nicht darauf, die 4 hergebrachten Stellen für „Mitralis, Tricuspidalis, Aorta und Pulmonalis" zu auskultieren und sucht man mit seinem Stethoskop die ganze Herzgegend ab, so ist stets irgendwo ein erstes Doppelphänomen zu entdecken, meist ein gespaltener, seltener ein deutlich verdoppelter Ton. Geht man weiter mit dem Stethoskop nach außen unter die Clavicula rechts, so ist hier der erste Ton immer rein und einfach, bis dahin pflanzt sich der I. Herzton nicht fort, hier ist das, was man hört, lediglich Gefäßton.

Es gibt Fälle, wo auch an der Herzspitze ein erstes Doppelphänomen, also auch hier als Nachklang zum Herzton der systolische Gefäßton gehört wird. Das kann dann über das ganze Herz bis zur Aorta verfolgt werden, ist auch im II. rechten Interkostalraum noch da, hier hört man also auch I. Herzton und Aortenton kurz nacheinander. Geht man noch weiter nach oben und außen, so wird der Ton, wie schon erwähnt, einfach. Es gibt aber auch seltene Fälle, wo die Doppelbildung des I. Tons schon gegen die Aorta hin undeutlich wird und im II. rechten Interkostalraum aufhört, hier einem einfachen I. Ton Platz macht. Was man dann hier hört, ist der zweite Teil des Doppelphänomens, ist nur Aortenton. Wer zufällig einen solchen Fall bei seinen Untersuchungen vor sich hat, der muß finden, daß der I. Aortenton genau um die Verschlußzeit später auftritt als der I. Herzton. Solche Fälle bilden aber die Ausnahme und können die Regel nicht erschüttern, wonach der systolische Ton in den Ventrikeln in der Verschlußzeit gebildet wird. Der Gefäßton hat mit den Herztönen an und für sich nichts zu schaffen.

Es kann der Fall eintreten, daß an der Herzspitze ein reiner I. Ton, weiter oben, etwa im III. linken Interkostalraum ein gespaltener I. Ton gehört wird, auch noch an der Aorta oder (selten) hier durch einen reinen Ton ersetzt ist. Ferner kommt es vor, aber selten, daß man nur an einer Stelle oder überall, bloß einen, einen „längeren", „unreinen" Ton antrifft; fast stets findet sich doch wenigstens an einer Stelle eine kleine Gegend mit mehr oder weniger deutlicher Spaltung des Tons. Bemerkenswerterweise ist dies verhältnismäßig oft an der Tricuspidalis der Fall. Wahrscheinlich hört man hier den Ton von der Aorta descendens her, wo er noch eine Spur später entsteht als im Anfangsteil der Aorta. Deutliche Spaltung des Tons, die sich wie „tr" anhört, kann große Ähnlichkeit mit einem ganz kurzen Reibegeräusch haben und die doppelte Erschütterung kann sogar gefühlt werden, wie ein kurzes Schwirren. Das sind sehr häufige Dinge, die auch bei ganz gesunden Herzen gefunden werden. Aus diesen Darlegungen ergibt sich auch, warum der I. Herzton gewöhnlich sich länger anhört als der zweite, nicht ganz so rein ist, er ist eben an den meisten Stellen gemischt aus I. Herzton und Gefäßton.

Die Stärke des I. Herztons bemißt sich nach der Kraft, mit der der Ventrikel bei seiner Kontraktion seine Umgrenzung in eine neue Gleichgewichtslage wirft. Er ist also lauter bei guter Herztätigkeit und kann bei sinkender Herzkraft leiser werden, fast oder ganz bis zum Verschwinden. Dann hört man am Herzen nur einen einzigen Ton und das ist der zweite. Auch die Schwingungsfähigkeit der in Bewegung gesetzten Teile ist natürlich von Einfluß auf die Stärke des Tons. Wo sie gut und die Herzkraft bedeutend ist, da wird der erste Ton laut, ja klirrend. Klirrende Töne setzen immer auch eine große Spannung der schwingenden Teile voraus.

Der erste Ton fehlt, wenn eine Verschlußzeit fehlt, er kann dann durch ein Geräusch ersetzt sein. Aber auch beides kann da sein, ein Ton und ein ihm mittelbar folgendes, ihm „anklebendes" Geräusch. Ist dieses äußerst kurz, dann lautet der erste Ton wie t—t—t, ist es etwas länger, dann wie tschuh-tschuh. Hört man schut-schut, so liegt allemal ein 2. Ton vor, dem ein Geräusch vorausgeht.

Der II. Herzton.

Der II. Herzton entsteht durch transversale Schwingungen der halb-mondförmigen Klappen an Aorta und Pulmonalis. In dem Augenblick, in dem der Ventrikel nach seiner Systole erschlafft, schließen sich die arteriellen Klappen, es entsteht eine bedeutende Druckdifferenz zwischen Ventrikel, wo der Druck auf Null sinkt, und dem Gefäß, in dem noch ein hoher Druck von der Systole her herrscht. Dadurch werden die halbmondförmigen Klappen mit einem plötz-lichen Ruck gegen die Kammer hin ausgebaucht, in eine neue Gleichgewichts-lage geworfen, um die sie einige Schwingungen ausführen. Es sind zarte, dünne, elastische Gebilde, die hier schwingen, der Druck, der sie anstößt, ist ein bedeuten-der und so ist auch der II. Ton, da wo er entsteht, am Anfangsteil der Gefäße, gut und laut zu hören. Hier ist er gewöhnlich lauter als der I. Herzton, doch ist bei Kindern unter 3 Jahren der I. Ton überall der stärkere. Der II. Aortenton ist lauter als der Pulmonalton, denn in der Aorta herrscht ein höherer Druck als in der Pulmonalis. Die Kraft, die den II. Ton erzeugt, liegt in der elastischen Spannung der Arterienwand. Diese Spannung tritt nicht erst auf im Moment der Diastole, sie ist sogar vorher während der Systole noch etwas größer, nimmt mit dem Fortschreiten der Pulswelle etwas ab, bis die Diastole anfängt, aber vorher herrscht im Ventrikel noch ein hoher Druck, ein höherer als im Gefäß. Würde der Ventrikel allmählich erschlaffen, so würden die Klappen nicht tönen, er erschlafft nach Vollendung seiner Zuckung aber sehr rasch und die so sehr rasch entstehende Druckdifferenz: Arteriendruck — Ventrikeldruck gibt den Anstoß zu den Klappenschwingungen, zum II. Ton. Maßgebend ist also nicht sowohl, oder nicht ausschließlich, die Höhe des Gefäßdrucks, als die Schnelligkeit, mit der der Ventrikel erschlafft, mit der der Kammerdruck auf Null sinkt. Der II. Ton entsteht an Aorta und Pulmonalis nahezu, aber doch nicht ganz genau zur gleichen Zeit, der Pulmonalton kommt eine Spur später als der Aortenton; der Unterschied ist aber so klein, daß die beiden Töne für das Ohr merklich zusammenfallen und nur ein II. Herzton gehört wird. In patho-logischen Fällen kann aber der physiologische Zeitunterschied wachsen, so daß er bemerkbar wird, dann erscheint der II. Herzton gespalten oder verdoppelt.

Die absolute Lautheit des II. Herztons ist wieder nicht nur abhängig von der Elastizität und Schwingungsfähigkeit der Teile, die ist an den zarten halb-mondförmigen Klappen immer eine gute, sondern von der Kraft, durch die die Schwingungen durch einen kurzen Ruck angeregt werden, also durch die Druckdifferenz Arteriendruck — Kammerdruck und da letzterer in der Diastole immer = Null ist, also abhängig von der Höhe des Arteriendrucks. Ist dieser hoch, so ist der Ton laut. Ganz besonders laute Töne (das gilt auch für den I. Ton), pflegt man als paukend zu bezeichnen. Die Schwingungen, die einen solchen paukenden Ton erzeugen, können auch die Brustwand in merklichem Maße erschüttern. Dann „fühlt" die aufgelegte Hand den II. Herzton, wie ihn auch der Kranke spüren und selbst „hören" kann.

Eine Vergleichung der Stärke zweier Herztöne hat bis jetzt eine praktische Bedeutung nur bei den beiden diastolischen Tönen, auch ist es zweifelhaft, ob man je den ersten Ton des rechten Ventrikels von dem des linken wird unter-scheiden können. An den großen Gefäßen gelingt dies aber bezüglich des zweiten

Tons, wenngleich die anatomischen Verhältnisse dazu durchaus nicht günstig gelagert sind. Die Klappen der Aorta und der Pulmonalis liegen dicht hintereinander, in gleicher Höhe, die Mitte der Pulmonalis nur ca. $^1/_2$ cm weiter nach links. Man pflegt die Aortenklappen im 2. Interkostalraum rechts, die Pulmonalklappen im 2. Interkostalraum links zu auskultieren, kann aber dabei sicher sein, daß man auch mehr oder weniger von der anderen Klappe mithört. Um den Anteil der beiden großen Gefäße an der Bildung des vernommenen Schalls einigermaßen abschätzen zu können, möglichst viel von einem Schall im Verhältnis zum anderen zu hören zu bekommen, ist es zweckmäßig, nahe am Sternum zu auskultieren, wie eine einfache Überlegung zeigt. Wollte man weitab vom Sternum auskultieren, z. B. rechts und links in einer Entfernung von 5 cm, so würde die Entfernung von der Mitte der Aorten- und der Pulmonalklappen bis zum Stethoskop ca. 5 resp. 6 cm betragen; auskultiert man dagegen unmittelbar am rechten und linken Sternalrand, so beträgt die Entfernung 1 resp. 2 cm; im ersten Fall mischen sich die Schallphänomene im Verhältnis der Stärke von 25:36, im letzten von 1:4. Nach den Untersuchungen von Renz und Wolf kann man einen Schall sicher als stärker von einem anderen unterscheiden, wenn seine Intensität sich zu der des anderen verhält wie 4:3. Da man aber an Aorta und Pulmonalis einen zweiten Ton nie isoliert, sondern immer gemischt mit dem am anderen Gefäße vernimmt, so wird man annehmen können, daß eine Differenz in ihrer Stärke erst dann sicher erkannt werden kann, wenn der eine Ton zweimal so stark ist als der andere. Was man also z. B. unter bedeutender Verstärkung des 2. Pulmonaltons oder gar einem paukenden 2. Ton versteht bedeutet überall eine Intensität mehrmals so groß als die des Vergleichstons.

Es wäre sehr wünschenswert, wenn wir nicht nur auf die Abschätzung der Schallstärke angewiesen wären sondern ein Mittel hätten sie zu messen. Ein solches Mittel besitzen wir aber nicht. Bei dem von Bock angegebenen Differentialstethoskop zum meßbaren Vergleich zweier Schallquellen ist anscheinend nicht berücksichtigt, daß der Schall vom Stethoskop durch die Wand und nicht, auch nur zu irgend erheblichem Teil, durch den Luftraum fortgeleitet wird.

Gefäßtöne.

Töne kommen an Arterien, fast nie an Venen vor. Die elastische Arterienwand kann bei plötzlicher Ausdehnung, aber auch, wenngleich viel seltener, bei plötzlicher Zusammenziehung in Schwingungen geraten und tönen. Demgemäß ist ein (herz-) systolischer und diastolischer Ton zu unterscheiden. Der erste fällt in die Arteriendiastole, der zweite in die Arteriensystole. Es empfiehlt sich, um Verwechslungen zu vermeiden, die Ausdrücke Systole und Diastole stets nur in einem Sinn zu gebrauchen und so sind sie hier und im folgenden stets als herz-systolische und -diastolische zu verstehen.

Von den Gefäßtönen sind ihrer Entstehung nach zwei Arten wohl zu unterscheiden. Wir wollen als echte Gefäßtöne jene bezeichnen, welche in der Tat Ausdruck von Schwingungen der Gefäßwand sind, gleichviel ob diese an Ort und Stelle entstehen oder nur durch fortgeleitete Wellen angeregt werden. Man kann diese echten Gefäßtöne nur bei sehr leichtem Aufsetzen des Stethoskops wahrnehmen. Bei tieferem Druck wird die Schwingungsfähigkeit der auskultierten Teile aufgehoben und der Ton verschwindet, wird aber, falls man direkt auf das pulsierende Gefäß drückt, von einem anderen ersetzt. Dieser entsteht völlig gleichzeitig mit einem Stoß, der dem Stethoskop durch die ankommende Pulswelle versetzt wird und den der Beobachter auch mit seinem Ohr und Kopf fühlt. Er fällt somit auch in die Zeit, in die ein echter Gefäßton fallen würde. Der „unechte Gefäßton" lautet überall ganz gleich und beruht auf einer einmaligen Erschütterung vom Trommelfell des Beobachters. Den Eigenton seines Trommelfells kann jeder wahrnehmen, wenn er mit der Hand Luft in sein Ohr fächelt, vergleicht man damit jene Art von unechten Arterientönen, so ist die Ähnlichkeit unverkennbar.

Es ist klar, daß solche „unechten" Arterientöne gar keinen Schluß auf Schwingungsfähigkeit und Spannung der Gefäßwand zulassen. Die Bedingungen zu ihrer Entstehung ist allemal gegeben, wenn die Pulswelle stark genug ist, um durch die Verbindung Stethoskop-Ohrmuschel (lauter feste Körper) das Trommelfell zu erschüttern. Die Eigenschaften des unechten Tons hängen nur von der Schwingungsfähigkeit des zum Horchen verwendeten Trommelfells ab. Wer rechts und links einen verschiedenen Eigenton des Trommelfells hat (bei mir selbst besteht ein Unterschied von einer Quart), hört mit dem einen Ohr alle unechten Töne höher als mit dem anderen. Durch noch einen Umstand lassen sich unechte Arterientöne von echten unterscheiden. Bei den letzteren braucht man sich mit dem Stethoskop oft nicht genau über dem auskultierten Gefäß zu befinden, um den Ton zu hören, der echte Ton leitet sich in die Umgebung fort, bald weiter, bald kürzer. Der unechte Ton entsteht dagegen nicht, wenn kein direkter Stoß vom Gefäß auf das Stethoskop ausgeführt wird. Der „Druckton", den man vernimmt, wenn man mit seinem Stethoskop stark auf das auskultierte Gefäß drückt, ist allemal ein unechter Ton. An Gefäßen, die dem Herzen nahe liegen, ist oft die Frage gar nicht oder nur schwer zu entscheiden ob der Ton, den man hört, an Ort und Stelle entstanden oder vom Herzen her fortgeleitet ist.

Ob auch ein diastolischer unechter Arterienton vorkommen kann, ist sehr zweifelhaft. Frühere Autoren haben in der Tat geglaubt, daß das rasche Einsinken des Stethoskops nach dem Vorübereilen der Pulswelle über einer plötzlich kollabierenden Arterie das Trommelfell ebenso erschüttern könnte wie die positive Pulswelle. Jedenfalls ist der II. Ton an Carotis und Subclavia immer oder fast immer ein II. Herzton, vom Herzen her fortgeleitet und nur was man in pathologischen Fällen an peripheren Arterien als II. Ton hört, ist ein e c h t e r Arterienton.

Bei einem arteriellen Doppelton ist der I. systolisch, der II. diastolisch. Bedingung für die Bildung eines II. Gefäßtons ist es, daß die Arterie durch die Pulswelle stark erweitert war und nach ihrem Vorübereilen sehr rasch und ausgiebig zusammenfällt, so daß die Wand eine neue Gleichgewichtslage überschreitet und kurze Zeit um diese schwingt. Allemal ist die Tonbildung bei der Herzsystole leichter und eher zu erwarten als bei der Herzdiastole. Gewöhnlich ist beim Doppelton der I. lauter, selten der II. nahezu ebenso laut, lauter als der erste ist er in der Peripherie nie. Ist nur ein Ton allein gegeben, so ist es immer ein I., herzsystolischer Ton, nie ein zweiter. Nur in der Nähe des Herzens kann der zweite Teil des Doppeltons lauter erscheinen als der erste, er ist aber dann sicher zweiter Herzton, nicht Gefäßton. Hier allein wäre auch die Möglichkeit zu einem dreifachen Ton nicht ganz zu leugnen. Es könnte ein arterieller Doppelton und dabei noch ein zweiter Herzton gehört werden. Es scheint aber, daß solches noch nie beobachtet wurde, wohl weil II. Gefäß- und II. Herzton nahezu zusammenfallen und vor allem weil arterieller Doppelton hauptsächlich bei Insuffizienz der Aortenklappen vorkommt, hier aber ein II. Herzton an der Aorta fehlt und durch ein Geräusch ersetzt ist.

Herz- und Gefäßgeräusche.

Die Bedingungen, unter denen strömende Flüssigkeiten Geräusche hervorzubringen vermögen, sind durch viele Experimente, unter denen die von Th. Weber obenan stehen, recht gut und vollständig erforscht, und die Resultate klinischer Beobachtung stehen damit in völlig befriedigendem Einklang. Anders steht es aber mit der physikalischen Deutung der beobachteten Tatsachen. Hier begegnen wir dem alten Streit darüber, ob die Schallphänomene, die man am Zirkulationsapparat unter dem Namen der „Geräusche" (im klinischen Sinn) kennt, im Blut oder in den elastischen Wandungen des Gefäßsystems entstehen.

Eigentlich muß die Frage lauten: Sind es stehende Wellen der Wand oder solche des Blutes, die den Schall erzeugen? Denn geht man nicht auf stehende Schwingungen zurück und fragt nur nach Schwingungen überhaupt, so hat die aufgeworfene Frage keinen rechten Sinn. Weder die Wand noch der flüssige Inhalt kann allein schwingen, jede Bewegung, welche das eine ausführt, teilt sich sofort dem anderen mit, ist überhaupt nur durch die Mitbewegung des anderen möglich. Daß die Wand bei den Geräuschen vibriert, ist sicher, es fragt sich nur, ob sie dabei den stehenden (longitudinalen) Schwingungen der Flüssigkeit einfach nachgibt, oder ob sie selbst um ihre Gleichgewichtslage stehende (Transversal-) Schwingungen ausführt, denen das Blut als moles iners folgen muß. Darüber kann kein Zweifel sein, daß die lebendige Kraft des strömenden Blutes in den Gefäßen, im Herzen die aktive Kontraktion des Herzmuskels, die Kraftquelle ist, welche das Gleichgewicht in Wand und Blut stört und die hörbaren Schwingungen, die Geräusche, überhaupt veranlaßt; die Frage dreht sich also schließlich nur darum: wird das Gleichgewicht des Blutes oder das der elastischen Wand so gestört, daß stehende Wellen entstehen?

Nun muß man, namentlich nach den Untersuchungen von Kundt und Lehmann, die Möglichkeit einräumen, daß im Blut innerhalb des Herzens und der Gefäße Schallerscheinungen entstehen können. Allerdings wird dies nur unter besonderen Bedingungen verwirklicht werden, und im allgemeinen hat A. Fick mit seiner Bemerkung recht behalten, daß „tropfbar flüssige Körper am schwersten Geräusche zu hören geben und unter ganz besonderen Umständen, die im tierischen Körper sicherlich nie gegeben sind". Wenn die letzte Bemerkung für seltene Ausnahmsfälle vielleicht auch zu weit geht, so ist sie doch im allgemeinen richtig, gegenüber der unter den Medizinern so weit verbreiteten Anschauung, daß die Herz- und Gefäßgeräusche in der Tat im Blut entstehen. Ein Wort, bekanntlich zuerst von Corrigan gebraucht, die „Wirbelbildung", ist Schlagwort geworden und hat, sehr zu unrecht, sich an die Stelle jedes klaren Begriffes, jedes physikalischen Einsehens gesetzt.

Wirbelbildung ist aber gar keine schwingende Bewegung, sondern eine translatorische. Man könnte aber recht wohl daran denken, daß bei der Wirbelbewegung in Flüssigkeiten ein Aneinandervorbeigleiten einzelner Schichten stattfindet, die dabei aneinander reiben, sich verzögern, ruckweise verzögern, wie bei jeder Reibung, und daß die so ungleichmäßig gewordene Bewegung rhythmische Stöße auf die Umgebung ausübt und sie so zum Schwingen bringt. Dann wäre der Wirbel Ursache für Schallbildung durch innere Reibung und je größer diese, desto leichter müßten Geräusche entstehen können.

Für die Größe der inneren Reibung gilt nun die Formel:

$$k = \eta \, f \cdot \frac{d\,v}{d\,x},$$

worin bedeutet: k die Kraft, welche beim Gleiten zweier Flüssigkeitsschichten aneinander vorbei, auf die schneller bewegte Schicht verzögernd wirkt, d v den Unterschied der Geschwindigkeiten zweier in der Fläche f um d x voneinander entfernten Schichten, η eine je nach der Natur der Flüssigkeit verschiedene Konstante. Diese Konstante ist aber die Kraft, welche auf die Bewegung einer

Flüssigkeitsschicht verzögernd einwirkt, wenn diese die benachbarte, langsamer bewegte Schicht in der Flächeneinheit berührt und wenn $\dfrac{dv}{dx} = 1$ ist. (Mit dv und dx sind hier, wie es in der Mathematik üblich ist, Größen bezeichnet, die unendlich klein, der Null sich unendlich nähernd angenommen werden.) Die so definierte Konstante für innere Reibung η, ist in zäheren, viskösen Flüssigkeiten größer als in leicht beweglichen, sie ist geradezu das Maß der Viskosität. Wenn nun demnach die innere Reibung um so größer ist, je größer η, je visköser die Flüssigkeit, so müßten in zähen strömenden Flüssigkeiten Geräusche leichter auftreten als in dünnflüssigen. Das Gegenteil ist aber in allen darauf gerichteten Versuchen nachgewiesen worden.

Aber auch sonstwie in der Flüssigkeit, im Blut entstandene Wellen können nicht Ursache der Schallerscheinungen an Herz und Gefäßen sein, denn es läßt sich rechnerisch zeigen, daß die wirklich beobachteten Schallerscheinungen, die Töne und die Geräusche, viel zu tief sind, als daß sie in dem Raum entstehen könnten, der für ihre Bildung zur Verfügung steht. Wir wollen hier nur eine solche Rechnung kurz durchführen.

Wir benützen hierzu die von Helmholtz aufgestellte Formel für den tiefsten Ton, der in einem Hohlraum von gegebenen Dimensionen entstehen kann:

$$n = \frac{a \sqrt{s}}{\sqrt{2} \cdot \sqrt[4]{\pi^5} \cdot \sqrt{S}},$$

worin n die Zahl der Schwingungen dieses Tones, S das Volumen des Hohlraums, s der Querschnitt seiner freien Öffnung, a die Fortpflanzungsgeschwindigkeit des Schalls ist.

Wir wollen sehen, welcher möglichst tiefe Ton in einem linken Herzventrikel entstehen kann, wenn die Aortenklappen offen sind, also z. B. während der Austreibungsperiode, vorausgesetzt, daß es stehende Wellen des Blutes und nicht der Wand sind, die den Ton liefern. Da wir die Schallgeschwindigkeit im Blut nicht kennen, so setzen wir dafür die in Wasser, die nicht sehr viel davon verschieden sein wird, ein, und zwar nehmen wir dazu den von Wertheim reduzierten Wert von 117 340 cm, der für röhrenförmige Räume gültig ist. Das Schlagvolumen eines normalen Herzventrikels ist nach A. Fick 66 cm³, der wirkliche Inhalt kaum etwas größer, sagen wir 70 cm³. Für die Zeit, die der Eröffnung der Aortenklappen vorausgeht, für die Verschlußzeit, können wir den Hohlraum des Ventrikels als ziemlich kugelförmig ansehen, denn der Kugelgestalt strebt der Ventrikel mit seinem Inhalt während seiner Kontraktion bei noch geschlossenen arteriellen Klappen zu, weil die Kugel der geometrische Körper ist, der im Verhältnis zur Oberfläche den größten Rauminhalt aufweist. Nach Henle beträgt der Durchmesser der Aorta an ihrem Anfangsteil 28 mm, der Radius also 14 mm, daraus berechnet sich, wenn die Aortenklappen aufgehen, der Querschnitt der arteriellen Öffnung zu 6,301 cm². Wir haben also in die obenstehende Gleichung die Werte einzusetzen:

$$a - 117\,340$$
$$s = 6{,}301$$
$$S = 70$$

Dann erhält man n = 3375 Schwingungen in der Sekunde für den Grundton, der durch Schwingungen des Blutes im Ventrikel entstehen kann. Nun entsprechen dem vierfach gestrichenen gis, also einem der höchsten in der Musik gebräuchlichen Töne, 3285 Schwingungen in der Sekunde, es könnten also nur sehr viel höhere Töne im Ventrikel entstehen, als wirklich dort vorkommen, wenn das Blut den Schall lieferte. Über die musikalische Höhe der gewöhnlichen Herzgeräusche wissen wir allerdings nichts, für die des I. Herztones ist dagegen von C. Gerhardt und Funke durch aufgesetzte Resonatoren eine Schwingungszahl von 198 in der Sekunde gefunden worden. Unzweifelhaft gibt es Herzgeräusche, die merklich höher lauten als die Herztöne, im großen ganzen werden sie sich aber nicht allzuweit davon entfernen und daß der Unterschied gleich ein paar Oktaven betragen könnte, davon kann gar keine Rede sein.

Es ist vielleicht ganz instruktiv die Frage einmal umzudrehen und nachzusehen: wie groß müßte der Ventrikel sein, damit durch Schwingungen des Blutes Geräusche von der ungefähren Höhe des I. Herztones (diese rund zu 200 angenommen) entstehen könnten? Zu diesem Zweck braucht man in die obenstehende Gleichung nur den Wert 200 für n einzusetzen und sie dann nach S aufzulösen.

Man erhält dann S = 24 114 Kubikzentimeter, oder der Ventrikel müßte rund 24 Liter Blut fassen!

Nun kann die angestellte Rechnung freilich keinen, auch nur einigermaßen genau richtigen Wert liefern. Immerhin kann er aber als eine erste rohe Annäherung an den richtigen Wert angesehen werden und zeigt deutlich genug, daß Schallphänomene von der musikalischen Höhe der gewöhnlichen Herztöne und Herzgeräusche nun und nimmermehr im Herzen durch stehende Wellen des tropfbar flüssigen Inhalts, des Blutes hervorgebracht werden können.

Hiernach kann es gar keinem Zweifel unterliegen, daß nicht stehende Wellen des Blutes die Schallerscheinungen an Herz (und Gefäßen) erzeugen können, es bleiben nur als mögliche Ursache transversale Schwingungen der Wand. Eine einzige Ausnahme davon ist allerdings mit ziemlicher Wahrscheinlichkeit anzunehmen, sie betrifft die sogenannten musizierenden, vielleicht auch gewisse sehr hoch liegende „zischende", „stöhnende" Geräusche. Die Klanglage dieser Seltenheiten ist allerdings eine so hohe, daß recht wohl die Dimensionen der schwingenden Blutsäule zu ihrer Erzeugung hinreichen dürften.

Von C. Gerhardt ist es für manche musizierende Herzgeräusche wahrscheinlich gemacht worden, daß sie an abnormen, quer durch den Ventrikel verlaufenden Sehnenfäden entstehen. In der Tat können an einem solchen Sehnenfaden äußerst große Differenzen in der Geschwindigkeit der vorbeiströmenden Flüssigkeit vorkommen mit der Konsequenz des Auftretens diskontinuierlicher Bewegung. Das gleiche könnte auch an scharfen Kanten, Hervorragungen geschehen. Musizierende Herzgeräusche machen den Eindruck eines an Obertönen „reichen Klanges". Es wäre wohl denkbar, daß man in ihm den sehr hochliegenden Grundton mit den nächsten Obertönen hört, der durch stehende longitudinale Schwingungen der Flüssigkeit (des Blutes) erzeugt wird, während die noch weiter abliegenden „metallischen" Obertöne, die wegen der diskontinuierlichen Schwingungen erwartet werden müssen, vielleicht wegen der übergroßen Frequenz ihrer Schwingungen die Grenze der Hörbarkeit bereits überschritten haben. So stünde physikalisch nichts im Weg, die Entstehung dieser hochgelegenen musizierenden Geräusche auf Schwingungen des Blutes zurückzuführen. Von allen anderen aber, das muß nochmals ausdrücklich betont werden, nicht. Für sie kommt nur in Betracht und kann nur in Betracht kommen die transversale Schwingung der elastischen Wand. Das strömende Blut liefert den Anstoß zu diesen Schwingungen und spielt, nach Th. Webers treffendem Vergleich, die Rolle des Fidelbogens, die Wand die der gestrichenen, der tönenden Saite.

Die Frage nach der Entstehung der Geräusche in Herz und Gefäßen ist vornehmlich gefördert worden durch Beobachtungen, die an von Wasser durchströmten Röhren von Kiwisch v. Rotherau und von Th. Weber angestellt wurden. Letzterer faßte die Resultate seiner Untersuchungen in 16 Sätze zusammen, von denen folgende als für uns wichtig erwähnt seien.

„Die Geräusche, welche in Röhren wahrgenommen werden, durch welche eine tropfbare Flüssigkeit strömt, hängen unmittelbar von den durch die Bewegung der Flüssigkeit erregten Schwingungen der Röhrenwände ab, keineswegs von der Reibung, welche die Flüssigkeitsteilchen unter sich erleiden. Daher muß man auch schließen, daß die Geräusche in den menschlichen Blutgefäßen nicht von der Friktion der Blutkörperchen abzuleiten sind." (Diese letztere Hypothese hatte nämlich seinerzeit auch ihre Vertreter.)

„Die Leichtigkeit, mit welcher Geräusche entstehen, und die Art derselben hängt hauptsächlich von der Gestalt der Röhren und den Eigenschaften ihrer Wände, z. B. ob sie erweiterte oder verengte Stellen haben, ob sie steif oder ausdehnbar sind, und von der Geschwindigkeit der strömenden Flüssigkeit ab, weniger von der Qualität der Flüssigkeit, z. B. ob diese Wasser oder Quecksilber ist."

„Geräusche entstehen leichter, wenn die Wandungen dünn, als wenn sie dick sind."

„Geräusche entstehen leichter in weiteren Röhren, als in engeren, auch wenn das Verhältnis zwischen Dicke der Wandung und Durchmesser der Röhre dasselbe ist. Die Geräusche entstehen um so leichter, je größer die Berührungsfläche zwischen Flüssigkeit und Röhre ist."

„Es ist eine viel größere Stromgeschwindigkeit nötig, damit Geräusche in gläsernen oder messingnen Röhren hervorgebracht werden, als um Geräusche in biegsamen und ausdehnsamen Röhren zu erzeugen, z. B. Kautschukröhren, Därmen, Venen."

„Quecksilber bringt leichter Geräusche hervor als Wasser, Wasser leichter als Milch, Milch leichter als mit Wasser gemischtes Blut, verdünntes Blut leichter als reines Blut, vollkommene und schwere Flüssigkeiten leichter als zähe und leichte".

„Sollen Geräusche in Röhren entstehen, die nirgends verengt sind, so muß die Stromgeschwindigkeit viel größer sein, als wenn sie es sind, und die entstandenen Geräusche werden dann nicht nur an einer bestimmten Stelle der Röhre, sondern in deren ganzem Verlaufe vernommen."

„In Röhren, die an einer Stelle verengt sind, entstehen Geräusche am leichtesten, d. h. zu ihrer Erzeugung ist nur eine sehr geringe Stromgeschwindigkeit nötig. Es lassen sich Regeln über den günstigsten Grad der Verengung feststellen. Die entstandenen Geräusche werden am deutlichsten da gehört, wo der Flüssigkeitsstrom aus dem verengten Teile in den weiteren übertritt."

„Bisweilen sind die Schwingungen der Röhre so stark, daß sie nicht nur mit den Ohren, sondern auch mit den Fingern wahrgenommen werden können, und ein Gefühl erregen, das dem ähnlich ist, welches entsteht, wenn Sand durch die Finger läuft."

„Wird die Stromgeschwindigkeit mehr und mehr verringert, so tritt eine Grenze ein, von der an der Strom zu langsam ist, um ein Geräusch hervorzubringen."

„Eine vermehrte oder verminderte Spannung der Wandung einer Röhre, an deren verengerter Stelle ein Geräusch entsteht, hat wenig Einfluß auf dieses Geräusch."

„Strömt Flüssigkeit hinlänglich schnell aus einer engen Röhre in eine weite, so entsteht an der Stelle, wo die engere Röhre in die weite mündet, ein Geräusch."

„Die Geräusche werden in Röhren, die von Luft oder von Wasser umgeben sind, vorzüglich durch die Röhrenwände fortgepflanzt, und zwar um so besser, je dichter und elastischer die Wände sind. Daher werden selbst schwache Geräusche, die an irgend einer Stelle einer Messing- oder Glasröhre erzeugt worden sind, an allen Teilen derselben gut gehört, während sie an einer Kautschukröhre nur in den der Ursprungsstelle zunächst liegenden Teilen vernommen werden können."

Die von Th. Weber in seinem ersten Satz aufgestellte These, für deren Richtigkeit wir bereits entscheidende Gründe aufgestellt haben, die These, daß die Geräusche durch Schwingungen der Röhrenwand entstehen, ist vor ihm schon von Williams und von v. Kiwisch vertreten worden. Letzterer hat namentlich eingehend gezeigt, wie solche Schwingungen der Wand zustande kommen, wenn der Flüssigkeitsstrom aus einer engen Stelle des Rohrs in eine weitere übertritt. Der Vorgang vollzieht sich dabei folgendermaßen: Die der Wand benachbarten Flüssigkeitsteilchen verfolgen an der Übergangsstelle vom engen in den weiten Abschnitt ihren Weg nicht in ihrer alten Richtung geradlinig weiter, sondern indem sie der Wand adhärent bleiben, begeben sie sich weiter nach außen. Dieser Bewegung müssen auch ihre Nachbarn folgen, und so entsteht in der Mitte des Stroms ein verminderter Druck, eine Saugwirkung. Bekanntlich kann man diese Saugwirkung an einem Manometer, dessen einer Schenkel tief in die strömende Flüssigkeit eintaucht, wirklich nachweisen und ihre Größe bestimmen. Die Bildung eines leeren Raums wird aber dadurch verhindert, daß die elastische Wand des Rohrs kollabiert, nach innen schwingt. Damit wird die Saugwirkung geringer, denn diese ist um so stärker, je größer der Unterschied in der Weite der beiden Röhrenabschnitte ist. Nimmt die Saugwirkung ab, so kann die elastische Wand wieder nach außen schwingen, was noch dadurch begünstigt wird, daß vom oberen Röhrenabschnitt her mehr Flüssigkeit (wegen des stärkeren Gefälles) geströmt ist. Sobald die Wand nach außen geschwungen ist, ist auch wieder die volle Saugwirkung da und das nämliche Spiel beginnt wieder, es vollzieht also die Wand transversale Schwingungen im Bereich des erweiterten Gefäßabschnittes so lang der Flüssigkeitsstrom im Gang ist. In der Diskussion, welche um die Mitte des vorigen Jahrhunderts in der Würzburger Physikalisch-medizinischen Gesellschaft dem Vortrag v. Kiwisch's folgte, bemerkte der Physiker Osann, daß auch oberhalb der erweiterten Stelle, also im engeren Röhrenabschnitt, die Wand transversale Schwingungen ausführen müsse. Durch die mit dem Schwingen der Gefäßwand am weiteren Teil synchron ab- und zunehmende Saugwirkung im Flüssigkeitsstrom fließt von oben bald weniger, bald mehr Flüssigkeit ab, der Druck im oberen Teil schwankt im gleichen Rhythmus und die Folge muß sein, daß auch hier die elastische Wand transversale Schwingungen in eben demselben Rhythmus ausführt. Während die Wand am weiteren Teil nach innen schwingt, schwingt die am engeren nach außen und umgekehrt, so daß also beide Gefäßabschnitte mit ihrer Wand um die Erweiterungsstelle wie um einem Knotenpunkt, und zwar mit einem Phasenunterschied von einer halben Wellenlänge, schwingen.

Dieser von v. Kiwisch untersuchte Fall, wo Flüssigkeit aus einem engeren in einen weiteren Gefäßabschnitt strömt, kommt bekanntlich in der Diagnostik ungemein häufig vor, bei vielen Klappenfehlern, bei Aneurysmen und für alle diese Fälle muß die von v. Kiwisch gegebene Deutung als die richtige angesehen werden. Es läßt sich aber durch eine ganz ähnliche Betrachtung leicht zeigen, daß auch oberhalb und unterhalb einer einfachen Stenose, also beim Übergang aus einem weiteren Gefäßabschnitt in einen engeren, Schwingungen der Wand sich einstellen müssen, falls diese elastisch und nachgiebig ist. Eine Stenose verlangsamt den Flüssigkeitsstrom, oberhalb der Stenose steigt der Druck, damit geht die Wand nach außen, zerrt die stenosierte Stelle mit nach außen, diese wird dadurch weiter, jetzt kann mehr Flüssigkeit hindurch abfließen, der Druck oben sinkt, die Wand schwingt nach innen, die Stenose wird wieder enger und so geht das alte Spiel wieder von vorn an; auch unterhalb der Stenose ist damit rhythmische Vermehrung und Verminderung der Füllung, also rhythmisches Schwanken des Kalibers, also transversale Schwingung der Wand notwendig gegeben.

Noch eine weitere einfache, aber für die Diagnostik wichtige Betrachtung wäre dem hinzuzufügen. Ist das Lumen eines Gefäßes oder Rohres — gleichviel wie dehnbar oder wie starr seine Wand auch sein mag — durch ein elastisches Diaphragma (ein Klappensegel z. B.) teilweise verschlossen, so gerät dieses in Schwingungen, indem es dem wachsenden Druck nachgibt, eine größere Spalte frei läßt, mit dadurch sinkendem Druck wieder zurückschwingt und die Stenose wieder größer macht usw., kurz ganz so schwingt wie die Zunge an einer Zungenpfeife.

Es ist selbstverständlich, daß auch in Gefäßen von überall gleichem Kaliber bei genügender Geschwindigkeit des Flüssigkeitsstromes Schwingungen der Wand und damit Geräusche entstehen können, denn keine Wand ist absolut glatt und Rauhigkeiten sind nichts anderes als lauter kleine Stenosen, die den Stromlauf verzögern, und daß Geräusche in überall gleich weiten Röhren bei entsprechend großer Stromgeschwindigkeit entstehen können, um so leichter, je rauher die Oberfläche der Wand ist, das wurde ja von Th. Weber experimentell festgestellt. In diesem Sinn kann es nur verstanden werden, wenn davon die Rede sein soll, daß Geräusche „durch Reibung" der Flüssigkeit an der Röhrenwand entstehen. „Reibung an der Wand" sagt man hier richtiger als „äußere Reibung", weil letztere gar nicht auftritt, wenn die Wand benetzt wird.

Fortleitung von Tönen und Geräuschen.

Daß man Töne und Geräusche am Herzen und Gefäßsystem nicht nur am Ort ihrer Entstehung, sondern auch in der näheren oder ferneren Umgebung hören kann, ist bekannt genug. Die Herztöne kann man oft am ganzen Thorax, vorn und hinten wahrnehmen, auch im Epigastrium noch, im Mesogastrium verschwinden sie aber; bei linker Seitenlage ist die Fortleitung manchmal besser. Der Schall, der am Herzen entsteht, die Töne und Geräusche werden das eine Mal weiter, das andere Mal weniger weit vernehmlich fortgeleitet, aber die Schallwellen folgen dabei keineswegs dem Verlauf der Gefäße. Wo man in der Peripherie nur über einem Gefäß einen Ton oder ein Geräusch wahrnimmt und nicht auch in der Umgebung des Gefäßes, da ist der Schall sicher an Ort und Stelle im Gefäß entstanden und nicht fortgeleitet vom Herzen her. Bei den Geräuschen, die sicher am Herzen entstehen, und die sich ausgezeichnet weit fortleiten, z. B. lauten Geräuschen bei Aortenstenose, ist es ganz gleichgültig, wo man in der Peripherie auskultiert, ob gerade über einer Arterie oder nicht. So mag auch die immer wiederkehrende Lehre zu beurteilen sein, daß ein Geräusch sich am besten in der Richtung fortleitet, in der der Blutstrom sich bewegt, der das Geräusch erzeugt. Ein physikalischer Grund dafür ist nicht aufzufinden. Man muß sich nur immer über den Ort klar werden, wo das Geräusch wirklich entsteht. Bei Aorteninsuffizienz entsteht es da, wo das Blut aus der Aorta in den Ventrikel strömt; die Wand des Ventrikels erzittert, weniger die der Aorta. Geräusche bei Aortenstenose pflanzen sich gut in die Peripherie fort, nicht weil die Arterien bis in die Peripherie gehen, sondern weil solche Geräusche gewöhnlich sehr laut und langklingend sind. Freilich kann auch die Gefäßwand selbst in weiterer Ausdehnung, in größerer Entfernung vom Herzen noch selbst schwingen, primär schwingen, nicht nur den weiter oben gebildeten Schall fortleiten. Dann in der Tat scheint der Schall dem Verlauf der Gefäße zu folgen, ist aber tatsächlich am Ort der Auskultation gebildet.

Manche Geräusche sind so laut, daß sie der Kranke selbst hört, sehr selten kann sie ein anderer aus der Entfernung wahrnehmen. Ein musizierendes Herzgeräusch soll auf eine Entfernung von 20 cm vernehmbar gewesen sein.

Das Elektrokardiogramm.

Wird ein Muskel an irgend einer Stelle von einem Kontraktionsreiz getroffen, so wird diese Stelle gegenüber ihrer noch nicht gereizten Umgebung elektronegativ. Indem der Reiz sich über den Muskel weiter verbreitet, bekommen die anderen Stellen nacheinander eine elektronegative Spannung, während diese an der erstgereizten schon verschwunden ist. Da alle Stellen des Muskels miteinander durch elektrizitätsleitendes Gewebe verbunden sind, so können und müssen zum Ausgleich der entstandenen Potentialdifferenz elektrische Ströme, von sehr geringer Stärke, entstehen. Die negative Schwankung führt auch im Herzen zu einem Aktionsstrom, sie dauert während der ganzen Vorhofssystole 0,08 Sek. und während der Ventrikelsystole 0,3—0,4 Sek., mitunter länger, namentlich in pathologischen Fällen. Wenn die eigentliche Muskelkontraktion anhebt, ist der Aktionsstrom schon vorbei, er entsteht im Muskel durch den Reizzustand, nicht durch die Kontraktion. Die verhältnismäßig lange Dauer der negativen Stromesschwankung ist so zu verstehen, daß sich jeden falls in der Ventrikelmuskulatur der Reiz von Faser zu Faser verbreitet, wie auch eine nach der anderen sich zusammenzieht. Die Systole des Ventrikels ist eine Summation von Einzelzuckungen wie der Tetanus auch, nur mit dem Unterschied, daß sie eine Summation von Kontraktionen hintereinander geschalteter kontraktiler Elemente ist, während beim Tetanus jedes Element eine Reihe von Einzelzuckungen ausführt, zwischen denen die Erschlaffung ausbleibt. Die Aufzeichnung des Aktionsstroms vom Herzventrikel ergibt auch weder eine Tetanuskurve, noch die Kurve einer einzelnen Muskelzuckung. Vom Vorhof nimmt man dagegen an, daß alle seine Fasern zur gleichen Zeit oder nahezu zur gleichen Zeit in Reizzustand geraten und also auch zu gleicher Zeit sich zusammenziehen.

Die negative Schwankung erfordert und findet einen Ausgleich durch den kurz dauernden Aktionsstrom, aber indem mit Ausbreitung des Reizes immer wieder neue Stellen elektronegativ werden, dauert die Störung des elektrischen Gleichgewichts und das Strömen von Elektrizität auch während der ganzen Systole an.

Steht dem Ausgleich einer elektrischen Potentialdifferenz mehr als ein Weg offen, so verteilt sich der Strom derart, daß die Elektrizitätsmengen, die auf jedem Zweige forttransportiert werden, sich umgekehrt verhalten wie die Widerstände, die auf jedem einzelnen Weg überwunden werden müssen. Der elektrische Widerstand ist umgekehrt proportional dem Querschnitt des Leiters, direkt proportional der Länge und einem konstanten Faktor, dem spezifischen Widerstand, dem reziproken Wert der spezifischen Leitungsfähigkeit, die von der chemischen und physikalischen Beschaffenheit des Leiters abhängt. Verbindet man 2 einander sehr nahe stehende Klemmen einer galvanischen Batterie durch einen weit außen herumgeführten Metalldraht, so geht der ganze Strom durch den langen Draht, nicht durch die kurze Strecke Luft von Pol zu Pol. Viel ändert sich nicht daran, wenn man beide Klemmen und den Draht etwa in Wasser taucht, denn der spezifische Widerstand von Flüssigkeiten ist im allgemeinen millionenmal so groß wie der von Metallen, es fließt also fast alles durch den

Draht, fast nichts durch das Wasser und so ist es leicht, dem Strom eine ganz bestimmte Richtung aufzuzwingen, er muß dem Verlauf des Drahtes einfach folgen. So liegt die Sache aber beim Herzen keineswegs. Das Herz bietet dem elektrischen Strom einen geringeren Widerstand als reines Wasser, etwa so wie eine physiologische Kochsalzlösung von 37^0 C, aber einen viel größeren als Metalle und der Widerstand ist in allen seinen Teilen etwa gleich groß. Wo eine Potentialdifferenz auftritt, findet ein Ausgleich auf allen möglichen Verbindungswegen zwischen den beiden Polen durchs ganze Herz hindurch statt, so daß auf der geraden Linie zwischen den beiden Polen die größte Elektrizitätsmenge forttransportiert wird, die größte Stromesdichtigkeit herrscht, auf allen anderen eine um so kleinere, je länger der Weg von Pol zu Pol auf ihnen ist. Dazu kommt aber noch, daß das Herz selbst im Körper nicht gegen seine Umgebung isoliert ist wie etwa ein dem Körper entnommenes, in Luft aufgehängtes oder ein frei präparierter, in Luft hängender Froschmuskel, sondern rings eingebettet in lauter Gewebe, deren spezifischer Widerstand sich von dem im Herzmuskel nicht wesentlich unterscheidet. Es liegt also gar kein Grund dafür vor, daß sich der Aktionsstrom aufs Herz beschränkt, er muß sich sogar notwendig im ganzen Körper verbreiten, da er nirgends einen absoluten Isolator findet. Nur müssen die Stromesfäden an den Stellen, die weitab vom Herzen liegen, naturgemäß auch dünner, der Strom schwächer sein. Dabei kommt aber auch noch die Lage zu den im Herzen auftretenden Polen in Betracht. Gegenüber der gerade gereizten elektronegativen Stelle verhalten sich alle andern positiv. Läge sie genau in der Mitte des Herzens und das Herz genau in der Mitte des etwa kugelförmig gedachten Körpers, so würden alle Teile der Umgebung, auch der Körperoberfläche, die gleichnamige und gleich starke Ladung auf jeder Niveaufläche aufweisen, man könnte überall auf zwei Punkten etwa durch einen mit einem höchst empfindlichen Galvanometer verbundenen Leiter die Spannung untersuchen und man würde nirgends eine Spannungsdifferenz finden, das Galvanometer würde keinen Strom anzeigen. Anders, wenn ein Ort der Körperoberfläche der elektronegativen, gereizten Stelle näher liegt als den positiven, ein anderer Ort den positiven näher als der negativen. Würde man dann die beiden Orte leitend miteinander verbinden, so könnte man, genügende Empfindlichkeit des Apparats vorausgesetzt, einen bemerkbaren Strom ableiten. Nun liegt das Herz im ganzen exzentrisch, andere Teile den oberen Extremitäten näher, andere den unteren, andere der rechten Seite, andere der linken. Dabei ändert der Ort der negativen Stromschwankung seine Lage bei jeder Herzaktion, er liegt anfangs in den Vorhöfen, dann in den Ventrikeln, hier zuerst in den Papillarmuskeln, dem Septum, dann im Treibwerk. So wäre theoretisch die Möglichkeit gegeben, auch bei jeder Herzrevolution, wenn man z. B. zwei Extremitäten leitend miteinander verbinden wollte, den Aktionsstrom, vielmehr einen einzigen dünnen Faden davon, abzuleiten. Technisch erwächst aber noch eine weitere große Schwierigkeit, weil der fragliche Strom nicht nur sehr schwach ist, sondern auch noch nur eine äußerst kleine Zeit dauern kann. An die Stelle einer negativen Spannung tritt sofort wieder mit Weiterwandern des Reizes eine zur nächsten gereizten Stelle positive. Lag diese anfangs der rechten Extremität näher als der linken, so kann es im nächsten Augenblick umgekehrt sein oder es findet sich gar kein Strom, weil die negative Stelle augenblicklich sich gleichweit von den Ableitungsstellen befindet. Es müßte also der Apparat, der den Aktionsstrom angeben und seinen Verlauf verfolgen sollte, nicht nur höchst empfindlich gegen die schwächsten Ströme sein, sondern er müßte auch den raschesten Schwankungen folgen können. Das läßt sich nur erreichen, wenn die Teile, die am Apparat durch den Strom in Bewegung gesetzt werden sollen, also der „Zeiger" des Galvanoskops im allgemeinen, nur eine äußerst kleine Masse haben. Anscheinend also ganz unüberwindbare Schwierigkeiten und trotzdem sind sie in sehr befriedigender Weise tatsächlich überwunden worden. Schon mit dem Kapillarelektrometer gelang es, den Aktionsstrom nachzuweisen, aber erst mit dem Saitengalvanometer von Edelmann war es möglich, den ganzen Ablauf der elektrischen Veränderungen im Herzmuskel während seiner Tätigkeit zu verfolgen und genau zu studieren.

Im wesentlichen besteht das Instrument aus der Saite, einem sehr dünnen Metalldraht, dessen Spannung reguliert werden kann, und der zwischen den Polen eines Magneten hindurchgezogen ist. Wird er von einem Strom durchflossen, so wird er von dem einen Magnetpol angezogen, vom anderen abgestoßen, und er schlägt nach der entgegengesetzten Richtung aus, wenn der durch ihn

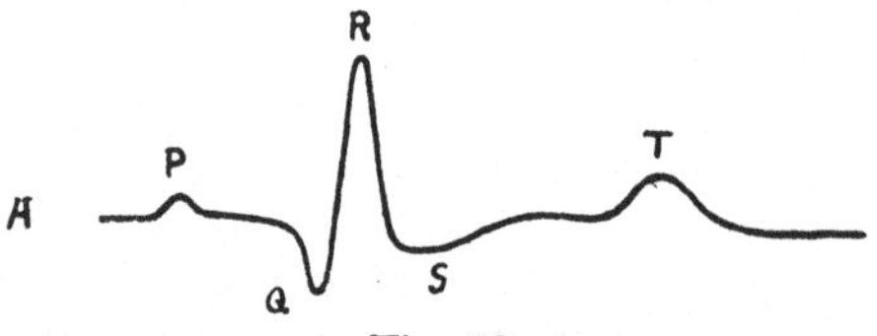

Fig. 20.

Elektrokardiogramm nach Einthoven. (Aus Nicolai in Nagels Handbuch der Physiologie.)

fließende Strom seine Richtung umkehrt. Der Draht wird von einer hellen Lichtquelle durch einen Spalt beleuchtet und eine Linse entwirft von dem kleinen beleuchteten Stückchen ein Bild auf einen lichtempfindlichen Papierstreifen, der mit meßbarer Geschwindigkeit vorübergezogen wird. So liefern die Schwankungen der Saite nach der Entwicklung des photographischen Bildes eine Kurve mit Ausschlägen nach der einen und anderen Seite, höher und seichter, je nach Richtung und Stärke des Stroms, der die Saite durchfließt. Verbindet man 2 Stellen des Körpers, z. B. die beiden Arme, durch gute Leiter mit der Saite, so gelingt es wirklich mit jeder Herzsystole eine Reihe von Ausschlägen, eine Kurve, das Elektrokardiogramm (EKG) zu erhalten, dessen Form zuerst von Einthoven, dann namentlich von Kraus und Nicolai grundlegend unter-

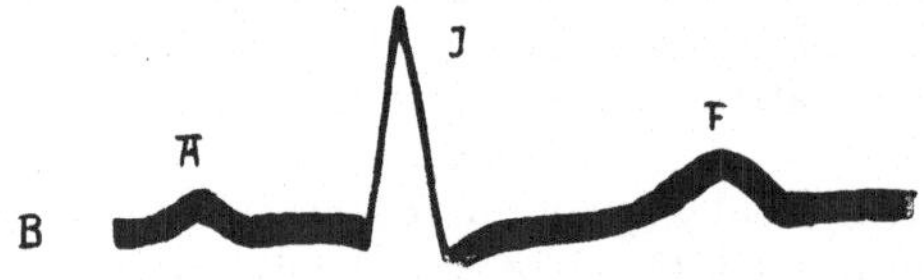

Fig. 21.

Elektrokardiogramm nach Nicolai. (Aus Nicolai in Nagels Handbuch der Physiologie.)

sucht wurde. Die Fig. 20 und 21 (aus Nicolai) geben ein Schema des Elektrokardiogramms wieder, 20 nach Einthoven, 21 nach Nicolai. Die Zeit in Zehntelsekunden wird zugleich mitgeschrieben. Die Anfangszacke A (P) ist wohl ohne Zweifel Ausdruck der Vorhofstätigkeit. Die Initialzacke J (R) fällt mit der Reizung der Papillarmuskeln zusammen, hat mit der des Treibwerks noch nichts zu tun. Die Systole dauert von J bis zur Finalzacke F (Terminalzacke T). Die Deutung der F zacke ist noch ganz unsicher. Das A J (PR.) Intervall entspricht der Latenzzeit und dauert 0,075—0,125, höchstens 0,125—0,15 Sek., mehr ist schon als pathologisch zu betrachten, als Maximum wurden 0,5 Sek. beobachtet. Die zwischen J und F gelegene Horizontale entspricht der Tätigkeit des Treibwerks, F gehört schon nicht mehr dazu. Man nimmt an, daß nicht nur die Erregung der motorisch wirkenden Muskeln, sondern auch des Leitungssystems ausgiebige Potentialschwankungen erzeugen kann und daß A (P) Ausdruck der Vorhoftätigkeit, sowohl der Muskeltätigkeit wie auch der Reizleitung ist. Änderungen in der Form der Zacken sind nicht selten und einer sicheren Deutung nicht fähig, selbst Umkehr der Zacken nicht, wenn sie nur an der gewöhnlichen Stelle sich finden. Wichtiger ist Fehlen einer Zacke oder Vergrößerung der Intervalle. Das betrifft besonders die A zacke und das Intervall A—J. Solche Abweichungen kommen ganz besonders bei Überleitungsstörungen vor und sind für die Analyse von Allorhythmien von großem Wert. Wichtig ist es auch, wenn die horizontalen Teile, z. B. das Intervall A—J, nicht glatt, sondern deutlich gezackt verlaufen; man nimmt allgemein an, daß dies der Ausdruck von Flimmern der Muskulatur sei, doch kommen solche Zitterkurven auch durch Fehler bei der Beobachtung, durch Bewegungen der Arme und der Hände vor. Man war noch nicht imstande ein Normalbild des Elektrokardiogramms zu entwerfen, das man bei der gleichen Methode, mit dem gleichen Instrument bei jedem Gesunden bekommen sollte. Selbst die gewöhnlich auftretenden Hauptzacken sind noch nicht alle sicher gedeutet, wie z. B. Q und T. Die Resultate, die mit zwei verschiedenen Apparaten erzielt werden, lassen sich schon gar nicht miteinander vergleichen. Man streitet sich noch, ob eine Ableitung genügt oder ob in jedem Fall zwei oder drei nötig seien, von denen dann jede eine andere, oft ganz anders aussehende Kurve liefert. Wie die Sachen jetzt liegen, scheint es in der Tat geraten, alle 3 Ableitungen zu versuchen, wenn die erste eine pathologische Form zu geben scheint. Die erste Ableitung ist die von beiden Armen, die zweite linker Arm und linker Fuß, die dritte rechter Arm und linker Fuß. Die größte Bedeutung kommt dem Elektrokardiogramm zu bei der Lehre von den Allorhythmien und wir werden das praktisch Wichtige dort noch besprechen. Unzweifelhaft verdanken wir der Untersuchung der elektrischen Eigenschaften des erregten Herzmuskels höchst interessante Einblicke in die ganze Herztätigkeit. Manche Formen von Leitungsstörungen im Herzen werden hierdurch zwar nicht allein, aber doch besonders deutlich erkennbar und ihre Deutung wird erleichtert. Ihrer allgemeinen Verwertung bei der Diagnose steht aber bis jetzt noch manches entgegen. Der Apparat ist nicht ganz leicht zu handhaben, ist teuer und bis jetzt noch nicht in vielen Händen. Das Wichtigste aber ist, daß konstante Normen noch nicht aufgestellt werden konnten und daß auf den Ausfall des Elektrokardiogramms nicht nur was am Herzen sich abspielt, sondern auch seine Lage von Einfluß ist, nicht nebenbei, sondern ganz wesentlich. Schon eine kleine Lageänderung des Herzens kann das ganze Aussehen der Kurve verändern. Wenn z. B. angegeben wurde bei Verdrängung nach links und Ableitung I: Kleinerwerden der Zacke R (J), eventuell auch P (A), Größerwerden der Zacke S (J_p); bei Ableitung III: Größerwerden von R und P, manchmal Auftreten der Zacke Q (J_a); bei Verdrängung nach rechts: Größerwerden der Zacken S_{II} und S_{III}, auch Umkehr der Zacken kommt vor (W. Straub), so wäre damit schon viel gewonnen, wenn man sich darauf verlassen könnte, diese Veränderungen der Kurve durch Lageänderung bei Jedem oder doch den Meisten wieder hervorrufen zu können. Das ist aber leider noch nicht der Fall. Eigentlich hat Jeder sein eigenes Elektrokardiogramm und bei jedem wird auch Lageänderung die Kurve in einer Weise beeinflussen, die sich nicht voraussagen läßt. Am wertvollsten für die Einzeldiagnose wird es sein, wenn bei einem Kranken das aufgenommene Elektrokardiogramm bei Wiederaufnahme unter denselben Bedingungen, mit gleicher Ableitung, mit demselben Apparat, bei der gleichen Saitenspannung usw. eine Änderung aufweisen sollte. Somit ist das Elektrokardiogramm besonders bei den Überleitungsstörungen wichtig, aber nicht unersetzlich, es ist zu wünschen, daß dieses höchst interessante Gebiet noch weiter ausgebaut wird. Eine große und vor allem unersetzliche klinische Bedeutung kommt der Methode bis jetzt nicht zu, aber in didaktischer Beziehung hat sie auch jetzt schon einen hohen Wert.

Der Arterienpuls.

Puls ist die bemerkbare Erweiterung der Gefäßbahn durch eine Blutwelle, die vom Herzen hineingeworfen wird. Nicht jede Kaliberschwankung ist ein Puls, wenn auch diese Bezeichnung oft fälschlicherweise dafür gebraucht wird. Die Untersuchung des Pulses geschieht durch die unbewaffneten Sinne, das Gesicht und das Gefühl, und mittels besonderer Instrumente. Alles dies ist im Bereich der Arteria pulmonalis unmöglich, der Puls des linken Vorhofs kann aber durch Anwendung besonderer Instrumente zur Anschauung gebracht werden. Den Puls der großen Venen kann man an einigen Stellen sehen und fühlen, den der Arterien an vielen, wenn auch gewöhnlich nur einige davon oder eine einzige untersucht wird. An den allerfeinsten Gefäßen, den Kapillaren, kann der Puls unter bestimmten, meist pathologischen, Fällen gesehen werden. Die Erschütterungen des Pulses spürt oft der Kranke, manchmal auch der Gesunde an manchen Stellen als Klopfen, an entzündeten Teilen als pochenden, hämmernden Schmerz. Die akustischen Erscheinungen, die der Puls bewirkt, die Gefäßtöne und -Geräusche sind schon für sich besprochen worden.

Wir beginnen mit dem Puls der peripheren Arterien. Sie haben ihren Namen „Schlagadern", weil eben der Puls an ihnen leicht kenntlich ist und beweist, daß in ihnen die Vorwärtsbewegung des Blutes rhythmisch vor sich geht, im Gegensatz zu den sichtbaren Venen, in denen ohne rhythmische Erbebung der Wand das Blut sich im gleichförmigen Strome bewegt. Die Arterien, an denen man den Puls leicht auffinden, sehen oder fühlen kann, sind von oben nach unten die Temporalis, die Maxillaris externa am Ast des Unterkiefers, die Carotis, die Subclavia, Axillaris, Brachialis und ihre Äste Ulnaris und Radialis, nicht an allen Stellen, nur da wo sie oberflächlich liegen; dann unten die Cruralis, die Poplitea, am Fuß sind es 2, an denen der Puls gefühlt und sein Schlagen unter Umständen gesehen werden kann, die Arteria tibialis post. hinter und unter dem inneren Knöchel und auf dem Fußrücken die Arteria dorsalis pedis am lateralen Rand der Sehne des M. extensor halucis longus.

Beim Fühlen des Pulses sucht man sich zu unterrichten von seiner Frequenz, vom Rhythmus, von seiner Höhe, Füllung, Spannung, sowie zugleich von der Beschaffenheit der Gefäßwand, wovon später noch eingehender gesprochen werden soll. Diese Qualitäten aber kann man durch das Gefühl nur da feststellen, wo es gelingt, das Gefäß gegen eine feste Unterlage zu drücken. Das ist z. B. der Fall an der Temporalis und an der Radialis, wo sie oberhalb der Handwurzel lateral von der Sehne des M. flexor carpi radialis oberflächlich gelegen ist und von den palpierenden Fingern gegen den Radius gepreßt werden kann. Das ist die Stelle, wo zu allermeist der „Puls gefühlt wird" und vom Radialpuls soll auch zunächst nur die Rede sein.

Das Zählen des Pulses ist leicht, das Fühlen des Pulses aber eine Kunst, die man nur durch tausendfältige Übung lernt. Man fühlt den Puls an der Radialis mit 3 aneinander gelegten Fingerspitzen. Der zentral angelegte Finger komprimiert mit schwächerem oder stärkerem Druck die Arterie, der mittlere fühlt die Pulswelle. Die Kraft, die man anwenden muß, um den Puls zum Verschwinden zu bringen, erlaubt ein Urteil über die Spannung der Arterie. Der gespannte Puls, Pulsus tensus, ist schwer zu unterdrücken, der weiche, Pulsus mollis, leicht. Der zentrale Finger unterscheidet diese beiden Qualitäten, der mittlere die Füllung der Arterie und die Höhe der Pulswelle, Pulsus altus, parvus, auch ihre Form, den flüchtigen und den trägen Puls (Pulsus celer, tardus), bemerkt auch eventuell die Dikrotie. Um ganz kleine und weiche Pulse zu erkennen, dürfen die Finger nur kaum bis zur Berührung aufgelegt werden, Pulsus insensibilis; der fadenförmige Puls, Pulsus filiformis, ist zugleich auch träg. Bei tiefer gelegenen Arterien ist stärkerer Druck nötig. An tiefe Lage oder abnorme Teilung muß man immer zuerst denken, wenn ein Puls nicht gefunden werden kann, meistens ist er dann auf der anderen Seite besser zu fühlen. Mit dem dritten Finger kann man die Arterie bis zum Verschluß comprimieren. Dadurch wird die Pulswelle für den mittleren Finger deutlicher. Es beruht dies auf dem Unterschied zwischen hydrostatischem und hydrodynamischem Blutdruck, wovon noch Genaueres gesagt werden wird. Durch sanftes Streichen längs der Arterie und leises Wälzen unter den Fingern sucht man sich über die Beschaffenheit der Wand, Starre, Härte derselben zu unterrichten.

Ein genaueres Bild von den Qualitäten des Pulses ergibt die Pulskurve, vorausgesetzt, daß sie in richtiger Weise und mit einem guten Instrument aufgenommen ist. Von vielen der hierzu gebräuchlichen Instrumente weiß man jetzt, daß sie den wirklichen Verlauf der Kurve nur sehr unvollkommen wiedergeben, daß sie ein Kunstprodukt liefern, das den Schwankungen des Drucks in der Arterie keineswegs entspricht.

Nach den grundlegenden Untersuchungen von O. Frank muß man von einem guten Instrument zwei Eigenschaften verlangen. Erstens muß seine Empfindlichkeit hinreichend sein; sie ist bestimmt durch den Ausschlag des Instruments für eine gegebene Druckerhöhung. Als normale Empfindlichkeit kann man es ansehen, wenn eine Druckerhöhung von 75 mm Quecksilber einen Ausschlag von 1 cm hervorruft. Die zweite Eigenschaft könnte man das Auflösungsvermögen nennen. Beim Mikroskop z. B. könnte man die Vergrößerung die Empfindlichkeit heißen, sie hängt ab von der Brennweite der Objektive und der Okulare. Dagegen ist etwas ganz anderes das Auflösungsvermögen, dieses ist nur abhängig von der numerischen Apertur des Objektivs. Ähnlich ist beim Sphygmographen das „Auflösungsvermögen", nicht das Vermögen, die kleinsten Druckschwankungen zu vermerken (das betrifft die Empfindlichkeit) sondern dem Verlauf der Druckschwankungen getreu zu folgen, ohne sie durch Eigenschwingungen zu stören. Dieses Vermögen ist abhängig von der Schnelligkeit, mit der die Eigenschwingungen erfolgen, denn Eigenschwingungen hat jedes Instrument, weil seine Teile Masse haben. Je rascher die Eigenschwingungen erfolgen, je größer die Schwingungszahl in der Zeiteinheit ist, desto besser ist das Instrument, desto geeigneter, die Druckschwankungen in der Arterie richtig wiederzugeben. Es ist das ganz ähnlich wie bei der Schrift. Eine zitterige Hand kann noch lesbare Buchstaben, Wörter und Sätze liefern, die Züge fallen nicht so schön aus wie bei einer ruhigen stetigen Griffelführung, doch kann man trotz der vielen kleinen Abweichungen nach beiden Seiten der beabsichtigten Richtung letztere, das Wesentliche, noch erkennen; die Züge würden sogar fürs bloße Auge glatt und stetig aussehen, wenn eine sehr hohe Zahl, vielleicht ein paar hundert oder tausend Zacken auf einen Haar- oder Grundstrich kämen. Ganz anders ist z. B. die Schrift bei Chorea oder bei gewissen Formen von Schreibkrampf. Hier sind es wenige Abweichungen, aber ausgiebige, die gerade so gut ihrer Form und Länge nach auch beabsichtigt sein könnten, die Schrift wird fahrig, verunstaltet und bei höheren Graden einfach ganz unleserlich. Für physiologische Untersuchungen an den zentralen Gefäßen und höchste Anforderung an Genauigkeit fordert Frank eine Mindestzahl von 100 Eigenschwingungen in der Sekunde. Für die peripheren Arterien

aber, und dies kommt ja für klinische Zwecke ausschließlich in Betracht, braucht
man keine so großen Anforderungen zu stellen. Auch für feine Untersuchungen
sind 40 Eigenschwingungen pro Sekunde rasch genug, auch mit noch langsameren
bis zu 15 pro Sekunde kann man bei ruhiger Haltung des Arms noch ein richtiges
Bild erhalten. Der früher wohl gebräuchlichste Sphygmograph von Marey, mit

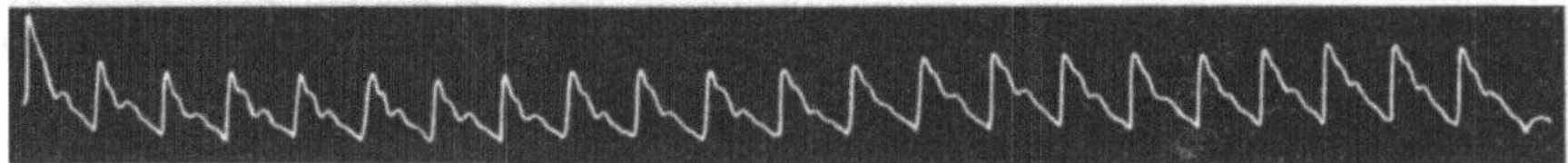

Fig. 22.
Normaler Radialpuls.   37jähr. Mann.   (Eigene Beobachtung.)

dem auch einige Pulskurven aufgenommen wurden, die sich in diesem Buch,
aber nur zur Illustration, finden, hat 5 Schwingungen in der Sekunde, das
Dudgeonsche Modell mit der Modifikation nach v. Kries und das Instrument
von v. Frey haben 15, der optische Transmissionssphygmograph nach Frank
sicher über 20 Schwingungen. Am besten, auch am empfindlichsten, sind die

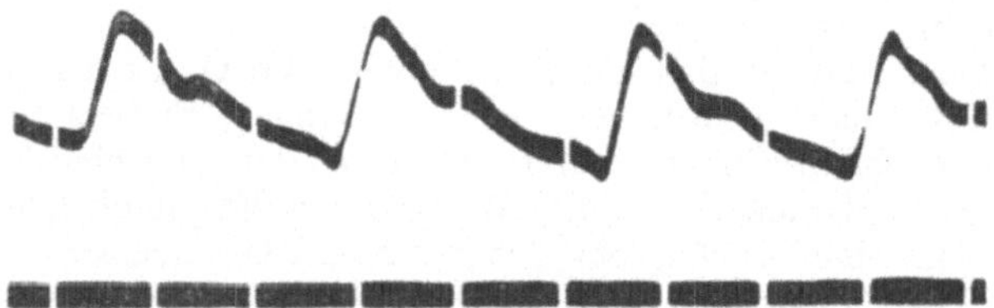

Fig. 23.
Normaler Radialpuls.   (Nach O. Frank.)

Instrumente mit Luftübertragung, weil bei ihnen die kleinsten Massen in Bewegung gesetzt werden. Noch viel wichtiger ist die Beschaffenheit des Instru-
mentes, wenn es gilt, den Venenpuls am Hals und etwa noch gleichzeitig die
Kurve vom Herzstoß und von einer Arterie aufzunehmen und abzubilden.
Bleiben wir vorerst beim Radialpuls.

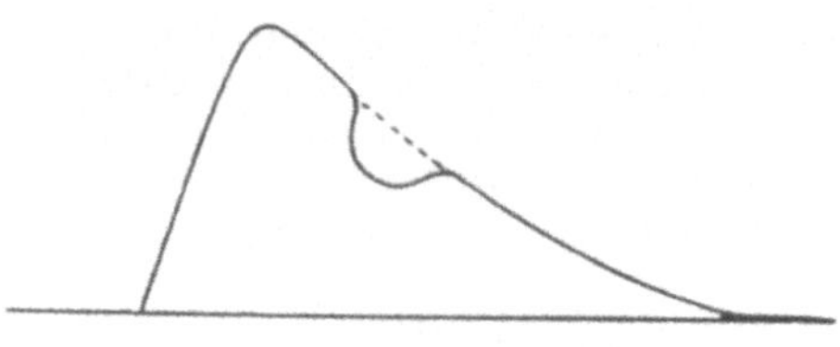

Fig. 24.
Entstehen der Inzisur.

Die Kurve vom normalen Radialpuls zeigt Fig. 22, eine von O. Frank
mit einem viel besseren Instrument aufgenommene Fig. 23. Man sieht an ihr
eine rasche Erhebung zum Hauptschlag, einen steileren aufsteigenden und einen
flacheren absteigenden Schenkel. An letzterem ist auffallend eine Einsenkung,
die Inzisur. Ohne diese würde die Kurve verlaufen wie in Fig. 24 es die gestrichelte Linie andeutet. Die Inzisur kommt durch eine rückläufige Bewegung des

Blutes gegen das Herz hin zustande, wodurch eine Drucksenkung in der Arterie bewirkt wird und die Geschwindigkeit des Blutes nimmt damit für eine kurze Zeit einen negativen Wert an. Der Bergwelle folgt im Anfangsteil der Aorta eine Talwelle und diese pflanzt sich in die Peripherie hin mit der gleichen Geschwindigkeit fort. Sie kann sich ausbilden, das Blut einen Augenblick gegen das Herz wirklich rückwärts strömen, weil die elastischen Klappen am Ostium der Aorta, wenn der Ventrikel diastolisch erschlafft, ein wenig nachgeben und sich gegen die Kammer vorwölben. Es würde dies allein schon für das Entstehen der Talwelle hinreichen, auch wenn nicht, wie manche glauben, im ersten Augenblick der Diastole die Aortenklappen noch gar nicht fest zusammenliegen und erst

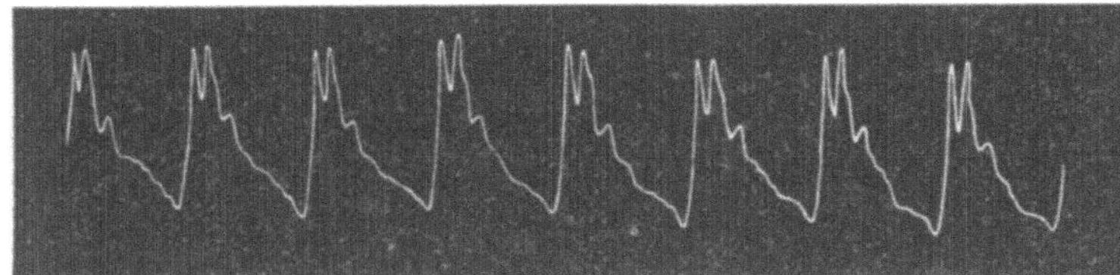

Fig. 25.
Pulsus altus magnus tensus. (Eigene Beobachtung.)

durch den rückläufigen Blutstrom (die „Ceradinischen Wirbel" in dem Sinus Valsalvae) zum völligen Schluß gebracht würden, so daß eine kleine Menge Blut ihren Weg wirklich in den Ventrikel hinein findet. Jedenfalls dauert die rückläufige Bewegung nur sehr kurze Zeit; wenn dann die Aortenklappen schließen, hebt sich die Kurve wieder auf ihre vorige Höhe, um dann mit der weiteren Bewegung des Blutes gegen die Kapillaren hin bis zur Nullinie, ihrem Ausgangspunkt vor der Systole, herabzusinken. Der Zeitpunkt, in dem die Inzisur entsteht, bezeichnet also den Beginn der Diastole, bis dahin dauert die Systole. Der Gipfel wird als Hauptschlag bezeichnet, zwischen ihm und der Inzisur liegt noch eine zweite Erhebung, der Nebenschlag. Er ist eine positive

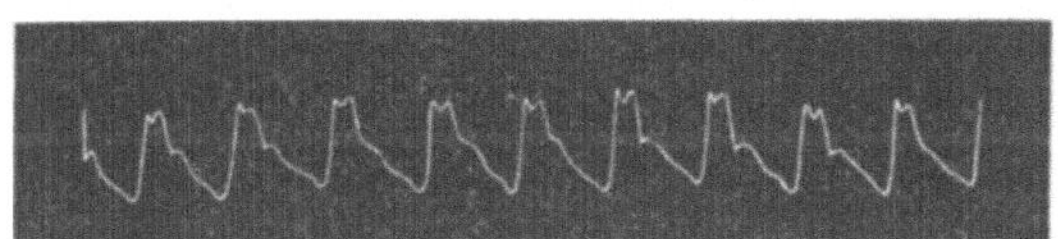

Fig. 26.
Pulsus tensus parvus (contractus). (Eigene Beobachtung.)

Welle, die rückläufig durch Reflexion in der Peripherie erzeugt wird. Auf die Inzisur folgen noch eine oder zwei Erhebungen. Die bedeutenden Geschwindigkeitsänderungen, die das Blut in dieser Phase erfahren hat, wo die Geschwindigkeit von einer positiven Größe rasch eine negative, dann mit Schluß der Aortenklappen wieder eine positive Größe geworden ist, bringen die elastische Gefäßwand zum Schwingen und auf diese Schwingungen, nicht auf reflektierte Wellen, sind dann die sekundären Erhebungen zu beziehen, es sind „Elastizitätselevationen". Die Form des Gipfels, der normalerweise ziemlich spitz ausfällt, ist durch das Eintreffen reflektierter Wellen mit beeinflußt, bei starker Spannung kann der Gipfel gespalten sein, Pulsus tensus, Fig. 25, Fig. 26. Steiler Anstieg und Abfall, spitzer Gipfel ist dem raschen, flüchtigen Puls, dem Pulsus celer eigen (Fig. 27), umgekehrt langsamer Ablauf, allmählicher Anstieg und Abfall, runder Gipfel, dem trägen Puls (Fig. 28), Pulsus tardus. Nach der

Höhe des Hauptschlags unterscheidet man den Pulsus magnus altus (Fig. 29)
vom Pulsus parvus (Fig. 30). Der normale Puls ist polykatakrot, d. h. der
absteigende Schenkel zeigt sekundäre Erhebungen, zwei oder auch mehrere.
Berücksichtigt man nur den Nebenschlag, der der Inzisur folgt und der der

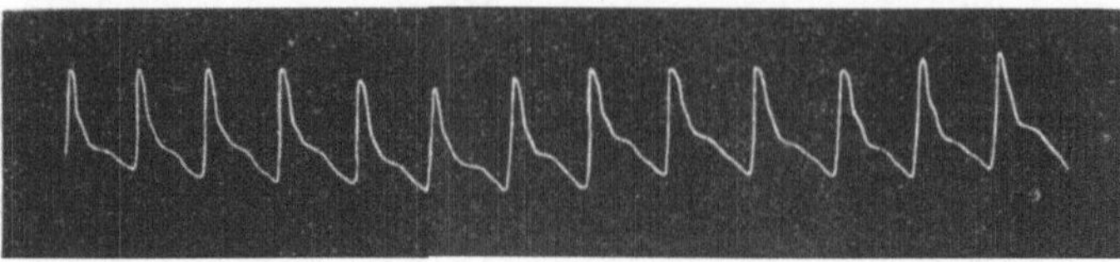

Fig. 27.
Pulsus celer. (Eigene Beobachtung.)

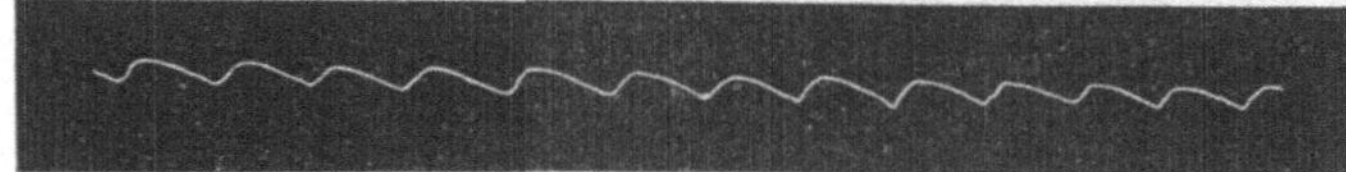

Fig. 28.
Pulsus tardo-rotundus. (Eigene Beobachtung.)

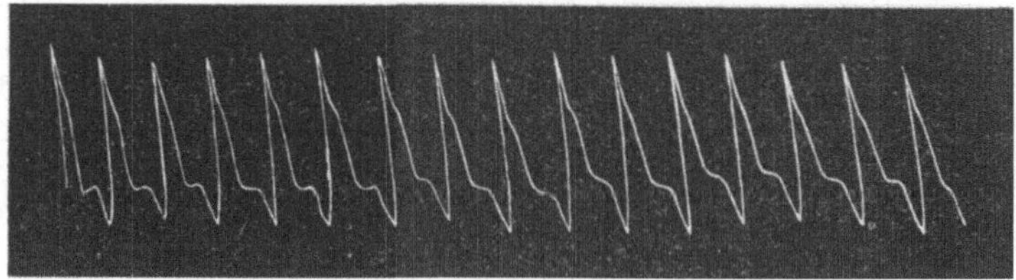

Fig. 29.
Pulsus altus magnus celer. (Eigene Beobachtung.)

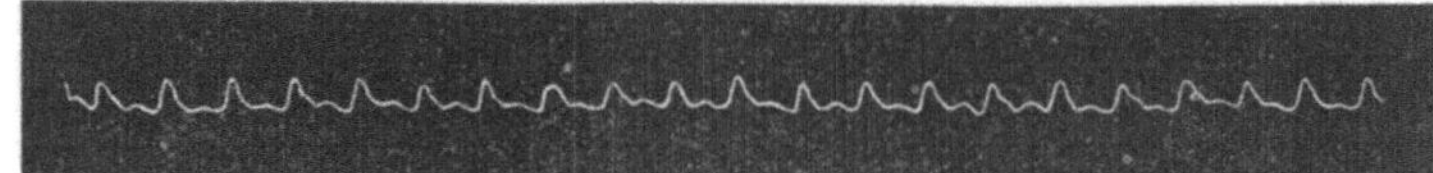

Fig. 30.
Pulvus parvus. (Eigene Beobachtung.)

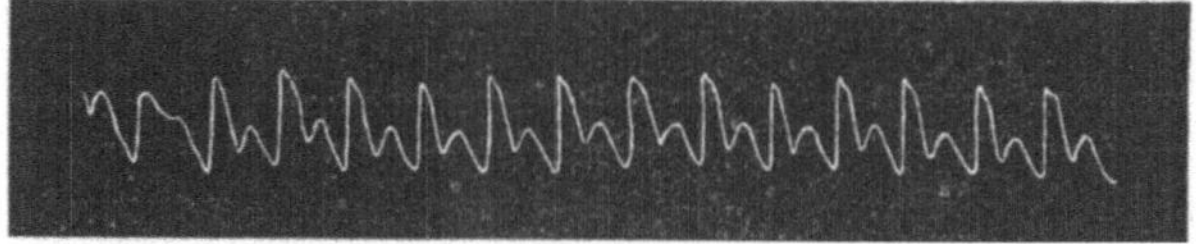

Fig. 31.
Pulsus mollis (unterdikrot). (Eigene Beobachtung.)

stärkste von allen ist, dann erscheint jeder normale Puls eigentlich dikrot.
Nach klinischem Gebrauch nennt man aber den Puls erst dann dikrot, wenn
die Erhebung nach der Inzisur, die „Rückstoßelevation‟ besonders stark entwickelt ist, so daß man sie auch fühlen kann. An der Pulskurve treten dann
die anderen sekundären Elevationen zurück, so daß wirklicher, reiner Dikrotis-
mus besteht: erst ein Hauptschlag und dann ein Nebenschlag. Das kommt bei

besonders geringer Spannung der Arterie, Pulsus mollis, vor. Die zweite
Elevation kann auf dem absteigenden Schenkel der Kurve liegen (unter-
dikroter Puls, Fig. 31), zwischen den Hauptelevationen an der Basis (dikrot
sensu strictiori, Fig. 32), oder selbst auf dem aufsteigenden Ast der nächsten
Pulswelle (überdikrot, Fig. 33). Im letzteren Fall ist zu entscheiden, ob
die Elevation nicht wirklich der nächsten Hauptwelle angehört und also ein
anakroter Puls vorliegt (Fig. 34).

Wird bei Aufnahme der Pulskurve auch die Zeit mitgeschrieben, so kann
man durch Ausmessen leicht auch die Frequenz des Pulses finden, d. h. die
Zahl der Pulse, die auf die Zeiteinheit (die Minute) kommen. Am Krankenbett
macht man das natürlich viel einfacher, indem man den Puls fühlt und seine

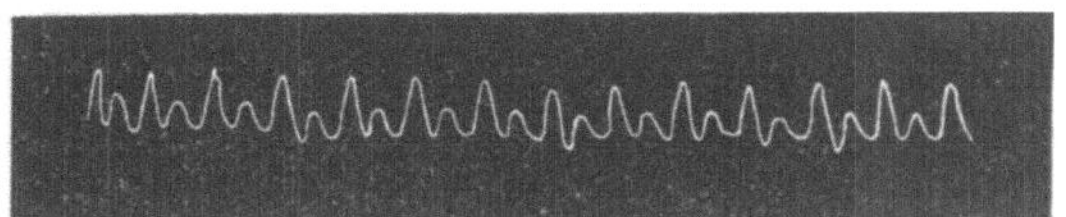

Fig. 32.
Pulsus mollis (dikrot.). (Eigene Beobachtung.)

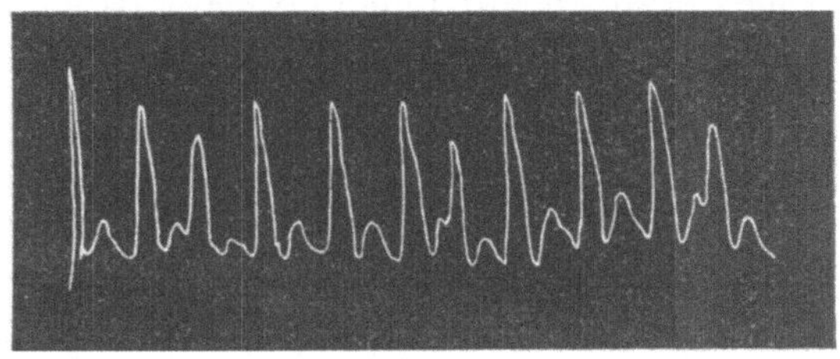

Fig. 33.
Überdikroter Puls. (Eigene Beobachtung.)

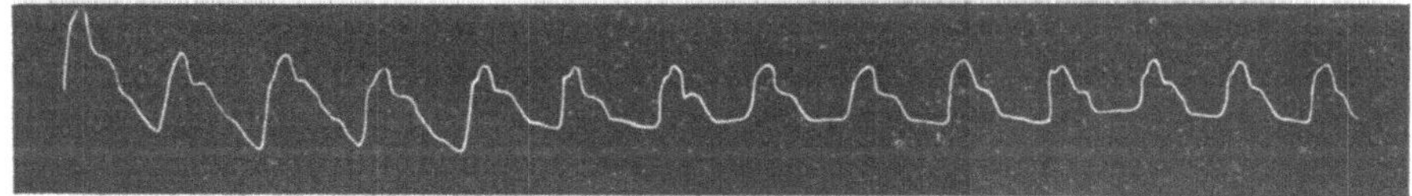

Fig. 34.
Anakroter Puls. Stenosis Aortae. (Eigene Beobachtung.)

Schläge nach der Sekundenuhr zählt. Man beginnt zu zählen, wenn der Zeiger
gerade eine ausgezeichnete Stelle des Kreises überschreitet und zählt den gerade
fallenden Puls Null, den nächsten erst eins, zwei usf. 10 oder 15 Sekunden lang.
Die gefundene Zahl mit 6 resp. 4 multipliziert, ergibt die Pulsfrequenz in der
Minute, im ersten Fall bis auf 6, im 2. Fall bis auf 4 Sekunden genau, denn die
Möglichkeit liegt vor, daß der durchgezählte Zeitabschnitt nicht ganz genau mit
einem Puls begonnen und ebenso genau mit einem beschlossen ist. Fehler von
einem halben Puls können beidemale vorkommen, sie können sich aufheben,
wenn sie zu Anfang und zu Ende im entgegengesetzten Sinn wirken, sie können
sich verstärken, sich also zur doppelten Hälfte, zu einem ganzen Puls addieren,
wenn z. B. am Anfang und zu Ende ein halber Puls zu wenig oder in beiden
Fällen zu viel gezählt wurde. Durch Übergang auf die ganze Minute wird aber
der mögliche Fehler auf 6 bezw. 4 Schläge in der Minute anzusetzen sein. Das
gilt aber nur für einen ziemlich regelmäßigen Puls, bei einem unregelmäßigen

ist die Möglichkeit viel größerer Fehler gegeben und wo man hier irgend Anspruch auf einige Genauigkeit machen will, muß man den Puls durch eine ganze oder wenigstens halbe Minute durchzählen.

Die Pulsfrequenz ändert sich bei vielen Krankheitszuständen bedeutend, ist aber auch bei ganz Gesunden wechselnd und von vielerlei Umständen abhängig. Sehr wenige Menschen können die Pulsfrequenz willkürlich ändern, eine extreme Seltenheit, der man kaum je begegnen wird. Bei Kindern schlägt der Puls häufiger als bei Erwachsenen.

Rollet gibt folgende Zahlen:

Ende des Fetallebens . . . . 144—133 Pulse pro Minute
Neugeborener im 1. Lebensjahr . . . 143—123 ,, ,, ,,
10.—15. Lebensjahr . . . . 91—76 ,, ,, ,,
20.—60. Lebensjahr . . . . 73—69 ,, ,, ,,

Aus meinen sehr zahlreichen Untersuchungen bei besonders gesunden und kräftigen jungen Männern (Fliegeruntersuchungen) leite ich eine mittlere Pulsfrequenz von 70 im Liegen ab. Der Puls der Frauen soll den gleichalteriger Männer um 7—8 Schläge übertreffen, kleinere Leute haben im ganzen einen frequenteren Puls als sehr große. Die Pulsfrequenz ist im Liegen in den meisten Fällen kleiner als im Stehen, im Mittel um 12 Schläge. Das ist der wahrscheinlichste Wert für die Pulsverminderung beim Niederlegen, es kommen aber bedeutende Abweichungen von dieser Zahl nach oben und unten vor, nach oben wurde der extreme Wert (Verminderung im Liegen um 78) sehr selten beobachtet, ebenso selten Erhöhung der Pulszahl im Liegen um 24 Schläge. Die ganze Breite, in der die Pulsdifferenz nach den bisherigen Beobachtungen schwanken kann, beträgt also 102 Schläge und es ist nicht wahrscheinlich, daß weiter fortgeführte Beobachtungen daran viel ändern werden. Die Stärke der Änderung ist kaum abhängig von der Pulsfrequenz überhaupt. Ein frequenter Puls ändert sich beim Legen und Aufstehen prozentual ungefähr so wie ein seltener. Wenn man die Änderung in Prozenten der gegebenen Frequenz ausdrückt, so ergibt sich für die Änderung als wahrscheinlichster Wert 12 %. Die für die prozentuale Pulsänderung beobachteten Extreme betragen nach unten 24 %, nach oben 72 %, die ganze Exkursion beträgt also 96 %. Die Abweichungen der prozentualen Werte von den absoluten sind so unbedeutend, daß man sich praktisch mit der einfachen Pulszählung begnügen und die Umrechnung in prozentuale Pulsänderung ersparen kann. Im großen ganzen pflegen also die starken Pulsschwankungen bei hohen Pulszahlen, die kleineren bei geringer Pulsfrequenz aufzutreten. Die große Mehrzahl aller Fälle weist eine Differenz zwischen 0 und 30 Schlägen auf. Alles, was nicht in diese Grenzen fällt, muß als selten oder „auffallend" bezeichnet werden, also alle Pulserniedrigungen im Liegen um mehr als 30 und um weniger als 0 Schläge, demgemäß alle Pulserhöhungen im Liegen. Ob diesen „auffallenden" Fällen auch eine pathologische Bedeutung zukommt, ist nicht erwiesen. Es scheint aber, daß beides, auffallend hohe Differenz und negativer Wert, auf ein leicht erregbares Herz hindeuten. Bei den negativen Werten genügt, wie es scheint, schon die Anstrengung des Niederlegens, um eine Erhöhung der Pulsfrequenz herbeizuführen, die dem horizontalen Liegen nicht zukommt. Man bekommt demnach von der vorliegenden Pulsfrequenz im allgemeinen nur dann eine richtige Vorstellung, wenn man in beiden Lagen, der aufrechten und der liegenden, den Puls zählt, was freilich nicht in allen Fällen möglich ist. Eine gewisse Bedeutung kommt der ganzen Sache zu bei der Prüfung des Arbeitspulses. Körperliche Arbeit steigert, wie jeder weiß, die Pulsfrequenz, beim einen mehr als beim andern. Man pflegt bei dieser Untersuchung von der Pulsfrequenz im Stehen auszugehen, eine bestimmte körperliche Leistung zu verlangen, z. B. 10 Kniebeugen, und danach den Puls wieder zu zählen. Die Differenz würde meist um 12 Schläge größer ausfallen, wenn man vom Liegen ausgehen würde. Umgekehrt ist es von klinischer Bedeutung, wie rasch der Arbeitspuls wieder auf seine frühere Frequenz heruntersinkt. Zu diesem Zwecke läßt man den Untersuchten sich rasch niederlegen und zählt sofort den Puls von neuem, eventuell nach einer oder einigen Minuten wieder. Da kommt also auch wieder die Pulsänderung schon allein durch die Lage zur Wirkung. Auf diese und auf die körperliche Ruhe ist auch die Pulsverminderung um 12 Schläge zu beziehen, die man im Schlaf zu beobachten pflegt, nicht auf den Schlaf als solchen, nur die Lage und die absolute Ruhe der Muskeln ist das Wirksame. Eine Einwirkung des Nervus vagus auf die Erniedrigung der Pulsfrequenz im Liegen hat sich nicht nachweisen lassen.

Außerdem ist die Pulsfrequenz in hohem Maße von äußeren Einflüssen abhängig. Vermehrte Frequenz kommt vor bei Erhöhung der Körpertemperatur und zwar steigt die Frequenz um etwa 8 Schläge in der Minute für 1^0 Temperaturerhöhung, ferner nach reichlicher Mahlzeit für einige Stunden, bei psychischer Erregung (auch durch die ärztliche Untersuchung allein schon), durch Schmerz, Intoxikationen durch manche Gifte (z. B. Alkohol, Atropin), Autointoxikationen, z. B. beim Morbus Basedowi. Namentlich aber ist erhöhte Pulsfrequenz eine Teilerscheinung bei Krankheiten des Herzens und seiner Umgebung, bei Verlagerung

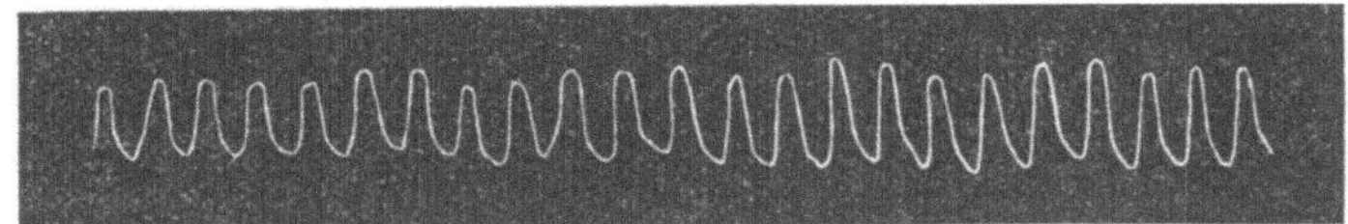

Fig. 35.
Monokroter Puls. (Eigene Beobachtung.)

und Verdrängung des Herzens, bei Endo- und Perikarditis, bei Nachlaß der Herzkraft in den meisten Fällen. Nicht alle Gesunden weisen auch unter den gleichen äußeren Bedingungen die gleiche Pulsfrequenz auf, manche haben von Haus aus einen rascheren, manche einen langsameren Puls. Will man eine untere Grenze ziehen, von der an man den Puls beschleunigt heißen und von „Tachykardie" reden kann, so mag man es bei einem Pulse tun, der im Liegen und in der Ruhe 90 in der Minute überschreitet. Unter pathologischen Bedingungen kommen aber ganz andere Zahlen, bis 300 und darüber gelegentlich zur Beobachtung. Bei einer Frequenz über 200 ist die Zählung schon eine schwierige und immer mehr unsichere. Nicht immer wird Tachykardie durch einfache Häufung der normal erregten und normal ablaufenden Systolen herbeigeführt. Namentlich im Bild der „paroxysmalen Tachykardie" sind es oft zahlreiche abnorme, an abnormer Stelle erzeugte, zwischen die normalen eingeschaltete Systolen, „Extrasystolen", durch die die Pulsfrequenz zum wesentlichen Teile erhöht erscheint. Andere Male täuscht die Dikrotie des Pulses. Es kommt vor, daß die sekundäre Elevation, die „Rückstoßelevation", so hoch oder fast so hoch ausfällt wie der Hauptschlag. Dann werden doppelt so viel Pulse gefühlt und gezählt als es eigentlich Herzsystolen sind. Ein solches Extrem der Dikrotie, ein monokroter Puls (Fig. 35), wird leicht erkannt, wenn man die Herzrevolutionen durch Auskultation am Herzen selbst zählt; die Pulszahl an der Radialis beträgt dann das Doppelte davon. Die gleiche Art der Zählung bleibt auch nur übrig, wenn der Radialpuls aus irgend einem Grund zu klein und schwach ist, um gefühlt werden zu können.

Umgekehrt kommt Verlangsamung des Pulses, ,,Bradykardie'', auch habituell vor, dann bei Vagusreizung, beim Steigen des intrazerebralen Drucks, bei viszeralen Neuralgien, z. B. Bleikolik, Gallen- und Nierensteinkolik, auch sonst manchmal bei heftigen Schmerzen, bei allgemeiner Abkühlung des Körpers, nach Ablauf von Infektionskrankheiten, relativ zur erhöhten Körpertemperatur beim Abdominaltyphoid, absolut bei allgemeiner Entkräftung und Kachexie. Es kommt vor, daß nicht alle Pulswellen gleich hoch sind und eine große Anzahl davon an der Radialis nicht gefühlt werden kann, weil sie zu klein sind. Zählen am Herzen entlarvt diese Pseudobradykardie. Auch manche Intoxikationen, wie durch Digitalis und ähnlich wirkende Medikamente, Gallensäuren beim Ikterus, führen zu Bradykardie. Es ist üblich, alle Zahlen unter 60 in der Minute Bradykardie zu heißen, die Berechtigung hierzu kann man in der Erfahrung finden, daß bei Gesunden unter gewöhnlichen Verhältnissen diese Zahl allermeist erreicht oder überschritten wird. Doch haben mir meine Untersuchungen an tausenden von sogar sehr gesunden und leistungsfähigen jungen Männern gezeigt, daß Zahlen von 54 im Liegen gar nicht so selten vorkommen und selbst 48 Pulsschläge, allerdings viel seltener, gezählt werden können, wo die genaueste, auf alle Funktionen sich erstreckende Untersuchung nicht den geringsten Einwand gegen die Gesundheit aller Organe, gegen Kraft und Leistungsfähigkeit des Organismus zuläßt. Etwas ganz anderes ist es natürlich, wenn sich eine so geringe Pulsfrequenz erst entwickelt da, wo sie vorher nicht bestand. Nicht der langsame Puls ist innerhalb gewisser Grenzen pathologisch, sondern die Verlangsamung.

Im Wochenbett wird eine Pulsfrequenz von 44—60 Schlägen in der Minute oft beobachtet, wahrscheinlich weil der Druck im Abdomen mit Ausstoßung der Frucht gesunken und damit dem Herzen die Arbeit bedeutend erleichtert ist. Umgekehrt ist die Bradykardie nach akuten fieberhaften Krankheiten als eine Ermüdungserscheinung zu deuten. In den ersten Tagen des Rheumatismus acutus kommt es manchmal zur Pulsverlangsamung, die Frequenz sinkt auf 60—40 Schläge in der Minute, im Venenpuls ist das Intervall a-Welle bis c-Welle verkürzt, manchmal fallen sogar beide Wellen zusammen, der erste Herzton ist besonders laut. Der I. Ton pflegt überhaupt um so lauter zu sein, je kürzer das a—c-Intervall ist. Das Symptom vergeht mit dem Fieberabfall rasch und hinterläßt keinen Herzfehler. Auch bei anderen Infektionskrankheiten wie Scharlach, Typhoid ist es beobachtet worden. Wo es fehlt, kann man es manchmal durch Druck auf einen Vagus hervorrufen, wahrscheinlich entsteht es überhaupt durch Vagusreizung.

Durch Vagusreizung wird Bradykardie oft bei Verdauungsstörungen, fast regelmäßig nach dem Erbrechen beobachtet. Oder der Vagus ist in seinem Ursprung gereizt bei Erkrankungen der Halswirbelsäule, durch Steigerung des intrazerebralen Druckes bei Meningitis, Hydrocephalus, Tumor cerebri oder in seinem Verlauf am Hals durch eine Geschwulst, die auf ihn drückt. Auch die Bradykardie bei funktionellen Neurosen ist auf Vaguswirkung zu beziehen. Autointoxikationen vom Darm aus, bei Ikterus durch Gallensäuren, die im Blut kreisen, chronische Vergiftungen durch Blei, seltener durch Koffein und Nikotin, können Bradykardie bewirken, ebenso Erschöpfungs- und Ermüdungszustände mancher Art. In solchen Fällen ist neben der Anamnese und der Allgemeinuntersuchung immer auch die Analyse des Venenpulses und des Elektrokardiogramms von Wichtigkeit, welche Methode gerade hier sehr wertvoll sich erwiesen hat. Die meisten derartigen Bradykardien führen übrigens gewöhnlich nur zu einer mäßigen Pulsverlangsamung, die selten bis zu 48 Schlägen in der Minute führt.

Der Venenpuls.

Der normale Venenpuls gibt keine Druckkurve wie der arterielle Puls, sondern eine Volumkurve, dadurch daß der Fluß des Blutes bald langsamer, bald schneller vor sich geht, die Vene demgemäß bald an-, bald abschwillt. Am Phlebogramm (Fig. 36) sind 3 Hauptelevationen zu bemerken. Die erste, die a-Welle (Atrium) kommt durch die Kontraktion des rechten Vorhofs zustande, wenn sich dieser am Ende der Diastole aktiv zusammenzieht. Er kann dann sein Blut in den Ventrikel und in die Hohlvenen ergießen, hier aber stellt sich ihm die Wucht des von der Peripherie dem Herzen zuströmenden Blutes entgegen, so daß der Hauptteil seines Inhalts doch noch in die Kammer kommt. Immerhin ist es sehr verständlich, daß die Bewegungsgröße in der oberen Hohlvene abnehmen muß. Da aber vom Kopf her das Blut stetig nachfließt, muß es zu einer Erweiterung der Vena jugularis kommen und in der Kurve die a-Welle auftreten. Der Rhythmus, in dem der Vorhof schlägt, wird also an der Folge der a-Wellen erkannt; fehlt die a-Welle überhaupt, so kann der Schluß auf eine Lähmung des Vorhofs gezogen werden, kommt sie zeitlich immer zu spät, so kann der Grund darin liegen, daß die Erregung nicht vom Sinusknoten, sondern retrograd, etwa vom Atrioventrikularknoten aus, kommt.

Die zweite, c-Welle (Carotis) kann durch mehrere Ursachen gebildet werden. Sie ist eine herzsystolische und wird mit besserem Recht auch als (Ventrikel-

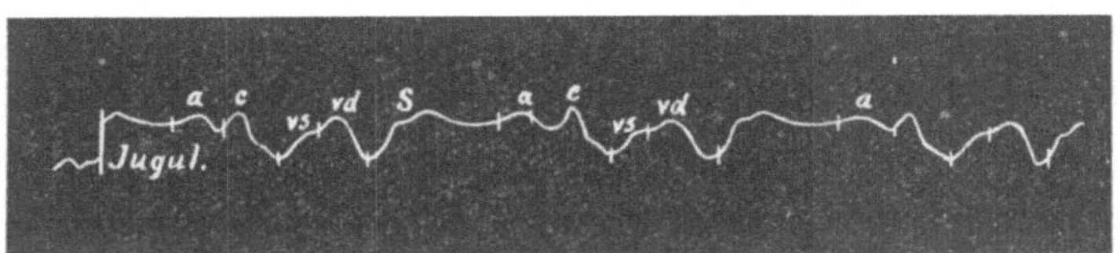

Fig. 36.
Normaler Puls der Vena jugularis. (Nach Edens und Wartensleben.)

kontraktions-)vk-Welle bezeichnet. In der Tat wird sie gewöhnlich nicht, wie früher angenommen wurde, durch den Stoß der anliegenden Carotis gegen die Vene, auch nicht durch den Stoß der Aorta gegen den Vorhof erzeugt, sondern, meistens wenigstens, durch die Vorwölbung der geschlossenen Tricuspidalsegel gegen den Vorhof hin, wenn der rechte Ventrikel gerade anfängt, sich zusammenzuziehen, denn sie fällt entschieden in die Anspannungszeit, tritt meßbar früher auf als der Carotispuls. Die nachfolgende Einsenkung kommt zustande, indem die Herzbasis bei der Ventrikelsystole gegen die Herzspitze nach unten rückt, wodurch der Blutzufluß aus der Vene in den Vorhof begünstigt wird und die Vene kollabieren muß. Bei der jetzt folgenden v-Welle gehen die Deutungen stark auseinander, der erste Teil ist jedenfalls ventrikelsystolisch. Während der Ventrikel sein Blut noch durch die Pulmonalis hinaustreibt und die Tricuspidalis geschlossen ist, hat der Vorhof sich schon wieder beträchtlich gefüllt und die Stauung setzt sich auch auf die Vene fort. Am einfachsten ist es wohl, anzunehmen, daß die Systole bis zum Gipfel der v-Welle reicht. Wenn dann der Ventrikel erschlafft, die Tricuspidalis aufgeht, das Blut aus dem Vorhof in die Kammer stürzt, wird auch das Gefälle in der Vene plötzlich zunehmen, das Gefäß sich rascher entleeren, bis am Ende der Diastole wieder Drucksteigerung im Vorhof durch aktive Kontraktion der Vorhofmuskulatur folgt. In diesem Augenblick steigt der Druck im Vorhof über den in der Vene und wir haben hier ein Beispiel vor uns, wo wirklich das Blut von einem Ort niedrigeren an einen höheren Drucks sich bewegt. Es kann dies, weil es schon in Bewegung ist; seine kinetische Energie, seine Wucht wird dabei aufgebraucht und in potentielle Energie, Druck umgewandelt.

Der Venenpuls am Hals gibt ein reines Bild von dem, was im rechten Vorhof geschieht. Rautenberg hat eine Methode angegeben, mittels deren man auch die Pulsationen des linken Vorhofs erkennen und graphisch festhalten kann. Der linke Vorhof liegt am Herzen ganz hinten und in einer Ausdehnung von 5—6 cm dem Ösophagus dicht an. Das ist die Stelle, die man aufsuchen muß und die man auch mit einer Sonde finden kann. Ein 5 mm dickes Bougie trägt an seinem abgeschnittenen Ende einen dünnen Gummiball und dieser ist durch einen Gummischlauch mit dem registrierenden Apparat, durch Luftleitung, verbunden. Die so armierte Sonde wird in den Magen gebracht und dann langsam wieder nach oben gezogen. Sobald der Ball dem linken Vorhof anliegt, zeigt der Sphygmograph durch die Ausschläge seines Zeigers dies an und die Kurve des linken Vorhofs kann so aufgenommen werden. Die Methode ist viel unbequemer als die Registrierung des Jugularvenenpulses, vor allem werden aber wohl auch Bewegungen des ganzen Herzens, nicht nur isolierte des Vorhofs, damit aufgezeichnet.

Allorhythmie.

Die Allorhythmien sind in den letzten Jahren Gegenstand sehr zahlreicher, außerordentlich mühsamer und genauer Untersuchungen von seiten der Kliniker und Physiologen gewesen, unter denen die Namen Wenkebach, Mackenzie und Hering obenanstehen. Nur das Wichtigste kann hier erwähnt werden.

Eine Funktion, deren Wert sich nicht ändert, wenn man ihr Argument um eine bestimmte Größe vermehrt oder verkleinert, heißt man periodisch und die kleinste Größe, deren Hinzufügen oder Wegnahme die Funktion ungeändert läßt, heißt man die Periode der Funktion. Jeder weiß noch von der Schule, daß Sinus und Kosinus Winkelfunktionen sind, zu jedem Winkel gehört ein und nur ein Sinus und Kosinus. Vergrößert oder verkleinert man einen Winkel um genau 360° oder ein Vielfaches davon, so hat er den gleichen Sinus und Kosinus, als wenn er sich nicht geändert hätte. Sinus und Kosinus haben die Periode 2π. Wie mit der mathematischen Funktion, so ist es auch mit unzähligen Vorgängen in der Natur, viele haben in ihrer zeitlichen Aufeinanderfolge eine Periode, andere haben keine, oder vielleicht für den Beobachter keine, weil ihre Periode zu lang ist, als daß man sie noch übersehen könnte. Es gibt also periodische und nichtperiodische Vorgänge.

Mißt man eine Periode nach der Zeit, so erhält man den Rhythmus (Zeitmaß, Takt). Der Vorgang, bei welchem jede Periode die gleiche Zeit dauert, oder auf eine gewählte Zeiteinheit immer gleich viel Perioden kommen, heißt rhythmisch und wenn dies nicht zutrifft, arrythmisch.

Periode und Rhythmus ist durchaus nicht dasselbe. Die Periode braucht auch gar nicht nach der Zeit gemessen zu werden, man kann einen anderen Maßstab wählen, bei einer Maschine z. B. die Umdrehung eines Schwungrads, beim Pendel einer Uhr den Hin- und Hergang Periode heißen, dann haben, wenn Maschine und Uhr gleichmäßig laufen, beide die Periode Eins. Belauscht man den Schlag einer Pendeluhr, die richtig hängt, so erzeugt das Pendel, wenn es nach rechts und wenn es nach links ausschlägt, beidemal einen ganz gleich starken Schall und dazwischen liegt immer eine ganz gleich lange Pause. Nach Schlägen gezählt hat der Vorgang die Periode Eins, außerdem ist das, was man hört, rhythmisch. Die Frequenz, die Zahl der Schläge in der Minute, soll z. B. 120 betragen. Hängt die Uhr nun ein klein wenig schief, so wird immer ein etwas leiserer und ein etwas stärkerer Schlag gehört. Nach dem lauteren Schlag folgt eine um eine Spur längere Pause als auf den leiseren. Es haben sich Gruppen zu zweien gebildet, die Periode beträgt, wenn man nach dem Entstehen des Schalls mißt, Zwei. Erst nachdem zwei Schläge vorüber sind, tritt wieder ganz der gleiche Zustand ein wie vorher. Dabei ist aber der Gang der Uhr rhythmisch geblieben, die Perioden zu zwei Schlägen folgen sich zusammen immer nach gleichen Zeiträumen und immer in derselben Weise. Die Uhr tickt nicht mehr „gleichmäßig", aber sie schlägt dennoch rhythmisch, nur daß ihre Periode doppelt so lang geworden ist, dabei beträgt die Frequenz der Schläge wie vorher 120 halbe Schwingungen oder 60 ganze Doppelschwingungen in der Sekunde.

Die Herztätigkeit ist ein periodischer Vorgang und zwar setzt sie sich aus Systole und Diastole der Vorhöfe und Kammern zusammen, die nicht gleich lang dauern. Der II. Herzton folgt rascher auf den I. Herzton und ist vom nächsten I. Ton durch eine längere Zeit, die große Herzpause, getrennt. Mißt man die Periode der Herztätigkeit nach den Herztönen, so kommt ihr die Periode Zwei zu. Es ist eine ganz bestimmte, in der Pathologie wichtige Abweichung, wenn die Pausen zwischen den beiden Tönen so ganz gleich lang sind und zudem die Stärke der Töne unter sich so gleich, daß niemand mehr sagen kann, was erster und was zweiter Ton ist, wie bei dem Pendelschlag einer sorgfältig aufgehängten Uhr. Man heißt dies Phänomen auch Pendelschlag des Herzens, oder auch wohl Embryokardie, obwohl es nicht ganz richtig ist, daß das Herz des Embryo in dieser Weise schlägt. Nach Tönen gezählt, hat die Herztätigkeit dann die Periode Eins bekommen, während sie sonst nach Tönen die Periode Zwei hat. Für die normale Herztätigkeit wird man besser eine andere Einheit als Periode wählen, die Zeit, die sich aus Systole und Diastole des Ventrikels zusammen setzt, eine sogenannte ganze Herzrevolution, und diese die Periode Eins heißen.

Bei einem periodischen Vorgang ist es ganz gleichgültig, zu welchem Zeitpunkt, in welcher Phase des Vorgangs man seine Beobachtung und Messung beginnen läßt, genau nach der Länge der Periode muß man auch wieder auf denselben Zustand treffen, von dem man ausgegangen ist. So kann man auch bei der Herzrevolution ganz nach Belieben, z. B. von der Systole der Ventrikel ausgehen und, weil dies am bequemsten ist, den Puls beobachten und zählen um den Rhythmus der Herztätigkeit, oder besser gesagt, der Ventrikel zu bestimmen. Ebensogut auch kann man am Venenpuls die Tätigkeit des rechten Vorhofs beobachten. Zu den genauesten Bestimmungen kann man den Puls einer Arterie oder auch einer Vene graphisch aufzeichnen und an der erhaltenen Pulskurve einen beliebigen, dann aber immer den gleichen, Ausgangspunkt für seine Messungen wählen. Ebenso kann man auch die Kurve vom Herzstoß aufzeichnen und von einem beliebig gewählten Anfangspunkte aus messen. (Fig. 17).

Der Vergleich mit einem sicher rhythmischen Vorgang: der auf den nämlichen Streifen in Bruchteilen von Sekunden geschriebenen Zeit gehört dazu, um die Dauer der Periode und des Rhythmus, die Frequenz, durch Ausmessung der Kurve genau feststellen zu können. Ferner ist es unerläßlich, daß der Apparat es erlaubt, auf dem nämlichen Streifen wenigstens von 2 Stellen aus Kurven übereinander aufzunehmen, so z. B. den Puls der Radialis oder Karotis und den Venenpuls oder die Herzstoßkurve und den zeitlichen Zusammenhang der 2 Perioden miteinander festzustellen. Auch die Vergleichung mit dem Elektrokardiogramm kann z. B. die Aufnahme des Venenpulses oder der Herzstoßkurve ersetzen oder ergänzen. Unumgänglich notwendig ist es, daß die Beobachtung sich über eine größere Anzahl von Perioden erstrecken kann; die aufzuzeichnenden Kurven sollen möglichst lang sein, sich nicht auf ein paar Pulse beschränken. Die Technik hat diese Aufgaben sehr befriedigend gelöst, so z. B. in dem viel verwendeten Jaquetschen Kardiosphygmographen, dem Polygraph von Mackenzie und in dem offenbar besten Spiegelsphygmograph von O. Frank und J. Petter. Die Beschreibung dieser Apparate gehört nicht hierher, man kann sie aus den Lehrbüchern der klinischen Untersuchungsmethoden, z. B. aus dem von Sahli ersehen. Die Theorie dieser und anderer dem gleichen Zweck dienenden Apparate ist von O. Frank und J. Petter entwickelt und wohl ein- für allemal festgelegt worden.

Ohne instrumentelle Mittel kann man den Rhythmus nur durch Besichtigung und Fühlen der Arterien und bestenfalls noch des Venenpulses und Zählen mit der Sekundenuhr prüfen. Es ergibt sich da schon, daß die Herztätigkeit eine rhythmische ist und die Periode Eins hat.

Für den fühlenden Finger erscheint bei Gesunden jeder Pulsschlag gleich hoch und stark und alle scheinen einander in genau gleichen Zeitintervallen zu folgen. Das ist nun allerdings nicht ganz genau richtig. Nach den Untersuchungen von Mosler gehören beim Arbeitspuls mehr als 2 ganz gleiche aufeinanderfolgende Herzschläge sogar zu den größten Seltenheiten, und Differenzen selbst bis zu 0,314 Sek. kommen vor. Bei ruhenden Gesunden kommen öfter 2—6, selten mehr ganz gleiche Pulse aufeinander, kürzere und längere Pulse oft in ganz ungleicher Weise, doch beträgt die größte Schwankung des Intervalls zwischen 2 Pulsen nur 0,008—0,109 Sek., was man durch das Gefühl nicht erkennen kann.

Das Schlagen des Herzens, also auch die Schlagfolge, der Rhythmus ist, wie schon früher erwähnt, nach den grundlegenden Untersuchungen von Engelmann abhängig von 4 Eigenschaften, die dem Herzen, nach Engelmann dem Myokard, zukommen. 1. Es muß ein Reiz gebildet werden, die Bildung ist abhängig von der Zeit: chronotrope Eigenschaft. 2. Es spielt eine Rolle die Reizempfänglichkeit, die nicht immer gleich zu sein braucht: bathmotrope Eigenschaft. 3. Der Reiz muß fortgeleitet werden im Herzen von Ort zu Ort: dromotrope Eigenschaft und 4. kommt noch die Kraft in Betracht, mit der sich der gereizte Muskel zusammenzieht: inotrope Eigenschaft. Demgemäß unterscheidet man auch chronotrope, bathmotrope, dromotrope und inotrope Einflüsse, die von irgend woher stammend die betreffende Eigenschaft des Herzens im positiven (steigernden, fördernden) oder negativen (hemmenden, schwächenden) Sinn beeinflussen können.

Eine Störung im positiven oder negativen Sinn in einer der vier Richtungen oder auch in mehreren zusammen verändert den Rhythmus. Eine Abweichung vom normalen Rhythmus heißt man Allorhythmie. So sagt man besser als Arrythmie[1]), denn ein guter Teil der Abweichungen von der Norm betreffen noch durchaus rhythmische Tätigkeit des Herzens, nur ist der Rhythmus anders geworden als vorher, und bloß ein Teil hat keinen Rhythmus mehr, ist also wirklich arrythmisch. Die Bezeichnungen „regelmäßig" und „unregelmäßig" finden noch vielfach Verwendung und sagen nur ganz allgemein aus, ob eine Störung in der Schlagfolge des Herzens besteht oder nicht; man kann sie der Kürze halber und vorläufig gebrauchen, wenn man über Periode und Rhythmus zunächst nichts Genaueres angeben kann oder will.

Nach Mackenzie kann man (mit wenigen Abänderungen) folgende Allorhythmien unterscheiden:

---

[1]) So muß das Wort geschrieben werden ($\dot{\alpha}\varrho\varrho\upsilon\vartheta\mu\iota\alpha$). Auch Arrhythmie ($\dot{\alpha}\varrho\varrho\upsilon\vartheta\mu\iota\alpha$) könnte man verantworten.

1. **Sinus-Allorhythmie** hat ihre Ursache an der Stelle, wo normalerweise die Herzbewegung ausgelöst wird, im Sinusknoten. Die gleichmäßige Folge der Reizung oder wenigstens ihrer rhythmischen Übertragung auf das Reizleitungssystem ist gestört, entweder also die chronotrope Eigenschaft, oder vielleicht auch die bathmotrope. Die Pause zwischen zwei Herzrevolutionen ist ungleich geworden und zwar dadurch, daß die Diastole verschieden lang ausfällt. Am Bild des Radialpulses ist demnach der abfallende Schenkel der Welle verschieden lang. Wenn dem Ventrikel mehr Zeit bleibt, sich zu füllen, also bei verlängerter Diastole, so kann er bei der Systole mehr Blut hergeben, auch mit größerer Kraft, weil er sich von der vorangehenden Systole mehr erholt hat. So kann die der längeren Diastole folgende Pulswelle etwas größer, und wenn die Diastole kürzer ist, auch etwas kleiner ausfallen. Groß sind diese Unterschiede bei den Sinusallorhythmien nicht. Die Schwankungen der Intervalle kommen ganz regellos, eine Periode ist nicht zu erkennen. Charakteristisch ist es, daß der Venenpuls sich genau so verhält wie der Arterienpuls. Der Arterienpuls kommt auch ganz um die gesetzmäßige Zeit später als der Venenpuls, eine Störung im Leitungssystem liegt also nicht vor, sie kann nur im Sinusgebiet selbst liegen.

Diese Form der Allorhythmie ist die harmloseste von allen, kommt auch bei ganz Gesunden vor, ist häufig bei Kindern gegen die Pubertät zu, auch bei psychischen Erregungen und in der Rekonvaleszenz nach fieberhaften Krankheiten zu beobachten. Die „infantile" resp. „juvenile" Form der Allorhythmie gehört hierher, auch Neurastheniker liefern viele Fälle. Subjektive Beschwerden macht sie nicht. Schwindelgefühl ist selten und wohl nicht auf die Allorhythmie selbst, vielmehr wahrscheinlich auf eine Komplikation mit leichter Herzschwäche zu beziehen, wie sie zur Zeit raschen Längenwachstums und bei Rekonvaleszenten sich leicht einstellt.

Bei erhöhter Pulsfrequenz und demgemäß verkürzter Diastole kann die Allorhythmie ganz vergehen oder undeutlicher werden. Hierher gehören die Fälle, wo der Puls in der Ruhe unregelmäßig, der Arbeitspuls aber regelmäßig ist. Die Allorhythmie wird vom Vagus beeinflußt, ist abhängig von der Atmung, auch vom Schluckakt. Mit Extrasystolen hat diese Form nichts zu tun.

2. Die zweite Form von Allorhythmie beruht dagegen geradezu auf dem Auftreten von **Extrasystolen**.

Die Reste des primitiven Herzschlauchs behalten die Fähigkeit, Reize zu erzeugen, aber diese Fähigkeit wird für gewöhnlich nur vom Sinusknoten ausgeübt. An den anderen Stellen werden unter gewissen Bedingungen bei Reizzuständen, die das ganze Herz betreffen und deren Natur uns noch unbekannt ist, auch Reize gebildet, wahrscheinlich sind sogar alle Teile der Vorhöfe und vielleicht auch der Kammern dazu fähig, und von hier aus werden dann Kontraktionen des Herzmuskels ausgelöst. Wenn dies mit Ausschaltung des Sinusknotens z. B. im Ventrikel geschieht, so spricht man von Automatie des Ventrikels. Wenn aber die vom Sinus her bewirkten Systolen des Herzens dabei fortlaufen und nur nebenher solche von anderer Stelle, also heteronom, erzeugt werden, so heißt man diese einzelnen in die gewöhnliche Schlagfolge eingeschalteten Zuckungen **Extrasystolen**.

Die extrasystolische Allorhythmie ist dadurch gekennzeichnet, daß die Reihe regelmäßiger, im Sinusknoten ausgelöster Herzkontraktionen durch eingeschaltete, an abnormer Stelle ausgelöste Kontraktionen, Extrasystolen, deformiert wird. Selten fällt die Extrasystole zeitlich ganz genau zwischen 2 normale Systolen, ohne die Schlagfolge übrigens irgendwie zu beeinflussen. Man heißt das dann eine **interpolierte** Extrasystole und den Puls, der in der Reihe zuviel ist, den **Zwischenschlag, Pulsus intercidens**. Meistens aber kommt die Extrasystole frühzeitiger und bildet dann mit der vorangehenden normalen

Systole eine Gruppe, den **Pulsus bigeminus** (Fig. 37). Die zweite Welle, die extrasystolische, ist gewöhnlich kleiner als die erste, normale, weil der Ventrikel nicht so viel Zeit hatte, sich diastolisch mit Blut zu füllen und auch nicht um sich gehörig für die nächste Systole auszuruhen. Was so versäumt wurde, holt der Ventrikel nach seiner Extrasystole gewöhnlich nach, so daß bis zur nächsten normalen Systole genau um so mehr Zeit verfließt als seine Extrasystole zu bald gekommen war. Das gibt dann den **unverkürzten Pulsus bigeminus**. Im Pulsbild ist die Extrasystole daran kenntlich, daß die Welle gewöhnlich kleiner ist, von einer höheren Lage aus sich erhebt, dem vorangehenden Puls näher als dem folgenden, von diesem durch einen längeren abfallenden Schenkel, die **kompensatorische Pause** getrennt. Das Fehlen der kompensatorischen Pause ist seltener, dann ist die Periode zu zwei Herzschlägen zeitlich kürzer als zwei Perioden zu Eins beim normalen Herzschlag zusammen, und man spricht dann von einem **verkürzten Pulsus bigeminus**. Hierzu gehört auch z. B. der schon erwähnte **Pulsus intercidens**.

Manchmal ist die Anspannungszeit bei der Extrasystole verlängert, länger als bei der normalen Systole, weil der noch von der vorigen, nur kurz zurückliegenden Systole noch erschöpfte, zudem noch wenig gefüllte Ventrikel nicht so bald den Druck in der Aorta überwinden und die halbmondförmigen Klappen öffnen kann. Dann wird die Extrasystole zwar zu bald ausgelöst, der von ihr

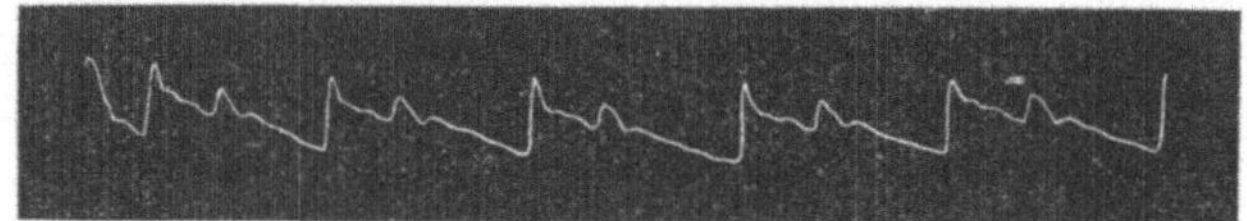

Fig. 37.

Pulsus bigeminus. (Eigene Beobachtung.)

erzeugte Puls aber kommt nicht ebenso frühzeitig, sondern etwas später, vielleicht an der Stelle, an der die nächste normale Systole entstehen würde, jetzt aber nicht entstehen kann, weil der Ventrikel sich noch von der Systole her in der refraktären Phase befindet. Diese Verschiebung, die sich aber niemals über die Mitte zwischen zwei Systolen hinaus erstreckt, heißt die **Extrapulsverspätung**. Die Welle des Extrapulses ist dabei gewöhnlich etwas kleiner 'als die der normalen Systole und das Bild kann zu Verwechslung mit einem „Pulsus alternans" leicht Veranlassung geben. Daß sie aber einer Extrasystole ihre Entstehung verdankt, und nicht einer normalen vom Sinus ausgelösten, ergibt die Vergleichung mit der Herzstoßkurve und dem Elektrokardiogramm [bei genauer Ausmessung. An diesen beiden muß sich nachweisen lassen, daß die fragliche Systole wirklich außer der Reihe, der vorangehenden zu bald folgt und ihr Puls also nur verspätet in der Arterie ankommt.

Die Venenkurve verläuft bei der extrasystolischen Allorhythmie in einem Teil der Fälle ganz normal. An der gleichzeitig aufgeschriebenen Kurve des Arterienpulses sieht man, daß hier vorzeitige Pulswellen, also die extrasystolischen, kommen, denen keine Elevation an der Venenkurve entspricht. Das trifft zu, wenn die Extrasystole im Ventrikel ausgelöst ist. Für **ventrikuläre Extrasystolen** ist es charakteristisch, daß die Venenkurve unbeeinflußt und unverändert weiter verläuft.

Systolen, die durch einen Reiz im Vorhof, nicht im Venensinus, ausgelöst werden, heißt man **aurikuläre**, obwohl eigentlich das Herzohr selbst sehr wenig damit zu tun hat. Bei der **aurikulären Extrasystole** zeigt auch das Phlebogramm die frühzeitig eingeschalteten a-Wellen, sie gehen der nachfolgenden

c-(v) Welle um ebensoviel mehr voraus als am Arterienpuls der extrasystolische
dem nachfolgenden normalen. An dieser vorzeitigen a-Welle ist die aurikuläre
Extrasystole kenntlich und von der ventrikulären zu unterscheiden. Auch bei
der aurikulären Extrasystole ist der unverkürzte Pulsus bigeminus mit seiner
kompensatorischen Pause häufiger als der verkürzte. Von der Ursprungsstelle
im Vorhof kann die Entladung aber auch rückwärts bis zum Sinusknoten durch-
schlagen und dort das Reizmaterial vernichten, das sich bereits angesammelt
hatte. Dazu muß eine sehr kleine, aber immerhin meßbare, Zeit verfließen,
danach kann der Sinusknoten erst wieder beginnen neues Reizmaterial zu
sammeln und er braucht dazu die normale Zeit. Die Pause bis zur nächsten
Systole, von der Extravorhofsystole an gerechnet, ist also etwas länger um die
Zeit, die zur Fortleitung vom Vorhof bis zum Sinus verläuft, sie ist aber nicht

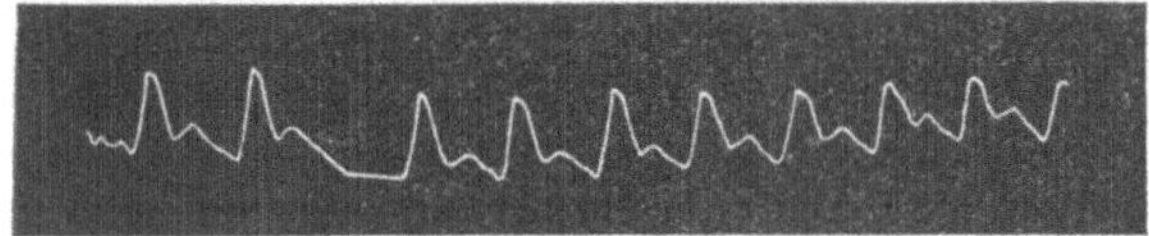

Fig. 38.
Pulsus intermittens. (Eigene Beobachtung.)

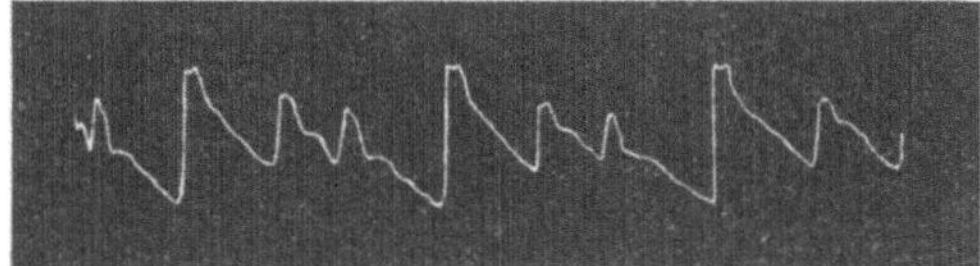

Fig. 39.
Pulsus trigeminus. (Eigene Beobachtung.)

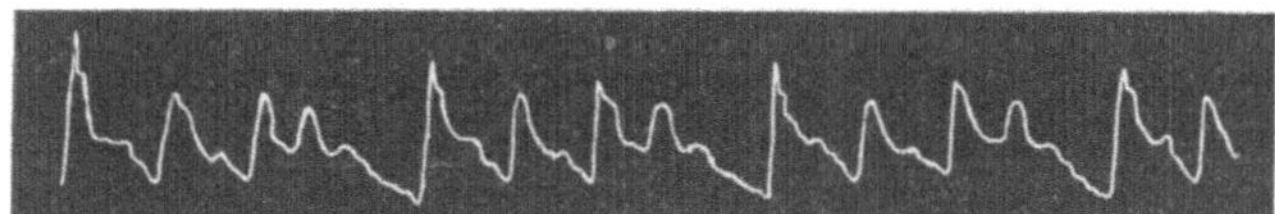

Fig. 40.
Pulsus quadrigeminus. (Eigene Beobachtung.)

ganz so lang wie die vollständige kompensatorische Pause und der Pulsus bigeminus ist dann ein unvollständig verkürzter. Er kann sogar gar nicht
verkürzt sein, wenn die Reizstelle im Vorhof dem Sinusknoten sehr nah
liegt, so nah, daß eine nur unmeßbar kleine Zeit zum Übertragen des Reizes
bis zum Knoten hinreicht, oder wenn dort das Reizmaterial nicht vernichtet war.

Der extrasystolische Puls fällt, wie schon erwähnt, aus zwei Gründen kleiner
aus als ein normaler, weil der Ventrikel weniger gefüllt und er selbst noch nicht
genügend von der vorangehenden Systole erholt ist. Dazu kommt noch, daß
der Druck in der Arterie auch noch nicht so tief gesunken ist, wie sonst bei
Beginn der nächsten normalen Systole, weil noch nicht so viel Blut gegen die
Peripherie hin abfließen konnte. Dieses Mißverhältnis zwischen arteriellem
und Ventrikeldruck kann sogar die Öffnung der arteriellen Klappen überhaupt
verhindern. Dann zieht sich der Ventrikel isometrisch zusammen, es entsteht
aber kein Puls, es liegt eine frustrane Kontraktion vor. Es gibt also Formen
von extrasystolischer Bigeminie, wobei nur jeder zweite Puls ausfällt, jeder

zweite Herzschlag aber nicht, wie die Aufzeichnung des Herzstoßes und auch das Elektrokardiogramm lehren. Auch das einfache Fühlen des Herzstoßes und die Auskultation lassen einen solchen Pulsus intermittens (Fig. 38) erkennen, bei dem nur der Puls, nicht aber die Herztätigkeit aussetzt. Anders beim Pulsus deficiens, wo wirklich eine Pause in der Herztätigkeit eintritt, kein Stoß gefühlt, keine Herztöne gehört werden. Bei der frustranen Herzkontraktion ist im Gegenteil der I. Herzton sehr laut, oft paukend. Das Blut kann aus dem Ventrikel gar nicht entweichen und deshalb werden die Schwingungen der geschlossenen Klappen, auch der arteriellen, stark ausfallen. Den mächtigen Stoß, den das allseitig geschlossene Herz erhält und der es zum Schwingen und Tönen seiner Wand bringt, merken die Kranken oft selbst wie einen Schlag oder Stoß innen, auch das Aussetzen des Pulses und die Unregelmäßigkeit der Herztätigkeit kommt ihnen manchmal wie ein „Flattern" zum Bewußtsein. Namentlich entsteht das Gefühl des „Flatterns" wenn, wie nicht selten, mehrere Extrasystolen nacheinander, manchmal in ganzen Serien auftreten. Da kann es dann zur Verlängerung der Perioden kommen, zur Kuppelung von 3, 4 oder mehr Herzschlägen. Vom Pulsus trigeminus und quadrigeminus geben die Fig. 39 und 40 eine Vorstellung.

Jede Extrasystole bedeutet eine Verschwendung von Energie, die nicht vollkommen für die Fortbewegung des Blutes verwendet wird; am meisten natürlich bei frustraner Kontraktion, bei der Herzkraft vergeudet wird, ohne daß auch nur etwas für den Kreislauf genützt würde. Häufung von Extrasystolen sind demgemäß für den Kranken nicht ganz gleichgültig, Schwindel, Schwächeanfälle, Beklemmung können die Folge davon sein, während seltene Zwischenschläge und Intermittenzen in dieser Hinsicht und bei dieser Form von extrasystolischer Allorhythmie ziemlich harmlos sind, allerdings oft quälend und beängstigend für den Kranken, wenigstens im Anfang, bis er sich mit der Zeit auch an diesen Zustand der Herztätigkeit anpaßt und ihn als das Gewöhnliche nicht mehr beachtet und schließlich vielleicht nur bei besonders darauf gerichteter Aufmerksamkeit überhaupt merkt. Zu dieser Form gehören Fälle von aussetzendem Puls, die gelegentlich jahrzehntelang ertragen werden, anscheinend ohne Gesundheit und Leistungsfähigkeit in bemerkbarer Weise zu stören.

Extrasystolen kann der Geübte auch ohne Hilfsmittel am Puls ziemlich sicher erkennen, besser noch beim Auskultieren der Herztöne, bei gleichzeitiger Palpation auch sicher frustrane Kontraktionen.

3. Nodale Allorhythmie tritt nach Mackenzie dann ein, wenn der Sinusknoten seine Tätigkeit eingestellt und für ihn der Tawaraknoten es übernommen hat, Reize zu bilden und zwar sowohl für den Ventrikel als auch für den Vorhof. Der atrioventrikuläre Knoten liegt annähernd in der Mitte zwischen Vorhof und Kammer, die Reize, die sich hier bilden, werden also auch etwa zur selben Zeit die Muskeln hier wie dort erreichen. Die Folge muß sein, daß der Herzstoß etwa zur gleichen Zeit wie der Venenpuls entsteht, oder der Arterienpuls nur um die Anspannungszeit später als der Venenpuls. Wenn Vorhof und Kammer sich zur gleichen Zeit zusammenziehen, so muß man sich bloß wundern, daß ein Kreislauf überhaupt nur möglich sein soll. Man könnte sich nur vorstellen, daß der Vorhof bei der Systole das Blut in den Venen anstaut, daß er in der Diastole zum Teil davon wieder gefüllt und ausgedehnt wird, daß aber jetzt ein beträchtlicher Teil vom Blut aus den Hohlvenen geradewegs den Vorhof durcheilt und sich in den ebenfalls erschlafften Ventrikel ergießt. Die Mithilfe der Vorhofssystole für die Füllung des Ventrikels, von deren Bedeutung weiter oben die Rede war, käme auf alle Fälle hier in Wegfall und die Füllung des Ventrikels muß eine recht unvollständige bleiben. Der Puls ist bei dieser Form

meistens sehr unregelmäßig, manchmal sehr frequent, selten verlangsamt. Allgemeine Stauung, Cyanose, Ödeme, Kurzatmigkeit sind häufig.

Die Diagnose dieser von Mackenzie aufgestellten Form der Allorhythmie wird durch den Nachweis geführt, daß der Venenpuls mit dem arteriellen Puls, oder besser mit dem Herzstoß zeitlich zusammenfällt. So wird also auch an der Vene ein „ventrikulärer" Puls erzeugt, der leicht zu Verwechslung mit Tricuspidalinsuffizienz führen könnte; die Welle kann sogar recht hoch ausfallen, indem a- und v-Welle bei gleichzeitiger Kontraktion von Vorhof und Kammer zusammenfallen müssen und sich in ihrer Wirkung addieren. Ist der Vorhof gelähmt, so werden die Schwankungen in der Vene überhaupt nur durch die Tätigkeit des Ventrikels bestimmt, es erscheint also ein (ventrikel-) systolischer Venenpuls, dem allerdings der Vorschlag, die a-Welle fehlt, er ist nicht anakrot wie der Puls bei Tricuspidalinsuffizienz.

Diese Fälle von Vorhofslähmung, wobei der Ventrikel automatisch weiterschlägt, sind vom nodalen Typus nicht wohl zu trennen. Charakteristisch ist das soeben erwähnte Fehlen der a-Welle im Phlebogramm. Der Reiz fließt dem Ventrikel hauptsächlich vom Tawaraknoten zu, daneben aber kommen häufige ventrikuläre Extrasystolen vor. Wenn diese, wie es oft geschieht, frustran bleiben und gehäuft auftreten, so kann am Radialpuls eine Bradykardie vorgetäuscht werden, wie man durch Aufzeichnung des Herzstoßes oder einfacher durch Auskultation am Herzen feststellen kann.

Die Digitalis wirkt auf den nodalen Typus der Allorhythmie günstig ein und kann das Zusammenfallen von Vorhof- und Ventrikelkontraktion ganz beseitigen. Allorhythmien, die darauf beruhen, sind ein gutes Feld für die Anwendung der Digitalis und ähnlich wirkender Herzmittel.

4. Allorhythmie durch Leitungsstörung. Die vollständige Leitungsunterbrechung im Hisschen Bündel heißt man totalen Herzblock oder horizontale Dissoziation. Dabei schlägt der Vorhof im Takt der Reize, die ihm vom Sinus her zufließen, der Reiz kann aber nicht auf den Ventrikel übertragen werden. Dieser schlägt vielmehr automatisch für sich weiter und zwar der rechte mit dem linken Ventrikel vollständig gleichzeitig. Die Reize, die im Ventrikel, in Zentren III. Ordnung, gebildet werden, folgen sich rhythmisch mit der Periode Eins, aber viel langsamer als die vom Sinus aus dem Vorhof zufließenden. So ergibt es sich, daß rund auf 2 Venenpulse nur ein Arterienpuls kommt, manchmal das Zahlenverhältnis noch mehr abnimmt. Darin, in dem unabhängigen Schlagen von Vorhof und Ventrikel und hierdurch bewirkter Ventrikelbradykardie besteht das Eigentümliche dieser Form der Allorhythmie, die auch ohne besondere Hilfsmittel erkannt werden kann, wenn man nur den Venenpuls und den Arterienpuls zählt. Bei sehr bedeutender Pulsverlangsamung kann der Adams-Stokessche Symptomenkomplex: Bewußtlosigkeit, epileptiforme Anfälle ausgelöst werden, wovon bei den Herzmuskelerkrankungen noch die Rede sein wird.

Es kann aber auch geschehen, daß die Leitung nicht ganz unterbrochen, sondern nur geschädigt ist. Manche nehmen an, daß sie verlangsamt sei, wahrscheinlich ist es aber nach den Untersuchungen von Straub, daß sie nur verschlechtert ist, so daß der Reiz zwar in der richtigen Zeit, aber schwächer fortgeleitet wird. Die refraktäre Phase des Muskels ist unter sonst gleichen Umständen für starke Reize, die eintreffen, kürzer als für schwache. Ist die Reizleitung abgeschwächt, so dauert es länger bis der Muskel auf die Reizung anspricht, die Zuckung erfolgt zu spät. Die Verspätung wiederholt sich bei jeder folgenden Reizung, gewöhnlich in geringerem, dann wieder in höherem Grade und die Verspätungen summieren sich derart, daß schließlich nach einer gewissen Zahl, vielleicht 4 oder 5, eine Zuckung ganz ausfällt. So kommt ein rhythmisch intermittierender Puls zustande mit der Periode Vier oder Fünf, es kann aber auch jeder dritte Schlag ausfallen, eine Periode zu Zwei auftreten wie beim Pulsus bigeminus. Diese **Gruppenbildung** ist charakteristisch für diese Art von Allorhythmie, wozu noch der Nachweis gehört, daß sie die Vorhofstätigkeit nicht mit betrifft. Am Venenpuls ist nur die v-Welle synchron mit der arteriellen Welle, also intermittierend, gruppenförmig angeordnet, während die a-Welle ganz unbeeinflußt rhythmisch, mit der Periode Eins, also im ganzen öfter zum Vorschein kommt. Hierdurch unterscheidet sich diese Form von Gruppenbildungen anderer Art, z. B. durch Extrasystolen. Außerdem kann man durch genaue Ausmessung den Nachweis führen, daß die Leitung vom Vorhof zum Ventrikel wirklich verlangsamt ist, oder vielleicht besser gesagt, daß die Zeitdifferenz zwischen Vorhofs- und Kammerpuls verlängert ist. Nach **Mackenzie** beträgt das Zeitintervall zwischen a-Welle und Karotiszacke (a—v Intervall) gewöhnlich $^1/_5$ Sekunde, kann aber bei großer Frequenz auch bis auf $^1/_{10}$ Sekunde sinken. Eine wesentliche Verlängerung des a-v Intervalls über $^1/_5$ Sek. wäre als Zeichen von „Leitungsverlangsamung“, besser vielleicht Leitungsverschlechterung, anzusehen.

5. **Allorhythmie durch negative inotropische Störung** erzeugt rhythmische Verkleinerung der Pulswelle und den sog. **Pulsus alternans.** Er hat die Periode zwei, nicht nur weil immer eine Welle kleiner ist als die andere, sondern auch die zeitliche Aufeinanderfolge der beiden Wellen ist nicht die nämliche wie in der Norm. Das ist aber nur eine sekundäre Folge der primären Schwächung der Kontraktion und insofern stellt sich der Pulsus alternans völlig außer der Reihe der andern Allorhythmien, bei denen der Rhythmus primär und die Kraft der Einzelkontraktion höchstens sekundär verändert ist. Es kommt ihm eben deshalb auch eine wesentlich andere, im ganzen prognostisch schwerere Bedeutung zu. Er wird im Abschnitt der Herzmuskelerkrankungen noch besprochen werden.

Eine **Längsdissoziation des Herzens**, bei der das linke und das rechte Herz, jedes für sich schlägt, kann ich nicht anerkennen. Was davon berichtet wird, erscheint mir nicht beweiskräftig und ihre Möglichkeit bei der innigen Durchflechtung des Treibwerks, wie auch das Septum beiden Herzhälften gemeinsam ist, von vornherein ganz unwahrscheinlich.

Der Blutdruck.

Das Pulsfühlen von erfahrener, geübter Hand gibt schon höchst wertvollen Aufschluß über den Druck im Gefäß, genaueres und sichereres aber erfährt man durch die **Druckmessung.**

An oberflächlichen Venen hat man schon den Druck direkt durch eingestochene Hohlnadeln, die mit einem Manometer verbunden waren, gemessen. Im Manometer befand sich eine Lösung von 1 Chinosol auf 2000 Teile Ringerlösung. Die Versuche (von **Moritz** und **Tabora**) ergaben an der Vena mediana einen Druck von 10—90 mm Wasser (0,75 mm bis 6,6 mm Hg), meist 40—80, bei Herzinsuffizienz bis 320 mm H_2O, verhältnismäßig häufig bei Kreislaufschwäche 200—250 mm H_2O. Die Methode liefert sichere Resultate, hat aber aus begreiflichen Gründen eine weitere klinische Verbreitung nicht erfahren können und kann auch natürlich nur zur Druckmessung in Venen dienen. An Arterien hat man bei Gelegenheit von Amputationen wohl auch den Druck durch eingebundene Kanülen manometrisch gemessen, sonst kommen dafür beim Menschen natürlich nur unblutige Messungsmethoden in Betracht.

Die gebräuchlichste Art der Blutdruckmessung ist die nach **Riva-Rocci.** Durch Aufblasen einer elastischen Binde, die um den Oberarm gelegt ist, wird die Arteria brachialis zusammengedrückt, während man an der Radialis den Puls fühlt. Der Hohlraum der elastischen Binde steht mit einem Quecksilbermanometer in Verbindung. Wenn mit steigendem Druck der Radialispuls eben verschwindet oder dann mit Nachlaß des Druckes gerade wieder kommt, wird das Manometer abgelesen. Sein Stand soll den „systolischen" oder „maximalen" Blutdruck in der Radialis angeben. Ob der Druck durch eine schmale Binde oder eine breite, nach v. Recklinghausen, ausgeübt wird, ist gleichgültig. Zweck der Blutdruckmessung ist, den Seitendruck in der Arterie zu messen, der durch die Herzsystole erzeugt wird, von dem Satz ausgehend, daß im Inneren des Gefäßes in jedem Teil eines Querschnitts der gleiche Druck herrscht, was freilich streng genommen, nur für die ideale, die reibungslose Flüssigkeit gilt.

Der Druck wird in den Arterien durch die Arbeit des Herzens erzeugt und im ganzen auf der gleichen Höhe gehalten. Dieser Druck wird durch die Schwere erhöht oder vermindert, je nachdem die betrachtete Stelle tiefer oder höher im Raum liegt und zwar ist der Druck an einer um h tieferen Stelle um $h\gamma$ höher als an einer höher gelegenen, wenn γ das Gewicht der Volumeneinheit ist. Es ist dies ein hydrostatisches Gesetz, aber in einer strömenden Flüssigkeit kommen wir mit dem hydrostatischen Druck nicht aus, hier tritt ein ganz anderer, der hydrodynamische Druck in Geltung. Wir wiederholen: Der Druck, den eine in einem Rohr strömende Flüssigkeit auf die Wand des Rohres ausübt, der Seitendruck, ist allemal geringer als der hydrostatische Druck, den sie in der Ruhe unter sonst gleichen Bedingungen ausüben würde. Und zwar ist diese Verringerung gleich der kinetischen Energie der bewegten Flüssigkeitsteilchen, also einer Größe, die proportional dem Quadrat der Geschwindigkeit wächst und abnimmt. Ist der hydrostatische Druck in einem mit Flüssigkeit gefüllten Rohr $= p_0$, so sinkt dieser Druck, wenn sich die Flüssigkeit mit der Geschwindigkeit v bewegt, um die Größe $\delta\,\dfrac{v^2}{2}$, worin δ die Masse der Volumeinheit ist, und der neue, der hydrodynamische Druck ist also $p = p_0 - \delta\,\dfrac{v^2}{2}$. Solange der Kreislauf erhalten ist, herrscht aber in den Arterien tatsächlich nur der hydrodynamische Druck. In der Aorta, dem Anfangsteil des Röhrensystems, wird ein erhöhter Druck durch die Arbeit des Herzens erzeugt und gegen das Ende, in der Vena cava, herrscht, wie man weiß, ein Druck $= 0$, wie wenn hier das Rohr frei in die Atmosphäre mündete, wie wenn es hier eine Ausflußöffnung hätte.

Ein Teil der beschleunigenden Kraft des Druckes ist für die Fortbewegung verloren gegangen, er ist zur Überwindung einer entgegengesetzten Kraft, der Reibung, verwendet worden und die Differenz im Druck ist, bei überall gleicher Geschwindigkeit geradezu das Maß für den Widerstand, den die Flüssigkeit auf dem Wege von einem Ort zum andern hat überwinden müssen. Gerade darin liegt zu einem Teil die hohe klinische Bedeutung der Blutdruckmessung. Der an einer Stelle gemessene Blutdruck ist direkt ein Maß für den Widerstand, der sich von da bis zum Druck in der Vena cava, bis zum Druck $= 0$ findet. Diesen hydrodynamischen Druck finden wir aber bei der unblutigen Druckmessung an der gewählten Stelle nicht und können ihn nicht finden. Sowie die Binde am Arm aufgeblasen wird und auf die Weichteile drückt, werden die dünnen Venen, in denen nur ein sehr geringer Druck herrscht, zusammengepreßt und verlegt, lang bevor die Arteria brachialis an die Reihe kommt. So wird der Widerstand für den Blutstrom vermehrt, die Geschwindigkeit verlangsamt und nach der Gleichung $p = p_0 - \delta\dfrac{v^2}{2}$ p muß p wachsen und wächst so lang, bis $v = 0$ geworden ist und jede Zirkulation im abgeschnürten Arm aufhört und damit der hydrodynamische Druck p gleich dem hydrostatischen p_0 geworden ist.

Wir finden also bei der gewöhnlichen Blutdruckmessung niemals den gesuchten hydrodynamischen Druck, sondern einen wesentlich höheren, der theoretisch dem hydrostatischen gleich ist, wie er im Leben hier gar nicht vorkommt. Ein fernerer wichtiger Unterschied findet sich im ruhenden Blut gegenüber dem bewegten. Das ruhende ist wirbelfrei, während im bewegten ein Teil der beschleunigenden Kraft statt zur translatorischen Bewegung zur Wirbelbildung verbraucht wird. Was wir unblutig messen, ist also ganz etwas anderes als der hydrodynamische Blutdruck und muß einen merklich höheren Wert haben. Was unblutig gemessen wird, ist vielmehr der hydrostatische Druck am Ort der Kompression, also in der A. brachialis. Nicht komprimiert sind auch bei breiter Binde, wenn sie nur oberhalb der Ellbeuge und nicht gar zu hoch angelegt wird, die A. collateralis radialis superior und die Circumflexae humeri. Die rücklaufenden Äste der A. profunda brachii und die der Collateralis ulnaris superior sind dagegen an ihrem Ursprung komprimiert. Nur die A. profunda brachii hat ein etwas stärkeres Kaliber von etwa 3,5 mm, die A. brachialis dagegen eines von 6, die Axillaris von 8. Als eigentliches Ursprungsgefäß in hydraulischem Sinn kann für die Brachialis füglich nur die Subclavia in Betracht kommen. Die Äste der Axillaris: die Circumflexae humeri anterior et posterior, die Rami subscapulares Arteriae axillaris, die selbständigen A. subscapularis, A. thoracalis lateralis, thoraco-acromialis, und die inkonstante Thoracalis suprema fallen wohl nicht ins Gewicht, ebenso als Äste der Subclavia die A. transversa colli und der Truncus costocervicalis. Zutreffend ist als Stammgebiet in hydraulischem Sinn wohl die Stelle der Subclavia am inneren Rand des M. scalenus anterior zu betrachten, wo das Gefäß ziemlich genau im gleichen Querschnitt 2 starke Äste abgibt: die A. vertebralis (5 mm) und vorn den Truncus thyreocervicalis (6 mm). Auf dieser Stelle lastet also der hydrostatische Druck, der in der komprimierten A. brachialis gemessen wird und der mit der nach Riva - Rocci gemessenen Druckhöhe vom hydrodynamischen Druck in der Subclavia an der angegebenen Stelle nicht mehr oder gerade noch überwunden werden kann. Man kann also annehmen, daß mit der unblutigen Druckmessung am Arm zwar nicht der hydrodynamische Druck hierselbst, wohl aber der Seitendruck in der A. subclavia am inneren Rand des M. scalenus anterior gemessen wird. Diese Stelle liegt aber rechts von der A. anonyma um etwa 25 mm stromabwärts und da in den großen Arterien, wie man weiß, der Druck stromabwärts nur sehr langsam fällt, so begeht man keinen großen Fehler, wenn man auch in diesem Gefäß ungefähr denselben Druck annimmt. Nur wäre noch eine Frage zu lösen. Aus den bekannten Untersuchungen von Jacobson geht hervor, daß mit Eröffnung eines Zweigstroms in einem durchflossenen Röhrensystem sofort die Ausflußmenge, also die Geschwindigkeit, im Stammrohr wächst, womit der hydrodynamische Druck hier sinken muß, und zwar bemerkenswerterweise um gleich viel, welchen Winkel der Zweig mit dem Stammrohr auch bildet. Umgekehrt muß natürlich der Verschluß eines Zweiges die Geschwindigkeit im Stammrohr vermindern und nach der Gleichung $p = p_0 - \dfrac{\delta\,v^2}{2}$ muß der Druck hier steigen.

Es fragt sich, ob nicht auch bei der Blutdruckmessung der ganze Eingriff, die Kompression der Brachialis, überhaupt neue Verhältnisse schafft, die von normalen sich wesentlich unterscheiden und sich nicht gut abschätzen und übersehen lassen. Dann könnte man nicht einmal hoffen, durch Druckmessung am Arm den hydrodynamischen Druck in den großen Gefäßen Subclavia oder Anonyma kennen zu lernen. Schließlich müßte mit Abschnüren eines Arms sogar der Gesamtblutdruck steigen und dem Herzen mehr Arbeit erwachsen als es vorher zu leisten hatte. Es ist aber durchaus wahrscheinlich, daß auf diesen Eingriff die Mechanik des Kreislaufs (N. depressor, Vasomotoren) in der

Weise reagiert, daß das künstlich gesetzte Kreislaufshindernis alsbald ausgeglichen und dauernde Blutdruckerhöhung vermieden wird. Und in der Tat scheint eine Beobachtung, die sich mir bei vielen Untersuchungen aufdrängte, dafür zu sprechen, daß dies wirklich geschieht. Treibt man beim Blutdruckmessen erst das Quecksilber rasch in die Höhe und merkt sich seinen Stand sobald der Puls an der Radialis verschwindet, läßt man dann durch vorsichtiges Öffnen des Hahns den Druck und das Quecksilber wieder sinken und bemerkt seinen Stand wenn der Puls wieder kommt, so besteht allemal oder fast allemal im Stand ein Unterschied von etwa 5 mm. Es sinkt also wirklich im Verlauf einer Minute oder darüber der gemessene Blutdruck ein wenig und dies ist auf den erwähnten Vorgang des Ausgleichs zu schieben, der eintritt, wenn ein ganzer Arm vom Blutkreislauf ausgeschaltet wird und in ihm der hydrostatische Druck an die Stelle des niedrigeren hydrodynamischen gesetzt wird. Man kann also sagen: Durch die gewöhnliche Druckmessung am Arm nach Riva-Rocci erfährt man über den hydrodynamischen Druck im untersuchten Gefäß nichts, wohl aber bestimmt man den hydrodynamischen Druck in der Subclavia (wohl annähernd gleich dem in der Anonyma, resp. im Arcus Aortae) wenn man den Blutdruck nicht beim Verschwinden, sondern beim Wiederkommen des Pulses mißt.

Ganz analog muß man annehmen, daß die seltener geübte Blutdruckmessung an den Fingerspitzen nicht den Blutdruck hier, sondern in den beiden größeren Gefäßen Radialis und Ulnaris finden läßt. Dabei wird die Beeinflussung des Gesamtdruckes wohl viel kleiner ausfallen müssen, so daß sie vernachlässigt werden kann. An der Fingerspitze kann der Blutdruck nach der Methode von Gärtner gemessen werden. Eine schmale elastische Binde, verbunden mit einem Gebläse und einem Manometer, liegt um die 2. Phalange des Kleinfingers. Die Endphalange wird durch elastische Kompression mit einem starken Kautschukring vollkommen blutleer gemacht und dabei die Kompressionsbinde bis über den zu erwartenden Druck aufgeblasen. Dann wird der Druck in ihr langsam erniedrigt bis das Blut sichtbar wieder in die blasse Endphalange hineinschießt. Nach dem nämlichen Prinzip kann man auch einen ganzen Arm unterhalb der v. Recklinghausenschen Binde durch Einwickelung mit einer Esmarch-Binde blutleer machen und die Wiederkehr der Blutfarbe beobachten, wenn der erhöhte Druck in der v. Recklinghausenschen Binde wieder langsam erniedrigt wird. Auch an den Kapillaren der Fingerspitzen hat man den Druck mit dem Ochrometer von Basler gemessen, es fand sich der Normaldruck zwischen 17—25 mm Quecksilber, mit starken Schwankungen bei Nervösen, mit dem arteriellen Druck nicht parallel gehend. Eine Methode von zweifelhaftem Wert.

Die normalen Werte des arteriellen Blutdrucks sollen bei Erwachsenen im allgemeinen von 115—135 mm Hg schwanken. Ich kann versichern, daß sich bei meinen Fliegeruntersuchungen, denen ein ganz ausgesucht gutes und gesundes Material prächtiger junger Leute zugrunde lag, auch Werte von 105 bis 145 fanden, ohne daß irgendwelche Bedenken an vollkommener Gesundheit aufkamen. Es waren Leute von 18—28 Jahren. Im 4. und 5. Jahrzehnt sind Werte von 145 etwas recht gewöhnliches, im Greisenalter sind mit der Gefäßveränderung auch viel höhere Werte zu erwarten, auch wenn nichts besonderes Krankhaftes als eben das Alter zugrunde liegt. Unter allen Umständen mag man Werte unter 100 und über 160 als pathologisch betrachten. Blutdrucksteigerung bis 250 mm Hg und darüber kommen bei Sklerose und bei Schrumpfniere vor.

Alle oben beschriebenen Methoden geben den sogenannten Maximaldruck an, den Druck, den die Systole als höchsten erzeugen kann. Vom Druck nach Vorübergang der Pulswelle, der das gleichmäßige Fortschreiten des Blutes gegen die Peripherie hin veranlaßt, erfahren wir durch sie nichts.

Man hat versucht, auch diesen diastolischen oder Minimaldruck auf unblutigem Wege zu bestimmen.

Hierzu dient zunächst die oszillatorische Methode nach v. Recklinghausen. Erhöht man den Druck in der Binde bis der Radialpuls verschwindet und verringert ihn dann wieder, so kommen bei einem um etwa 50—70 mm niedrigeren Druck ̦am Manometer große Schwankungen bei jeder Systole, die am Zeiger- und namentlich am Wassermanometer noch deutlicher sind als an Quecksilbermanometern. Der höchste Druck, bei der die großen Oszillationen auftreten, wird als diastolischer Druck bezeichnet. Andere wählen die untere Grenze, wo beim Steigen des Drucks die Oszillationen anfangen groß zu werden oder wo von hohen Drucken ausgehend unten die großen Schwankungen aufhören. Auskultiert man mit dem Stethoskop die Arteria brachialis unterhalb der Kompressionsbinde, so hört man starke Töne zugleich mit den großen Schwankungen auftreten. Darauf beruht die auskultatorische Methode von Korotkoff. Der diastolische Druck soll erreicht sein, wenn die „Endtöne“ beim Sinken des Drucks schwächer werden. Andere nehmen hierfür die obere Grenze der starken Töne in Anspruch. Es ist bezeichnend, daß jeder für seine Methode den Vorzug der schärferen Grenzbestimmung in Anspruch nimmt, als wenn es nur auf die genaue Grenzbestimmung ankäme und nicht auf den Beweis, daß die gefundene Grenze auch wirklich dem gesuchten diastolischen Druck entspricht. Die Beobachtungen sind ohne Zweifel richtig, die großen Schwankungen und die Endtöne Korotkoffs sind leicht zu finden. Beides kommt auch wirklich zusammen, gewöhnlich bei einem Druck vor, der um etwa 50—70 mm Hg kleiner als der maximale, der systolische Druck ist. Dafür, daß diese Werte wirklich dem diastolischen Druck entsprechen, fehlt aber ein zwingender Beweis. Es soll gerade ein Druck erreicht sein, der dem diastolischen Druck entspricht, dann soll die Arterienwand von außen und innen gleich gedrückt, also schlaff sein. Dann soll diese schlaffe Wand die größten Eskursionen bei jeder Pulswelle ausführen. Die schlaffe Arterienwand soll mit ihren größeren Exkursionen auch lauter tönen. Das tut sie ganz gewiß nicht, denn eine schlaffe Arterienwand tönt überhaupt nicht, nur eine gespannte. Man verwechselt hier offenbar Massenbewegung synchron der Pulswelle und jene unvergleichlich viel rascheren Oszillationen, die eine gespannte Arterienwand ausführt, wenn sie durch die Pulswelle in eine neue Gleichgewichtslage geworfen wird und um diese schwingt. Nur diese Schwingungen erzeugen Schallwellen. Mit Aufblasen der Manschette werden die Venen komprimiert, der Blutstrom verlangsamt, der Druck steigt von hydrodynamischen bis zum Werte des hydrostatischen. Die höher gespannte Arterienwand bringt jede ankommende Pulswelle zum Tönen und erst wenn mit weiterer Kompression auch die Pulswellen kleiner werden, verschwinden auch die Töne. Auf die Kompression der Venen, die immer zuerst kommen muß, auf den Unterschied zwischen hydrodynamischem und hydrostatischem Blutdruck ist, wie es scheint, nirgends Rücksicht genommen worden. Ich halte demgemäß von der Bestimmung des diastolischen oder minimalen Blutdrucks überhaupt nichts und übe sie schon seit längerer Zeit nicht mehr. Deswegen kann ich auch die anderen zu seiner Bestimmung angegebenen Methoden füglich übergehen.

Als Pulsdruck hat man die Differenz: Maximaler Druck minus minimaler Druck, als Blutdruckquotient den Quotienten: Pulsdruck dividiert durch Maximaldruck bezeichnet. Wenn man die Bestimmungen des minimalen Blutdrucks, als in der Luft hängend, ablehnen muß, so haben diese Berechnungen und das, was man damit bestimmen will, ebenfalls keinen Wert.

Die Sphygmometrie ergibt nur die Druckwerte, gegen die das Herz arbeitet und auch nur den maximalen Wert, der sich seiner Tätigkeit entgegensetzt.

Um die Größe der Herzarbeit zu bestimmen müßte man nachweisen, ein wie großes Schlagvolumen gegen den gemessenen Druck ausgeworfen wird. Den Gedanken, die Energie der Pulswelle zu messen, indem man den Puls eine meßbare Arbeit leisten läßt, wurde zuerst von Sahli gefaßt und verwirklicht. Zurzeit liegen zwei Instrumente vor, die in zum Teil grundsätzlich verschiedener Weise diesen Zweck verfolgen und auch erreichen. Das Sphygmomanometer von Sahli beruht auf folgendem Prinzip: Der Puls wirkt auf ein pneumatisches System, das durch ein enges Verbindungsstück mit einem großen, von starren Wänden begrenzten Hohlraum verbunden ist. Im Verbindungsstück bewegt sich durch den Puls ein kleiner Flüssigkeitsindex hin und her. Er wird vom Puls so weit gegen den Hohlraum vorgetrieben, bis der Druck auf seinen beiden Enden gleich groß ist. In einem kleineren Hohlraum ist eine geringere Vermehrung des Inhalts zur gleichen Druckerhöhung notwendig als in einem größeren. Beträgt das kleine Luftvolumen $n^0/_0$ des großen, so ist der Ausschlag des Index um $n^0/_0$ kleiner als die Volumenvermehrung in der Manschette, also als die Füllung des Pulses. Man kann das Verhältnis von n so klein wählen, daß der Fehler von $n^0/_0$ unter die Fehlergrenze fällt. Das ursprüngliche Verfahren wurde von Sahli, wesentlich auf Vorschlag von Christen, mehrfach modifiziert. Das Prinzip seiner jetzigen Methode gibt er folgendermaßen an: Die Energie des Pulses wird berechnet aus den an einem elastischen, von Trägheit und Eigenschwingungen praktisch freien Luftmanometer, dem sogenannten Indexmanometer, abgelesenen Druckschwankungen der Manschettenluft und dem Volumen der Manschettenluft. Das neueste Instrument von Sahli, das Sphygmovolumeter mißt die Pulsgröße, das Volumen des Pulses, woraus durch Multiplikation mit dem Druck der Arbeitswert des Pulses berechnet werden kann. Das Instrument ist unabhängig vom Barometerstand, kann auch auf hohen Bergen oder bei Luftschiffahrten Verwendung finden. Beim Druckbolometer ist der Druck veränderlich, das Luftvolumen konstant, beim Volumenbolometer ist das Volumen variabel, der Druck als konstant betrachtet. Beide Methoden sind dynamische oder energetische Methoden.

Denselben Zielen aber auf anderem Wege strebt auch das Energometer von Christen zu. Christens Angaben hierüber lauten: Die dynamische Pulsdiagnostik mißt die Füllung (systolischen Volumenzuwachs) und die Stärke des Pulses (die hierfür nötige mechanische Energie). Zwei Fragen werden durch das Energometer beantwortet: Wie groß ist das Blutvolumen, das gegen einen gegebenen Manschettendruck arbeitet, und wie groß ist die dabei geleistete Arbeit? Eine Manschette von bestimmter Breite wird unter einem bestimmten Druck gefüllt, gemessen wird die Größe des systolischen Füllungszuwachses, der gegen den stauenden Druck der Manschette zustande kommt. Gemessen wird bei mehreren steigenden Druckwerten und die jedesmal gefundenen Volumina werden in ein Diagramm eingetragen, dessen Abscisse die Drucke in $\frac{g}{cm^2}$ und dessen Ordinaten die Volumina in cm^3 angeben. Durch Multiplikation beider Werte erhält man den jedesmal aufgewendeten Energiewert in Grammzentimetern. Dieser Wert kann auch direkt abgelesen werden an einer Schar von Hyperbeln, die in die Diagramme eingezeichnet sind. Für jeden Druck wird das gefundene Volumen im dynamischen Diagramm eingetragen, die eingezeichneten Punkte werden durch eine Kurve miteinander verbunden und ergeben so die „Volumkurve", aus der nicht nur die erhaltenen Werte, sondern auch ihre Lage zueinander, kurz die ganze Form der Kurve von Interesse ist. Es gelingt an den Kurven z. B. Charakteristika für Präsklerose (ähnliche Kurve wie bei Aorteninsuffizienz) da zu erhalten, wo am Herzen sonst gar nichts Pathologisches nachgewiesen werden kann.

Leider haben beide Instrumente, **Sahlis** Sphygmobolometer resp. Volumbolometer und **Christens** Energometer, wie es scheint, noch keine weite Verbreitung gefunden. Die Zahl der Arbeiten, bei denen sie benützt wurden, ist noch klein, doch jetzt schon nicht ohne Wert. Eine allgemeinere klinische Bedeutung wird ihnen erst nach größeren Erfahrungen zukommen, wenn erst Normalwerte aus vielen Beobachtungen bei Gesunden und Kranken gewonnen sind. Es ist schwer für einen, dem die Instrumente nicht zugänglich sind, sich über ihren Wert und ihre Brauchbarkeit zu äußern. Es will mir nur scheinen, daß für wissenschaftliche herzdynamische Untersuchungen **Christens** Energometer das wertvollere, für praktische Zwecke, namentlich aber auch für statistische Untersuchungen, **Sahlis** Instrumente entschieden brauchbarer sind.

Die Funktionsprüfungen.

Zur Funktionsprüfung des Herzens sind noch einige besondere Methoden angegeben worden und zum Teil auch im Gebrauch. Einiges davon wurde schon früher erwähnt. Das Herz arbeitet bei wachsendem Widerstand stärker. Die Erhöhung des Widerstands wird nach der Methode von **Katzenstein** künstlich bewirkt durch Kompression beider Arteriae femoralis. Mit dem Mittelfinger jeder Hand wird die Arteria femoralis beiderseits bis zum Verschluß zusammen gedrückt, der peripher davon angelegte Finger kontrolliert, ob auch kein Puls mehr durch geht. Normal ist, daß dabei nach einigen Minuten der Blutdruck um 10—15 mm Hg gestiegen, die Pulsfrequenz gleich geblieben oder geringer geworden ist. Bei hypertrophischen Herzen (Insuffizientia v. Aortae, Atherom, Nephritis) ist die Blutdrucksteigerung wesentlich höher. Bei mäßig insuffizienten Herzen bleiben die Werte gleich, bei stark insuffizienten sinkt der Druck und steigt die Frequenz. Bei erregbaren, nervösen und empfindlichen Personen ist die Methode nicht zuverlässig. In **Goldscheiders** Klinik wurde statt ihrer eine andere Methode ausgearbeitet. Nachdem durch 3—5 Minuten geprüft ist, ob der Blutdruck konstant bleibt, wird er nach Atemanhalten in tiefer Inspiration gemessen. Bei Gesunden findet man dann keine Erhöhung oder höchstens eine um 5 mm Hg. Bei einer zweiten Gruppe tritt eine deutliche Steigerung auf um 8—26 mm, die nach mehr oder weniger langer Zeit wieder zur Norm zurückgeht, sie betrifft hypertrophische Herzen mit erhöhtem Druck, im ganzen noch leistungsfähige Personen. Bei einer dritten Gruppe fällt im Gegenteil der Druck um 4—8 mm; es handelt sich hier um beginnende oder schon ausgeprägte Herzinsuffizienz. Eine vierte Gruppe umfaßt Grenzfälle zwischen der zweiten und dritten: der Druck ist anfangs gesteigert, in der 2. oder 3. Minute folgt deutliche Senkung und erst allmählich Wiederkehr zur Norm. Schwankungen von 11—36 mm kommen vor.

Nach **Albrecht** soll der Druck bei tiefer Inspiration bei Gesunden steigen, bei Herzkranken sinken.

Kraus prüft durch einen Reflex vom Trigeminus aus. Bei Gesunden steigt der Druck und bleibt die Frequenz unverändert, wenn sie an Chloroform oder Ammoniak riechen.

Ein äußerst wichtiges Symptom für Kreislaufstörung im allgemeinen ist die Dyspnoe. **Stange** hat eine Art von Messung eingeführt, indem er die Kranken möglichst lang den Atem anhalten läßt. Ein Gesunder könne den Atem 30 Sekunden lang anhalten, ein Herzkranker höchstens 20 Sekunden lang und auch dann nur mit Dyspnoe.

Dieser Methode kann ich keinen Wert beimessen. Bei meinen Fliegeruntersuchungen haben ganz ausgezeichnet gesunde, kräftige junge Leute auch manchmal den Atem keine halbe Minute anhalten können, Leute, denen es auch noch sehr darauf ankam recht gesund und geeignet zum Fliegen zu erscheinen. Hierbei macht die Übung offenbar viel aus.

Objektive Zeichen von Dyspnoe sind Spielen der Nasenflügel, Atmen mit offenem Mund, Arbeit der auxiliären Atemmuskeln, starkes Heben des Brustkorbs, Aufstützen der Arme zur Fixierung des Schultergürtels. Bei Atemnot wird zu allermeist eine aufrechte Stellung gewählt, die Kranken sitzen auf (Orthopnoe), finden Erleichterung bei hängenden Beinen. Sonderbar ist die Stellung, die manche Kranke, die an Perikarditis leiden, annehmen, sie nehmen die Knieellbogenlage an oder stützen die Arme auf ihre Knie (signe de l'oreillier, wegen des untergeschobenen Kopfkissens genannt). Die gleiche Lage kommt auch bei Darmstenosen und Ulcus duodeni vor aber ohne Dyspnoe, mit ihr zusammen findet sie sich nur bei Perikarditis.

Zyanose und Ödem als Zeichen gestörter Herztätigkeit werden an anderer Stelle besprochen. Wichtig ist aber auch Blässe und Kühle des Kranken als Ausdruck von Herzschwäche. Verdrängt man das Blut aus den sichtbaren Gefäßen, so braucht es bei Herzschwäche längere Zeit, um nachher wieder einzuschießen. Auf normaler Haut erzeugt Fingerdruck einen weißen Fleck, der nach 3 Sekunden wieder vergeht, bei schlechter Zirkulation, namentlich perakuter Herzschwäche kann es bis zu 10 Sekunden dauern, bis die Farbe wieder kommt (Hallions Zeichen).

So wichtig es wäre, über die Spannung im kleinen Kreislauf etwas Genaueres zu erfahren, so steht uns zu ihrer Beurteilung leider nur die Stärke des II. Pulmonaltons zur Verfügung. Nach Tierexperimenten kann man den Pulmonaldruck zu etwa ein Viertel des Aortendrucks veranschlagen. Bei Neugeborenen ist der II. Pulmonalton noch lauter als der II. Aortenton oder gleich laut, später ist der II. Aortenton der stärkere. Es gehört aber gar nicht viel dazu, daß der II. Pulmonalton verstärkt wird und den Aortenton an Lautheit übertrifft. Seine Verstärkung bedeutet zwar Zunahme des Drucks in der Pulmonalis aber keineswegs, daß damit der Aortendruck übertroffen wird. Die Pulmonalklappen liegen der Brustwand näher und sind vielleicht auch schwingungsfähiger als die Aortenklappen. Im Stehen ist der Druck im kleinen Kreislauf geringer, der II. Pulmonalton leiser, absolut und gegenüber dem Aortenton.

Die Anspannungszeit.

Die Anspannungszeit dauert am Herzen Gesunder 0,06—0,07 Sek., ist nicht in jedem Fall und nicht zu allen Zeiten ganz gleich lang. Sie kann sogar fehlen, dann fehlt auch der erste Ton, der dann meist, aber nicht immer, durch ein systolisches Geräusch ersetzt wird. Sie kann aber auch länger als gewöhnlich dauern, bis zum dreifachen wurde schon gemessen. Die Kenntnis solcher Abweichungen in pathologischen Fällen ist von Wichtigkeit. Die Länge der Anspannungszeit ist eine Funktion von 2 veränderlichen Größen, abhängig von der Kraft, mit der sich der Herzmuskel zusammenzieht und den Ventrikeldruck erhöht und vom Druck, der in der Arterie die halbmondförmigen Klappen geschlossen hält. Erst in dem Augenblick, in dem der Ventrikeldruck den arteriellen überwindet, gehen die halbmondförmigen Klappen auf, die Anspannungszeit ist zu Ende und die Austreibungszeit beginnt. Eine Verlängerung der Anspannungszeit bedeutet, daß dieser Zeitpunkt zu spät kommt, weil der Ventrikel zu schwach ist gegenüber dem gerade herrschenden Druck. Es gibt ja auch Herzkontraktionen, die den arteriellen Druck überhaupt nicht überwinden, die frustranen Herzkontraktionen. Der Herzstoß wird durch sie gebildet, oft sehr kräftig, auch ein diastolischer Venenpuls, ein Herzton wird gehört, oft ein sehr starker, paukender, aber ein Puls in der Arterie bleibt aus. Eine Verlängerung der Anspannungszeit unterscheidet sich davon nur quantitativ. Die Länge der Anspannungszeit wirklich messen kann man nur durch die graphischen Methoden, durch Aufzeichnung vom Herzstoß, an dessen Kurve allein schon die Länge der Anspannungszeit abgemessen werden kann, wenn zugleich auch der erste Herzton markiert wird. Ob die Anspannungszeit aber überhaupt verlängert ist, kann man auch ohne mechanische Hilfsmittel herausbekommen. Ein Merkmal für die Verlängerung ist der hebende Herzstoß. Bei diesem ist nicht nur die Stärke des Stoßes erhöht, auch nicht die Fläche, an der der Stoß angreift, vergrößert, wohl aber die Masse, die in Bewegung gesetzt wird. Es ist ganz was anderes ein über 2 oder mehr Interkostalräume verbreiteter, auch starker Herzstoß und ein hebender. In der Mechanik wird gelehrt, daß für die Wirkung des Stoßes nicht nur seine Wucht, sondern auch die Stoßzeit in Betracht kommt. Der Stoßdruck ist abhängig von Wucht und Stoßzeit und ist um so größer, je kürzer die Stoßzeit ist und er wird für die Stoßzeit Null sogar unendlich groß, aber nur in bezug auf die vom Stoß direkt getroffene Stelle. Hier ist aber vor allem wichtig, daß die Stoßwirkung auf die vom Ort des Stoßes entfernteren Teile um so leichter erfolgt, je länger die Stoßzeit d. h. die Zeit ist, während deren die stoßenden Körper miteinander in Berührung sind. Normalerweise wird durch den Herzstoß eine umschriebene Stelle der Brustwand in Bewegung gesetzt, man kann es häufig sehen, fast immer fühlen und bemerkt dabei eine äußerst flüchtige Erscheinung, die für sich stark oder schwach sein kann, nur kurze Zeit dauert sie aber immer. Und damit stimmt es eben auch, daß die in Bewegung gesetzte Stelle eine kleine ist, daß die Stoßwirkung auf einen kleinen Raum beschränkt bleibt. Anders beim hebenden Herzstoß. In weitem Umfang bewegt sich die Brustwand mit jedem Herzschlag, ja fast die ganze linke Brustseite kann dabei gehoben werden. Die mechanische Leistung des Stoßes ist offenbar dabei eine größere und man ist berechtigt, eine größere Wucht anzunehmen, aber daneben ist auch die Stoßzeit sicher eine längere, sonst wäre die Wirkung keine so verbreitete. Im Gegensatz dazu steht der erschütternde Herzstoß. Er kann sich auch weitab vom Ort des Stoßes bemerkbar machen, aber dies geschieht erst, wenn der Stoß vorbei ist, als wellenförmiges Erzittern sich fortleitend, während beim hebenden Herzstoß alle Teile, die sich in Bewegung setzen, dies zugleich tun unter der Wirkung des Stoßes und solange dieser dauert.

Wucht des Stoßes und Stoßzeit sind 2 Dinge, die streng auseinandergehalten werden müssen. Die Wucht kann klein und die Dauer doch lang sein, das gilt auch für den Herzstoß. Der ist dann nicht hebend, die ganze Brustwand hebt sich nicht, man fühlt aber mit der aufgelegten Hand nicht wie gewöhnlich einen ganz flüchtigen Stoß, sondern einen Druck, einen Widerstand bei Gegendruck mit der Hand. Man bezeichnet dies als „vermehrte Resistenz" des Herzstoßes und ohne Zweifel handelt es sich auch hierbei um eine merkliche Verlängerung der Stoßzeit. Diese Stoßzeit ist aber abhängig von der Dauer der Anspannungszeit, denn sobald die arteriellen Klappen aufgehen und der Ventrikel sich entleert, weicht das vorgewölbte Herz auch wieder von der gestoßenen Brustwand zurück.

Kurze Stoßzeit beschränkt die Wirkung auf eine kleine, gerade getroffene Stelle, weitere Ausbreitung auf die Umgebung erfolgt bei verlängerter Stoßzeit. In dieser Hinsicht unterscheidet sich der umschriebene Herzstoß, der nur an einer kleinen Stelle gefühlt und gesehen werden kann, vom diffusen, dessen Wirkung sich auf eine größere Fläche gleichmäßig erstreckt. Verwechselt darf der diffuse Herzstoß nicht werden mit dem Herzstoß, der in 2 oder mehr Interkostalräumen beobachtet wird, aber nicht ganz zur gleichen Zeit, sondern wie über die Herzgegend hinhuschend. Dieses Phänomen hat mit der Länge der Stoßzeit nichts zu tun, wohl aber mit der Größe des Herzteils, der der Brustwand anliegt.

Das zweite Symptom verlängerter Anspannungszeit liefert die Beschaffenheit des I. Herztons. Unmittelbar nach seiner Bildung, erst im Beginn der

Austreibungsperiode, tönen die großen Gefäße, in die der Ventrikel sein Blut mit großer Gewalt wirft. Der kleine Zeitunterschied zwischen Herzton und Gefäßton reicht gerade hin, um eine Spaltung des I. Herztons zu bewirken. Man hört dies nicht immer überall, an manchen Stellen ist nur der erste Herzton, an den großen Gefäßen selten der Gefäßton allein zu hören, aber, wenn man nur darnach sucht, so findet man bei jedem Gesunden am Herzen eine Stelle, wo der I. Herzton mehr und weniger deutlich gespalten ist. Das ist also das Physiologische und entspricht der normalen Dauer der Anspannungszeit von etwa 0,06 Sek. Die Beschaffenheit des Herztons, die Schwingungsfähigkeit der Teile bringt es mit sich, daß der Herzton noch nicht ganz abgeklungen ist bis der Gefäßton kommt und so gibt es eben beim Abklingen eine plötzliche und deutliche Verstärkung des Schalls, er erscheint gespalten. Wenn die beiden Teile des Phänomens durch eine, wenn auch recht kurze, aber doch noch erkennbare, Pause getrennt sind, so spricht man von einer Verdoppelung des Tons. Eine zeitliche Differenz zwischen 2 aufeinander folgenden kurzen Schalleindrücken (Knallen) kann das menschliche Ohr noch bemerken, wenn sie etwa $^6/_{1000}$ Sek. (oder höchstens $^7/_{1000}$ Sek.) beträgt, eine Verdoppelung wird aber als solche erkannt bei rund $^1/_{100}$ Sek. Zeitintervall. Bei solchen Versuchen klingt der künstliche Knall wohl rascher ab als es der I. Herzton tut und die erkennbaren Zeitintervalle mögen am Herzen merklich größer sein, sicher aber ergibt die Dauer der Anspannungszeit in der Norm nur einen gespaltenen Ton und ein I. Doppelton bedeutet immer eine Verlängerung der Anspannungszeit. Wo ein erster Doppelton gehört wird, ist zwar auch die Anspannungszeit ungewöhnlich lang, das braucht aber noch nicht gerade pathologisch zu sein. Pathologisch ist aber sicher ein noch weiteres Auseinanderrücken der beiden, den Doppelton bildenden Knalle, so daß der 2. Teil zeitlich fast oder ganz zwischen I. und II. Ton fällt. Das gibt den sogenannten „Galopprhythmus" der Herztöne. Auf die mannigfachen und oft recht sonderbaren Erklärungsversuche des Galopprhythmus soll hier nicht weiter eingegangen werden. Für mich besteht kein Zweifel, daß er in einer sehr deutlichen Verdoppelung des I. Herztons besteht, in dem Sinn, daß der Gefäßton um eine viel zu lange Zeit nach dem I. Herzton gebildet wird, daß also die Anspannungszeit abnorm lang ist.

Der Galopprhythmus kommt in 2 Typen vor. Entweder die Arsis liegt auf dem zweiten Ton oder auf dem dritten. Der vielerfahrene Fraentzel wollte den Namen „Galopprhythmus" nur für die erste Art vorbehalten wissen. Es ist auch ganz richtig, was er sagt: der Campagnegalopp legt den Nachdruck auf den zweiten Hufschlag, nur der Galopp des rohen Bauerngauls auf den dritten. Die Unterscheidung hat aber nicht nur hippologisches Interesse, sondern ist auch für die Diagnostik von Bedeutung.

Dreitakt der Herztöne bedeutet immer Verlängerung der Anspannungszeit, immer zeigt er, daß der Ventrikel Schwierigkeit hat, sein Blut in die Arterie zu treiben. Der Ventrikel ist dazu zu schwach, die Schwäche kann aber eine absolute sein oder eine relative im Verhältnis zum gesteigerten arteriellen Druck. Galopprhythmus kommt bei schwerer Herzschwäche vor, namentlich im Verlauf von Infektionskrankheiten, bei starken Blutverlusten, als ein prognostisch sehr übles Zeichen, zugleich mit vermindertem Blutdruck. Man weiß aber schon lang, daß er auch bei gesteigertem vorkommt, so bei der Schrumpfniere. Der dritte Ton ist offenbar nichts anderes als der II. Herzton; ist er verstärkt, so bedeutet der Dreischlag also nicht absolute Herzschwäche, sondern sogar erhöhten Blutdruck, die Verdoppelung des ersten Tons aber die dazu relative Schwäche des Herzmuskels. Es empfiehlt sich, die beiden Fälle gut auseinanderzuhalten und die Bezeichnung „Galopprhythmus" auf den Fall zu beschränken, wo die

Arsis auf den zweiten Schall fällt wie beim Amphibrachys und für den andern
Fall, wo sie auf den dritten kommt, wie beim Anapäst, den Namen Trommelschlag („bruit de rappel") zu gebrauchen. Auch für die einzuschlagende Therapie
ist die Unterscheidung dieser beiden Formen des Dreischlags von Wichtigkeit,
sie erfordern die Anwendung gerade entgegengesetzt wirkender Mittel.

Als eine Abart, eine leichtere Form von Trommelschlag möchte ich die
„holpernden Herztöne" ansehen, denen man namentlich beim Atherom der
großen Arterien so häufig begegnet. Ich erblicke in ihnen nichts anderes als
deutlich verdoppelten I. Ton plus mehr oder weniger ausgesprochener Irregularität. Diese betrifft dann aber nicht nur den Herzschlag im ganzen, sondern
auch die Anspannungszeit, die bald länger, bald kürzer ausfällt. Offenbar sind
dabei die einzelnen Herzkontraktionen nicht alle gleich stark, oder der Blutdruck zwischen ihnen schwankt, oder beides trifft zu. Selten wird man daher
neben dem Pulsus irregularis den Pulsus inaequalis vermissen. So kommt
dann die bekannte Schallerscheinung zustande, die sich anhört etwa wie das
Rollen eines Rades über ungleiches Pflaster, wo auch die einzelnen Schallerscheinungen nicht nur an Stärke, sondern auch in ihrer Zeitfolge ungleichmäßig erzeugt werden und wofür der Ausdruck „holpernd" recht bezeichnend
gewählt wurde.

Das Ergebnis dieser Überlegungen wäre also in folgenden Sätzen zu-
sammenzufassen:

Stärkere Verlängerung der Anspannungszeit wird erkannt am hebenden
Herzstoß, geringere an seiner vermehrten Resistenz, ferner starke Verlängerung
am Dreischlag des Herzens, geringere an deutlicher Verdoppelung des ersten
Herztons.

Beim Dreischlag des Herzens ist wieder zu unterscheiden der eigentliche
Galopprhythmus mit der Arsis auf dem mittleren Ton und der Trommelschlag
mit dem Nachdruck auf dem letzten.

Verlängerung der Anspannungszeit bedeutet allemal Schwäche des Herzmuskels, sie braucht aber keine absolute zu sein, sie kann auch nur eine relative
sein im Verhältnis zu den großen Widerständen im Kreislauf, zum erhöhten
arteriellen Druck. Die Messung des Blutdrucks gibt darüber Aufschluß, was
von beidem vorliegt.

Trommelschlag, hebender Herzstoß und erhöhter arterieller Druck gehören
zusammen und bedeuten absolut vermehrte, relativ aber zu schwache Herzkraft.

Verminderter arterieller Druck, vermehrte Resistenz eines an und für
sich schwachen Herzstoßes, richtiger Galopprhythmus sind Zeichen „absoluter
Herzschwäche".

Die geringeren, unter Umständen noch ins Normale fallenden Grade von
Verlängerung der Anspannungszeit werden durch Verdoppelung des ersten
Tons und durch diffusen Herzstoß angezeigt.

Zu den Methoden, mit denen wir das Herz willkürlich unter bestimmte Bedingungen für seine Tätigkeit setzen und deren Einfluß studieren, gehört auch die
schon früher besprochene Prüfung des Arbeitspulses. Namentlich ist es aber
auch der N. vagus, dessen Einfluß aufs Herz untersucht werden kann. Man glaubt,
daß der rechte Vagus die Schlagfolge des ganzen Herzens beeinflußt, der linke die
Leistung im Vorhofskammerbündel erschwert. Die chronotrope und inotrope
Wirkung soll im Vordergrund stehen, weniger die dromotrope und ob der
Vagus eine bathmotrope Wirkung habe, sei zweifelhaft. Andererseits wird angegeben, daß der Vagus den Vorhof hemmt und die Kammer ungehindert weiter-
schlagen läßt, außerdem soll Vagusreizung die Hautgefäße weit machen.

Man prüft den Einfluß des Vagus aufs Herz nach den Czermakschen
Verfahren durch einen Druck, den man am vorderen Rand des M. sterno-

cleidomastoideus auf die Karotis und medianwärts davon ausübt. Kammer-
und Vorhofsystolen können dadurch zum Ausfall gebracht werden. Latente
Störungen im Herzmuskel oder auch durch extrakardiale Bedingungen werden
oft erst durch den Vagusdruckversuch aufgedeckt. Als Nachwirkung kommt
manchmal P. alternans vor. Der Versuch ist nicht ganz gefahrlos, es kann ein
Symptomenbild wie bei der Adams - Stokeschen Krankheit entstehen. Man
darf den Druck nur langsam steigern, der Versuch muß sofort abgebrochen
werden, wenn schon bei leichtem Druck der Puls für 1—2 Sekunden aussetzt oder
auch nur bedeutend verlangsamt wird.

Bei dem von Aschner angegebenen Verfahren wird der Vagus reflektorisch
vom Trigeminus aus gereizt. Drückt man auf das geschlossene Auge, so sinkt
normalerweise die Pulsfrequenz meist um 6 Schläge, bei Hypertonie des Vagus,
z. B. bei gastrischen Neurosen stärker; bei Hypotonie kann statt dessen der
Puls sogar beschleunigt werden. Auch Extrasystolen können neben Bradykardie auftreten. Der okulokardiale Reflex wird vom rechten Auge aus leichter
ausgelöst als vom linken. Schlechte Herzen zeigen schon bei leichtem Bulbusdruck
starke Pulsverlangsamung. Der Reflex scheint den Arbeitspuls mehr zu beeinflussen, Goldscheider läßt dem Versuch eine Anzahl Kniebeugen vorangehen.

Allgemeine Krankheitserscheinungen.

Empfindungen am Herzen.

Eingeweide, die nur vom autonomen Nervensystem (Sympathikus) versorgt werden, nehmen, was ihre Empfindlichkeit anlangt, eine Sonderstellung
ein. Sicher ist, daß ihnen ein eigentlicher Drucksinn, Tastempfindung völlig
abgeht. Auch schmerzempfindlich sind sie für gewöhnlich nicht, wie die Erfahrungen bei Operationen ohne Narkose und bei Verletzungen immer wieder
gezeigt haben. Bei Krankheiten dagegen, von denen die inneren Organe betroffen werden, können Schmerzen und sogar der allerärgsten Art ausgelöst
werden und die Deutung dieser Schmerzempfindung ist vielfach noch strittig und
in der Tat recht schwer. In der neueren Zeit ist in der Physiologie die Ansicht
von Haigh vielfach angenommen und verfochten worden, daß alle Schmerzen,
die an inneren, an und für sich schmerzlosen, Organen ausgelöst werden, stets
eine Mitbeteiligung von zerebrospinalen Nerven voraussetzen. Nur das parietale
Blatt des Bauchfells z. B., das von den Interkostalnerven versorgt wird, sei
schmerzempfindlich, nicht aber das viszerale. Durch Fortleitung einer Entzündung auf das parietale Blatt, durch Druck oder Zerrung bei Krankheiten
des Magens, des Darms, der Gallenwege kämen die bekannten Schmerzanfälle
zustande. Auch von einer Irradiation des Schmerzes wurde gesprochen in dem
Sinn, daß die Erregung zentripetaler Nerven, auch sympathischer, im Rückenmarksquerschnitt auf die hier mit einstrahlenden spinalen Nerven überspringen
soll. Dem liegt ohne Zweifel etwas Wahres zugrunde, wie sich aus der Möglichkeit
ergibt, daß der Kranke den Sitz seiner Schmerzen überhaupt angeben, sie lokalisieren kann. Die Fähigkeit, irgend eine Empfindung, auch die des Schmerzes, zu
lokalisieren, wird nur durch die Erfahrung erworben, und zwar durch Zusammenwirken mehrerer Sinne, vornehmlich des Auges, aber auch des Muskelgefühls
und anderer. Die Erregung des N. ulnaris, z. B. durch Berührung der Beere
des Kleinfingers, wird gerade an dieser Stelle empfunden, weil unzählige
Erfahrungen von seiten der Gesichtseindrücke gelehrt haben, daß bei dieser
Sensation etwas an der Fingerspitze, ein Eingriff von außen stattgefunden hat
und daß diese Empfindung mit der Entfernung des hier gesehenen Gegenstandes

der Außenwelt aufhört. Bei Blinden tritt an die Stelle der Gesichtswahrnehmung das Zusammenwirken anderer, zunächst nicht beteiligter Stellen,
z. B. das Muskelgefühl der anderen Hand, mit der der drückende, berührende,
schmerzende Gegenstand entfernt und damit die anfängliche Empfindung zum
Aufhören gebracht wird. Der allmählich sich ansammelnde und vergrößernde
Erfahrungsschatz erklärt auch das Gesetz der sogenannten exzentrischen Projektion. Die Erfahrung hat beispielsweise bei einer Erregung gewisser Äste des
Ulnaris immer und immer wieder eine Ursache in der Peripherie ergeben und
wenn jetzt ausnahmsweise die nämlichen Nervenäste weiter oben, z. B. durch
einen Stoß neben dem Olekranon getroffen werden, so liegt für den Reizzustand
der Nervenäste zunächst keine andere Erfahrung vor und sie wird so gedeutet
wie sonst, als eine periphere Erregung. Nach dem kindlichen Alter ist der beschriebene Schatz von Erfahrungen ziemlich abgeschlossen, an der Empfindung
wird nichts mehr geändert, nur durch Reflexion, wieder unter Leitung anderer
Sinneseindrücke, vornehmlich der Augen, der Tastempfindung von der getroffenen Hautstelle aus kann die richtige Lokalisation für diesen Ausnahmefall
geschehen, die Empfindung selbst, die gewohnte Verlegung in die Peripherie
bleibt die nämliche wie früher. Jeder Reiz, der einen sensiblen Nerven in seinem
peripheren Verlauf trifft, bewirkt also eine Empfindung geradeso wie wenn er
an den Endausbreitungen des Nerven angegriffen hätte. So weit wäre die Sache
ganz klar. Die Erregung des Nerven setzt sich fort bis zum nächsten Ganglion
an den hinteren Wurzeln, hier beginnt ein neues Neuron und die Bahnen
finden von da in der weißen Substanz des Rückenmarks, zum Teil (Schmerzfasern) auch in der grauen ihren Weg zum Gehirn, bekanntlich durch die Hirnschenkelhaube in die gekreuzte Seite des Großhirns. Erfahrungen aus der
Pathologie lehren, daß auch im Verlauf dieses zweiten, zentralen Neurons die
Reizbarkeit nicht vollkommen fehlt, obwohl im großen ganzen nur eine Fortleitung von Erregungen von peripheren Nerven die Funktion dieser Bahnen
ist. Daran ist das Zentrum auch so gewohnt, daß wenn ausnahmsweise doch
im Verlauf des zentralen Neurons eine direkte Erregung Platz greift, wieder
dies als Reizung des peripheren Neurons gedeutet wird und nicht davon unterschieden werden kann. So kommen die sog. Parästhesien zustande, das Gefühl
von Taubsein, Kribbeln, Ameisenlaufen, von Kälte und sehr selten von Schmerz
bei Erkrankungen des zentralen Nervensystems, ohne daß ein peripheres Neuron
mit erkrankt wäre.

Wahrscheinlich wird bei starker Erregung sensibler und auch sympathischer
Fasern ein Reizzustand in dem Querschnitt des Rückenmarks gesetzt, in den
sie einstrahlen. Etwas Näheres weiß man darüber noch gar nicht, es scheint aber
sicher zu sein, daß hier auch mit in denselben Querschnitt einstrahlende sensible
Rückenmarksnerven dabei in Reizzustand geraten können. Die Folge davon
müssen Sensationen an den Stellen der Körperoberfläche sein, von denen aus
letztere gewöhnlich erregt werden. So erklärt sich die eigentümliche Erscheinung,
die man die Irradiation zu nennen pflegt. Beispiele hierfür sind aus der
Pathologie genug bekannt, so z. B. der Schulterschmerz bei Leberkrankheiten,
der Rückenschmerz bei Krankheiten der Gallenwege, so namentlich auch die
Ausbreitung des Schmerzes bei Neuralgien, z. B. des Quintus. Der Schmerz,
so z. B. auch der Zahnschmerz, bleibt nicht auf das Gebiet des erkrankten
oder gereizten Nervenästchens beschränkt, sondern verbreitet sich auch auf
die anderen Äste, zunächst derselben Seite, dann bei größerer Intensität auch
der anderen und die Ausbreitung, die Irradiation des Schmerzes, kann so rasch
geschehen, daß man aus den Empfindungen und Angaben gar nicht mehr
entscheiden kann, von wo die Sache ausgegangen und wo der Krankheitsherd,
die reizende Ursache zu suchen ist. Man glaubt eine Erklärung für die

Irradiation gefunden zu haben, wenn der Nachweis von Anastomosen der einbezogenen Nerven gelingt und sich bei dieser anatomischen Grundlage beruhigen zu können.

Auch das autonome Nervensystem, von dem das Herz versorgt wird, bildet mit spinalen Nerven „Anastomosen". Das Ganglion cervicale medium und inferius des Sympathikus, von wo die Nerven cardiacus medius und infimus entspringen, steht in Verbindung mit den vorderen Ästen der 4 unteren Halsnerven, der Nervus cardiacus superior, der vom Ganglion cervicale primum entspringt, mit den oberen 4 Zervikalnerven.

Der VII. und VIII. Nervus cervicalis versorgen am Oberarm die innere Seite, am Unterarm und Hand die Ulnarseite bis in die Fingerspitzen, der V. und VI. vom Oberarm die äußere Seite, der VI. und VII. vom Unterarm die äußere Seite, der IV. und V. die Schultern, der II., III., IV., V. Hals und obere Brust mit sensiblen Fasern.

Darauf führt man es also zurück, daß Herzschmerzen oft in die Schulter, den Arm auf der ulnaren Seite, oft bis in den kleinen Finger, auch wohl nach oben in den Hals „ausstrahlen". Es wäre aber falsch, eine Übertragung des Reizes ohne weiteres auf dem Wege der Anastomose peripherer Nerven anzunehmen. Dies würde dem Gesetz der isolierten Erregbarkeit der Nerven stracks zuwiderlaufen. Dann wäre eine getrennte Empfindung an den von einem Nervenaste versorgten Stellen der Körperoberfläche überhaupt nicht möglich, denn alle von hier aus dem Zentrum zustrebenden Nervenfasern verlaufen ja zusammen in dem peripheren Nervenaste und liegen einander so nahe wie die aus der Anastomose neu hinzukommenden. Die Anastomose als solche gibt gar keine Erklärung für die Erscheinung der Irradiation direkt, sie zeigt aber anatomisch an, daß beide unter sich anastomosierenden Nervenäste den gleichen Weg zum Zentrum einschlagen und in den gleichen Querschnitt des Rückenmarks einstrahlen. So kommen also die sympathischen Nerven, die am Herzen erregt werden, zusammen mit zerebrospinalen Nerven, die gewöhnlich an bestimmten Hautbezirken der Ulnarseite des linken Vorderarms, den Fingerspitzen erregt werden, in den nämlichen Rückenmarksquerschnitt. Die Erregung dortselbst, in diesem Querschnitt, ist tausendmal vom Zentrum empfunden und als Schmerz in Arm und Fingern richtig gedeutet worden. Jetzt kommt die Erregung durch die an der gleichen Stelle einstrahlenden sympathischen Fasern und jetzt wird sie in der altgewohnten Weise gedeutet und die Schmerzempfindung an die falsche Stelle projiziert.

Nach diesen Vorausschickungen können wir daran gehen, die Empfindungen am Herzen und in der Herzgegend zu analysieren. Ein Teil davon, richtige Druck- und Tastempfindungen, werden ohne Zweifel durch die Interkostalnerven vermittelt, die die Brustwand versorgen, werden also eigentlich nicht am Herzen selbst ausgelöst. Mit jeder Systole klopft das Herz gegen die Brustwand an und man muß sich eigentlich wundern, daß dies für gewöhnlich gar nicht empfunden wird. Der Herzschlag kommt aber deshalb nicht zum Bewußtsein, weil er von der frühesten Kindheit an immer und immer wieder erfolgt und so lange dies in der gleichen Weise, gleich oft und in der gewohnten Stärke geschieht, macht dies den Eindruck der Ruhe und wird gar nicht bemerkt, wie dies bei anderen Sinneseindrücken nach der alltäglichen Erfahrung auch der Fall ist. Die Tageshelle, das Dunkel der Nacht fällt uns nur dann auf, wenn wir besonders darauf achten, sonst nur bei einer Änderung der Helligkeit; plötzliche Verdunkelung, plötzliches Hellerwerden kann eine bewußte Empfindung auslösen auch ohne besondere Aufmerksamkeit, wenn der Wechsel die Reizschwelle überschreitet nach seiner Stärke und der Schnelligkeit der Schwankung. Bei gewohnten Sinneseindrücken kommt auch das Aufhören derselben zum Bewußtsein. Treten wir in unser Zimmer, in dem die Wanduhr stehen geblieben ist, so kommt uns das Zimmer auffallend still vor; sonst hören wir ihr Ticken gar nicht, wenn wir nicht besonders darauf achten. Das gewohnte Ticken bedeutet für uns Stille, jede Änderung, Schleifen des Pendels, Unregelmäßigkeit, wenn die Uhr schief hängt, besonders rascher oder langsamer Gang, besonders lauter wenn etwa ein Glassturz, der sonst die Uhr deckt, fortgenommen war, fällt sofort auf. Ganz ähnlich ist es auch mit der Empfindung des Herzstoßes. Besonders starkes Schlagen gibt das Empfinden des Herzklopfens. Das braucht gar kein Krankheitssymptom zu sein, jeder hat es schon in seinem Leben mehr als einmal verspürt bei körperlicher Anstrengung, z. B. nach sehr raschem Laufen oder auch bei psychischer Erregung. Beides, Körperarbeit und Gemütsbewegung können die Herztätigkeit beeinflussen, so daß das Herz stärker und gewöhnlich auch rascher schlägt. Ähnlich wirken Gifte wie Alkohol, Tabak, Belladonna und ähnliches. Sehr häufig sind es freilich auch Herzkrankheiten, bei denen Schnelligkeit und Stärke des Herzschlages vermehrt ist, und so gehört Herzklopfen zu den häufigsten Klagen der Herzkranken oder es tritt bei ihnen, zwar nicht ständig, aber doch recht häufig und auch bei geringen Anlässen auf, die bei Gesunden noch kein Herzklopfen erzeugen würden: das kranke Herz ist erregbarer geworden als das gesunde. Aufmerksamkeit bringt das Schlagen des Herzens leichter zum Bewußtsein und so ist Herzklopfen eine sehr häufige Erscheinung bei allgemein Nervösen, bei Neurasthenikern und Hypochondern, bei allen denen, die sich eine Herzkrankheit einbilden, auch wenn sie keine haben. Hat man einmal auf die Zimmeruhr gelauscht, dann hört man sie noch längere Zeit fort und fort ticken, was nicht der Fall war, Tage und Wochen lang, bevor man daran dachte und so lang man nicht darauf achtete.

Die Erregbarkeit des Nervensystems spielt hier eine große Rolle und eine geringe Abweichung vom Gewohnten wird vom Erregbaren schon bemerkt, vom Stumpfen und Gleichgültigen achtlos übersehen. Es ist eine ganz gewöhnliche Erscheinung, daß Nervöse über Herzbeschwerden klagen, auch wenn die sorgfältigste Untersuchung an Herz und Gefäßen keinerlei Veränderungen entdecken läßt und auch allgemeine Kreislaufstörungen fehlen. Wurde einmal die Aufmerksamkeit eines Kranken aufs Herz gelenkt, so kann es lang dauern, bis seine abnormen, ihn meist beängstigenden Sensationen wieder vergehen. Andererseits können auch sehr ernste Herzkrankheiten subjektiv damit angehen, daß der Kranke „sein Herz fühlt", ohne daß er dieses Gefühl näher beschreiben könnte.

Auch das Gegenteil kann vorkommen. Namentlich bei plötzlichem Nachlaß der Herzkraft, beim Kollaps, geben viele an, es sei ihnen „weich ums Herz", was wohl nicht anders zu deuten ist, als daß die gewohnten und darum als normal nicht mehr bewußten Empfindungen, die vom Herzstoß ausgelöst werden, an Stärke abnehmen. Und gerade diese Verminderung kommt dann zum Bewußtsein. Ganz gewöhnlich ist es auch, daß plötzliches Aussetzen der Herztätigkeit, beim Pulsus intermittens, vom Patienten selbst empfunden wird und bei der Bradykardie, beim richtigen Herzblock, hat dies für die Kranken etwas Beängstigendes und sie ersehnen den nächsten Herzschlag. Auch Unregelmäßigkeiten in der Herztätigkeit, beim Pulsus irregularis, inaequalis, bei Zwischenschlägen und Extrasystolen, Pulsus intercidens kommen als Abweichungen vom Gewohnten, als früher nicht Empfundenes, zum Bewußtsein. Ebenso ist es, wenn der Herzschlag abnorm häufig wird, wie beim Herzjagen, das zugleich als Herzklopfen empfunden wird wenn der Stoß verstärkt wird, doch müssen beide Empfindungen nicht zusammentreffen. Auch das Anschlagen des Herzens an ungewohnter Stelle kann eine störende Empfindung auslösen. Manche

Herzen sind bei Lageänderungen beweglicher als andere. So kann es geschehen, daß einer, auch ein ganz Gesunder, nachts bei linker Seitenlage sein Herz weit außen, selbst in der mittleren Axillarlinie anschlagen fühlt und dadurch am Einschlafen gehindert wird. Die meisten Menschen schlafen besser in der rechten Seitenlage als in der linken, weil bei Rechtslage wohl die Herztätigkeit eine freiere, unbeschränktere ist. Es kann aber auch ein Frühsymptom eines ernsteren Herzleidens sein, daß die Kranken nicht mehr so gut wie früher rechts, links oder auf dem Rücken liegen und schlafen können und eine bestimmte Lage annehmen müssen um Ruhe und den Schlaf zu finden. Wesentlich anders liegt die Sache, wenn die Kranken nicht mehr so gut horizontal liegen können wie früher, ein Kopfkissen mehr unterlegen müssen. Bei schwereren Herzkrankheiten kann es zur völligen Orthopnoe kommen, so daß die Kranken gar nicht mehr liegen können und nur noch im Sessel sitzend einnicken und einen Schlummer finden, der für kurze Zeit notdürftige Ruhe und Erholung gewährt. Große Erschöpfung kann wohl auch dazwischen Schlaf im Bett bringen, oft schrecken dann aber die Kranken plötzlich empor, mit dem Gefühl der Angst und des Lufthungers, müssen rasch sich aufrichten, das Bett verlassen. Sie fangen an, nachts zu wandeln. Stets ein ernstes Symptom, das aber mit der Sensation am Herzen selbst nichts zu tun hat und ein Zeichen von Dyspnoe, von schlechter Blutversorgung der Medulla oblongata darstellt.

Zur Lageveränderung des Herzens und dadurch zu abnormen Gefühlen gibt auch der Hochstand des Zwerchfells Veranlassung. Das Druckgefühl bei stark gefülltem Magen und Darm, bei Flatulenz, das Herzklopfen, das diese Zustände gelegentlich begleitet, ist so zu deuten. Es kann aber, wie es scheint auch zu irradiierten Empfindungen vom Magen-Darmschlauch aus kommen, die fälschlich in die Herzgegend lokalisiert werden. Solche „Herzschmerzen", die mit Erkrankungen des Herzens gar nichts zu tun haben, sind sogar recht häufig, häufiger sogar als echte Herzschmerzen. Bezeichnend ist der Umstand, daß die Beschwerden oft deutlich mit einer Verdauungsstörung, z. B. mit Verstopfung, Ansammlung von Gasen zusammenhängen, so daß mit dem Abgang von Flatus oder Ructus alles glatt vergehen kann, daß ausgiebige Darmentleerung alle Beschwerden beseitigt.

Der Herzbeutel ist wahrscheinlich nur an seinem äußeren Blatt oder genauer gesagt, an dem Umschlag, den die Pleura an ihm bildet, schmerzempfindlich. Die Schmerzen, die hier bei Entzündung entstehen, sind von der Atmung abhängig, treten bei tiefem Atmen auf oder werden wenigstens dadurch verstärkt, soweit sie von der miterkrankten Pleura ausgelöst werden (Pleuritis pericardiaca). Sie werden als ständiger Schmerz geklagt insoweit sie durch die Verschiebung des entzündeten und rauh gewordenen Perikardium erzeugt werden, das mit jedem Pulsschlag gereizt wird. Daß die Innenfläche des Herzbeutels selbst schmerzempfindlich ist, erscheint nicht wahrscheinlich, wenigstens sind oft genug alle Zeichen einer Perikarditis im Leben da und zeigt später auch die Obduktion hier starke Entzündung, Hyperämie, fibrinöse Auflagerungen, Verwachsungen, ohne daß jemals Herzschmerzen geklagt worden wären, wenn nur die Außenfläche des Perikardiums unberührt und spiegelnd ist. Wie erwähnt, nimmt man nach der Lehre von Haigh ja sogar an, daß bei den serösen Häuten überhaupt nur das äußere Blatt Schmerzempfindungen vermitteln kann, und zwar auf dem Wege der Interkostalnerven, von denen es versorgt wird.

Eine eigene Sache ist es mit den Schmerzempfindungen der Muskelhaut des Herzens selbst. Quergestreifte Muskeln des Skeletts entbehren der Schmerzempfindung nicht ganz, wenn sie auch hierin gegen die Haut und die Schleimhäute ganz wesentlich zurückstehen. Auf Stiche, Schnitte, auch gegen die gewöhnlichen Entzündungsprozesse, Neubildungen reagieren sie nicht mit Schmerz, wohl aber bei starker Dehnung und Zerrung; auch das Ermüdungsgefühl kann einen Ton des Schmerzhaften bekommen. „Plötzliche Zerrungen können, wie die alltägliche Erfahrung lehrt, sogar die allerheftigsten Muskelschmerzen auslösen, die dann nicht immer auf den gezerrten und überdehnten Muskel beschränkt bleiben, sondern auch auf andere Muskelgebiete übergreifen. Eigentümliche, durchaus noch nicht durchsichtige Veränderungen des Muskels, die man rheumatische heißt, die, wie man glaubt, durch Erkältungen oder leichte Infektionen unbekannter Art entstehen, können zu starken Muskelschmerzen führen und vor allem auch dazu disponieren, so daß eine gelegentliche, nicht einmal besonders starke, Zerrung oder Dehnung einen Schmerzanfall von der allerheftigsten Art auslöst. Die Lumbago, der „Hexenschuß“, ist hierfür ein allbekanntes Beispiel. Auch der Crampus, der Muskelkrampf, gehört hierher. Daß es der stark gespannte, verdickte, brettharte Muskel selbst ist, der hier wehtut, und nicht etwa mitgereizte Hautnerven, darüber kann gar kein Zweifel bestehen. Ermüdung und die dabei bewirkte Veränderung des Stoffwechsels im Muskel, der Mehrverbrauch von Muskelsubstanz und Anhäufung von Endprodukten der Verbrennung (Milchsäure?) spielt hier eine begünstigende Rolle für den höchst schmerzhaften Muskelkrampf. Es vergehen die Schmerzen mit Lösung des Krampfes meist sofort oder rasch, waren sie aber sehr heftig, so wimmern sie noch längere Zeit nach als „dumpfer Schmerz“. Bei der Lumbago und verwandten Zuständen können bei Ruhe und geeignetem Verhalten, Erschlaffung des Muskels die Schmerzen ganz zurücktreten und erst wenn der Muskel in Tätigkeit tritt oder passiv gedehnt wird, kommen die Schmerzen, oft mit ganz kolossaler, überwältigender Heftigkeit. Das ist das Bild, das als „Muskelrheumatismus“ in der Pathologie ein ganz geläufiges ist.

Der Herzmuskel kann wie ein anderer Muskel auch Sitz von sehr lebhaften Schmerzen werden. Das Schlimmste aber ist, daß er nie ausruhen darf und auch für keinen Augenblick geschont werden kann.

Bei der Angina pectoris, dem stenokardischen Anfall, steht im Vordergrund der Erscheinungen ein oft furchtbarer Schmerz in der Herzgegend, der auch in den linken Arm, das Gebiet des N. ulnaris, in die linke Schulter, auch in den Hals ausstrahlt. Man hat geglaubt, ihn auf eine Überdehnung des Herzens beziehen zu müssen, ohne daß es jemals gelungen wäre, eine solche wirklich nachzuweisen. Für mich besteht kein Zweifel, daß es sich hier um echte Muskelschmerzen am Herzen handelt.

Eine Zerrung des Herzmuskels kann wohl kaum die Ursache sein, zum Bild der Herzerweiterung, auch der akuten, physikalisch wirklich nachweisbaren, gehört der Herzschmerz, gehört ein stenokardischer Anfall keineswegs. Wahrscheinlich bildet die Grundlage allemal eine krankhafte Veränderung der Muskelsubstanz. Damit ist nicht gesagt, daß diese immer eine schwere sein muß, auch bei den Skelettmuskeln handelt es sich bei sogenannten rheumatischen Leiden keineswegs um ausgeprägte, etwa mikroskopisch nachweisbare, entzündliche oder degenerative Veränderungen. In der Tat gibt es auch Fälle von Angina pectoris, für die nicht die schwere Prognose gültig ist, die man daran knüpft, wenn man nur an die Fälle denkt, wo eine schwere Myodegeneratio cordis, meist auf Grund von Sklerose der Kranzarterien vorliegt. Die vom Herzmuskel kommenden sensiblen Fasern mischen sich (vgl. oben) den Ästen des Zervikalnervengeflechtes bei, treten also mit diesen in die nämlichen Rückenmarksquerschnitte ein und so erklärt es sich, daß die Herzschmerzen auch in Arm, Schulter und Hals der linken Seite, seltener dann auch der rechten ausstrahlen. Dies geschieht vornehmlich, wenn die Erregung der zentripetalen Nerven eine starke, der Schmerz heftig ist. Bei geringerem Reiz kommt es nur zu Parästhesien, zu Taubsein auf der ulnaren Seite des linken Vorderarms, am kleinen Finger bis in die Spitze, Kribbeln, Ameisenlaufen und hierher gehört auch wohl das „Schnüren" am Hals, worüber viele Herzkranke mit Veränderungen am Herzmuskel klagen. Das Gefühl von Druck, Schwere, Oppression ist nicht immer genau auf die Herzgegend beschränkt, wenn es auch von den Kranken gewöhnlich aufs Herz bezogen wird.

Häufig klagen Herzkranke über Schwindel, besonders beim Wenden des Kopfs, schlechten, von schweren Träumen gestörten Schlaf, auch bedeutende Schlaflosigkeit. Katarrh der Schleimhäute durch Stauung, Husten, verringerter Appetit, unregelmäßiger Stuhl wären auch zu erwähnen; sie sind oft Folgen eines Stauungskatarrhs an den Schleimhäuten.

Eigentümlich ist das Angstgefühl, unter dem viele Herzkranke in geringerem oder auch im höchsten Grade zu leiden haben. Es ist zum Teil durch Dyspnoe bedingt, aber doch nicht allein. Die gedrückte Stimmung, die Angst vor einem Herzschlag, die für Neurastheniker und Hypochonder so bezeichnend ist, darf nicht damit verwechselt werden. Solche Dinge können auch durch Ablenkung und Zerstreuung des Kranken ganz in den Hintergrund treten, durch psychische Behandlung und vernünftigen Zuspruch des Arztes beseitigt werden. Bei der richtigen Herzangst mag das alles nichts helfen, sie überwältigt, weil sie körperlich bedingt ist, auch den stärksten Charakter, sie beherrscht oft souverän das Krankheitsbild, sie vergeht nur, wenn es gelingt den gestörten Kreislauf wieder in ordentlichen Gang zu bringen oder wenn man den Kranken durch ein Narkotikum betäubt.

So können die Empfindungen am Herzen die verschiedensten Grade annehmen. Die allerleisesten Mahnungen sind es das eine Mal, die Kranken fühlen auf einmal, daß sie ein Herz haben, woran sie früher gar nicht dachten, und andere Male werden die Ärmsten von den furchtbarsten Schmerzen gefoltert.

Die Atemnot.

Ähnlich ist es auch mit den Allgemeinerscheinungen, die auf ein insuffizientes Herz hinweisen. Hoch obenan steht an Wichtigkeit die Atemnot. Sie kann das Krankheitsbild beherrschen und auch das Einzige sein, worüber die Kranken zu klagen haben. In den leichteren Graden stellt sie sich als Kurzatmigkeit unter Umständen ein, bei denen ein größerer Bedarf nach Sauerstoff sich auch normalerweise geltend macht, also bei körperlicher Arbeit, beim Laufen, Springen, beim Treppensteigen zum Beispiel. Daraus entspringt verminderte Leistungsfähigkeit gegen früher. Umgekehrt kann die Atemnot auch in voller Ruhe, mitten in der Nacht, im Bett auftreten, anfallsweise als Asthma cardiale. Das Bild ist ganz ähnlich wie beim Asthma bronchiale: Qualvolle Dyspnoe, Aufrichten, Verlassen des Betts, Ringen nach Luft, bei stärkeren Graden bläuliches, blasses Gesicht, ängstlich verzerrte Züge und nur die Nebenerscheinungen sind anders: kein Tiefstand des Zwerchfells, kein Schachtelschall an den Lungen, im Sputum keine Curschmannschen Spiralen, keine Charcot-Leydenschen Kristalle, dafür Herzfehlerzellen. Minimale Blutergüsse sind von Wanderzellen aufgenommen worden und liegen in ihnen als kleine dunkle Körnchen, die aber nicht ganz schwarz und absolut undurchsichtig wie die Kohlenpartikelchen, sondern bräunlich und immer, wenn auch nur in Spuren, durchscheinend sind. Das Asthma cardiale kann Stunden oder noch länger währen, sich oft wiederholen, dann auch am Tag kommen durch irgend eine Schädlichkeit, der das schwache Herz nicht gewachsen ist. Namentlich bei Stauung im kleinen Kreislauf stellt es sich ein. Bei verlangsamtem Blutlauf nähert sich der hydrodynamische Druck dem hydrostatischen, der Seitendruck steigt, die kleinsten Gefäße erweitern sich, springen ins Lumen der Alveolen und Infundiblen vor und verkleinern so die Atemfläche. Es ist dies das Bild der von v. Basch studierten Lungenstarre, durch die allein schon die Dyspnoe sich mechanisch erklärt. Der Gasaustausch in der Lunge wird mangelhaft, ein schlecht dekarbonisiertes Blut wird, noch dazu in verminderter Menge in der Zeiteinheit, dem Atemzentrum zugetragen.

Zu den frühen Symptomen des Luftmangels kann es gehören, daß die Kranken nicht mehr so gut flach im Bette liegen und atmen können, wie früher. Sie müssen Kissen unterschieben und bald zwingt sie die Orthopnoe sogar das Bett zu verlassen und die Nächte im Stuhl sitzend zu verbringen. Das Symptom der Orthopnoe ist nicht ganz leicht zu erklären. Im Sitzen liegen die Gefäße des Unterleibs tiefer als das Herz und können mehr Blut aufnehmen, der kleine Kreislauf wird dadurch entlastet, blutärmer, die Respirationsfläche vergrößert sich wieder. In Fällen von Überspannung und Verhärtung der Arterien, speziell der Carotiden geht von der Pulswelle bei jedem Pulsschlag im starren Rohr viel kinetische Energie für die Fortbewegung des Blutes verloren, das wird besser, wenn mit Hochlegen des Kopfes oder beim Aufsitzen der Druck in den Gefäßen an Hals und Kopf erniedrigt wird.

Das Atmungszentrum wird bei venöser Beschaffenheit des Blutes gereizt durch Überladung mit Säuren, speziell Kohlensäure, und durch Mangel an Sauerstoff. Eine Zeitlang erfüllt das Atmungszentrum auch bei gesteigerten Ansprüchen diese seine hochwichtige Pflicht. Wird es aber dauernd schlecht ernährt, so erlahmt es allmählich. Erhält es weniger Sauerstoff in der Zeiteinheit, so antwortet es dann darauf nicht mit Mehrleistung, die geforderte Steigerung der Atmung bleibt aus und die venöse Beschaffenheit des Blutes nimmt zu, bis endlich der Reiz auch für das erschöpfte Atmungszentrum zu stark wird, den Schwellenwert überschreitet. Dann kommen stürmische Atemzüge, die das Blut rasch und ausgiebig arterialisieren, der Reiz am Atmungszentrum läßt rasch nach, das erschöpfte Zentrum versinkt in Ruhe und es werden gar keine Atemzüge mehr ausgelöst. Jetzt verarmt wieder das Blut gewaltig an Sauerstoff und das Atemzentrum, das mittlerweile gar nichts getan, das ausgeruht hat, nimmt in energischer Weise seine Tätigkeit wieder auf. So entsteht ein rhythmisches An- und Abschwellen der Atmung, das unter dem Namen des Cheyne - Stokesschen Atmens bekannt ist. Im vollentwickelten Bild des Cheyne - Stokesschen Phänomens wird die Atmung immer leiser und schwächer, es kommt dann eine vollständige Atempause, dann beginnt der Kranke wieder zu atmen, erst schwach, dann immer stärker, eine Zeitlang besonders tief, stürmisch, wieder nehmen die Atemzüge an Stärke ab und eine neue Atempause kommt. Mitunter sind die Atempausen lang, beängstigend lang, andere Male sind sie gar nicht deutlich, und nur ein rhythmisches An- und Abschwellen der Atmung verrät dem Kenner, daß eine Andeutung von Cheyne - Stokes Phänomen vorliegt. Es kommt freilich nicht nur bei Herzkranken vor, die Zirkulation kann auch aus anderen Ursachen in der Medulla oblongata verschlechtert sein, auch aus lokalen Ursachen, z. B. beim Hämatom der Dura mater, beim Hirntumor, überhaupt bei gesteigertem intrazerebralen Druck; auch bei Vergiftung des Gehirns kann das Phänomen vorkommen, wie z. B. bei der Urämie. Bei Herzkrankheiten kann es anscheinend als Frühsymptom auftreten, ist es aber in Wirklichkeit niemals. Immer ist es ein Zeichen, daß die Blutversorgung der Medulla schon lang eine schlechte gewesen ist, und zwar ein sehr übles Zeichen, von der schlechtesten prognostischen Bedeutung. Nur darf man es nicht mit einem ähnlichen, ohne Vergleich harmloseren, verwechseln. Bei manchen Leuten, die gar nicht ernst krank sind, steht ab und zu die Atmung ganz still und auf die Pause kommen dann ziemlich starke Atemzüge. Namentlich im Augenblick des Einschlafens kommt dies vor und statt einzuschlafen schrecken die Leute auf und der Schlaf ist weg. Dieses sog. Biotsche Atmen hat mit dem Cheyne-Stokesschen manches Ähnliche. Die Atemzüge werden flacher, dann kommt die Atempause bei beiden. Kranke, die schlafen, werden, wenn die Atmung nach der Pause wieder anhebt, häufig wach, um dann mit Nachlaß der stürmischen Atmung in einen betäubungsähnlichen Zustand wieder zu versinken, das Aufschrecken ist also auch hier angedeutet. Dem Biotschen Atmen fehlt aber das rhythmische An- und Abschwellen der Atmung völlig, am ersten ist es noch vor der Atempause angedeutet, indem die Atemzüge flacher und oberflächlicher werden, das dauert aber immer nur sehr kurze Zeit, nur ein paar Atemzüge lang, dann kommt schon die vollständige Apnoe, viel rascher als beim Cheyne-Stokesschen Atmungsphänomen, oft ganz plötzlich. Und nach der Atmungspause setzt beim Biotschen Atmen sofort die Atmung mit voller Stärke ein, nicht wie beim anderen allmählich sich steigernd. Die ganze Sache ist auch beim Biotschen Atmen rasch wieder vorbei, sowie die Kranken wieder wach sind und sich erheben. Andeutungen davon kommen auch beim Gesündesten im Augenblick des Einschlafens vor, selten in der Bettwärme, während das Biotsche Atmen gewöhnlich das Nachmittagsschläfchen bevorzugt. Wenn man darauf achtet, kann man es bei günstiger Gelegenheit öfter wahrnehmen, es ist aber nicht gut, selbst sein Augenmerk darauf zu richten, denn je mehr man darauf merkt und es erwartet, desto leichter tritt es ein und es kann für manchen recht quälend, wenigstens für einige Zeit werden. Im allgemeinen findet es sich leicht bei überarbeiteten Personen, sie merken dann das, was sich wer weiß wie oft schon früher, ohne daß es ihnen zum Bewußtsein kam, abgespielt hat! Nicht selten ist es auch von beängstigenden Träumen begleitet, die nur Bruchteile der Sekunde dauern mögen, vom Fall ins Wasser und Schwierigkeit wieder an die Oberfläche zu kommen und dergl. Selbst das schnürende Gefühl am Hals, das auch ernstere Herzstörungen zu begleiten pflegt, fehlt nicht immer.

Auch beim Biotschen Atmen mag es sich um einen leichten Grad von Ermüdung, wie des Zentralnervensystems überhaupt, so auch des Atmungszentrums handeln. Ähnlich ist auch wohl das Aussetzen der Atmung zu deuten, das bei Kopfarbeitern nicht gar so selten bemerkbar wird, wenn sie eifrig ihrer Beschäftigung obliegen und dabei, so möchte man sagen, zu atmen vergessen. Sie bemerken auf einmal, daß sie nicht mehr atmen, aber ein paar willkürliche, tiefe Atemzüge bringen alles wieder in die Reihe. Vornübergebeugte Stellung bei der Arbeit begünstigt das Auftreten dieses harmlosen Ereignisses.

Stauung und Stockung.

Der Zweck des Kreislaufs besteht darin, allen Organen die Ingredienzien zum Stoffwechsel in der Zeiteinheit in der Menge zuzutragen, die dazu gehört, damit sie alle ihre Funktionen in richtiger Weise ausführen können und außerdem überall die Wärmemenge so zu verteilen, daß eine Abkühlung oder Wärmespeicherung verhindert wird, kurz die Erhaltung der Innentemperatur auf 37°, etwas darunter oder darüber, zu verbürgen. Enthält die fortbewegte Flüssigkeit, das Blut, zu wenig Stoffe, die dem Verbrauch dienen, oder ist seine Temperatur zu hoch oder zu niedrig, so kann schon aus diesem Grund der Zweck des Kreislaufs nicht erreicht werden. Das liegt aber dann nicht am Kreislaufsystem als solchem und kann von unserer Besprechung ausgeschaltet bleiben, obwohl das alles auch bei Herzkranken eine wichtige Rolle spielen kann, insofern auch das Herz selbst mit darunter leidet und in seiner mechanischen Tätigkeit gestört wird. Diese mechanische Tätigkeit allein ist es aber, was bei den Herzkrankheiten zur Sprache kommen muß, und zwar ist weiter davon abzusehen, daß es auch lokale Zirkulationsstörungen gibt, die mit der Herztätigkeit nicht oder nur indirekt zusammenhängen.

Lokale oder allgemeine Verschlechterung der Zirkulation heißt Stauung. Die allgemeine ist stets Ausdruck einer absolut oder für die gerade gegebenen Anforderungen herabgesetzten Leistung des Herzens; auch lokale kann Folge davon sein. Die Insuffizienz des Herzens ist es, deren schädliche Wirkung auf einzelne Organe oder auf den Gesamtorganismus einzig allen Erscheinungen bei Herzkrankheiten ihren Stempel aufdrückt und eigentlich als einzige pathologische Folge jeder Herzkrankheit zukommt. Die große Mannigfaltigkeit der Krankheitsbilder ergibt sich vor allem daraus, daß die schädlichen Folgen der Herzinsuffizienz bald an diesen, bald an jenen Organen mehr in den Vordergrund treten und auch daraus, daß die Ursachen für die Herzinsuffizienz auf so verschiedenem Gebiete liegen. Zweierlei ist demgemäß stets die Aufgabe, die bei der Diagnose der Herzkrankheiten gestellt ist: zu entscheiden ob eine Insuffizienz des Herzens vorliegt und ob eine Ursache dafür gefunden werden kann und welche.

Die Frage, ob eine Insuffizienz des Herzens vorliegt, entscheidet in vielen Fällen schon der Kranke durch die Angaben über seine Beschwerden und Klagen. Sie beziehen sich zum Teil auf abnorme Empfindungen am Herzen selbst, zum Teil sind sie allgemeiner Art oder abhängig von der gestörten Funktion einzelner Organe. Die Richtigkeit der Angaben vorausgesetzt, so braucht der erste Teil nicht auf Insuffizienz des Herzens hinzuweisen, ist aber doch oft davon abhängig, der zweite Teil immer.

Das Verhalten des linken Herzens ist für die Gesamtzirkulation von weit größerem Einfluß als das des rechten und bei der Stauung im kleinen Kreislauf kommt es meistens darauf an, inwieweit das linke Herz das Blut weiter zu schaffen vermag, das ihm durch die Lungenvenen zuströmt. Überhaupt gibt es eine Verschlechterung der Zirkulation im kleinen Kreislauf oder im großen allein nicht. Überall muß durch den Gesamtquerschnitt des Kreislaufs in der Zeiteinheit die gleiche Menge Blut fließen; fließt an einer Stelle zu wenig durch, dann auch an allen anderen. Die Durchblutung ist in jedem Gesamtquerschnitt die gleiche, aber die Nebenerscheinungen können verschieden sein, namentlich die Größe des Querschnitts und der Druck. So sind denn auch bald hier, bald dort, bald im kleinen, bald im großen Kreislauf die mechanischen Folgen, speziell der gestiegene Seitendruck und das vergrößerte Kaliber der Gefäße anzutreffen. Nach solchen äußerlichen Merkmalen, die freilich wieder für sich mechanisch pathologische Folgen nach sich ziehen können, mag man also die Stauung in der Lunge oder im Gebiet der Körpervenen annehmen.

Bei der Verteilung und Bewegung des Blutes müssen notwendig zwei Bedingungen jederzeit erfüllt sein, solange das Gesamtvolumen des Blutes ein konstantes ist. Nirgends kann das Kaliber schwanken, die Gefäßbahn sich erweitern oder verengern, ohne daß an anderen Stellen die gleiche Schwankung, nur in entgegengesetztem Sinne, sich einstellen muß. Zweitens die Masse des Blutes, die durch einen Gesamtquerschnitt der Blutbahn an irgend einer Stelle geht, kann sich nicht verändern, ohne daß an allen anderen Gesamtquerschnitten die gleich starke Änderung in gleichem Sinn eintritt. Deswegen kann es keine Stauung im großen oder kleinen Kreislauf für sich geben. Nur ist die Verschlechterung der Blutbewegung nicht an allen Stellen in gleichem Maße und auch nicht in der gleichen Weise ausgeprägt. Durch einen kleinen Querschnitt fließt die gleiche Menge Blut mit größerer Geschwindigkeit, durch einen größeren mit geringerer. Es führt zu keiner klaren Auffassung, wenn man den Begriff der Stauung nur auf die Bezirke anwendet, wo eine größere Blutmenge angehäuft ist und sich nur langsam fortbewegt ohne zugleich zu bedenken, daß auch in blutleeren Teilen bei größerer Geschwindigkeit ganz die gleiche Störung in der Blutversorgung, eine Herabsetzung der Durchblutung eingegriffen hat. Wenn irgendwo im Kreislauf der Widerstand gegen den Gesamtstrom gewachsen ist, so wird zwar die Zirkulation auf jedem Querschnitt herabgesetzt, stromaufwärts aber treten andere Erscheinungen auf als stromabwärts vom Hindernis. Für die ersteren wollen wir den alten Ausdruck Stauung beibehalten, für die zweiten, stromabwärts gelegenen Bezirke den Ausdruck Stockung einführen. Beides bedeutet schlechtere Blutversorgung, beide sind sich auch, in Zahlenwerten ausgedrückt, völlig gleich und man darf sagen: bei jedem Kreislaufhindernis ist die Stauung stromaufwärts gleich der Stockung stromabwärts. Zu den Hindernissen für die Blutbewegung ist auch alles zu zählen, was die Förderung am Pumpwerk, am Herzen beeinträchtigt. Ein solches Hindernis betrifft allemal den Gesamtquerschnitt, denn hier sind alle Gefäße von der Peripherie zusammengelaufen und von hier aus gehen alle Gefäße in die Peripherie. Man kann also gleich für alle Veränderungen am Herzen, wodurch die Fortbewegung des Blutes gestört wird, z. B. einen Ventilfehler, ein schwaches Treibwerk oder was sonst, den obigen Satz anwenden und sagen: die Stauung auf der venösen Seite ist gleich der Stockung auf der arteriellen, und umgekehrt: die Stockung auf der arteriellen Seite, z. B. durch Herzschwäche, ist gleich der Stauung auf der venösen. Tatsächlich, wenn auch nicht so in die Augen springend, bedeutet ja auch Schwäche des Herzmuskels nichts anderes als Verschlechterung der Blutbewegung an einem Gesamtquerschnitt. Die Erscheinungen der Stockung und der Stauung, die im Grunde doch das gleiche bedeuten, gleichen sich sonst nicht, was am klarsten wird, wenn man den Zeitpunkt ins Auge faßt, wo ein Kreislaufhindernis erst entsteht. In diesem Augenblick wird die Kontinuitätsbedingung gestört, an der Stelle des Hindernisses fließt von oben mehr zu als nach unten abfließt, stromaufwärts erfolgt Erweiterung, stromabwärts Verengerung der Strombahn, stromaufwärts steigt die Gefäßspannung, der Druck, stromabwärts sinkt beides so lang, bis die neue Druckverteilung, das Steigen oben, das Sinken unten, bis die Vergrößerung des Gefälls die Kontinuitätsbedingung wieder herstellt. Dann bewegt sich die gleiche Blutmenge oben durch einen größeren Querschnitt also langsamer, unten durch einen kleineren also rascher. Oben nähert sich der hydrodynamische Druck durch Abnahme der Bewegungsgröße dem hydrostatischen, unten hat er sich mit Zunahme der Geschwindigkeit immer mehr davon entfernt und ist gesunken. Man bemerke wohl: auf beiden Seiten, bei der Stauung sowohl wie bei der Stockung, ganz die gleiche Verschlechterung der Blutversorgung und auf jeder Seite ganz die entgegengesetzten Erscheinungen. Die auf dem Gebiet der Stauung sind die sinnesfältigsten und werden demgemäß in den Vordergrund gestellt, wenn durch ein Herzleiden die Zirkulation im ganzen Not leidet.

Die Verengerung der Gefäßbahn, wo das Blut stockt, die Erweiterung, wo es gestaut ist, muß ihrem Werte nach natürlich ganz gleich sein, weil die Gesamt-Blutmenge, innerhalb kurzer Fristen wenigstens, konstant ist. Was für den Kreislauf in voller Strenge gilt, wenn an einer Stelle im Gesamtquerschnitt die Durchblutung sich ändert, das gilt mit mehr oder weniger großer Annäherung da wo auch nur ein größerer Teil des Gesamtquerschnittes von einer solchen Veränderung betroffen wurde, doch werden dabei die Verhältnisse dadurch kompliziert, daß die nicht beteiligten Zweige des Kreislaufs vom gestauten Teil mehr Blut übernehmen, an den gestockten abgeben können, indem sie für sich ihr Kaliber ändern.

Es ist nicht allzu selten, daß die Blutverteilung so erfolgt, daß die Unterleibsorgane den größten Teil davon beherbergen; sie könnten bei maximaler Erweiterung wohl die ganze Blutmasse fassen. Die meisten Gefäße des Unterleibs führen zweimal durch ein Kapillarnetz, indem nach dem Magen-Darmschlauch noch einmal die Leber eingeschaltet ist. Der Widerstand ist also hier schon de norma besonders groß. Bei Abnahme der Herzkraft, besonders bei rascher, im Kollaps, weicht das Blut aus den Gefäßen der Oberfläche zurück, die Hautgefäße, die auch eine große Masse davon aufnehmen können, werden blutleer. An den sichtbaren Teilen ist nur die Stockung zu bemerken. Haut und Schleimhäute werden blaß, die Haut wird kühl, verliert ihren Turgor, die Nase wird spitz, die Augen sinken zurück, werden umrändert. Irgendwohin muß sich das Blut zurückgezogen haben und das kann nur der Unterleib sein. Hier muß das Gebiet der Stauung sein, hier sind ohne Zweifel die Gefäße stark gefüllt und das Blut kann sich darin nur mit geringer Geschwindigkeit bewegen, der Seitendruck muß steigen, wenn man das alles auch natürlich nicht sehen kann. Unzweifelhaft liegt bei Erlahmung des linken Ventrikels das Stauungsgebiet im Bauch und das Kreislaufhindernis ist im Pfortadergebiet zu suchen. Überblicken können wir dann nur das Gebiet der Stockung und hier bemerken wir auch, wenn sich die Herzkraft hebt, die erfreulichen Zeichen, wie Lippen und Wangen wieder Farbe bekommen, wie der Puls nicht nur kräftiger, sondern auch voller wird. Das Herz bekam von der unteren Hohlvene zu wenig Blut, lag selbst also schon im Gebiet der Stockung. Auch für länger sich hinziehende Prozesse gelten die nämlichen Zeichen. Kräftig vortretende gestreckte Venen, Turgor der Haut sind Zeichen guter Herztätigkeit und dafür, daß keine Stauung in den Unterleibsorganen Platz gegriffen hat, Herz und Integumente nicht Blutstockung aufweisen. Bei chronischen Krankheiten, die mit Kachexie verlaufen, sind das wichtige Dinge, doch ist hier zu bedenken, daß auch die Gesamtblutmenge mit der Zeit sich ändern kann.

Demgegenüber steht eine große Reihe von Fällen, in denen die äußeren Teile Stauungsgebiet sind. Auch das kann durch Sinken der Herzkraft bewirkt werden, wenn z. B. der rechte Ventrikel nicht genug Blut durch die Lunge oder der linke nicht genug von der Lunge weiter schaffen kann und dahinter sich das Gebiet der Stauung entwickelt. Dann kommt es an den sichtbaren Teilen zur Blutanhäufung und dabei ist das Blut, dessen Fortbewegung im ganzen Not gelitten hat, schlecht dekarbonisiert, es hatte Zeit, in den erweiterten Kapillaren langsam laufend, seinen Sauerstoff abzugeben, es ist venös geworden und blaurot sehen die von ihm durchspülten Teile aus. Das Symptom der Cyanose betrifft zunächst die Teile, die vom Herzen weit abliegen und wo sie der freien Luft mit großer Oberfläche preisgegeben sind, werden sie auch kühl, manchmal fast „eiskalt“. Das trifft vornehmlich für Zehen und Finger, Nase, Ohren zu; die Blaufärbung ist besonders deutlich da wo das Kapillarnetz, oberflächlich liegend, leicht gesehen werden kann, wie an den Lippen und den Nägeln.

Die Zeichen der Stauung und der Stockung können auch am gleichen Ort zusammen deutlich werden, die der Stockung auf dem Gebiet der Arterien, die der Stauung auf dem der Venen. Dann wird die Färbung blaß und bläulich, livid. Ist schon Cyanose ein ernstes Symptom, so ist der Livor ein schweres, er zeigt beträchtliche Herzschwäche neben und als Ursache der Stauung an. Doch ist auch das örtliche Verhalten der Vasomotoren dabei von Einfluß. So wird z. B. Livor mit Zurückdrängen des Blutes gegen die Unterleibshöhle hin im Fieberfrost nicht selten beobachtet und beruht dabei wenigstens zum Teil auf der spastischen Verengerung der kleinen Hautarterien.

Wenn durch Insuffizienz des Herzens die Stromgeschwindigkeit sinkt, so steigt im Gebiet der Stauung der Druck, die Venen werden prall gefüllt, die Körperteile schwellen an, auch die inneren, Leber, Milz, Nieren.

Die Stauungsleber, Hepar venosus, ist vergrößert, gewöhnlich auch härter als normal, mit glatter Oberfläche, stumpfem Rand. Die Acini zeigen auf der Schnittfläche mitten in heller Peripherie ein tief dunkelrotes Zentrum, der Zentralvene entsprechend (Muskatnußleber). An der Vergrößerung, die im Leben oft, aber nicht immer deutlich ist, sind beide Leberlappen gewöhnlich im gleichen Maß beteiligt. Druck auf die Leber schmerzt nicht, doch haben die Kranken oft das Gefühl von Schwere, auch leicht schmerzhaften Druck durch Spannung vom Bauchfellüberzug. Diese Gefühle können sogar die Reihe von Beschwerden im Beginn der Stauung eröffnen. Im Einzelfall ist aber die Ausbildung der Stauungsleber recht verschieden. Bei langer Dauer kann es auch sekundär zur Entwicklung poliferierenden Bindegewebs mit nachfolgender Schrumpfung, zur atrophischen Muskatnußleber kommen. Nur in einem Teil der Fälle zeigt sich der Abfluß der Galle erschwert und kommt es zur leicht gelben Färbung der Haut und der Konjunktiven. Der Stuhl bleibt aber gallig gefärbt und im Urin ist kein Bilirubin, sondern nur Urobilin nachweisbar. Geringe Mengen von Bilirubin werden nämlich in den Nieren zu Hydrobilirubin reduziert. Der Nachweis von Urobilin gelingt durch Chlorzink und Ammoniak, wobei eine schöne grüne Fluoreszenz kommt und durch das Spektroskop, in dem Hydrobilirubin einen charakteristischen Absorptionsstreif im Spektrum bei der Fraunhoferschen Linie F gibt.

An der Milz, lien venosus, bewirkt die Stauung mit Zunahme der Resistenz eine Vergrößerung des Organs, das auf den Durchschnitt blutreich, tief dunkelrot sich erweist. Im Leben ist die Stauungsmilz oft fühlbar, die Dämpfung vergrößert.

Die Stauungsniere, Ren venosus, ist vergrößert, blaurot gefärbt, mit glatter Oberfläche, die Kapsel leicht und ohne Substanzverlust abziehbar. Der Stauungsurin ist an Menge vermindert; bis zu 500 Kubikzentimeter im Tag oder noch weniger kommen zur Beobachtung. Nur die Ausscheidung von Wasser ist vermindert, die von Farbstoffen und den in Harnwasser gelösten festen Bestandteilen, Harnstoff, Salzen, Farbstoffen etc. nicht gestört. Deshalb ist der Stauungsurin tief gefärbt und hat ein hohes spezifisches Gewicht, bis 1035 und darüber. Die Farbe ist tief dunkel gelbrot, der Schaum aber immer weiß. Im Stehen läßt der Urin einen dicken roten oder rotgelben Satz von Harnsäure und saurem harnsaurem Natrium fallen (Ziegelmehlsatz, Sedimentum lateritium), der sich beim Erwärmen wieder löst. In vielen Fällen, aber nicht in allen, enthält der Urin Eiweiß in geringer, höchstens mäßiger Menge ($1\,^0/_{00}$ gehört schon zu den Ausnahmen) und hyaline Zylinder, aber kein Blut, höchstens daß mikroskopisch ein paar rote Blutkörperchen zu finden sind.

Die Beschaffenheit des Urins, seine Menge, sein spezifisches Gewicht, sein Eiweißgehalt geben einen sehr wichtigen Maßstab für die Beurteilung allgemeiner Stauung ab. Fortlaufende Urinuntersuchungen mit Bestimmung der Tagesquantität gehören zu den wichtigsten Maßnahmen bei Beobachtung und Behandlung von Herzkranken.

Auch bei der Niere kann jahrelange Stauung zu dauernder Veränderung, zu chronischer Nephritis führen, doch ist dieser Ausgang selten.

Leber, Milz, Niere sind bei allgemeiner Stauung geschwollen, weil der Seitendruck in den Gefäßen mit der verminderten Stromgeschwindigkeit gestiegen ist. Die gleiche Erscheinung kann man auch an den distalen Teilen der Oberfläche sehen an der Auftreibung der Nagelglieder der Finger und der Zehen (Trommelschlägelfinger). Steigt der Seitendruck in den Kapillaren noch weiter, so lassen diese Blutwasser durch ihre Wand austreten und es kommt zum Ödem.

Das Ödem.

Seitendruck im Gefäß ist nichts anderes als der hydrodynamische Druck. Er sucht Blutflüssigkeit aus dem Innern in die Umgebung zu pressen; die Kraft, die das bewirkt, ist gleich der Differenz Seitendruck minus dem Druck in der

Umgebung, der Gewebsspannung. Jede Verlangsamung des Blutstroms in den Kapillaren begünstigt also für sich das Entstehen von Ödem. Mit dem Auftreten der hydropischen Schwellung aber werden zunächst die Venen komprimiert, in denen der niedrigste Druck herrscht. Damit wächst der Widerstand für die Fortbewegung des Blutes, die Geschwindigkeit in den Kapillaren nimmt ab, hier steigt der hydrodynamische Druck von neuem, die Steigerung des Ödems wird begünstigt. So müßte das Ödem, wenn seine Entstehung nur einmal eingeleitet ist, in infinitum wachsen, wenn nicht durch das entstandene Ödem selber auch die Gewebsspannung erhöht würde. Es steigt das Ödem also nur bis zu dem Zeitpunkt, wo Seitendruck im Gefäß und Gewebsspannung ins Gleichgewicht gekommen sind, oder die Differenz zu klein geworden ist, um noch weiter Blutwasser durch die Gefäßwand zu pressen. In dieser selbst erfährt es bei seiner Bewegung einen Widerstand und es ist auch begreiflich, daß alles, was die Gefäßwand schädigt, diesen Widerstand herabsetzen und so das Entstehen des Ödems für sich begünstigen kann. Die sogenannten kachektischen Ödeme finden auf diese Art zum Teil ihre Erklärung. Die Ursachen, die die Stromgeschwindigkeit in den Kapillaren herabsetzen, können allgemeiner Art sein, am Herzen liegen, oder örtliche, wie z. B. Verengerung der Venen, Veränderung in der Gefäßweite und so erklären sich die Ödeme bei Venenthrombose und auch die angioneurotischen Ödeme. Uns interessieren hier vornehmlich die Ödeme, die durch Stauung vom Herzen aus entstehen.

Der Seitendruck ist auch abhängig von der Lage im Raum. Es ist zu erwarten und die Erfahrung bestätigt es durchgehends, daß das Stauungsödem immer an den tiefgelegenen Stellen beginnt und erst von dorther ansteigt. Bei Kranken außer Bett also über der Reihe der Füße und unter den Knöcheln sind die Stellen, wo eine nachgiebige Haut zu allererst ödematöse Ansammlung in der Subkutis ermöglicht, bei Bettlägerigen daneben zuerst die Gegend der Lenden. Von diesen Stellen aus kann sich das Anasarka, die Hautwassersucht, dann weiter verbreiten, vorn an den Schienbeinen, über die Schenkel, die Genitalien, die unförmlich anschwellen können. Man prüft auf Ödem durch Fingerdruck, die Delle bleibt beim Ödem nach dem Druck noch bestehen, das Wasser, das man verdrängt hat, kehrt nur sehr langsam durch die feinen Gewebsspalten wieder zurück. Die ersten Spuren von Ödem, die nur ein leichtes Gedunsensein bewirken, sind nicht immer so ganz leicht zu erkennen. Starke Erweiterung der Gefäße, die nach dem, was jetzt schon oft wiederholt wurde, immer mit Zunahme des Seitendrucks verknüpft ist, kommt auch ohne Herzkrankheit, auch bei ganz Gesunden vor, z. B. zur Sommerszeit unter dem Einfluß höherer äußerer Temperatur. Daß auch hier wirklich eine seröse Durchtränkung, nichts anderes als ein spurenhaftes Ödem vorliegt, zeigen die oft lange nicht vergehenden Schnürfurchen und Streifen, die durch eng anschließende Kleidung, durch straff gezogene Bänder, durch die vorstehenden Nähte der Handschuhe etc. hervorgebracht werden. Und doch unterscheidet sich dieses durchaus harmlose Bild sehr wesentlich in einem Punkt vom pathologischen Ödem, es fehlt die Stockung. Die Teile sind warm, die Arterien sind gut gefüllt und beim Ödem andererseits sind die Teile blaß, kühl.

Es ist aus Vorstehendem ersichtlich, daß Verlangsamung des Blutstroms die mechanische Ursache für das Ödem abgibt und daß alles, was die Stromgeschwindigkeit in den Kapillaren steigert, sich auch für die Beseitigung des Ödems förderlich erweisen muß. Andererseits ist auch der Einfluß der Lage auf die ödematöse Anschwellung leicht zu verstehen. Bei hängendem Bein ist unten sowohl der arterielle Druck erhöht, wie auch der Druck in den Venen, beide um die gleiche Größe; die Druckdifferenz, auf die es bei der Fortbewegung des Blutes allein ankommt, hat sich nicht geändert. Der hydrostatische Druck ist gestiegen, der hydrodynamische im gleichen Maß, eben weil sich die Geschwindigkeit des Stroms nicht geändert hat und die Erhöhung des Seitendrucks begünstigt das Ödem. Lagert man das Bein hoch, so geschieht das Umgekehrte, wieder bleibt die Druckdifferenz in Arterien und Venen die gleiche, der Seitendruck aber ist gesunken, das Ödem geht zurück. So schwellen bei Herzkranken, sobald die Stromgeschwindigkeit in den Kapillaren unter ein gewisses Maß gesunken ist, die Füße abends an, weil die Beine tagsüber unterhalb des Herzes ihre Lage gefunden hatten und am Morgen ist die Anschwellung zurückgegangen, weil in der horizontalen Lage wieder bei gleicher Druckdifferenz in Arterien und Venen der hydrostatische Druck in den untern Extremitäten für einige Stunden gesunken war. So geht bei Venenthrombose das Ödem zurück, wenn wir das Bein hochlagern und damit den hydrostatischen Druck noch kleiner machen, als er in dem tiefer gelegenen Herzen ist. Sinkt bei einem Herzkranken, z. B. bei einem nicht mehr kompensierten Klappenfehler, die Stromgeschwindigkeit in den Kapillaren, steigt dadurch der hydrodynamische, der Seitendruck, und ist es hierdurch zum Ödem gekommen, so versuchen wir durch unsere Herzmittel die Kompensation wieder in Gang zu bringen. Gelingt es, die Stromgeschwindigkeit auf das gehörige Maß zu erhöhen, so sinkt der hydrodynamische Druck, der Gewebsdruck bekommt die Oberhand und das Ödem geht zurück. Es ist nicht richtig zu sagen, daß wir den Blutdruck steigern um das Ödem zu beseitigen. Das allein würde nicht wirken, wenn zugleich mit dem arteriellen auch der Venendruck im selben Maß erhöht würde. Wenn nicht der hydrodynamische Druck sinkt, kann der günstige Erfolg nicht erzielt werden. Eine Senkung des hydrodynamischen Drucks wird aber von einer Drucksteigerung im Ventrikel allein nie erzeugt, im Gegenteil, wenn sonst sich nichts ändert, so steigt auch der hydrodynamische Druck an und ausschlaggebend ist nur die Fortschaffung des Blutes aus den Venen, so daß der Druck in den Kapillaren sinkt. Dann wird mit Zunahme des Gefälles der hydrodynamische Druck verkleinert, indem die Stromgeschwindigkeit steigt und dann verschwindet auch das Ödem wieder.

Hochlagerung eines ödematösen Teils ist aus den angeführten Gründen wirksam, anfangs geht ja das Knöchelödem ganz gewöhnlich im Bett wieder zurück. Aber nur wenn eine lokale Ursache für das Ödem besteht, ist die Hochlagerung auch wirklich rationell und dann allerdings von hervorragender Bedeutung, z. B. auch bei varikösen Unterschenkelgeschwüren, bei denen es sehr darauf ankommt, ein Abschwellen der Kutis herbeizuführen, weil das Geschwür sonst nicht heilen kann. Sonst aber erreicht man durch Hochlagerung nichts weiter, als daß das Ödemwasser der Schwere nach sich nach anderen Teilen, z. B. nach den serösen Häuten begibt. Oft ist es besser für den Herzkranken, er atmet namentlich leichter, wenn seine Beine herunterhängen, mögen sie auch mehr anschwellen, bis es vielleicht gelingt, den Kreislauf soweit zu bessern, daß der Hydrops überhaupt zurückgeht. Viel wichtiger als das Anasarka ist für den Kranken der Hydrops internus in den serösen Höhlen. Aszites, Hydrothorax und Hydroperikardium können jedes für sich allein oder alle zusammen auftreten.

Der Aszites, die Bauchwassersucht, muß schon wenigstens etwa 300 cm³ betragen, bis man ihn sicher nachweisen kann und wahrscheinlich ist er manchmal schon früher da als selbst das Knöchelödem. Für seine Diagnose kommt in Betracht eine Dämpfung des Perkussionsschalls, die, nach oben durch eine horizontale Ebene begrenzt, die tiefsten Teile des Abdomens einnimmt, gleichviel in welcher Stellung der Kranke untersucht wird. Die Dämpfung ändert also mit Lagewechsel von rechts nach links ihren Stand, ist im Liegen in den Seiten, im Stehen und Sitzen unten, oberhalb der Symphyse zu finden. Bei fetten Decken und beim Meteorismus ist der Nabel eingezogen, beim Aszites verstrichen oder selbst vorgewölbt. Bei größeren Flüssigkeitsmengen wird auch das „Wellenschlagen" deutlich, das man auf der einen Seite mit der flachen Hand fühlt, wenn man auf der anderen mit den Fingern kurze, schnellende Stöße gegen die Bauchwand richtet. Besonders bezeichnend ist das Gefühl, das bei starkem Aszites über der Leber entsteht, wenn man diese palpiert. Man hat dabei den Eindruck, daß man erst etwas (das Serum) verdrängt, bis man auf die, in der Regel harte, Leber stößt. Der durch Gase geblähte Leib ist rund, bei Aszites ist er gewölbt, im Liegen breit, indem die schwere Flüssigkeit nach hinten sinkt.

Der Hydrothorax, die Brustwassersucht, entwickelt sich bei allgemeiner Stauung meist doppelseitig und gibt eine Dämpfung des Perkussionsschalls in den abhängigen Partien der Lunge. Die Dämpfung verschiebt sich beim Lagewechsel, fällt hinten und steigt vorn, wenn der Kranke aufgerichtet wird oder gar sich vornüberbeugt. Im Bereich der Dämpfung ist das Atemgeräusch und der Stimmfremitus abgeschwächt, nur im obersten Teil und unmittelbar darüber verstärkt, hier kann auch Bronchialatmen und Bronchophonie als „Kompressionserscheinung" auftreten. Manchmal ist der Hydrothorax rechts stärker als links oder, wenigstens eine Zeitlang, nur rechts entwickelt. Es ist dies Folge einer lokalen Stauung, wenn das vergrößerte rechte Herz auf die Vena azygos drückt, die die Interkostalvenen aufnimmt, die ihrerseits ihr Blut zum Teil von der Pleura costalis beziehen.

Das Hydroperikardium als Teilerscheinung allgemeiner Herzwassersucht wird noch bei den Krankheiten des Perikards näher besprochen werden.

Von der Beschaffenheit des Transsudats in den serösen Höhlen kann man sich nur durch die Probepunktion unterrichten. An der richtigen Stelle und unter strenger Asepsis ausgeführt, ist sie gefahrlos. Unmittelbar vor dem Eingriff muß man sich noch davon überzeugen, daß an der gewählten Stelle Dämpfung des Schalls, an der Lunge kein Atemgeräusch oder ein abgeschwächtes, zu bemerken ist. Beim Hydrothorax ist am oberen Rand einer Rippe einzustechen, wobei der Kranke sitzt.

Die Transsudate sind gelbliche oder grüngelbe klare Flüssigkeiten, haben ein spezifisches Gewicht bis höchstens 1015, und einen so hohen Eiweißgehalt, daß sie beim Kochen und Ansäuern erstarren. Mikroskopisch findet man nur spärlich Leukozyten und Lymphozyten, eventuell wenig Blut, das sich aber dem Serum nicht vollständig mitteilt und als Beimischung ohne weiteres kenntlich ist. Verletzungen der Lunge oder auch des Herzens bleiben ohne Schaden, wenn die Nadel nicht zu dick und die Asepsis tadellos ist.

Schließlich kommt es durch Stauung im kleinen Kreislauf auch zur Ausscheidung von Blutwasser auf die freie Oberfläche der Alveolen, zu Lungenödem. Ganz gewöhnlich hört man das feinblasige, dabei deutlich feuchte Rasseln über den unteren Teilen zuerst, beiderseits, dann kommen auch gröbere überall verbreitete Rasselgeräusche. Manchmal ist aber Trachealrasseln, aus der Ferne, feiner oder gröber zu hören, als erstes Zeichen da, wo man über der Lunge selbst noch nichts wahrnehmen kann. Der Perkussionsschall ist über ödematösen Lungenlappen häufig tympanitisch, das Sputum charakteristisch: ganz dünnflüssig, schaumig, zuweilen farblos, meist aber von beigemischtem Blut gefärbt, rosarot bis zum zwetschgenbrühartigen Aussehen. Es enthält neben abgestoßenen Epithelien und Leukozyten mehr oder weniger, manchmal massenhaft, rote Blutkörperchen, auch Eiweiß, doch niemals so viel wie Transsudate.

Da es mitunter schwierig ist, geringe Spuren von Ödem zu erkennen, so ist die fortlaufende Gewichtsbestimmung des Körpers besonders wichtig, um so mehr, als es, allerdings meistens bei Nierenleiden, auch eine Retention und Aufspeicherung von Wasser in den Geweben gibt, bei der das Wasser nicht frei, sondern gebunden in den festen Gewebsbestandteilen zurückgehalten wird. Steigen des Körpergewichts unter Umständen, die sonst keinen Grund dafür erkennen lassen, ist ein feines Reagens auf Hydrops.

Hier wäre auch noch ein Wort über das Verhältnis von Stauungsniere und Hydrops zu sagen.

Nach der Lehre von Ludwig ist die Ausscheidung des Harnwassers abhängig vom Blutdruck und die Physiologen der Gegenwart nähern sich dieser Meinung wieder, nachdem die von Heidenhain längere Zeit als die herrschende gelten konnte. Nach dieser ist bekanntlich die Urinausscheidung eine Funktion des Nierenepithels, die ihrerseits abhängig ist von der guten Ernährung durch das Blut. Nimmt die Blutgeschwindigkeit ab, so verlieren die Nierenepithelien die Fähigkeit, das Blutwasser gehörig auszuscheiden, die Urinmenge sinkt. Und nur weil Senkung des Blutdrucks eine Ursache für die schlechtere Blutversorgung der Nierenepithelien abgibt, scheint die Urinmenge vom Blutdruck abzuhängen Der Unterschied ist fundamental und viel wichtiger als es auf den ersten Blick zu sein scheint. Ich habe keinen Zweifel, daß die Ansicht von Heidenhain die richtige ist, und zwar auf Grund meiner Studien über den hydrostatischen und den hydrodynamischen Druck und weil die klinischen Erfahrungen nur mit ihr vereinbar erscheinen. Wenn durch irgend eine Ursache der Abfluß des Blutes aus den Nieren erschwert oder unmöglich gemacht wird, z. B. durch eine Thrombose der Nierenvenen, so muß in den Nierenarterien und in den Kapillaren der Druck steigen, er nähert sich dem hydrostatischen Druck oder erreicht ihn selbst, wenn die Zirkulation ganz stockt. Und trotzdem wird in solchen Fällen die Urinsekretion aufs äußerste herabgesetzt, während sie steigen müßte, wenn sie direkt vom Blutdruck abhinge. Sie fällt, weil die Nierenepithelien in ihrer vitalen Fähigkeit, das Urinwasser auszuscheiden durch die Stase geschädigt sind. Um die Urinsekretion in Gang zu bringen genügt es nicht, den arteriellen Druck zu heben, es muß auch dafür gesorgt werden, daß das Blut auf der venösen Seite fortgeschafft wird, daß die Zirkulation in den Nieren besser wird. Zur guten Zirkulation in den Nieren ist ein ausreichender arterieller Druck eine notwendige Bedingung, aber keine zureichende. Die Verhältnisse liegen hier ganz ähnlich wie wir es für die Lehre vom Ödem auseinander gesetzt haben. Wie das Ödem, so ist auch die Oligurie ein Zeichen verschlechterter Zirkulation im allgemeinen, es ist diese sogar ein viel feineres. Nur in diesem Sinn ist Verminderung der Tagesmenge des Urins zugleich auch ein Zeichen verminderter Herzkraft, ein Maßstab für die Beurteilung des Zustandes, in dem sich das Herz befindet und was es leisten kann.

Die Annahme liegt nahe, daß das Ödem die Folge verminderter Urinausscheidung ist. Wenn die Nieren nicht mehr genug Wasser aus dem Körper ausscheiden, so muß dieses andere Wege suchen, es verläßt die Gefäßbahn und gelangt so in das Unterhautbindegewebe und in die serösen Säcke. Demnach würde es sich also bei der Herzwassersucht nur um die Folge von Hydrämie handeln. Wasser wird immer getrunken, die Absonderung von Schweiß und die Perspiratio insensibilis an der Haut und an der Oberfläche der Lungen reicht zur Ausscheidung nicht aus, die Nieren, die sonst die Hauptsache besorgen, lassen auch infolge der Stauung nach, nichts begreiflicher als der Hydrops. So einfach liegen die Dinge aber keineswegs. Ebenso gut könnte man auch annehmen, daß zuerst sich das Ödem entwickelt. Wenn hier Wasser zurückgehalten wird, so bekommt die Niere ein eingedicktes Blut und kann weniger Urin liefern. Dann wäre der Hydrops das Primäre, der Stauungsurin das Sekundäre. Richtiger faßt man wohl beides, das Ödem und die Verminderung des Urins als koordinierte Folgen verschlechterter Zirkulation auf, wie wir dies bei beiden einzeln oben auseinandergesetzt haben. Sind sie aber einmal entwickelt, so vermag

jedes steigernd auf das andere zu wirken, die verminderte Urinausscheidung
aufs Ödem und umgekehrt das Ödem vermindernd auf die Urinsekretion. Daß
beide zwar Hand in Hand gehen, aber doch eine gewisse Selbständigkeit besitzen,
geht aus der Wirkung unserer therapeutischen Maßregeln hervor. Die sog.
reinen Diuretika, die direkt auf die Nieren reizend, die Sekretion anspornend
wirken, vermögen für sich allein den Hydrops nicht zu beseitigen, die Mittel,
die die Herzkraft erhöhen, die Zirkulation verbessern, tun dies, sobald sie überhaupt etwas nützen. In diesem Falle muß sich aber ihre Wirksamkeit ebensowohl auf die Nieren als auch allgemein auf die Kapillaren erstrecken. Verschafft man dem Ödemwasser künstlich einen Abfluß, indem man den Hydrothorax, den Aszites punktiert, oder durch Einschnitte in die ödematöse Haut
Wasser literweise in wenigen Tagen abfließen läßt, so schwellen die Teile
darnach nur dann nicht wieder an, füllen sich die serösen Häute nur dann
nicht wieder, wenn mittlerweile die Herzkraft sich erholt hat und damit die
Zirkulation eine bessere geworden ist. Dazu kann freilich | die mechanische Ent-
leerung des Ödemwassers das ihrige beitragen.

Behandlungsmethoden.

Man soll nie Herzkrankheiten behandeln, sondern immer herzkranke
Menschen.

Eine kausale Therapie ist in vielen Fällen möglich. Es gilt, Krankheits-
ursachen aufzufinden und dann womöglich zu beseitigen. Auffindbare Ursachen
können für die Grundkrankheit oder nur für einzelne Erscheinungen vorliegen.
Auch im letztern Fall ist das Auffinden und Abstellen der Schädlichkeit von
hohem Wert; wenn auch das Herzleiden davon nicht beeinflußt werden sollte,
so verschwindet doch manches lästige Symptom und der Kranke kann wesentlichen Vorteil davon haben. In dieser Beziehung leistet Beobachtung von
seiten liebevoller Angehöriger und häusliche Pflege oft mehr als eine Klinik
und kann der Hausarzt mehr tun als der Konsiliarius, und bei einer einmaligen
Untersuchung in der Sprechstunde muß man schon an vieles denken, viel fragen
und vor allem sich viel Zeit lassen. Andererseits erfordert häufig die angezeigte
Behandlung Apparate und Einrichtungen, sowie ein geschultes Pflegepersonal,
wie es nicht überall, namentlich auch nicht in der Privatpflege verlangt werden
kann; da ist wieder die Heilanstalt, der Kurort, die Klinik im Vorteil, oft
auch in der kausalen Therapie. So lang es nur irgend gehen will, schlagen oft
Herzkranke den ärztlichen Rat leicht in den Wind, lassen nicht von schädlichen
Gewohnheiten, versagen sich keinen verbotenen Genuß, schränken sich in
Ausübung ihres Berufs, in Verfolgung ihrer gefaßten Pläne nicht ein. Und
das tun gerade Kranke, bei denen Gehorsam ganz besonders wichtig, ja lebens-
wichtig wäre, während die große Masse der Neurastheniker und Herzhypo-
chonder gewöhnlich schon aus Furcht vor einem „Herzschlag" alles tut, was
man von ihnen verlangt.

Bei dem großen Einfluß, den Gemütsbewegungen auf die Herztätigkeit erfahrungsgemäß ausüben, ist die psychische Behandlung der Herzkranken
eine Hauptsache. Wo wirklich eine schwere Gefahr vorliegt, wenn der Kranke
nicht gehorcht, mag man wohl auch einmal deutlich mit ihm reden, sonst aber
ihn ängstlich zu machen, ihm gar sein Ende vor Augen zu stellen, ist nicht
nur eine Roheit, sondern auch therapeutisch direkt verkehrt. Wie oft in diesen
Punkten von Ärzten gesündigt, schwer gesündigt wird, ist nicht zu sagen und
oft von Autoritäten, die sich gerade auf diesem Gebiet Namen und Ruf erworben
haben. Sie wollen, oder manche von ihnen wollen unter allen Umständen

mit ihrer Prognose recht haben und wenn sie einem Kranken das Leben absprechen müssen, dann sind sie rücksichtslos genug, es ihm ins Gesicht zu sagen. Davon, daß auch der beste Arzt sich einmal täuschen kann, will ich nicht reden. Bei den Autoritäten kommt so was auch vor. Immer und immer wieder erlebe ich es, daß ein Kranker, oft in vorgerückten Jahren, mir erzählt, der oder jener gefeierte Arzt habe ihm vor vielen Jahren erklärt er würde nicht alt werden, er werde das dreißigste Lebensjahr (er ist jetzt vielleicht 50) nicht überleben, er werde eines Tages vom Herzschlag getroffen werden und was dergleichen Liebenswürdigkeiten mehr sind. Ganz abgesehen davon, daß es sich in vielen derartigen Fällen wirklich um eine falsche Prognose handelt, so kann ein solches Betragen des Arztes gar nicht scharf genug verurteilt werden. Er mag ja nach der Untersuchung ganz zufrieden mit sich und seiner wieder einmal glänzenden Diagnose gewesen sein, der andere aber geht in seiner Angst und seiner schweren Sorge, die ihm jede Lebensfreude rauben, jeden Lebensgenuß verbittern. Ja, es darf nicht verschwiegen werden, daß Verzweiflung an Wiedergenesung und an Wiederkehr besserer Tage, an Erhaltung des Lebens mehr als einmal einen solchen Unglücklichen in den Tod getrieben hat. Selten erfährt dann der Arzt vom Unheil, das er verschuldet hat. Es mag hart klingen, aber es muß gerade hier, bei den Herzkrankheiten, wo es so sehr wichtig ist, einmal mit aller Rücksichtslosigkeit ausgesprochen werden: Es ist nicht überall so in der Ärztewelt, wie es sein sollte. Freilich kann es auch oft nicht so sein. Vom unerbittlichen Kampf ums Dasein ist auch der Arzt nicht ausgeschlossen, auch er muß für seine und der Seinen Existenz ringen und außerordentlich viel Zeit und Mühe auf Wissen und Können verwenden, was kann ihm dann viel übrig bleiben für sein gutes Herz, das er doch den Kranken gegenüber haben soll und muß, wenn er seines Namens würdig sein will. Andererseits ist es aber auch wirklich immer schwerer mitzufühlen und mitzuleiden bei einem Volk, dessen Masse kein Mitfühlen sucht, es gar nicht mehr versteht, im Arzt auch nichts anderes erblickt als eine technisch gut ausgestattete, unter Umständen nützliche und sogar notwendige Maschine, die jedem, natürlich unentgeltlich, zu jeder Zeit des Tags und der Nacht zur Verfügung stehen müßte, und, sobald keine Gefahr dabei ist, Roheit für den allein angebrachten Dank hält. Es ist schon schwer, in solche Tiefen zu blicken und das seelische Gleichgewicht zu bewahren.

Aber der Hauptgrund liegt wo anders. Er liegt in dem an manchen Orten durchaus unzulänglichen, ja schädlichen Unterricht, den die jungen Mediziner an den Hochschulen genießen, an dem verderblichen Beispiel, das sie da und dort vor Augen sehen. Theoretische Kenntnisse überwiegen gegenwärtig das praktische Können, auf Diagnosen wird mehr Mühe verwendet und Wert gelegt, sie sind weiter bis ins Einzelne ausgebaut als die Therapie. Daran mag nichts zu ändern sein und dafür trifft niemand die Schuld. Aber es wäre besser, wenn die Schüler sehen würden, wie der klinische Lehrer am Wohl und Weh seiner Kranken herzlich Anteil nimmt, wie er aus Schonung, um ihnen Leid und Schmerz zu sparen, die Diagnose, so weit er es dem Kranken gegenüber verantworten kann, manchmal auch nicht bis zur äußersten Feinheit treibt, in seinen Äußerungen vorsichtig ist, Trost und Ermunterung spendet und nicht nur diagnostiziert und operiert. Das müßte der Schüler sehen und erleben, täglich an seinem Lehrer. Den hält er für einen Mann, der es weit in seiner Kunst gebracht hat und im Leben, sollte er nicht auch ihm ähnlich werden wollen, muß er das nicht ganz von selbst anstreben?

Das sind bittere Wahrheiten, aber man kann sie ruhig aussprechen, denn es wird sich doch keiner davon betroffen fühlen.

Psychische Beruhigung und Trost ist es, was unter allen Umständen, namentlich bei Herzkrankheiten, jede Therapie einleiten muß. In nicht wenigen

Fällen, bei den eingebildeten Herzkrankheiten, braucht man wirklich gar nicht mehr zu tun, bei vielen, somatisch bedingten, ist auch noch körperliche Ruhe erforderlich. In der Bettruhe allein schon gehen viele krankhafte Erscheinungen zurück, heilen ernste Affektionen aus. Zur Beruhigung der Herztätigkeit für sich dient die Applikation der Kälte auf die Herzgegend. Man legt eine Eisblase oder einen Herzkühler aufs Herz, nie direkt, sondern auf ein dünnes leinenes Tuch. Die Eisblase darf nicht zu groß und schwer, nicht zu stark gefüllt sein, darf nicht auslaufen. Wo sie den Schlaf stört, läßt man sie während der Nacht lieber fort. Nach einigen, 3—4—6. Stunden soll die Eisblase überhaupt immer für 1—2 Stunden fortgenommen werden, wenigstens vom 2. Tag an und der Zustand der Haut, wo sie auflag, muß nachgesehen werden, ob keine Erfrierung sich einleitet. Bettlägerige Kranke dürfen den ersten erlaubten Versuch, aufzustehen, nur unter Aufsicht unternehmen, weil dabei mitunter Ohnmachten eintreten können. In schweren Fällen ist die gleiche Vorsicht auch bei den natürlichen Verrichtungen geboten, muß Steckbecken und Urinflasche benützt werden. Bei jeder Allgemeinuntersuchung muß die Prüfung des Pulses erst ergeben, ob man einen bettlägerigen Kranken aufzurichten wagen darf.

Die eigentlichen Herzmittel sind zum Teil interne, chemische, die innerlich genommen, in den Darm, unter die Haut, in die Muskulatur oder selbst in die Venen eingespritzt werden, zum Teil beruhen sie auf der kunstgerechten Anwendung physikalischer Heilmethoden. Durch beide Arten kann in vielen Fällen großer Nutzen, in anderen bei unvorsichtiger Anwendung schwerer Schaden angerichtet werden.

Die chemischen Herzmittel.

Wir beginnen mit den „inneren" Mitteln, den pharmakologischen. Da ist es ganz unmöglich, alle Arzneimittel auch nur aufzuzählen, die gegen Herzkrankheiten zum Teil schon lange in Gebrauch sind, zum überwiegenden Teil aber erst in der jüngsten Zeit von der chemischen Industrie erzeugt und auf den Markt geworfen werden. Ein Teil davon hat sich als eine sehr willkommene, ja wesentliche Bereicherung unseres Arzneischatzes erwiesen, andere sind mehr oder weniger überflüssig, oder schon wieder der Vergessenheit anheimgefallen.

Nur eine kleine Auswahl davon kann hier besprochen werden, ohne daß dabei über die andern, nicht erwähnten, irgend ein ungünstiges Urteil abgegeben sein soll (vgl. Anhang 8 mit 50).

Die Digitalis ist vor mehr als 100 Jahren von Withering in die Praxis eingeführt worden und bis auf den heutigen Tag das Hauptherzmittel geblieben. Die Glycoside Digitoxin, Digitalein, Gitalin, namentlich das Digitoxin entfalten im Magendarmschlauch eine örtliche Reizwirkung, so daß es manchmal schon im Anfang der Medikation zum Erbrechen kommt. Wenn Verstopfung im Verlauf der Digitalistherapie vergeht, so ist dies auch auf die nämliche Wirkung zu beziehen, manchmal kommt es sogar zu Diarrhoen. Während der ersten Stunden werden die Glycoside im Magen nicht angegriffen, später erfolgt im Darm die Resorption, Störungen im Pfortaderkreislauf können sie aber nahezu vollständig verhindern. Auch vom Mastdarm aus wird die Digitalis resorbiert, und zwar sowohl in wässeriger Lösung als Klistier, wie auch mit Fett verrieben als Stuhlzäpfchen.

Die Digitalis steigert den Blutdruck, erhöht die Gefäßspannung, vermehrt das Schlagvolumen und setzt durch Reizung vom Vagus aus die Pulsfrequenz herab. Die Pulsverlangsamung entsteht durch Verlängerung der Diastole, die refraktäre Phase wird durch die Digitalis verlängert. Die Muskulatur des Ventrikels soll gegen Reize, die von außen kommen, weniger, gegen solche,

die im Herzmuskel selbst entstehen, mehr empfänglich werden. Es besteht also
während der Digitaliswirkung Neigung zur Bildung ventrikulärer Extrasystolen.
Auch Pulsus bigeminus, sogar alternans wurde beobachtet, dagegen werden sonst
viele Formen von Allorhythmie günstig beeinflußt, besonders die Arrythmia
perpetua kann unter Digitalis einer ziemlich regelmäßigen Schlagfolge Platz
machen. Die Digitalis-Bigeminie entsteht durch Steigerung der Reizbarkeit
und Reizbildung im Herzmuskel selbst, während die Digitalis das Leitungssystem
schädigt. Bei hohem Kalkgehalt des Blutes ist ihre Wirkung stärker, weshalb
man auch zur Unterstützung der Digitalis Kalziumsalze geben kann (Anhang 12).
Das Auftreten von Bigeminie ist prognostisch nicht ganz gleichgültig, schon weil
die Extrasystolen immer Herzkraft verbrauchen ohne entsprechenden Nutzen
für den Kreislauf.

Durch das Digitoxin werden alle Arterien spastisch verengert, durch das
Digitalein nur die vom Splanchnicus versorgten. Die Digitalis wird nur langsam aufgenommen und ihre volle Wirkung wird kaum vor dem 2. oder 3. Tag
deutlich. Sie wird aber auch nur sehr langsam wieder ausgeschieden und darauf
beruht zum Teil die noch lang anhaltende Wirkung nach einer Digitaliskur,
darauf aber auch, daß bei fortdauernder Darreichung des Mittels sich Intoxi-
kationserscheinungen einstellen können. Während durch die fortgesetzte Darreichung die Ausscheidung übertroffen wird, entfaltet sich die „kumulative
Wirkung“. Der Appetit läßt nach, Übelsein, Erbrechen morgens, also bei leerem
Magen, Muskelschwäche, Nebligsehen stellen sich ein. Der Puls wird noch langsamer, geht auf 40, wird aussetzend, Extrasystolen, Bigeminie, selbst P. alternans kommen vor, dann aber kommt durch Vaguslähmung Pulsbeschleunigung,
die Diurese stockt, wahrscheinlich durch starke Verengerung der Nierenarterien, die Pupillen werden eng, der Blutdruck sinkt, besonders stark wenn
der Puls aussetzt. In diesem Stadium ist das Aufrichten des Kranken oder
das Verlassen des Bettes auch nur auf kurze Zeit besonders gefährlich für
ihn, es kann dabei unmittelbar tödliche Synkope eintreten. Die Wirkung, die
köstliche Wirkung der Digitalis muß vom Arzt stets überwacht werden und
täglich muß je nach dem Befund die Anweisung gegeben werden, ob und
wieviel von dem Mittel noch genommen werden soll. Das Auftreten von Bigeminie, von P. alternans, starke Bradykardie, das zweite, zentral bedingte Erbrechen sind Warnungszeichen, mit der Digitalis auszusetzen. Auf das gesunde
Herz wirkt die Digitalis gar nicht, nur aufs kranke und hier ganz besonders
bei Pulsbeschleunigung. Ist aber einmal der Puls annähernd auf normale Zahlen
gekommen, so kann man ruhig mit der Digitalis abbrechen, oder nur mit den
kleinsten Dosen das Herz noch weiter unter ihrem Einfluß halten. Es ist ja die
kostbare Eigenschaft des Mittels, daß seine Wirkung keine flüchtige ist, sondern
für Wochen und selbst Monate anhalten kann, d. h. es ist dann das Herz in
einen Zustand versetzt worden, in dem es sich, weil es sich selber wieder besser
durch seine Kranzarterien ernährt, auch wieder längere Zeit erhalten kann.
Das wechselt aber von Fall zu Fall, manchmal muß man mit der Digitalis wieder
anfangen, kaum daß man damit aufgehört hat, und manche Herzkranken befinden sich überhaupt nur leidlich gut, so lang sie unter Digitalis stehen. Dann
gibt man das Mittel gewöhnlich in ganz kleinen Dosen etwa 0,05 zweimal im Tag
(vgl. Anhang 23, 25), während für erstmaligen Gebrauch die größeren, sogar
der Maximaldosis nahe kommenden Gaben dieser verzettelten Therapie ganz
entschieden vorzuziehen sind. Manche erwarten, wenn im ganzen 2—4 Gramm
ohne deutlichen Vorteil verbraucht sind, überhaupt keinen Nutzen mehr
davon und wechseln die Therapie. Es gibt aber doch ganz entschieden Fälle,
wo erst nach mehreren Wochen ein, und noch dazu recht günstiger, Erfolg
deutlich wird.

Frisch gesammelte Blätter des roten Fingerhuts sind unvergleichlich wirksamer als solche, die etwa schon 1 Jahr lang im Kasten lagen, es wechselt auch die Wirksamkeit nach dem Standort der Pflanze und dem Witterungscharakter des Jahres. Deswegen ist es als ein großer Fortschritt zu begrüßen, daß nach dem Vorgang von Schmiedeberg jetzt als „Folia digitalis titrata" ein Präparat in den Handel kommt, dessen Wirksamkeit fortlaufend durch den Tierversuch kontrolliert wird. Die beste Form der Darreichung ist die in Pulvern zu 0,1, von denen man anfangs 3, 4 oder selbst 5 mal im Tag eines nehmen läßt. Etwas schwächer wirkt das Infus 1,0 auf 150 Colatur, erregt aber nicht so leicht das initiale Erbrechen, weil das Digitoxin nicht mit ins Wasser geht. Für die rektale Einverleibung gelten die gleichen Dosen.

An Stelle der Mutterdroge sind in jüngerer Zeit Präparate getreten, die eine gleichmäßige Wirkung haben und im ganzen besser vertragen werden, zum Teil auch intravenös und intramuskulär eingespritzt werden können, was da von höchstem Wert sein kann, wenn der Magen schlecht ist oder wo es darauf ankommt, die Digitaliswirkung möglichst ohne Zeitverlust herbeizuführen. Bei Subkutaninjektionen entstehen meistens mehr oder weniger lästige Reizerscheinungen, Schwellung, Schmerz an der Injektionsstelle, doch hat man gelernt, auch diese Schwierigkeit zu überwinden und man kann jetzt mit manchen Präparaten ziemlich reizlose subkutane Injektionen machen, so z. B. mit Cordalen (Anhang 17, 18), das sich mir überhaupt schon in Fällen gut bewährt hat, in denen die anderen Herzmittel versagten. Ich habe nicht über alle ein eigenes Urteil und will als vorzüglich nur noch nennen das Digitalysatum Bürger (Anhang 16), das Digipuratum (Anhang 15), das Digitoxinum solubile Cloëtta, das Digalen (Anhang 22). Namentlich das letztere ist sehr beliebt und mit Recht in weitverbreitetem Gebrauch, nur muß man sich, wie bei anderen stark wirkenden Herzgiften, davor hüten es anzuwenden, wenn der Kranke schon vorher Digitalis genommen hat; 1 cm³ Digalen enthält 0,3 mg Digitoxin, über 4 mal im Tag soll diese Dosis nicht gegeben werden.

Im ganzen ähnlich wie das Digitoxin wirkt auch die Tinctura Strophanti (Anhang 26), nur viel rascher, so daß ein Erfolg manchmal schon nach einigen Stunden erkennbar wird, dafür ist freilich die Wirkung auch eine viel flüchtigere. Darauf beruht es aber auch wieder, daß das Mittel nicht in dem Maße der fortlaufenden ärztlichen Kontrolle bedarf, und daß man es den Kranken unbedenklicher in die Hand geben kann. Ich gebe selten mehr als 6 Tropfen 3 mal im Tag. Das Glukosid Strophantin ist, wenn es in eine Vene eingespritzt wird, ein köstliches Mittel um das entfliehenwollende Leben noch aufzuhalten. Es ist ein sehr starkes Mittel und seine Anwendung erfordert große Vorsicht. Man injiziert $^1/_4$—$^1/_2$ mg und kann das nach 24 Stunden wiederholen, in 4 Tagen 3—4 mal. Das Mittel ist besonders wirksam bei allgemeiner Stauung, Asthma cardiale, Lungenödem, aber gefährlich, wenn der Kranke schon unter Digitalinwirkung steht (Anhang 27).

Die Scilla verwende ich selten mehr, hauptsächlich als Zusatz zu harntreibenden Mixturen, selten habe ich auch das Sparteinum sulfuricum, wie es schien mit gutem Erfolg, verwendet. Überhaupt ist man mitunter gezwungen, mit den Mitteln zu wechseln, wenn sie sich verbraucht haben oder der Kranke sie nicht mehr verträgt oder ihrer vielleicht augenblicklich nicht mehr in so hohem Grade bedarf. Dann kann man ja wohl auch einmal zur Adonis vernalis oder zur Convallaria majalis greifen. In jüngster Zeit ist das Gitalin in die Therapie eingeführt worden, von dem Gutes berichtet wird, 0,8 mg entsprechen in ihrer Wirkung 0,1 Digitalis. Verodigen enthält hauptsächlich Gitalin (Anhang 21).

Nicht selten kann man die Erfahrung machen, daß die Kombination von zwei oder mehr Herzmitteln miteinander einen schönen Erfolg zeitigt, wo jedes einzelne im Stich ließ (Anhang 13, 14, 29). Namentlich liebe ich es, Koffein und Digitalis zusammen zu geben, wobei die Wirkung der letzteren entschieden früher eintritt. Für die Zeiten dringender Gefahr bleibt dann neben Koffeineinspritzungen auch noch der Kampfer und der Äther subkutan. Der Aether aceticus (Anhang 52) ist entschieden wirksamer als der gewöhnlich verwendete Aether sulfuricus. Kampfer ist ein mächtiges Stimulans für Herz und Atmung. Er soll die Gefäße im kleinen und großen Kreislauf erweitern. Am besten wird er, in Öl oder Äther gelöst, unter die Haut gespritzt in dreisten Gaben von $^1/_4$—$^1/_2$ g und das kann im Notfall oft, selbst halb- bis viertelstündlich, wiederholt werden (Anhang 51). Von flüchtiger, aber nicht zu leugnender Wirkung auf das Herz ist auch der jetzt weniger gebräuchliche und teure Moschus, der in Gaben von 0,3 stündlich gereicht wird. Namentlich bei Herzschwäche infolge von Infektionskrankheiten scheint er Gutes zu leisten (Anhang 53). Auch das Adrenalin und das Strophantin kommen zur rascheren Hebung des Blutdrucks hier in Frage und der Alkohol, in seiner konzentrierten Form, als starker Wein, als Sekt, als gebranntes Wasser ebenfalls. Der Alkohol erhöht die Pulsfrequenz, erweitert die Gefäße und setzt dadurch den Blutdruck herab, er ist aber ganz entschieden auch ein sehr wirksames Stimulans fürs Herz, das in vielen Fällen von Herzschwäche gar nicht entbehrt werden kann. Man muß sich in gleicher Weise hüten ihn da zu gestatten, wo er kontraindiziert ist, er kann z. B. schwer schaden bei manchen Formen von Klappenfehlern, bei Folgen von Trunksucht, wie auch als grundsätzlicher Gegner ihn solchen Kranken vorzuenthalten, die vom mäßigen gelegentlichen Genuß eines Glases Wein oder Bier entschieden Vorteil verspüren. Kohlensäurehaltige Getränke sind dagegen vielen Herzkranken im ganzen schädlich, schon weil sie den Magen blähen und das Zwerchfell nach oben drängen, auch das Centrum vasomotoricum erregen und den Blutdruck erhöhen. Man soll sich hüten alle diese Mittel zu verwenden, wenn nicht wirklich eine Indikation dafür vorliegt. So lang ein Herz im ganzen suffizient ist, spart man sein Pulver bis zur Zeit der Not, denn alle erschöpfen sich eines Tages und versagen dann, wenn man sie vielleicht am notwendigsten brauchen würde. Statt ihrer kann man bei nervösen Herzbeschwerden z. B. die Wurzel des Baldrians verwenden, als Tee oder als Tinctura Valerianae, als Bornival (Anhang 54, 55, 56).

Ganz anders ist es mit dem Koffein und dem Theobromin. Sie wirken auf den Tonus der Gefäße und damit nur indirekt aufs Herz. Das Koffein steigert die Herzfrequenz, kann sie aber, wenn sie schon hoch ist, auch herabsetzen und erhöht den Blutdruck. Das Theobromin setzt den Blutdruck herab und kann also besonders bei Hochdruckstauung angezeigt sein. Beide, sowie Abkömmlinge davon finden auch als Diuretica ihre Verwendung wegen ihrer direkten Wirkung auf die Nieren, wenn es darauf ankommt hydropische Anschwellungen und Ergüsse zu beseitigen, doch ist im allgemeinen bei Herzkranken die Digitalis auch das beste Diuretikum. Koffein und Theobromin haben den großen Vorteil, daß man sie ohne Schaden längere Zeit fortgebrauchen lassen kann. Die Doppelverbindungen des Koffeins haben den weiteren Vorzug der subkutanen Anwendbarkeit mit ihrer raschen Wirkung (Anhang 37 mit 50).

Als blutdrucksteigernde Mittel kommen in Betracht z. B. das Suprarenin in einer Lösung von 1:1000, davon 1 cm³ stündlich subkutan bei akuter Herzschwäche, das Pituitrin bei akuter Blutdrucksenkung. Das Adrenalin, am besten in die Muskeln gespritzt, wirkt auf die Vasomotoren des Splanchnicusgebietes (besonders Leber und Nieren), stärker als auf die Hautgefäße (Anhang 35, 36).

Den **Blutdruck setzen herab** unter anderen das Nitroglyzerin, in alkoholischer Lösung und Dosen von $^1/_2$—1 mg (Anhang 59, 60), Amylnitrit, von dem man 1—2 Tropfen einatmen läßt (Anhang 62), beide, namentlich das letztere von flüchtiger Wirkung; das Natrium nitrosum (Anhang 63), das bei Herzklopfen, Schmerzen in der Herzgegend, Extrasystolen seine Verwendung findet. Ob sehr kleine Dosen Jodkalium den Blutdruck herabsetzen, ist wieder zweifelhaft geworden, größere von 2,0 pro die an, wirken, Vasotonin ist wirkungslos. Gern lasse ich bei übermäßig gesteigertem Blutdruck zunächst 1—2 Wochen lang durch Bitterwässer abführen. Auch die Carellsche Milchkur erweist sich wirksam. Vom Hypophysin, intravenös eingespritzt, konnte keine gesetzmäßige Wirkung nachgewiesen werden. Ein neues Mittel ist Papaverin ad 0,08! pro dosi, ad 0,24! pro die (Anhang 61).

Die **Kranzgefäße** werden **verengert** durch Strophantin, Digitalis, Suprarenin in Ringerlösung, **erweitert** durch Suprarenin in Blut-Ringerlösung, durch die Nitrite, am stärksten und anhaltendsten durch Nitroglyzerin.

Als Beruhigungsmittel fürs Herz, antagonistisch gegen Digitalis wirkend, wird in der jüngsten Zeit das Chinidinum sulfuricum empfohlen. Man gibt es in Pillenform erst versuchsweise zu 0,1, dann abends 0,2, wenn es vertragen wird, dann auch morgens, dann 3 mal täglich 0,4 selbst 0,5, bei Delirium cordis, Arrythmia perpetua, Stenokardie, aufgeregter Herztätigkeit, Morbus Basedowi, Vorhofflimmern. Nach Einsetzen der Wirkung soll man in 3—8 Tagen mit den Dosen langsam heruntergehen (Anhang 58).

Einatmungen von **Sauerstoff** erweisen sich bei Asthma cardiale nützlich. Nur da wo die Atmungsfläche verkleinert ist, hat es einen Sinn den Partialdruck des Sauerstoffs zu erhöhen, das trifft aber zum Teil beim Asthma cardiale zu, weil die ausgedehnten Lungengefäße den Gasaustausch erschweren. Hervorragend ist seine Wirkung beim Lungenödem.

Mit **Narkoticis** muß man im ganzen bei Herzkranken sehr vorsichtig sein, ganz entbehren kann man sie aber nicht. Bei der Angina pectoris ist eine dreiste Morphininjektion sogar das erste, was geschehen muß. Ich scheue mich auch gar nicht bei akuten Affektionen, z. B. einer Endokarditis bei polyartikulärem Rheumatismus, durch Morphin die Schmerzen zu stillen und dem Kranken zu einer guten Nacht zu verhelfen (Anhang 74, 75). Die Blutdrucksenkung durch dieses Mittel ist nur eine geringe und selbst für die meisten Herzkranken ungefährlich. Für chronisch Kranke bringt das Morphin die schwere Gefahr der Gewöhnung mit sich; das ist namentlich beim Asthma cardiale, aber auch bei nervösen Herzleiden sehr zu fürchten. Gleichwohl kann man auch hierbei oft um den Gebrauch der Schlafmittel nicht herumkommen. Am besten wechselt man dann wenigstens ab und kann so Trional, Adalin, Veronal, Sulfonal, auch Bromsalze gebrauchen lassen (Anhang 76 m. 80). Nach längstens einigen Tagen muß aber der Kranke es wenigstens versuchen, eine Nacht ohne ein solches Mittel herumzubringen. Muß an einem Herzkranken irgend eine chirurgische Operation vorgenommen werden, so ist, wenn irgend möglich, ohne allgemeine Narkose, nur unter Lokalanästhesie zu operieren, man kann im voraus nie sicher wissen, wie Äther oder gar Chloroform vertragen wird, namentlich das geschwächte Herz von Säufern gibt hier trübe Aussichten.

Die Diät.

Die Regelung der Diät gehört zu den wichtigsten Aufgaben der Therapie bei Herzkranken. Sie muß natürlich eine ganz andere sein bei Kranken, die heruntergekommen sind und deswegen ein schwaches Herz haben, als bei solchen, die durch Luxuskonsumption sich und ihrem Herzen ein übermäßiges Fettpolster zugelegt haben. Im allgemeinen tut man gut, die Nahrungsaufnahme auf mehrere und kleinere Mahlzeiten zu verteilen — auch des Nachts Kleinigkeiten zuzuführen kann angezeigt sein — als daß der Magen durch seltene aber überreiche überlastet wird. Doch soll man auch nicht ohne Not dem Kranken das befriedigende Gefühl der Sättigung grundsätzlich verweigern. In manchen Fällen, namentlich in solchen von Hydrops, wirkt eine Carellsche Milchkur ganz ausgezeichnet. In ihrer strengen Form: 200 g Milch 4 mal im Tag und sonst nichts, läßt sie sich aber nicht lang durchführen. Die Kranken kommen dabei zu sehr herunter und bald kommt man mit der gebieterisch geforderten Zulage immer weiter. Sehr wichtig ist auch die Regelung des Stuhls. Verstopfung darf man nicht aufkommen lassen. Das Gefäßgebiet im Unterleib und sein Füllungszustand ist von durchgreifendem Einfluß auf die gesamte Zirkulation und seinerseits wieder abhängig von der Nahrungsaufnahme und der Entleerung. Die salinischen Abführmittel, sonst so vortrefflich, werden bei Hydrops besser durch die vegetabilischen ersetzt, z. B. durch Senna (Anhang 81, 82, 83).

Vor eingreifenden Entfettungskuren ist nachdrücklich zu warnen. Es ist ein leichtes bei fetten Leuten eine Verminderung um 20—30 Pfund oder mehr in wenigen Wochen zu erzielen. Damit gehen auch sehr häufig ihre Herzbeschwerden zurück, die Atemnot beim Steigen schwindet, die Kranken fühlen sich leichter und gesünder, preisen die Kur und ihren Arzt. Das dicke Ende kommt aber oft genug nach. Das bekommt der Arzt, der die strenge Entfettungskur geleitet hat, nicht mehr zu sehen, aber der behandelnde Arzt zu Haus nach einiger Zeit. Entweder die Kranken holen durch vermehrte Nahrungsaufnahme den Verlust bald wieder ein, weil sie stärkeren Hunger haben und das ist noch nicht der schlimmste Ausgang, oder sie nehmen an Kraft und Leistungsfähigkeit sichtbar ab, wie der ganze Körper, so namentlich das Herz. Und man darf froh sein, wenn es nach und nach gelingt, die Leute wieder auf den früheren Stand zurückzubringen. Das wichtigste Heilmittel ist dann eine reichlichere Diät und im allergünstigsten Fall ist nichts verloren als Zeit und Geld. Vom allerverderblichsten Einfluß auf die Herzkraft ist aber eine Entfettungskur, wenn sie nicht nur durch Einschränkung der Nahrungszufuhr, sondern durch Schilddrüsenpräparate herbeigeführt wurde. Die schweren Folgen können noch nach Jahren deutlich sein und nicht selten bedeuten sie den jähen Zusammenbruch des Kranken. Man sollte nie vergessen, daß eine Entfettung immer auch mit Einschmelzung von eiweißhaltiger Substanz, von Muskelgewebe, auch am Herzen, vergesellschaftet ist. Namentlich einseitige Einschränkung der Diät rächt sich leicht, am besten wird noch allgemeine Reduzierung der Nahrung ertragen, wenn doch einmal aus irgend einem zwingenden Grund entfettet werden soll und muß. Und auch da gehe ich nicht gern über eine Gewichtsabnahme um einige Pfund in einem Vierteljahre hinaus.

Operative Eingriffe.

Die Herzchirurgie hat in der neueren Zeit gewaltige Fortschritte aufzuweisen. Man kann Herzwunden vernähen, man kann einem übermäßig großen Herzen durch Rippenresektion Platz machen, ein fixiertes Herz aus seinen Verwachsungen mit der Nachbarschaft lösen. Man kann auch das Herz freilegen und direkt oder durchs Zwerchfell ergreifen, rhythmisch zusammenpressen, ihm Systole und Diastole aufzwingen, den Kreislauf mechanisch eine Zeitlang unterhalten, wenn das Herz plötzlich stillgestanden ist. So kann z. B. der drohende Tod durch Narkose durch die direkte Herzmassage abgewendet werden. Das sind Dinge, deren Technik in den Lehrbüchern der Chirurgie ihren Platz findet.

Zur Herabsetzung des Blutdrucks spielt der Aderlaß immer noch eine gewisse Rolle, beim Lungenödem kann er lebensrettend wirken. Er ist in der neuen Zeit mit Recht mehr verdrängt worden durch die Abbindung der Extremitäten bis zur venösen Stase. In Jahre 1891 schon von mir bei blutigem Hirnschlag vorgeschlagen, wurde sie als „unblutiger Aderlaß" wieder von Tabora empfohlen. Die Phlebostase ist ein wirksames Mittel bei kardialem Asthma und hat vor dem Aderlaß den großen Vorzug, daß das abgesperrte Blut dem Kranken nicht dauernd verloren geht, sondern nach Lösen der Binde dem Kreislauf wieder zugeführt werden kann.

Wo hydropische Ergüsse auf medikamentöse Behandlung nicht wanken und nicht weichen wollen, bleibt schließlich nichts anderes übrig, als das Serum künstlich zu entleeren. Die Parazentese der serösen Höhle bietet, unter strenger Asepsis, weder eine Schwierigkeit, noch ist sie gefährlich. Das Anasarka kann man durch eine Reihe oberflächlicher Skarifikationen entleeren, die dann mit sterilen gut aufsaugenden Verbandstoffen bedeckt werden. Man macht an der äußeren Seite des Unterschenkels 4—8 seichte Schnittchen, wodurch bedeutende Mengen Wasser in ein bis ein paar Tagen schon sich entleeren können. Vor einer sekundären Infektion, vor einem Erysipel ist man aber bei aller Vorsicht doch nicht ganz sicher. Am Tag muß der Kranke sitzen, nachts auf wasserdichten Unterlagen liegen. Oder man sticht feine Nadeln, etwa von einer Pravazschen Spritze, die mit einem Gummischlauch verbunden sind, unter die Haut und fixiert sie durch Heftpflasterstreifen. Der Schlauch ist mit irgend einer desinfizierenden Flüssigkeit gefüllt und wird in ein Gefäß geleitet, das auf dem Fußboden steht. Der Kranke kann zu Bett liegen. Viele Liter Flüssigkeit kann man so in ein paar Tagen mittels dieser Heberdrainage sammeln. Anasarka an den Beinen mit Aszites wird am besten zunächst durch Punktion des letzteren behandelt. Nicht selten geht mit Entleerung des Aszites das Anasarka auch zurück, weil der Druck auf die Venae iliacae verringert wird.

Der Aszites wird punktiert während der Kranke sitzt. Mit einem um den Leib geschlungenen Tuch wird nach und nach von außen ein Druck auf den Unterleib ausgeübt, während er innen mit dem Abfluß des Inhalts sinkt und für die Zirkulation sogar in bedenklichem Grad sinken kann. Rasch wirkende Herzmittel, Kampfer, müssen gegen eventuellen Kollaps bereitgestellt sein.

Oft kann man sehen, daß nach einer künstlichen Entleerung des Hydrops die Diurese wieder in Gang kommt, weil das Herz wieder besser arbeiten kann, während vorher alle Diuretica sich als wirkungslos erwiesen hatten.

Die Entleerung des Hydrothorax wird auch im Sitzen vorgenommen, durch einfache Heberdrainage oder Aspiration mit dem Dieulafoy. Sie soll immer nur sehr langsam geschehen, in einer viertel Stunde mag man etwa ein Liter entleeren und nicht darauf erpicht sein, das Letzte noch herauszuholen. Stärkere Blutbeimischung zur Flüssigkeit, Schwächeanwandlungen, auch Hustenreiz zwingen, die Entleerung sofort abzubrechen.

Physikalische Heilmethoden.

Seitdem der Gebrauch der kohlensäurehaltigen Solbäder von Schott in Nauheim in die Therapie der Herzkrankheiten eingeführt und die Methode ausgebaut ist, stehen diese Bäder unstreitig an der ersten Stelle der physikalischen Heilmittel bei Kreislaufstörungen. Man kann mit den Kochsalzsäuerlingen ganz die gegenteilige Wirkung erzielen, je nach Temperatur und Dauer des Bades und je nach dem Gehalt an Kochsalz und Kohlensäure das Herz schonen oder üben, man kann damit auch den Kranken sehr nützen und sehr schaden.

Hautreize wirken, wie die alltägliche Erfahrung lehrt, auf die Vasomotoren. Die Wirkung, die sich in Erblassen oder Erröten der gereizten Stelle zeigt, ist zunächst eine örtliche, kann sich aber erweitern, durch das sympathische Nervensystem auf die Herztätigkeit einwirken und auch auf das Atemzentrum, was wieder nicht ohne Einfluß aufs Herz bleibt. Der wichtigste Faktor im Bad ist ohne Zweifel die Wärme, die Wirkung ist aber nicht nur abhängig von der absoluten Höhe der Temperatur, sondern auch von ihrem mehr oder weniger raschen Wechsel. Allmählich temperierte Bäder wirken anders, milder als plötzliches Eintauchen in kaltes oder heißes Wasser. Daß die Kohlensäure auch sensible Hautnerven zu reizen vermag, darüber sind wohl alle einig, wenn auch in der Deutung der gewonnenen Resultate die Meinungen noch weit auseinandergehen. Kohlensäure kann die Vasokonstriktoren reizen und, wenn sie stärker und länger wirkt, auch lähmen. Kohlensäure wird von der Haut aus sicher in kleinen Mengen aufgenommen. Bei kohlensäurehaltigen Bädern besteht dazu noch die Gefahr, daß sich das Gas der Atmungsluft beimischt, eingeatmet wird und zu Vergiftungserscheinungen führt, zu Cyanose, Herzklopfen, zu rauschähnlichen Zuständen, Benommenheit, Kopfweh; sogar Lebensgefahr kann herbeigeführt werden. Deswegen sollen CO_2-Bäder nur in gut ventilierten Räumen genommen und der Kopf soll vor der aus dem Badewasser entweichenden Kohlensäure geschützt werden. Der Gedanke liegt aber nah genug, daß vielleicht die Spuren von CO_2, die der Kranke doch einatmet, auch beim Heileffekt mit wirksam sind, mehr als die noch viel kleineren Spuren, die von der Haut aus resorbiert werden. Wie manche Autoren dem Kohlensäure-Bad keine andere Wirkung zuschreiben als dem gleichtemperierten Süßwasserbad, so auch bei den Solbädern. In der Tat hält es schwer, sich von der Wirkung der Kochsalzbäder (auch $CaCl_2$-Bäder werden verwendet) eine Vorstellung zu machen, denn aufgenommen wird von den Salzen aus ihrer Lösung durch die Haut in Wirklichkeit nichts. Möglich, daß der feine Überzug von hygroskopischen Kriställchen, der nach dem Bad an Haut und Härchen hängen bleibt und reizt, das Wirksame ist, die klinische Erfahrung spricht jedenfalls für eine besondere Wirkung und wohl keiner möchte die Solbäder in seinem Heilschatz missen.

Bei einem Herzkranken ist es oft angezeigt, um festzustellen, wie stark oder schwach er reagiert, zuerst nur mit dem thermischen Reiz allein vorzugehen und ein einfaches Süßwasserbad nehmen zu lassen, und auch die Temperatur soll anfangs nur wenig vom Indifferenzpunkt ($34—35^0$) entfernt sein. Dann allmählich kann man CO_2 und NaCl resp. $CaCl_2$ zufügen und mit dem Salz steigen bis auf 2, 3, ja selbst $3^1/_2\,^0/_0$, die Temperaturen senken auf 30, selbst 29^0. Die Dauer des Bades beträgt 10 Minuten, im Anfang weniger, selten mehr, nach dem Bade soll der Kranke ruhen. Anfangs 2, später 4 Bäder in der Woche reichen wohl hin und die ganze Kur mag 4—5 Wochen in Anspruch nehmen. Damit ist natürlich nur ein Schema gegeben, von dem der behandelnde Arzt abzuweichen oft genug veranlaßt ist. Die Hauptsache bei einer solchen Kur bleibt die ständige Kontrolle und Beobachtung durch einen in diesen Dingen bewanderten Arzt und mit allen Hilfsmitteln, die uns zur Beurteilung des Herzens und der Gefäße zur Verfügung stehen. Deswegen namentlich ist eine Kur an einem Badeort, aber nur unter sachverständiger Leitung, nie nach des Kranken eigenem Gutdünken, einer häuslichen im ganzen vorzuziehen, wozu noch kommt, daß die besseren Badeeinrichtungen, auch andere physikalische Heilfaktoren am Kurort zur Verfügung stehen, daß die Entfernung aus sozialen und Berufsärgerlichkeiten, die psychische Ruhe viel zur allgemeinen Erholung und zum günstigen Erfolg der Kur beitragen.

Von den bekannten Kurorten seien nur als Beispiele genannt: Nauheim, Neuhaus, Homburg v. d. H., Orb, Kissingen.

Immerhin kann man auch im Haus durch künstliche Kohlensäurebäder einiges erreichen. Bei den Bädern von Dr. Sandow wird die Kohlensäure aus Natriumbikarbonat und Kaliumbisulfat entwickelt. Später wurde statt des letzteren Ameisensäure verwendet, auch Essigsäure wie in den „Zeobädern". Bei allen diesen Badeformen wird das saure Natriumkarbonat einfach ins Badewasser geschüttet, die Säure hinzugefügt und die Kohlensäureentwicklung ist demgemäß eine ziemlich stürmische. Bei den „Kohlensäurebädern mit dem Kissen" von Dr. Zucker kommt zuerst die Ameisensäure ins Wasser und dann das Natriumbikarbonat in Kissen, deren Gewebe der Säure nur langsamen Zutritt gestattet.

Auch Sauerstoffbäder (Sarasonsche Ozetbäder) finden vielfach Verwendung. In ein Vollbad werden erst 300 g Natriumhyperborat geschüttet, dann eine kleine Menge pulverisiertes Manganborat auf der Oberfläche des Wassers verteilt. 20—30 Liter Sauerstoff sollen so zur Entwicklung kommen.

Mit diesen Badeformen kann man sowohl hypertrophische Herzen mit starkem Überdruck wie auch schwache mit niedrigem, aber auch nervöse Herzleiden mit gutem Erfolg behandeln.

Die Klimatotherapie spielt bei Herzkrankheiten eine verhältnismäßig geringe Rolle. Wo ein Herzkranker, der nur Ruhe und Erholung braucht, sie sucht, ist ziemlich gleichgültig, nur werden Höhen über 2000 m im ganzen schlecht vertragen.

An Stelle der kohlensäurehaltigen Solen werden auch gern elektrische Bäder verwendet, das faradische oder galvanische Vollbad, dipolar oder monopolar, auch das Vierzellenbad. Die Hauptsache ist dabei wohl die thermische Wirkung des Badewassers, doch kann der Hautreiz durch den elektrischen Strom auch etwas zur Wirkung mit beitragen. Heiße Hand- und Fußbäder, Senfteige sind beliebte „ableitende" Mittel, um „das Blut vom Herzen wegzuziehen". Sie wirken blutdrucksenkend und sind namentlich im Gebrauch bei asthmatischen Anfällen und bei Stenokardie. Heiße Sitzbäder bewirken mächtige Füllung der Unterleibsgefäße und sie finden ihre Verwendung vornehmlich bei Beklemmung, Asthma, Orthopnoe. Im Kollaps sind Anspritzen mit kaltem Wasser, kalte Übergießungen von Kopf, Nacken und Rücken im warmen Bad, auch heiße Hand- und Ellbogenbäder bekannte und beliebte Mittel. Vor allen eingreifenden Prozeduren, Schwitzverfahren, energischer Abhärtung, Anwendung von sehr hohen oder sehr niedrigen Temperaturen, Güssen und Duschen ist bei Herzkranken im allgemeinen zu warnen. Auch Luft- und Sonnenbäder sind für die allermeisten Fälle nicht geeignet. Nur bei rein nervösen Herzleiden, die Teilerscheinung allgemeiner Neurasthenie sind, können sie eine nicht unwichtige Rolle spielen. Hierher gehört auch die Frage, ob Herzkranke im Freien baden dürfen. Sie kann weder allgemein bejaht noch verneint, sondern muß von Fall zu Fall entschieden werden. Im allgemeinen kann man nur sagen, daß Kranke mit hypertrophischem Herzen und stark erhöhtem Blutdruck keine Bäder unter 20° nehmen sollen und auch diese nur, wenn sie daran gewöhnt sind.

Vorsichtige Abkühlung, langsames Einsteigen, Kühlen des Kopfes, baldiges Tauchen sind anzuraten. Und vor allem dürfen die Leute nicht zu lang im Wasser bleiben, nie darf der zweite Frost abgewartet werden. Dies alles vorausgesetzt, sehe ich nicht ein, warum man das Baden allen Herzkranken und vor allem auch allen älteren Personen, deren Arterien schon verändert sind, deren Herz auch nicht mehr unberührt ist, ganz allgemein und grundsätzlich verbieten sollte. Das kalte Baden, mit Maß und Ziel, ist ein vortreffliches Übungsmittel für die Vasomotoren. Die reaktiv nach dem Bad auftretende Blutdrucksenkung nach kurzer vorübergehender Steigerung, mit deutlicher Beruhigung der Herztätigkeit, Sinken der Pulsfrequenz soll das Gefühl des Behagens mit sich bringen, namentlich auch das Gefühl rieselnder Wärme am ganzen Körper und das Verlangen nach Speise, wohl auch nach einer Zigarre, dann ist gewiß kein Schaden angestellt, eher viel genützt. Wenn aber nach dem Bad die Haut sich nicht erwärmt, die Lippen blau bleiben, die Haut faltig, der Kranke fröstelt und sich unbehaglich fühlt, da verträgt er eben das Baden nicht oder nicht mehr und muß es unterlassen. Bewegen, Laufen, wenns der Kranke kann, sonst Ruhe in der warmen Sonne können manchmal die ausgebliebene und so erwünschte Reaktion noch bringen. Um kein Mißverständnis aufkommen zu lassen: es fällt mir natürlich nicht ein, Freibäder bei Herzkranken zu empfehlen oder sie als harmlos hinzustellen, so daß man sie ohne ganz besondere Erwägung und Vorsicht gestatten sollte. Sie dürfen natürlich niemals im Stadium der Herzinsuffizienz und nur bei ganz leichten Affektionen erlaubt werden. Ich wollte nur sagen, daß sie hier auch nicht ganz allgemein und unter allen Umständen zu verbieten sind bloß deswegen, weil sie bei ernsteren Zuständen schädlich und direkt gefährlich sind.

Was bei der Anwendung des elektrischen Stroms physikalische, was suggestive Wirkung ist, läßt sich schwer entscheiden. Alles mögliche hat man schon versucht und gerühmt. Es scheint, daß jede Methode günstig wirkt, wenn sie und so lang sie neu ist, dann wird es wieder ruhig davon. Allgemeine Faradisation und Galvanisation spielten früher eine wichtigere Rolle als jetzt, wo namentlich die hochgespannten Ströme mit enormer Frequenz bevorzugt werden. So wurden z. B. von Rumpf die oszillierenden Ströme empfohlen. Die Sekundärspirale eines Induktors von 5—8 cm Funkenlänge und 80 Unterbrechungen gibt den Strom. Zwei Kondensatoren werden als Elektroden verwendet, einer kommt auf die Füße, der andere in die Hand oder aufs Herz. Die Frequenz der Stromschwankungen beträgt 1 Million/Sekunde. Die Spannung ist so groß, daß eine Geißlersche Röhre in der Hand des Kranken leuchtet. Bei täglicher Anwendung von 5—10 Minuten Dauer soll bei Herzmuskelkrankheiten mit oder ohne Sklerose der Arterien eine Verkleinerung der Dilatation, Sinken des Drucks und der Pulszahl, Vertiefung der Atmung erzielt werden können. „Schrumpfniere, stärkeres Ödem, bedeutende Herzgeräusche" werden als Kontraindikation aufgestellt. Man möchte wünschen, daß zur Kontrolle der Heilerfolge namentlich auch die objektive Bestimmung der Herzgröße durch die Berechnung des reduzierten Herzquotienten herangezogen würde. Pulszahl, Druck und gar Atmung sind doch recht von psychischen Einflüssen, also auch von Autosuggestion abhängig.

Hypnose und Suggestion können übrigens gelegentlich bei den nervösen Erscheinungen und Beschwerden, die sich aufs Herz beziehen, bei Nervösen und Hysterischen mit Erfolg, ja mit zauberhaftem Erfolg verwendet werden. Sie sind im ganzen nicht meine Sache, wenn man nicht das persönliche Gewicht des Arztes, die möglichst beruhigende Art seines Verkehrs und Zuspruchs, worauf ich freilich sehr viel halte, auch Wachsuggestion nennen will, weil das besser und wissenschaftlicher klingt.

Auch die Pneumotetherapie findet ihre Verwendung. Aus einem überlasteten kleinen Kreislauf kann das Blut verdrangt werden durch die Einatmung komprimierter Luft. Nur geringe Druckwerte von 6 bis höchstens 10 cm Wasser sollen verwendet werden, mit langsamem An- und Abschwellen, z. B. mit dem A. Geigel-Mayrschen Schöpfradgebläse, mit dem die Abstufung des Drucks am leichtesten geschieht. Die Methode ist von sehr großer Wirkung namentlich beim Asthma cardiale und bei Fehlern der Mitralis.

Zu den herzschonenden Methoden gehört die allgemeine Körpermassage (mit Vermeidung tiefer Bauchmassage!), wobei dem Herzen eine äußere Kraft zur Fortbewegung des Blutes zu Hilfe kommt. Auch manuelle und maschinelle passive Gymnastik fördert die Blutbewegung und wirkt herzschonend. Die schwedische (manuelle Widerstandsgymnastik), zuerst vom Schweden Ling schon im Jahre 1800 angegeben, sowie die maschinelle Widerstandsgymnastik (an Apparaten von Zander oder Herz) sind herzübende Methoden, deren Wirkung von den schwächsten bis zu den stärksten Graden abgestuft werden kann. Die mildeste Form ist wohl die erstere in der Hand eines geübten und erfahrenen Gymnasten. Auch die Vibrationsmassage, starke Erschütterungen, namentlich der Herzgegend, wofür verschiedene Apparate angegeben sind, gehört zu den herzübenden Methoden. Wie bei den Bädern ist es meistens angezeigt, zuerst mit den herzschonenden Methoden zu beginnen und dann erst die herzübenden, vorsichtig steigend, daran anzuschließen.

Mit allen diesen Methoden läßt sich Gutes erreichen. Einer empfiehlt die eine Methode, ein anderer hat wieder eine andere zu seiner Spezialität gemacht. Die Hauptsache scheint nicht so wohl zu sein, eine davon auszuwählen, sondern den Arzt, der sie ausübt, dessen Erfahrung und Sorgfalt den Ausschlag geben.

Den meisten Herzkranken muß eine bestimmte Anweisung darüber gegeben werden, was sie an körperlicher Arbeit leisten dürfen; nicht alle sind vernünftig genug, sich vor Übertreibung selbst zu hüten, und zu große Anstrengung gehört zu den Schädlichkeiten, die der Herzkranke am meisten fürchten muß. In vielen Fällen ist, wie schon erwähnt, körperliche und auch geistige Ruhe das erste, womit die Behandlung zu beginnen hat. Aber nicht nur äußere Umstände erfordern, daß schließlich die Kranken, sobald sie überhaupt können, sich wieder bewegen, allzulange Ruhe wäre dem Herzen auch schädlich. Der Herzmuskel verfällt dabei der Inaktivitätsatrophie wie die Skelettmuskeln auch. Ganz untätig ist ja der Herzmuskel natürlich nie, er ist aber in seiner Ernährung ganz von seiner eigenen Tätigkeit abhängig, wenn er mehr arbeitet, bekommt er auch mehr Nährmaterial. Zu den herzübenden Methoden gehört also auch die Bewegung, das Gehen. Beim Gehen in der Ebene oder bergab wird nur so viel mechanische Arbeit geleistet, als zur Überwindung äußerer Widerstände, der Reibung, zur Beschleunigung der Massen, namentlich der Extremitäten erforderlich ist. Und doch ist diese Arbeit, wenn sie oft in der Zeiteinheit geleistet werden muß, also bei längerem Gehen, oft allein schon zu groß fürs Herz, Laufen, auch schon rascher Gang schädlich oder unmöglich. Noch mehr ist dies der Fall wenn wirklich äußere Arbeit durch Überwindung der Schwerkraft, wie beim Steigen, geleistet werden muß. Die Dosierung dieser Arbeit ist in ein System gebracht in der Örtelschen Terrainkur, wo Dauer der Bewegung, Grad der Steigung genau vorgeschrieben werden. Die hohen Anstrengungen, die der Sport, welcher Art er auch sei, erfordert, läßt seine Ausübung durch Herzkranke in vielen Fällen nicht ratsam erscheinen, zumal der Eifer im Spiel, der Ehrgeiz, ein Überschreiten der zulässigen Grenzen fast mit Sicherheit erwarten läßt. Doch haben, das muß man gestehen, unsere Anschauungen in diesem Punkt durch den letzten Krieg sich ganz wesentlich geändert. Es hat sich gezeigt, daß auch Herzkranke, namentlich solche mit Klappenfehlern, oft ganz überraschend gut Anstrengungen und auch Aufregungen der erstaunlichsten Art ertragen haben, fast oder anscheinend ganz wie Gesunde, so daß sie, wie es zunächst scheinen will, auch noch Vorteil für ihr Herz daraus gezogen haben. Für viele andere freilich verhielt es sich umgekehrt. Im allgemeinen muß man raten, daß es die Kranken nie zu starker Dyspnoe kommen lassen dürfen, daß schwerer Kranke z. B. nicht rascher gehen sollen als so, daß sie noch in ununterbrochenem Fluß sprechen können, ohne stehen bleiben und Luft holen zu müssen.

Bei dem mächtigen Einfluß, den psychische Erregungen auf die Herztätigkeit ausüben, sollten Herzkranke soviel es geht, vor jeder Aufregung, vor Schreck, Ärger und Verdruß nach Möglichkeit bewahrt werden, aber wie ist das in vielen Fällen eben möglich! Hierher gehören auch die sexuellen Erregungen. Ein Teil von nervösen Herzerscheinungen ist oft direkte Folge davon. Aber auch rein mechanisch wirkt die sexuelle Erregung. Während des Verlangens und während der Libido steigt der arterielle Druck und erreicht während des Orgasmus den höchsten Grad, um dann, nach der Entladung, durch Lähmung der Vasomotoren im Unterleib rasch zu sinken, tiefer sogar als er vorher war. Exzesse können zu anhaltender Blutdrucksenkung und Erschöpfung des Herzens führen. Andererseits bürden zu oft wiederholte und namentlich auch absichtlich verlängerte sexuelle Erregung mit später oder sogar vermiedener Entladung durch die Erhöhung des Blutdrucks, bedingt durch die Kontraktion der Bauchgefäße, worauf schon die Röte des Gesichts hinweist, dem Herzen allzugroße Arbeit auf. Darauf beruht zum Teil die größere Gefährlichkeit der beliebig oft und lang zu wiederholenden psychischen sexuellen Reizung durch Anregung der Phantasie und durch mechanische, aber nicht oder spät zu Ende geführte Reizung bei der Masturbation gegenüber der einzig legitimen Kohabitation. Das sind Dinge, die für ein gesundes, jugendliches Herz nicht allzuviel bedeuten, einem alten oder kranken aber schwer schaden oder gefährlich werden können. Auch hier ist sorgfältig zu individualisieren und mit der Überzeugung zu rechnen, daß die gezogenen Grenzen doch höchst wahrscheinlich nicht eingehalten werden dürften. Im allgemeinen ist aber, wo absolute Abstinenz doch nicht zu erreichen ist, wie so oft in der Ehe, dann der Rat zu geben, lieber den Akt regulär, kurz und vor allem bis zum Ende, bis zum Abklingen, durchzuführen. Das gilt für beide Teile. Beim Weib muß auch noch die Gefahr erwogen werden, die eine Gravidität voraussichtlich mit sich bringen würde. Bei schwerer Herzkrankheit muß sie natürlich vermieden werden, auch bei leichten das Eingehen der Ehe unter allen Umständen zu verbieten, würde doch viel zu weit gehen.

II.

Die einzelnen Krankheitsbilder.

Das Herz besteht aus drei Häuten: Dem Perikard, dem Myokard und dem Endokard. Alle drei können durch Krankheitsgifte in den Zustand akuter Entzündung versetzt werden, oft alle drei zusammen. Aus didaktischen Gründen besprechen wir alle drei gesondert und beginnen mit den Krankheiten der Innenhaut, zunächst der

Endocarditis acuta.

Jedes Krankheitsgift, das sich im Blut verbreitet, also jede Sepsis im weitesten Sinn, kann auch das Endokard ergreifen. Hierher gehören zunächst die Eitererreger der Septikopyämie, des Kindbettfiebers, Staphylococcus pyogenes (aureus und flavus), Streptococcus pyogenes, Lebewesen, die in der Wahl des Ortes nicht wählerisch sind und überall da, wo sie hinkommen und sich festsetzen, auch eine Entzündung zu erregen pflegen. Andere Krankheitskeime setzen aus uns vorläufig unbekannten Gründen mit Vorliebe oder ausschließlich an ganz bestimmten Organen mit ihrer Tätigkeit ein. Scharlach und Masern befallen regelmäßig die Haut, niemand weiß warum, die Masernflecken kommen zuerst und vornehmlich im Gesicht, der Scharlach läßt es ebenso regelmäßig frei und wieder kann niemand einen Grund dafür angeben. Der Rheumatismus articulorum acutus, die Polyarthritis rheumatica, hat ihren Namen weil sie Gelenke, oft viele nacheinander, in den Zustand der Entzündung versetzt und sonst nichts, nur manchmal noch, oft sogar noch gerade das Endokardium. Das ist eine Erfahrungstatsache, für die uns jede Erklärung bis jetzt fehlt. Und wenn auch bei keiner Infektionskrankheit die Endocarditis acuta ausgeschlossen ist, so kommt sie doch bei der einen häufiger zur Beobachtung als bei den andern.

Im allgemeinen scheint das Endokard gegen dieselben Krankheitskeime empfindlich zu sein wie die Gelenke. Streptokokken, Staphylokokken, Micrococcus flavus, beim akuten Rheumatismus Diplokokken, der Kokkus des Erysipel, Pneumokokken, Diphtherie- und Typhusbazillen, Rotzbazillen, Gonokokken, das uns noch unbekannte Gift des Scharlachs und der Chorea minor, alles dies kann eine Endocarditis acuta erzeugen aber bei keiner Infektionskrankheit ist man vor dieser Komplikation ganz sicher, nicht einmal bei den so harmlosen Varizellen und beim Mumps.

Von besonderer Wichtigkeit ist es, daß Endocarditis acuta mit oder ohne das Zwischenglied des Rheumatismus sich recht häufig an eine Angina anschließt. An dem Lymphsystem, das am Schlund ringförmig angeordnet ist, wird für viele Infektionen die Eintrittspforte zu suchen sein. Und so sieht man auch die Endokarditis nicht selten sich nach einer fieberhaften Angina follicularis entwickeln und wahrscheinlich sind alle sogenannten Fälle von „primärer" Endokarditis auf eine übersehene oder unbeachtete Angina zurückzuführen.

War ein Endokard einmal entzündet, so ist es gegen jede erneute Allgemeininfektion doppelt empfindlich und Rezidive der Endocarditis acuta sind ungemein häufig.

In weitaus den meisten Fällen entwickelt sich die Krankheit von der Oberfläche des Endokards, vom Epithel aus, die Entzündungserreger, die im Blut kreisen, dringen von den Herzhöhlen aus ins Endokard ein. Die Folge ist stets eine in Herden auftretende Entzündung. Es kann ein einziger Herd vorhanden sein oder es sind ihrer mehrere oder sogar sehr viele. Kein Teil der Innenhaut des Herzens, einschließlich der halbmondförmigen Klappen an den großen Gefäßen, ist ganz vom Krankheitsprozeß ausgeschlossen, jeder Teil kann davon befallen werden, doch hat die Krankheit ihre Lieblingssitze, an denen man die pathologischen Veränderungen post mortem bei weitem am häufigsten antrifft. Das sind die Stellen, die bei der Herztätigkeit der stärksten mechanischen Reizung ausgesetzt sind, und man hat den Eindruck, daß dort das Krankheitsgift geradezu mechanisch in das Epithel des Endokards eingerieben wird, an den Stellen, die dem stärksten Druck ausgesetzt sind. Der größte hydrostatische Druck kommt im postfetalen Leben im linken Ventrikel und im Anfangsteil der Aorta zur Geltung, im fetalen Kreislauf aber im rechten Ventrikel und in der Pulmonalis. So ist denn auch bei den Endokarditiden, die nach der Geburt auftreten, in erster Linie die Mitralis und der Klappenapparat der Aorta betroffen, die Folgen einer schon im Mutterleibe überstandenen Endokarditis finden sich dagegen fast ausnahmslos an der Tricuspidalis und den Pulmonalklappen vor. Daß eine postfetale Endokarditis das rechte Herz allein befällt und das linke unberührt läßt, gehört zu den großen Seltenheiten. Es sei denn, daß im linken Herz schon früher eine Endokarditis abgelaufen war und eine rekurrierende Entzündung nun auch einmal das rechte Herz, meistens dann die Tricuspidalklappe, befällt. Gewöhnlich handelt es sich dann um Veränderungen zuerst an der Mitralis, durch die eine Drucksteigerung im kleinen Kreislauf schon herbeigeführt war, und so ist dann auch mechanisch die weitere Erkrankung der dreizipfeligen Klappe leichter zu verstehen. An den Klappensegeln, den venösen wie den arteriellen, erkrankt der Schließungssaum am frühesten und am öftesten. Aber wie gesagt, auch alle anderen Teile des Endokards können isoliert befallen werden und hierzu sind auch die von ihm überzogenen Sehnenfäden der Zipfelklappen zu rechnen. Das erste, was bemerkbar wird, ist eine Trübung der Oberfläche, das Entstehen von opaken Flecken, so daß am wandständigen Endokard die Muskelhaut nicht mehr so gut durchscheint. Die Oberfläche spiegelt nicht mehr, wird leicht rauh. Die einzelnen Herde können so klein sein, daß man sie mit unbewaffnetem Auge gerade noch sehen kann. Mitunter stehen sie aber so dicht, daß größere Flächen getrübt und rauh aussehen. Rauhigkeit und Trübung ist schon im ersten Stadium mitbewirkt durch eine Auflagerung von fädigem oder körnigem Fibrin. Im Blutplasma findet sich die Vorstufe eines fermentartig wirkenden Körpers. Sie wird bei Gegenwart von Kalksalzen durch Katalysatoren aktiviert, die aus Blutzellen, wahrscheinlich den Blutplättchen stammen. Durch das erzeugte Enzym wird ein im Blutplasma gelöster Körper in fester Phase als Fibrin ausgefällt. Bei dem Vorgang der Katalyse ist die Beschaffenheit der festen Wand, die vom Blut berührt, benetzt wird, von wesentlichem Einfluß. Die Katalyse, und somit der ganze folgende Vorgang der Gerinnung, wird verhindert, so lang die Wand, die Intima der Gefäße, im Herzen das Endokard, glatt und gesund ist. Wird die Wand durch Krankheit verändert, rauh, so ist die Gelegenheit zur Gerinnung im geringeren oder höheren Grade gegeben; Verlangsamung des Blutstroms befördert ferner den Gerinnungsvorgang. Auf diesen werden wir später noch manchmal zurückkommen, er ist auch bei den Klappenfehlern von besonderer Wichtigkeit.

Unter dem Endothel spielen sich die bekannten Entzündungsvorgänge ab. Es kommt zur kleinzelligen Infiltration, zur Entwicklung eines Granulationsgewebes, das sich gegen die freie Oberfläche und über dieselbe erhebt. Da finden sich Kokkenhaufen, erweiterte und neugebildete Gefäße, junges Bindegewebe und an der Oberfläche mehr und mehr Fibrinniederschläge. So bilden sich graue oder graugelbliche Wucherungen, die zu polypösen Exkreszenzen heranwachsen können und die den Klappenapparat, den sie befallen haben, verunstalten. Kommt der Prozeß in diesem Stadium zum Stillstand, so bleiben die Wucherungen zum größten Teil bestehen, ein Teil, namentlich die Fibrinauflagerungen, kann vom Blutstrom fortgerissen werden und wo anders im Kreislauf stecken bleiben, eine Embolie (am häufigsten im Gehirn, in den Nieren, in der Milz) hervorrufen. Ein Teil des neugebildeten Bindegewebs kann auch schrumpfen, am Schließungssaum der Klappen dem immer wiederkehrenden Druck nachgeben und so kann eine Störung in der Funktion der Klappen auch wieder zurückgehen, wenn die Verunstaltung nicht gar zu bedeutend war. Unheilvoller ist die Schrumpfung, die sich an entzündeten Sehnenfäden nach Ablauf des akuten Stadiums einstellt. Hierdurch kann manches Klappensegel an seiner völligen Entfaltung gehindert werden und war die Klappe durch die frische Entzündung noch nicht schlußunfähig, so kann sie es werden während der Prozeß anatomisch ausheilt. Die Krankheitserreger können aber auch das befallene Gewebe in einem Grade schädigen, daß deren Ernährung Not leidet, daß sich zur Entzündung die Nekrose hinzugesellt. Namentlich das Eitergift, die Staphylokokken und Streptokokken wirken nicht selten so. Dann kommt es zur Geschwürsbildung. Die Geschwüre mit unregelmäßiger Begrenzung, gewuchertem Rand, können in die Tiefe fressen, und so kann dann der Blutstrom an den Klappen die Duplikatur des Endokards auseinanderwühlen, sich einen weiteren Weg bahnen und so zum Klappenaneurysma führen, wenn er einmal auf der einen Seite der Klappe ein Loch gefunden hat. Was auf der einen Seite geschah, kann auch auf der anderen Seite geschehen, auch hier Zerfall und Durchbruch und dann hat das Klappensegel eben einfach ein Loch, die Klappe kann dann keinen völligen Abschluß mehr bilden, auch wenn die Segel sich noch ganz dicht aneinander legen können. Geschwüriger Zerfall an den Sehnenfäden kann es mit sich bringen, daß diese losreißen. Dann hat das Segel keinen Halt mehr, flottiert, wird bei jeder Systole gegen den Vorhof getrieben und die Klappe ist wieder insuffizient. Ist es aber das große Segel der Mitralis (das „Aortensegel“), das so losgerissen wird, nun, dann kann eine Katastrophe dem ganzen Prozeß zugleich mit dem Leben des Kranken ein Ende machen. Das Klappensegel kann sich vor das Aortenostium legen, dieses verschließen, womit der Kreislauf plötzlich und dauernd unterbrochen wird. Post mortem findet man dann den Ventrikel gefüllt bis zum Bersten und die Aorta verstopft mit dem losgerissenen Mitralsegel.

Wenn die Entzündung irgendwie lebhafter ist, so bleibt sie selten auf das Endokard beschränkt, sondern befällt oft gleich im Anfang auch den Herzmuskel. Staphylokokken und Streptokokken können sogar zur umschriebenen Eiterung, zum Abszeß im Muskelfleisch führen, doch ist dies selten. Meist geht die Entzündung mit oder ohne Bindegewebshyperplasie und Narbenbildung wieder zurück. Erwähnt wurde schon, daß Rezidive der Endokarditis häufig sind. Anatomisch läßt sich dies wohl begreifen. Die Wucherungen und Exkreszenzen an den Klappen sind mechanischer Schädigung weit eher ausgesetzt als eine intakte Klappe. Legen sich die Klappen nicht mit einem glatten Saum aneinander, kommen bei jedem Klappenschluß schmale und spitze Teile miteinander in Berührung, so wirkt auf diese Stellen ein höherer Druck. Druck ist die Kraft, die auf die Flächeneinheit wirkt. Die Kraft, mit der die Klappensegel gegeneinander gepreßt werden, ist nach Ablauf der Entzündung und wenn der Herzmuskel sich wieder erholt hat, mindestens so groß wie vorher, wenn ein Klappenfehler zurückgeblieben ist und eine Hypertrophie des Muskels sich eingestellt hat, in der Regel nicht unbedeutend größer. Die Fläche aber, auf die die Kraft wirkt, ist kleiner geworden, der Druck hier also größer. Dazu kommt noch ein weiterer Umstand. Die Klappensegel sind Duplikaturen des Endokards, aus denen sich mit der weiteren Ausbildung im fetalen Leben die mittlere Herzhaut mitsamt ihren Gefäßen zurückzieht; die Klappen sind nach völliger Ausbildung (mit wenigen Ausnahmen) gefäßlos. Bei der Endokarditis aber bilden sich hier häufig neue Gefäßschlingen, die mit Ablauf der Entzündung sich nicht immer zurückbilden. Die gefäßhaltige Klappe ist dann für ein Gift, das im Blut kreist, auf doppelte Weise angreifbar. Einmal von der freien Oberfläche her wie jedes Endokard, dann aber auch von innen her, von den Gefäßen, wo noch dazu der Schutz des Epithels nicht gegeben ist. So begreift sich der Erfahrungssatz, daß „Herzfehler zu Endokarditis prädisponieren".

Die Endocarditis acuta ist eine fieberhafte Krankheit. Nur ist schwer zu sagen, was vom Fieber auf die Grundkrankheit, die Sepsis, den Rheumatismus, den Scharlach usw. zu beziehen ist, was auf die Erkrankung des Herzens. Doch gibt es Fälle, wo nach Ablauf der Grundkrankheit, wenn die Gelenkschwellungen beim Rheumatismus, wenn Angina und Exanthem beim Scharlach schon tagelang vorbei sind und doch immer leichtere Temperatursteigerungen nicht vergehen wollen, Fälle, in denen dann allmählich der Verdacht aufkommen kann, es möchte sich um eine Komplikation mit Endokarditis handeln. Manchmal kann man auch für ein bestehendes Fieber gar keine andere Ursache finden als endlich, wenn man schon an alles andere gedacht und vergeblich danach gesucht hat, eine Endokarditis; es sind die schon erwähnten, ziemlich seltenen Fälle von primärer Endokarditis.

Die Endocarditis septica hat man auch wohl als Endocarditis maligna, ulcerosa abgetrennt und beschrieben. Es ist auch richtig, daß es bei der septischen Form öfter zum geschwürigen Zerfall der entzündlichen Vegetationen am Endokard kommt, doch ist die Geschwürsbildung auch bei den rheumatoiden, leichteren Formen keineswegs ausgeschlossen und andererseits ist sie bei der Sepsis kaum die Regel, der Zerfall kann ausbleiben, selbst wenn sich die Krankheit über Wochen und Monate hinzieht. In Fällen, die rasch tödlich enden, kommt es überhaupt nicht zur Nekrose und verruköse und ulzeröse Form kann im gleichen Fall, sogar nebeneinander auf derselben Klappe vorkommen.

Die ulzeröse, maligne, besser „septische" Form entsteht nur auf Grund eines allgemeinen Infektionsprozesses; das Wichtige ist die Anwesenheit von Krankheitserregern im Blut („Mikrobiohämie", „Saprämie") meist, aber doch nicht immer, die von Streptokokken (Sepsis, Septikopyämie). Der primäre Herd kann in der Haut sitzen (Furunkel, Akne), in den Tonsillen, den Genitalien. Im Puerperium bricht die Krankheit mehrere Tage oder auch Wochen post partum aus, gewöhnlich stürmisch verlaufend. Infektion mit Gonokokken gibt ein typhöses Bild, Metastasen sind häufig. Staphylokokken machen häufiger Metastasen als Streptokokken. Bei Scharlach finden sich im Blut Streptokokken und Pneumokokken. Auch Bronchektasie mit putrider Bronchitis, Entzündung der Gallenwege (Bacterium coli) kann zu septischer Endokarditis führen; bei Typhus, Influenza und Tuberkulose handelt es sich meistens um Mischinfektionen.

Das Fieber ist auch bei der septischen Form nicht immer charakteristisch, doch zeigt der Temperaturverlauf meist Neigung zu großen Schwankungen; selten ist das Fieber remittierend oder intermittierend, eine glatte Continua noch seltener. Andererseits kommen auch fieberlose Fälle und solche mit ganz geringem

Fieber vor, es sind manchmal, aber durchaus nicht immer, die leichtesten. Der Beginn des Fiebers wird meist durch einen Schüttelfrost eingeleitet. Wenn die Fröste, wie namentlich bei Infektion mit Streptokokken oder Gonokokken sich öfter, Tag für Tag durch mehrere Wochen wiederholen, braucht es gar nicht des Nachweises der Kokken im Blut, dann ist der septische Charakter des Krankheitsbildes wohl unverkennbar; freilich kann bei regelmäßiger Wiederkehr des Frostes auch beispielsweise eine Tertiana vorgetäuscht werden. Der Anstieg der Temperatur nach dem Frost, auf 39,5 bis 40,5 und höher, währt gewöhnlich 5—6 Stunden, dann folgt allmählicher Abfall zur Norm und auch Kollapstemperaturen können darauf folgen. Auch zweimal am gleichen Tag kann Frost und Fieber kommen und umgekehrt gibt es leichte Fälle, in denen wochenlang nur abends leichtere Temperatursteigerungen auftreten. Im Verlauf der Krankheit wird das Gesicht blaß und bleibt es auch während der Fiebersteigerung, eine Zeitlang besteht geringes Krankheitsgefühl, das Sensorium bleibt frei, doch kann es bei akuter Sepsis auch getrübt werden, können Delirien kommen. Die Zahl der roten Blutkörperchen nimmt ab bis auf 2—$2^1/_2$ Millionen im mm³.

Pulsbeschleunigung besteht gewöhnlich schon von Anfang an, meist auch in den fieberfreien Pausen. Sie kann anfallsweise für mehrere Stunden auf 160—180 Schläge und darüber steigen, ganz besonders lösen schon geringe Anstrengungen wahre Tachykardien aus. Dabei ist der Puls von ungleicher Füllung, dikrot, später sogar überdikrot, also von sehr geringer Spannung. „Septische Formen" der verschiedensten Infektionskrankheiten setzen überhaupt den Blutdruck gern herab und können gerade hierdurch zur unmittelbaren Lebensgefahr, zum Tod im Kollaps führen. Arrythmie ist im ganzen nicht häufig, kommt eher noch bei rezidivierenden Formen vor. Bradykardie kommt gelegentlich bei Beginn der Krankheit vor, auch nach Schüttelfrösten. Man muß aber wissen, daß bei akutem Gelenkrheumatismus in den ersten Tagen gar nicht selten Pulsverlangsamung auf 60 Schläge und weniger beobachtet wird, ohne daß das Herz überhaupt ergriffen ist oder im späteren Verlauf noch ergriffen wird.

Bei diesen Erscheinungen kann es bleiben, wenn ausnahmsweise der Klappenapparat nicht befallen wird. Geräusche kommen aber gewöhnlich, manchmal schon in den ersten Tagen. Weil die Mitralis am häufigsten erkrankt, so wird auch ein systolisches Geräusch am öftesten beobachtet. Es ist kurz und in den meisten Fällen so rauh, daß es sich wie ein Reiben anhört. Wahrscheinlich ist es auch nichts anderes und entsteht dadurch, daß die rauh gewordenen Klappensegel sich aneinander bei jeder Systole verschieben, indem sie nicht im gleichen Takt schwingen. Es kann aber auch jetzt schon eine Insuffizienz der Klappen vorliegen und ein Teil des Blutes bei jeder Systole durch einen Spalt zwischen den nicht völlig schließenden Klappensegeln aus dem Ventrikel in den Vorhof zurückströmen, auch eine Verstärkung des II. Pulmonaltons wie bei einem ausgebildeten Klappenfehler (vide unten: Mitralinsuffizienz) kann schon da sein, muß es aber nicht. Jedenfalls ist das Geräusch durch seinen rauhen, dem Reiben wenigstens außerordentlich ähnlichen, Charakter verschieden von den „funktionellen" Geräuschen und auch von einem, das bei einer wohlausgebildeten älteren Mitralinsuffizienz gehört wird. Wer das Geräusch kennt, kann daraus auf eine ganz frische Erkrankung schließen. Vor Jahren schon habe ich auf die Möglichkeit eines solchen „endokardialen Reibegeräusches" aufmerksam gemacht, ohne natürlich zwingende Beweise für meine Anschauung aufbringen zu können. Meine Annahme stützt sich nur auf den eigentümlichen Klangcharakter des Geräusches einerseits und andererseits auf den anatomischen Befund bei solchen frischen Prozessen: auf die Rauhigkeiten am Schließungssaum der Klappensegel und darauf, daß in diesem Stadium von einer wohlausgebildeten Mitralinsuffizienz von einem weiteren Offenbleiben des Ostiums oft noch nichts zu bemerken ist. Das Ostium wird von den Segeln noch vollständig bedeckt, nur läßt manchmal die unregelmäßige Begrenzung der Segel darauf schließen, daß der Abschluß beim Aneinanderlegen der Segel im Leben doch kein absolut blutdichter gewesen sein mag. Das Geräusch ähnelt durchaus und fast zum Verwechseln einem perikardialen Reibegeräusch (vide unten), nur ist es rein auf die Systole beschränkt, wenn die Mitralis (oder ausnahmsweise die Tricuspidalis) von der Endokarditis befallen ist. Wenn aber die halbmondförmigen Klappen der Aorta (oder sehr selten der Pulmonalis) ergriffen sind, dann ist das Geräusch in weitaus den meisten Fällen ein diastolisches und entsteht schon im ersten Augenblick der Diastole, sobald der Druck im Ventrikel auf Null sinkt. Dann sollten die halbmondförmigen Klappen das Gefäß dicht vom Ventrikel absperren, sie können dies wegen ihrer unregelmäßig gewordenen Begrenzung nicht mehr, ein anfangs nur äußerst enger Spalt bleibt offen, das rückwärts gegen den Ventrikel aus der Aorta strömende Blut bringt die Klappensegel zum Schwingen, sie reiben mit ihren rauhen Flächen am Schließungssaum aneinander und das kann man hören. Herzgeräusche können aber auch erst später auftreten oder selbst dauernd fehlen, auch dann, wenn der Klappenapparat nicht freigeblieben ist. Wenn der entzündliche Prozeß an den Vorhofsklappen nur die obere Fläche, an den arteriellen Klappen nur die untere Seite befallen und die Schließungslinie frei gelassen hat, braucht kein Geräusch zu kommen.

Wenn der Kranke mit dem Leben davonkommt, so erholt sich das Herz, der Blutdruck wird höher, die Pulsfrequenz sinkt, die Temperatur geht in die normalen Grenzen zurück. Auch das endokardiale Reiben kann ganz verschwinden und so kann die Krankheit ausheilen ohne irgend einen bleibenden Schaden zu hinterlassen. Die Endokarditis kann auch zum Tode führen. Die Herzkraft kann mehr und mehr sinken, der Kranke der Grundkrankheit (z. B. einer Sepsis, einem schweren Scharlach oder Rheumatismus articulorum acutus) erliegen. Zum üblen Ausgang kann die Endokarditis dabei ihren redlichen Teil selber beitragen, indem kleinere oder größere Teile der Auflagerungen vom Blutstrom fortgerissen werden. Wo diese ihrer Form oder Größe wegen im Kreislaufsystem stecken bleiben, erzeugen sie eine Embolie. Je nachdem das festgekeilte Stückchen, der Embolus, selbst von Krankheitserregern durchsetzt ist oder nicht, sind die Folgen dort, wo es sich festgesetzt hat, verschieden. Ein blander Embolus führt nur zur Zirkulationsstörung, ein infizierter außerdem noch zur Entzündung. Solche Embolien sind namentlich bei Infektion mit Staphylokokken häufig. Lieblingsstellen sind Gehirn, Milz und Nieren, doch kann auch sonst überall eine Infarzierung entstehen, bei Endokarditis im rechten Herzen in der Lunge, bei einer im linken an irgend einer Stelle im großen Kreislauf.

Wird ein Gehirngefäß von stärkerem Kaliber, wie z. B. eine Arteria cerebri media, plötzlich verschlossen, so bleibt die Zirkulationsstörung nicht auf das von der Arterie versorgte Gebiet beschränkt, sondern befällt das ganze Gebiet der Blutversorgung des Gehirns. Vor vielen Jahren habe ich theoretisch und experimentell gezeigt, daß im Augenblick der Embolie nicht nur stromabwärts von der verschlossenen Stelle, sondern auch in allen andern, ganz unbeteiligten, Arterien innerhalb der Schädelkapsel stromabwärts von den Stellen, wo der gleiche Druck wie an der embolisierten herrscht, ein augenblicklicher, vollständiger Stillstand der Blutbewegung eintreten muß. Auf die plötzliche „Adiämochysis cerebri" antwortet die graue Gehirnrinde mit dem Symptom der Bewußtlosigkeit und so ist ganz gewöhnlich Folge einer Gehirnembolie ein apoplektischer Insult, ein Gehirnschlag, dessen vorstechendes Symptom der Verlust des Be-

wußtseins ist. Ein solcher Hirnschlag kann sogar das erste Zeichen einer Endocarditis acuta sein und auf deren Möglichkeit hindeuten zu einer Zeit, wo am
Herzen noch gar nichts Krankhaftes nachgewiesen werden konnte.

Erholen sich die Kranken vom apoplektischen Insult, so werden dann die
Herdsymptome deutlich. Die Arteria cerebri media (A. fossae Sylvii) versorgt die
Stammganglien und Umgebung, die innere Kapsel. Hier laufen eng zusammen-
gedrängt die motorischen Bahnen von der grauen Hirnrinde zu Arm und Bein,
zur Zunge und zu den mimischen Muskeln der Wange und des Kinns auf der
gegenüberliegenden Körperhälfte. Diese Bahnen stellen ihre Tätigkeit ein, wenn
sie nicht ordnungsgemäß mit Blut versorgt werden und die Folge einer solchen
Gehirnembolie ist also halbseitige Lähmung von Arm und Bein, von Gesichts-
(Facialisast II und III), und Zungenmuskeln auf der der Embolie gegenüberliegenden Seite. Auch das Sprachzentrum (III. linke Frontalwindung) kann mit
geschädigt sein und „motorische Aphasie folgen", wenn die linke Arteria fossae
Sylvii die verschlossene ist und die Embolie erfolgt häufiger links als rechts,
wie man glaubt weil der Weg vom Herzen in die Carotis interna, den Stamm
für die Arteria cerebri media, links gerader verläuft als rechts, ein im Blutstrom erscheinendes Gerinnsel also leichter seinen Weg hierher finden kann,
als in die rechte Seite.

Erfolgt eine Embolie in Milz oder Niere, so schwellen diese Organe an,
die Nieren schmerzen, mit dem Urin wird Blut ausgeschieden, eine Embolie
einer Arteria mesaraica führt zu blutigen Stuhlentleerungen. Sind aber die
Emboli Träger von Entzündungserregern, Staphylokokken, Streptokokken,
dann ist die Folge nicht nur Zirkulationsstörung, sondern Entzündung, es
kommt zu Meningitis, zum Hirn-, Milz- und Nierenabszeß usw. Häufig sind dabei
auch multiple ganz kleine Infarkte auf der Haut, Auftreten von vielen kleinen
Abszessen und Blutungen und was man hierbei post mortem an den serösen
Häuten, am Perikard, an Blutungen findet, ist nichts anderes als die Folge
von mikroskopisch kleinen Verlegungen der feinsten Gefäßäste. So ist also
die Endocarditis septica der wichtigste Faktor zur Verbreitung des septischen
Giftes im Körper, durch das sie selbst entstanden ist, und mancher Fall von
Pocken, von Scharlach, von Typhus wäre wohl geheilt ohne die unheilvolle
Komplikation mit Endokarditis.

Die Prognose der septischen Endokarditis ist bei Mischinfektionen immer
ungünstig. Rezidivierende Formen und solche, die mit Gelenksentzündung
einhergehen, haben einen schweren Verlauf und enden in kurzer Zeit tödlich.
Manche Formen von polyartikulärem Rheumatismus und die damit verknüpfte
Endokarditis verlaufen zwar nicht stürmisch, aber nichtsdestoweniger schwer,
weil sie sich lang hinziehen, wochen- und monatelang kommt immer wieder
Fieber, immer wieder entzünden sich neue Gelenke und so lang ist auch keine
Rede davon, daß eine Endokarditis zur Ruhe kommen kann. Wird dabei ein
und dasselbe Gelenk mehrmals nacheinander frisch befallen, so ist ein schwerer,
zum Tode führender Verlauf zu erwarten.

Die septischen Formen können rasch töten, die gewöhnlichen, „rheumatischen" laufen in 2 bis 6 Wochen ab, auch nach 10 Wochen oder nach
Monaten kann noch Genesung eintreten.

Man hat als besondere Art eine schleichende, sich lang hinziehende, die
Endocarditis lenta beschrieben. Sie wird hervorgerufen durch den Streptococcus viridans, der im Blut nachgewiesen werden kann. Auf Blutagar gezüchtet
liefert er nach 24—48 Stunden punktförmige, grünliche Kolonien. Am Endokard
erzeugt er verhältnismäßig flache Wucherungen und seichte Geschwüre.

Anfang der Krankheit und weiterer Verlauf sind ausgesprochen schleichend.
Die Krankheit beginnt mit Mattigkeit, ziehenden Schmerzen in den Muskeln,

Abgeschlagensein der Glieder, dyspeptischen Beschwerden, dabei bestehen leichtes Fieber, Kopfweh, Schweiße, ein Bild ähnlich wie bei manchen Formen von Influenza. Erst nach und nach kommt unter zunehmender Mattigkeit Herzklopfen und Kurzatmigkeit, die Milz schwillt an, wird hart, die Kranken werden blaß, haben Fieber zwischen 38 und 39 ^{0} und allmählich werden auch die Zeichen für Endokarditis am Herzen deutlich. Embolien sind sehr häufig, befallen Niere, Milz, können an der Haut Ekchymosen erzeugen, gelegentlich kommen auch Schüttelfröste und so zieht sich die Krankheit über 2—3 Jahre hin und erzeugt ein Bild, wie es so gewöhnlich durch einen verborgenen Abszeß bewirkt wird. Meist bleibt man auch auf dieser Fährde und sucht nach einem Eiterherd, kann ihn auch gelegentlich in Form einer Embolie entdecken, bis die Blutuntersuchung und der Nachweis des Streptococcus viridans Licht in die Sache bringt. Die Prognose ist fast ausnahmslos ungünstig, der Tod erfolgt durch allmähliche Entkräftung. Am ehesten scheint noch die autogene Viridansvakzine günstig zu wirken, aber das Leben wird auch damit nicht gerettet.

Bei der septischen Form der Endocarditis acuta ist der tödliche Ausgang der gewöhnliche; kommt der Kranke mit dem Leben ausnahmsweise davon, so bleibt dann fast stets eine Veränderung an den Klappen, ein Klappenfehler, zurück. Bei der nicht septischen, der rheumatoiden, Form ist dagegen der günstige Ausgang quoad vitam der häufigste. Eine Endocarditis acuta kann auch ausheilen ohne irgend einen bleibenden Schaden zu hinterlassen außer einer für die Zukunft doch etwas gesteigerten Empfänglichkeit zur abermaligen Erkrankung.

Ein Endokard, das einmal entzündet war, wird es zum zweiten Male leichter als das erste Mal. Jede Neuinfektion kann dazu führen und hier kommt wieder der Rheumatismus articulorum acutus in erster Linie in Betracht, da er so gern das gleiche Individuum mehrmals nacheinander befällt, im Verlauf von Jahren, aber auch rascher nacheinander, in einem Jahre zwei oder mehrmals.

Ob nach Heilung der Endokarditis ein Herzfehler zurückbleiben wird, läßt sich im Anfang nicht entscheiden. Laute Geräusche lassen es als wahrscheinlich annehmen, leise, flüchtige, bald wieder verschwindende geben der Hoffnung auf vollständige Genesung Raum. In den ersten Wochen kann sich noch manches ausgleichen, erst nach Monatsfrist läßt sich der angerichtete Schaden klarer übersehen. Nur besteht eben noch für die Zukunft die Sorge, daß ein zweiter oder ein dritter Anfall einen Herzfehler bringen oder einen schon bestehenden verschlimmern möge.

Die Therapie der akuten Endokarditis besteht vor allem in Ruhe, in Ruhe des Kranken im allgemeinen und seines Herzens im besonderen. Die Kranken müssen während der ganzen Krankheit zu Bette liegen bei nicht zu reichlicher und reizloser Kost. Für offenen Stuhl muß gesorgt, alle Aufregungen müssen ferngehalten, jede Anstrengung muß vermieden werden. Hohe Pulsfrequenz wird bekämpft durch Auflegen eines Eisbeutels aufs Herz, den man am besten schon beim allerersten Verdacht auf Endokarditis sofort anwendet, nicht zu stark gefüllt, damit er nicht zu schwer ist und drückt, nicht direkt auf die Haut, sondern auf ein leinenes Tuch gelegt, damit die Haut nicht erfriert; aus dem gleichen Grund wird er nach 4—5 Stunden für eine Stunde entfernt, sonst aber tagsüber und wenn er gut ertragen wird und den Schlaf nicht stört, kann er auch während der Nacht liegen bleiben. Auch bei Herzschwäche läßt man sich, wenn nicht unmittelbare Gefahr droht, nicht verleiten Herzreize zu geben, nur bei sehr hoher Pulsfrequenz, wenn man sich für das Leben des Kranken sorgen muß, verwendet man die Digitalis oder ihre Präparate: das Digitalysat, Digipuratum, Cordalen und ähnliches. So kostbar diese Heilmittel bei anderen Herzkrankheiten, so namentlich zu Zeiten bei den Folgen der Endokarditis, bei den Klappenfehlern, sich erweisen, so wenig sind sie im allgemeinen im akuten Stadium der Entzündung am Platz. Die Grundkrankheit ist nach den für diese geltenden Regeln zu behandeln; beim Rheumatismus acutus sind salizylsaures Natrium oder die neueren Präparate: Aspirin, Novaspirin, das vom Magen besser vertragen wird (Anhang 1) in nicht zu kleinen Dosen angezeigt, Salizylsäure bis zu 5,0, salizylsaures Natrium bis zu 10 g im Tag, Aspirin- und Novaspirintabletten zu 0,5 6mal im Tag. Entschieden bessere Dienste hat mir in letzter Zeit, da wo die Präparate der Salizylsäure oft im Stiche ließen, das Phenazetin geleistet, das man nach einem tastenden Vorversuch von 3—4 Pulvern zu 0,5 dann gleich in 6 gleich starken Dosen geben mag (Anhang 2). Bei den septischen Erkrankungen kann man seine Hoffnung noch auf das Argentum colloidale setzen, das manchmal auch bei der septischen Form noch günstig und lebensrettend wirken kann (Anhang 3 mit 7). Aber auch bei der Endokarditis des Rheumatismus acutus ist es ein ganz ausgezeichnetes Mittel, das ich seit vielen Jahren anwende und von dessen Wirksamkeit ich mich immer wieder überzeugt habe. In leichteren Fällen lasse ich das Unguentum Argent. colloid. Credé in Päckchen von 3,0 g täglich in die Haut einreiben, in schwereren Fällen gebe ich das Collargol innerlich oder, augenscheinlich mit noch besserem Erfolg, intravenös.

Man bringt zu diesem Zweck durch eine Binde am Oberarm die Venen des Unterarms wie beim Aderlaß zum Anschwellen, sucht sich die dickste Vene in der Cubita aus, bestreicht die gewählte Stelle mit Jodtinktur und sticht die ausgekochte Hohlnadel in die Vene. Sobald Blut aus der Nadel kommt zum Zeichen, daß man wirklich in der Vene ist, setzt man die ebenfalls ausgekochte und dann mit der Lösung gefüllte Spritze auf und löst dann die Binde, injiziert langsam 2 cm³ und verschließt die kleine Wunde mit steriler Watte und Kollodium.

Das Argentum colloidale wirkt bemerkenswerterweise nicht nur auf die Endokarditis, sondern zugleich auch bei schwerem Rheumatismus acutus auf diesen selbst auffallend günstig ein.

Die Herzklappenfehler (Vitia cordis).

Der Klappenapparat ist für eine so alte Maschine, wie es das Herz ist, recht gut durchkonstruiert. Es gehört schon eine sehr große Gewalt dazu, eine Klappe zu zerstören, wenn sie nicht schon vorher durch Krankheit beschädigt war. Bei Einwirkung stumpfer Gewalt, bei Verschüttungen, wenn der Brustkorb zusammengequetscht wird, kommt es aber vor, daß Klappensegel losgerissen werden, sehr selten zur Abreißung eines Papillarmuskels; meistens bekommt dann aber auch das Herz oder ein großes Gefäß einen Riß. Der Tod bei Herzruptur tritt fast augenblicklich ein. Ist eine Klappe schon in ihrer Widerstandskraft vermindert, so reicht auch eine besonders bedeutende Erhöhung des Blutdrucks hin. Der Kranke spürt einen heftigen Schmerz, hat das Gefühl, als wenn innen etwas gerissen oder geplatzt wäre. Es folgt starke Oppression und Kollaps, aus dem sich der Kranke allmählich erholen kann, doch hat man auch schon nach Abreißen eines Papillarmuskels den Tod nach 5 Stunden eintreten sehen. Erholt sich der Kranke, so behält er fürs ganze Leben einen Klappenfehler. Das im ganzen recht seltene Ereignis betrifft fast stets die Klappen der Aorta, auch die Mitralis, nur bei Gewalt von außen auch das rechte Herz.

Ohne Vergleich häufiger sind Veränderungen am Klappenapparat, die durch Endokarditis oder auch durch Sklerose und Atherom erzeugt werden und zur Schlußunfähigkeit, Insuffizienz der Klappe, oder zur Verengerung,

Stenose des Ostiums, führen. Die Endokarditis und die durch sie gesetzten anatomischen Veränderungen haben wir schon besprochen, von Sklerose und Atherom wird später noch die Rede sein.

Die Mitralis ist die Klappe, die am häufigsten von der Endokarditis befallen und deformiert wird. Zuerst besprechen wir ihre Schlußunfähigkeit, die

Insufficientia valvulae mitralis (Mitralinsuffizienz).

Damit die Klappe schließt, müssen sich die Segel bei der Systole gehörig entfalten können, sie müssen für die Öffnung des Ostiums hinreichend groß sein und ihr Rand glatt und eben, so daß sie sich vollständig und ohne eine Lücke zu lassen aneinander legen können. Sie dürfen auch kein Loch haben und die Papillarmuskeln mit ihren Sehnenfäden müssen die Klappensegel festhalten und dafür sorgen, daß sie nicht nach dem Vorhof hin umschlagen. Bemerkenswerterweise sendet der große Papillarmuskel im linken Ventrikel Sehnenfäden zu beiden Segeln der Mitralis und es ist anatomisch begreiflich, daß seine Zusammenziehung, die der Systole des Treibwerks unmittelbar vorangeht, dazu dient, die beiden Segel einander zu nähern und sie in dieser Lage festzuhalten. In diesem ganzen Mechanismus der Klappe braucht nur ein einziger Teil wesentlich gestört zu sein und es ist mit dem dichten Schluß der Klappe vorbei. Im Kapitel der Endokarditis haben wir die Veränderungen kennen gelernt, die durch diese Krankheit an der Mitralis und den Hilfsapparaten, den Sehnenfäden gesetzt werden können, und von denen wir also ohne weiteres einsehen, daß sie zur Insuffizienz der Klappe führen müssen. Die Endocarditis acuta ist wohl die häufigste, aber nicht die einzige Ursache dieses Klappenfehlers. Die Altersveränderungen an der Intima der Arterien, die wir noch unter dem Namen Sklerose und Atherom kennen lernen werden, können auch die Intima des Herzens, das Endokard, die Mitralis, namentlich auch die Sehnenfäden ergreifen. Die hier erzielten Veränderungen bestehen in Verdickung der Klappe und Erstarrung derselben, so daß sie sich nicht mehr gut entfalten kann, in Schrumpfung der Segel und der Sehnenfäden, in unförmlichen Auflagerungen, wodurch das glatte Aneinanderlegen der Segel vereitelt wird. Kurz es sind die Altersveränderungen an den Gefäßen, die auch am Endokard, an den Klappen, mechanisch die nämlichen Folgen, die Insuffizienz, nach sich ziehen wie die Endokarditis. Diese letztere kann auch nach Ablauf ihres akuten Stadiums einen chronischen Reizzustand an den befallenen Gebilden hinterlassen, der wie die meisten chronischen Entzündungen zu Bindegewebshyperplasie und nachfolgender Schrumpfung führt. Endocarditis chronica heißt dann der Anatom den Prozeß, der post mortem bei Insuffizienz der Mitralis gefunden wird. Oft zeigt der Sektionsbefund ganz klar, daß im Leben die Klappe nicht geschlossen haben kann, daß die Segel oder die Sehnenfäden für das Ostium zu kurz geworden sind, daß unförmliche Verunstaltung der Segel dichten Verschluß nicht gestattet hat, oder daß sie stark verdickt, zu starr geworden sind, oder daß sie ein Loch haben. Oft aber auch muß man sich bei der im Leben gestellten Diagnose: Insufficientia valvulae mitralis bei der Autopsie mit einem recht geringfügigen Befund bescheiden. Ein paar Rauhigkeiten, Auswüchse am Schließungssaum, hier eine Verdickung ist vielleicht das einzige, was dazu berechtigt, die Klappe als nicht mehr normal, als erkrankt anzusprechen. Waren im Leben die klinischen Symptome der Insuffizienz deutlich gewesen, so kann sich das Gewissen des Diagnostikers auch in der Tat mit diesem Befund post mortem beruhigen. Die Erfahrung lehrt, daß man eben bei sicher diagnostizierten Klappenfehlern mit allen ihren Folgen, die vielleicht für sich und direkt sogar zum Tode geführt haben, mitunter nichts weiter anatomisch findet und darf aus diesen Erfahrungen den Schluß ziehen, daß auch so geringe Veränderungen wirklich zu Insuffizienz der Klappen führen können. Daß sie es freilich nicht immer tun müssen, lehren wieder andere Fälle, wo dergleichen auch in annähernd demselben Maße angetroffen wird, ohne daß im Leben etwas auf den Klappenfehler hingewiesen hatte. Leider kann die Schlußunfähigkeit der Klappen post mortem nicht direkt mechanisch mit einiger Sicherheit geprüft werden. Man kann Wasser in den aufgeschnittenen Ventrikel gießen und zusehen, ob es durch die Klappe in den Vorhof abläuft, die Probe ist aber weder bei positivem noch negativem Erfolg beweisend.

Man könnte am aufgeschnittenen Herzen die Peripherie des Ostiums und die Länge der beiden Klappensegel messen. Nimmt man, was annähernd zutrifft, den Querschnitt des Ostiums als kreisförmig an, so müßte eine einfache Rechnung zeigen, ob die Klappen im günstigsten Fall überhaupt in der Lage waren, einen völligen Abschluß zu erzielen. Ist der Umfang des Ostiums gemessen $= P$, so kann man $P = 2\,r\,\pi$ setzen, woraus sich $r = \dfrac{P}{2\,\pi}$ und $2\,r = \dfrac{P}{\pi}$ ergibt. Beträgt die Länge des einen Klappenzipfels l_1, die des anderen l_2, so muß die Summe $l_1 + l_2$ allermindestens $= 2\,r = \dfrac{P}{\pi}$ betragen, damit ein Klappenschluß überhaupt möglich gewesen sein soll. Der umgekehrte Schluß: eine Insuffizienz lag und liegt nicht vor, weil $l_1 + l_2 \geqq \dfrac{P}{\pi}$ ist, ist aber nicht gültig, denn eine hinreichende, selbst reichliche Länge der Klappenzipfel allein verbürgt die Schlußfähigkeit keineswegs. Auch muß man sich überhaupt hüten, allzu sichere Schlüsse aus den Maßen des Herzens, seiner Teile und Höhlen beim anatomischen Befund auf die Verhältnisse zu ziehen, wie sie im Leben bestanden haben. Füllungszustand, Form und Größe sind ohne Zweifel im Leben und nach dem Tod recht verschiedene. Ganz wertlos sind solche Berechnungen, wenn sie von sog. „Mittelwerten" ausgehen.

Vergrößerung und Wandverstärkung des linken Ventrikels gehört mit zum anatomischen Befund bei Mitralinsuffizienz, bei längerer Dauer des Leidens und wenn der Kranke schließlich seinem Herzfehler erlegen ist, auch des rechten Ventrikels, ferner Stauung an Leber, Nieren, Milz. Als letzte Todesursache findet sich gewöhnlich Lungenödem, oder auch eine Embolie.

Schließt die Mitralklappe den Ventrikel nicht vom Vorhof hermetisch ab, so besteht für den Ventrikel im ersten Augenblick der Systole auch keine Verschlußzeit. Das Blut kann sich, sowie der Ventrikel sich zusammenzieht, sofort zum Teil in den Vorhof entleeren. An der Aorta wird es dagegen einen Bruchteil einer Sekunde dauern bis der Aortendruck vom steigenden Ventrikeldruck überwunden und nun auch Blut in die Arterie geworfen wird. Wir sahen, daß eine notwendige Bedingung für die Bildung eines ersten Tons aber das Bestehen einer Verschlußzeit ist. Es kann also, wenn die Insuffizienz irgend erheblichere Grade angenommen hat, ein I. Herzton am linken Ventrikel nicht gebildet werden. An seine Stelle tritt ein Geräusch, das schon im ersten Beginn der Systole an der Mitralis entsteht, also ein rein systolisches Geräusch. Blut strömt aus dem weiten Ventrikel durch den verhältnismäßig engen Spalt an der insuffizienten Klappe in den weiten Vorhof und es entstehen transversale Schwingungen der Wand, namentlich wohl an den zarten, den leicht schwingungsfähigen Klappensegeln. Wenn auch, wie oben ausgeführt wurde, die ganze Wand der Flüssigkeitssäule in Schwingungen geraten muß, so darf man doch annehmen, daß die Amplitude der Schwingungen an der Klappe bedeutender sein wird als etwa an der dicken Wand der Kammer und selbst an der dünneren des Vorhofs, die immer noch viel dicker ist und demgemäß träger schwingt als ein Klappensegel. In diesem Sinn und nur in diesem Sinn dürfte man also kurz sagen: das systolische Geräusch entsteht bei Mitralinsuffizienz durch transversale Schwingungen der Klappensegel. Das Geräusch entsteht demnach wesentlich anders als das rauhe und scharfe endokardiale Reiben im Anfang einer Endokarditis. Es ist auch meistens nicht so kurz, kann sich später durch die ganze Systole hinziehen, ist blasend, hauchend, nie rauschend, auch selten nur sägend. Es kann, wie bei ausgebildetem Herzfehler gewöhnlich, den I. Ton ersetzen, es kann aber auch zugleich mit diesem gehört werden. Das ist bei geringen Graden der Insuffizienz nicht gar so selten. Wahrscheinlich ist dann der offenbleibende Spalt so eng, daß doch eine Verschlußzeit gebildet wird, insofern das Blut nicht im nämlichen Maß, in dem sich der Ventrikel zusammenzieht, auch gegen den Vorhof hin entweichen kann. Dem weitaus größten Teil wird doch der Übertritt durch die Klappe verwehrt, die Vorhofsklappen und auch die noch geschlossenen Aortenklappen werden, wie dies oben schon auseinandergesetzt wurde, mit einem plötzlichen Ruck in eine neue Gleichgewichtslage geworfen, um die sie dann schwingen und so tönen.

Man pflegt „die Mitralis an der Herzspitze zu auskultieren" und es gibt in der Tat Fälle, in denen das systolische Geräusch der Mitralinsuffizienz nur an der Spitze und sonst nirgends gehört wird. Sie sind besonders beweisend für diesen Klappenfehler, namentlich auch gegenüber sogenannten funktionellen Geräuschen, die sich niemals so verhalten, sie betreffen aber nur eine Minderzahl von Fällen, meist ist das Geräusch wenigstens auch noch „an der Pulmonalis" zu hören, selbst hier am lautesten oder gar nur hier. Sehr oft findet man das Geräusch allein oder am ausgeprägtesten über dem Knorpel der III. linken Rippe, es kann aber auch geschehen, daß es überall laut und annähernd gleich stark gehört wird, an allen vier Ostien, kaum daß man behaupten kann, es sei an der Spitze oder an der Pulmonalis doch am lautesten. Es kann dies bei Mitralinsuffizienz wirklich vorkommen, meist ist aber dann der Verdacht gerechtfertigt, daß es sich gar nicht um einen Klappenfehler handelt und daß nur ein funktionelles Geräusch vorliegt. Mit dem Geräusch kann auch fühlbares systolisches Schwirren von der aufgelegten Hand gefühlt werden. Das Schwirren hat die nämliche Entstehungsweise wie das Geräusch, nur erfolgen die einzelnen Schwingungen viel langsamer als die, welche den Schall erzeugen. Schwingungen unter 16 in der Sekunde werden vom Ohr nicht mehr wahrgenommen und so kann es geschehen, daß man wohl ein Schwirren fühlt, aber kein Geräusch hört, wenn sie nur hinlänglich langsam erfolgen. Umgekehrt schwimmen einzelne Stöße für den Tastsinn zusammen und können nicht mehr unterschieden werden, wenn sie sehr rasch aufeinanderfolgen. Es gibt aber auch Fälle, wo sowohl Schwirren als auch Geräusche wahrgenommen werden und sie verlangen ihre Erklärung. In den einleitenden Erörterungen wurde dargelegt, unter welchen Bedingungen die gesamte Umgrenzung einer Flüssigkeitssäule in Schwingungen gerät, also bei der Mitralinsuffizienz Klappenapparat und Herzwand zusammen. Wenn nun ohne Zweifel, wie soeben erwähnt, die Schwingungen der angeblasenen Klappensegel das meiste zum Geräusch beitragen, weil die Amplitude hier, an diesen dünnen, leichten, elastischen und besonders schwingungsfähigen Gebilden die größte ist, so muß man hinzufügen, daß diese Schwingungen zudem in noch viel rascherem Zeitmaß erfolgen müssen als die der plumpen, dicken, schweren Herzwand. Man darf der Vermutung Raum geben, daß man diese Schwingungen kaum wird hören, dafür aber desto besser wird fühlen können. Es liegt gar kein zwingender Grund dafür vor, daß Klappensegel und Herzwand im gleichen Takt schwingen sollen, wenn sie vom Blutstrom, der durch

eine enge Stelle geht, angeblasen werden. Bei einer Harmonika werden alle
Zungen vom gleichen Luftstrom zum Schwingen gebracht, die einen schwingen
aber langsam, die anderen schnell. Das Geräusch von den Klappen her kann
man hören und die Schwingungen der Herzwand als Schwirren daneben fühlen.
Man sucht das Schwirren am besten mit der flach aufgelegten Hand und erst
wenn man es gefunden hat, fühlt man mit den Fingerspitzen genauer zu. Bei
der Mitralinsuffizienz kann es auf die Herzspitze beschränkt sein, besser gesagt
auf die äußerste Stelle links unten, wo der Herzstoß noch zu fühlen ist. Mitunter
kommt es über 1—2—3 Interkostalräume verbreitert vor, dann am besten nur
mit der Hohlhand zu fühlen, seltener ist es nur „an der Pulmonalis" deutlich.

Die Mitralinsuffizienz stellt ein Hindernis für die regelrechte Bewegung
des Blutes dar, indem an dieser Stelle ein Teil davon immer rückwärts statt
vorwärts fließt. Stromaufwärts tritt also Stauung ein, Überfüllung der Gefäße
mit Blut, erhöhte Spannung, und Ausdruck davon ist eine Verstärkung des
II. Pulmonaltons. Bei der Diastole erhalten die Pulmonalklappen gegen den
Ventrikel hin einen stärkeren Stoß und tönen lauter. Man weiß, daß gar keine
besonders starke Druckerhöhung dazu gehört um den Pulmonalton merklich zu
verstärken, erheblich ist aber seine Verstärkung bei reiner Mitralinsuffizienz
nicht, manchmal nur gerade so, daß man bei sorgfältiger Vergleichung zwischen
rechts und links im II. Interkostalraum den Pulmonalton gegenüber dem Aortenton als den stärkeren bezeichnen muß, während es bei gesunden Erwachsenen
sich umgekehrt verhält.

Während bei der Mitralinsuffizienz der linke Ventrikel keinen Augenblick
geschlossen ist, eine Verschlußzeit nicht besteht und aus diesem Grunde auch
ein erster Ton nicht gebildet wird, so ist gegenüber dem Aortendruck eine Anspannungszeit wohl gegeben. Es dauert sogar länger, bis der Aortendruck
überwunden wird und die Austreibungszeit beginnt. Die Muskelzuckung erfolgt
auch im allerersten Beginn bis zur Austreibungsperiode nicht isometrisch,
der Ventrikel verkleinert sich sofort, das Blut wird sogleich in den linken Vorhof
ausgetrieben. Für die Arbeit, die ein Muskel bei seiner Kontraktion leisten
kann, ist, wie wir gesehen haben, die Anfangsspannung von wesentlichem Einfluß. Deswegen ist es von großer Bedeutung, daß der Ventrikel während der
Diastole mehr Blut bekommt als unter normalen Verhältnissen, eben das mehr,
das er in der Systole dem Vorhof gegeben hatte. Aber auch der systolische Rückstand wächst. Mit der Verkürzung der Austreibungszeit wird die Entleerung nicht
mehr so vollständig gegen die Arterie hin erfolgen. So ist die Dilatation des
linken Ventrikels die einfache Folge der Mitralinsuffizienz. Damit ist erhöhte
Anfangsspannung und die Möglichkeit gegeben, daß trotz des Fehlers, eine im
Anstieg und im Gipfelteil normale Druckkurve erzielt wird, wie sie zur Überwindung des Widerstands in der Aorta notwendig ist. Der erweiterte linke
Ventrikel leistet mehr Arbeit, weil er einer größeren Masse eine Beschleunigung
erteilt, er verwendet dazu seine Reservekräfte, mit jeder Systole wird mehr
aus ihm herausgeholt und deswegen wird er mit der Zeit stärker, er hypertrophiert.

Der linke Vorhof wird erweitert und der Druck in ihm steigt. Er, der
sonst nur von den 4 Lungenvenen her unter einem relativ geringen Gefälle gefüllt
wird, erhält jetzt dazu ein Quantum Blut, das ihm der kräftige linke Ventrikel
unter hohem Drucke zuschleudert.

Man hat gelernt, auch die Pulsation des linken Vorhofs graphisch zu verfolgen. In dem Ösophagokardiogramm ist bei Mitralinsuffizienz die systolische
Welle sehr stark ausgeprägt. Die sicher vorhandene Erweiterung des Vorhofs
läßt sich im Leben natürlich nicht erkennen, da der linke Vorhof ganz hinten,
an der Rückseite des Herzens liegt. Dagegen läßt sich die Vergrößerung des

linken Ventrikels nachweisen, wenigstens in vielen Fällen. Der Herzstoß ist außerhalb der Mamillarlinie, im V., selten im VI. Interkostalraum zu finden, die Herzdämpfung nach links verbreitert, gewöhnlich nur um $1/2$—1 Querfinger, so lang das Herz nicht erlahmt ist.

Die Mechanik des rechten Herzens wird von der Mitralinsuffizienz verhältnismäßig wenig berührt, der Druck im rechten Vorhof nicht beeinflußt, auch der systolische Maximaldruck in der rechten Kammer nicht. Das gilt aber nur so lang, als es dem linken Ventrikel möglich ist, das Blut jeweils von der Lunge gegen die Peripherie hin fortzupumpen. Gelingt dies nicht mehr im gehörigen Maß, dann wächst der Widerstand im blutüberfüllten kleinen Kreislauf, andererseits bekommt das rechte Herz zu wenig Blut, seine Anfangsfüllung und Anfangsspannung ist zu klein. Dann arbeitet auch das rechte Herz unter ungünstigen Bedingungen, um dann endlich auch zu erlahmen und zu erschlaffen.

Die zu erwartende Vergrößerung des Herzens ist aber durchaus nicht immer nachweisbar. Im Gegenteil, man muß sagen, daß sie, so lang der Herzfehler kompensiert ist, fehlt und daß jede Vergrößerung auch den Nachlaß der Kompensation bedeutet. Im Röntgenbild ist der Herzschatten bei Mitralinsuffizienz gewöhnlich, aber auch nicht immer, mehr rundlich, dagegen nicht vergrößert, so lang der Herzfehler kompensiert ist (Fig. 41). Als große Seltenheit habe ich sogar einmal eine recht bedeutende Verkleinerung gefunden. Bei einer 49jährigen Frau im Klimakterium mit nervösen Beschwerden und einer nachweisbaren leichten Mitralinsuffizienz fand sich ein rHQ = 10!, dazu ein Blutdruck von 135 mm Hg. Es ist mir nicht unwahrscheinlich, daß es sich um eine verhältnismäßig frische, vielleicht um funktionelle Mitralinsuffizienz gehandelt haben mag.

So lang der Herzfehler kompensiert und das Herz noch nicht erlahmt ist, weist der reduzierte Herzquotient normale Werte auf. Ich gebe von meinen Beobachtungen hier eine kleine Auswahl:

Alter	Druck	rHQ
21	117 mm Hg	17
29	115 ,, ,,	17
33	135 ,, ,,	21 (Sportherz mit geringer Insuff. v. mitr.)
30	120 ,, ,,	18 (Insuff. levis)
36	110 ,, ,,	28 (dekompensiert)
43	130 ,, ,,	32 (nicht kompensiert)
34	116 ,, ,,	22 (Fig. 41).

Der Radialpuls zeigt keine besonderen Abweichungen von seinem gewöhnlichen Verhalten, weder was Rhythmus noch Fülle, Stärke und Frequenz anlangt, so lang der Herzmuskel noch seine Schuldigkeit tut und die von ihm geforderte Mehrarbeit leistet. Zur gut ausgeglichenen Mitralinsuffizienz gehört auch ein langsamer, wenigstens nicht wesentlich beschleunigter Puls; erhöhte Pulsfrequenz ist immer ein Zeichen für Nachlaß der Kompensation, ist auch für diese aus mechanischen Gründen direkt schädlich, wovon später noch eingehend die Rede sein soll. Der Blutdruck ist bei gutkompensierter Mitralinsuffizienz auch normal, kann sich zwischen 115 und 130 mm Hg bewegen, doch kommen auch niedrigere Werte ohne Zeichen von Kompensationsstörung vor.

Stenosis ostii venosi sinistri (Mitralstenose).

Die Ursache für diesen Klappenfehler ist fast allemal eine Endokarditis; Auflagerungen an der Basis der Klappensegel oder Verwachsung der Segel untereinander verlegen das Ostium zum Teil und lassen dem Blut nur einen

verengten Weg für seinen Übertritt aus dem linken Vorhof in die linke Kammer.
Bei der Sektion fühlt man das schon, wenn man mit den Fingern in den eröffneten
Vorhof eingeht und versucht in die Kammer vorzudringen. Normalerweise
soll man bequem mit den Kuppen von drei zusammengelegten Fingern in das
Ostium eindringen können, bei einer Stenose geht das nur mit zweien, mit
einem Finger oder bei den höchsten Graden von Verengerung auch mit einem
nicht. Es gibt so bedeutende Stenosen, daß nur noch der Kiel einer Gänse-

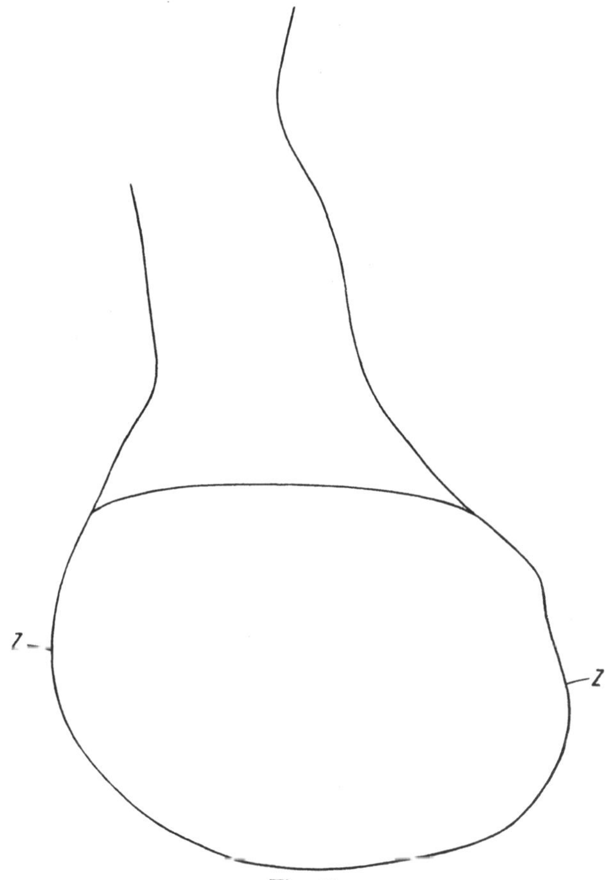

Fig. 41.
Insuff. v. mitralis. 34 J. rHQ 22. Blutdruck 116 mm Hg. Größe $^1/_2$.
(Eigene Beobachtung.)

feder durchgeht; zu noch weiterem Verschluß kann es nicht kommen, da noch
höhere Grade von Stenose mit dem Leben nicht mehr vereinbar sind. Bei
diesem Herzfehler wird der rechte Ventrikel vergrößert angetroffen, der
linke verkleinert. Die Herzspitze wird vom rechten Ventrikel gebildet
und hier erscheint der linke oft nur wie ein kleiner Anhang des rechten.
Bei irgend höheren Graden von Stenose besteht starke Überfüllung der Lungen
mit Blut, „Stauung im kleinen Kreislauf“, erst sekundär auch im großen, in
Leber, Milz, Nieren.

Bei der Stenose des linken venösen Ostiums sollte man ein diastolisches
Geräusch am Herzen erwarten, denn während der Diastole strömt das Blut

aus dem weiten Vorhof durch eine enge Stelle in den weiten Ventrikel. Man hört es aber gewöhnlich nicht, oder nicht so, wie man es theoretisch erwarten sollte. Dazu ist die Geschwindigkeit des Blutstroms zu gering, in vielen Fällen auch der Grad der Verengerung zu unbedeutend. Man hört das Geräusch ganz gewöhnlich nicht während der ganzen Diastole, sondern nur während eines Teils derselben, zu der Zeit, wo die Stromgeschwindigkeit noch am größten ist. Im allerersten Beginn der Diastole, sobald der Ventrikel erschlafft und der Druck in ihm auf Null sinkt, fließt das Blut aus dem Vorhof, wo auch nur ein geringer Druck herrscht, langsam in die Kammer ab und ohne daß sich dabei der Vorhof aktiv zusammenzieht. Das tut er erst im allerletzten Teil der Diastole, die der Systole unmittelbar vorangeht, und den man deshalb auch die Präsystole geheißen hat. Das ist dann der Augenblick, in dem die Stromgeschwindigkeit oft hinreicht, um ein hörbares Geräusch zu erzeugen. Es geht dem ersten Herzton unmittelbar voran und ein geübtes Ohr vermag schon ein solches präsystolisches Geräusch ohne weiteres zu erkennen. Seltener kommt ein wirklich rein diastolisches Geräusch zustande. Das ist allemal ein sehr kurzes. Mitralstenose führt zu Anhäufung des Blutes im linken Vorhof wegen der Schwierigkeit, die seinem Übergang in die Kammer entgegensteht. Da kann es denn geschehen, daß im überlasteten Vorhof der Druck nicht unbeträchtlich steigt und dann ist es gerade der allererste Augenblick seiner Entleerung, in dem die Stromgeschwindigkeit am größten sein muß. Je leerer der Vorhof wird, desto langsamer wird das Blut aus ihm herausfließen; im ersten Beginn der Diastole reicht dann die Stromgeschwindigkeit noch hin um ein Geräusch zu erzeugen, später nicht mehr. So wird in der Tat in einer Minderzahl von Fällen ein Geräusch gebildet, das dem zweiten Herzton unmittelbar folgt, ihm anzukleben scheint, ein rein diastolisches also, ein sehr kurzes und gewöhnlich auch sehr leises, denn die Triebkraft für den Blutstrom ist doch nur eine geringe, die Druckdifferenz zwischen Vorhof und Kammer keine sehr bedeutende. Wird bei der reinen Mitralstenose ein fühlbares Schwirren erzeugt, so gilt dafür genau dasselbe wie für das Geräusch, es ist schwach, kurz, meist präsystolisch, seltener rein diastolisch, sich dann dem zweiten Herzton ganz unmittelbar anschließend. Es ist kein Wunder, wenn in nicht seltenen Fällen von Mitralstenose Geräusch und Schwirren überhaupt fehlen und so ist es leicht begreiflich, wenn gerade dieser Herzfehler von allen am leichtesten der Diagnose entgeht. Wenn der Grad der Stenose ein einigermaßen beträchtlicher ist, dann ist als mechanische Folge die Stauung im kleinen Kreislauf viel stärker als bei der Mitralinsuffizienz. Der zweite Pulmonalton ist erheblicher verstärkt, oft klappend, selbst paukend. Die Erweiterung des linken Vorhofs, die nie fehlt, kann im Leben nicht erkannt werden. Die beträchtlichere Stauung im kleinen Kreislauf führt auch zu einer stärkeren Hypertrophie des rechten Ventrikels, eine Verbreiterung der Herzdämpfung nach rechts kann anfangs fehlen, wird aber früher deutlich als bei der Insuffizienz und ist beträchtlicher. Die Herzdämpfung überschreitet dann leicht den rechten Sternalrand um einen, ja selbst um zwei Querfinger. Aber auch hier ist dieses Zeichen der Dilatation zugleich auch eines dafür, daß der rechte Ventrikel, der gegen einen erheblich gesteigerten Druck in der Pulmonalis ankämpfen muß und hypertrophisch geworden ist, bereits zu erlahmen beginnt. Im Anfang und so lang der Klappenfehler noch gut kompensiert ist, kann jede nachweisbare Herzvergrößerung fehlen, der reduzierte Herzquotient ganz normale Werte aufweisen. Bei einem 24jährigen Kranken habe ich neben einem Druck von 88 mm Hg einen rHQ von 20 gefunden. Bei stärkeren Graden von Stenose ist der Radialpuls klein, sehr begreiflicherweise, denn der linke

Ventrikel bekommt in der Diastole von seinem Vorhof nur wenig Blut, kann also in der Systole auch nur wenig in die Arterie hergeben. Die reine Stenose ist ein seltener Klappenfehler, in den meisten Fällen ist sie mit gleichzeitiger Schlußunfähigkeit der Klappe verbunden; die Kombination Insuffizienz und Stenose der Mitralis wird bei den Vitia cordis complicata noch zur Sprache kommen.

Insufficientia valvularum Aortae (Aorteninsuffizienz).
Corrigansche Krankheit.

Die Insuffizienz der Aortenklappen läßt sich an der Leiche zeigen. Man gießt in die Aorta, deren Wände man auseinanderhält, Wasser und sieht nach, ob das Wasser in den Ventrikel abfließt oder ob die Klappen halten. Bei geringen Graden der Insuffizienz fließt das Wasser nur langsam ab, bei höheren so rasch als man es nur hineingießen mag. Es gibt aber Anatomen, die dieser Prüfung keinen hohen Wert beilegen, in der nicht ganz unbegründeten Annahme, daß im Leben doch eine andere Füllung und Spannung des Gefäßes vorgelegen haben wird als in der Leiche. Oftmals sind freilich die Zerstörungen des Klappenapparats so bedeutend, daß die Schlußunfähigkeit auf den ersten Blick deutlich ist. Häufiger als jeder andere Klappenfehler wird die Aorteninsuffizienz durch Sklerose und Atherom herbeigeführt, sie ist so recht der Herzfehler der alten Leute (Hogdonsche Krankheit).

Schließen die Aortenklappen nicht mehr vollständig, so strömt in jeder Diastole ein Teil des Blutes, das soeben in die Arterie geworfen worden war, wieder zurück in den Ventrikel, in dem der Druck augenblicklich auf Null gesunken ist. Die Druckdifferenz zwischen Aorta und Ventrikel ist eine bedeutende, das Blut wird mit großer Geschwindigkeit durch den offenbleibenden Spalt zwischen den Klappensegeln durchgetrieben und erzeugt so ein lautes Geräusch. Dieses ist rein diastolisch, setzt mit dem allerersten Augenblick der Diastole ein, im Augenblick, in dem der Ventrikel erschlafft und es hält an, bis der Druck im Ventrikel so hoch geworden ist wie der in der Arterie. Das kann so lange dauern bis der Ventrikel wieder anfängt sich zusammenzuziehen, also bis zum Beginn der nächsten Systole. Mittlerweile hat sich die Kammer auch vom Vorhof her mit Blut gefüllt. Die ganze Masse wirft sie bei der nächsten Systole in die Aorta, die ausgedehnt und unter hohen Druck gesetzt wird. Um so mehr Blut und mit um so größerer Gewalt kann sie dann ihrerseits in der nächsten Diastole wieder in die Kammer zurücktreiben, vorausgesetzt, daß ihre Wand elastisch und dehnungsfähig ist, wie man dies bei jugendlichen Individuen voraussetzen darf. So ist es verständlich, daß bei der Aorteninsuffizienz sehr häufig ein sehr lautes und sehr langes „rauschendes", „gießendes" diastolisches Geräusch gehört wird, nicht nur da, wo man die Aorta zu auskultieren pflegt, im II. Interkostalraum rechts vom Sternum, sondern geradezu überall am Herzen, wo man auch das Stethoskop aufsetzen mag. Das Geräusch kann so laut sein, daß es der Kranke selbst hört, doch muß man sich hier vor Verwechslungen hüten. Mit dem Herzschlag synchrone Geräusche können auch eine ganz andere Entstehung, eine ganz harmlose haben und den Kranken, dem sie namentlich in der Stille der Nacht, im Bett, zum Bewußtsein kommen, quälen und unnötig ängstigen. Schon ein Pfropf von Cerumen, der dem Trommelfell anliegt, kann so wirken. Wieder andere Male ist das Geräusch nur kurz, leiser als gewöhnlich, so daß man es schon suchen muß. Dann findet man es nicht immer an der Aorta, sondern manchmal auf dem Sternum in der Höhe der 3. Rippe, oder selbst links davon im III. Interkostalraum oder noch ein wenig weiter unten, oder hier ist es wenigstens am lautesten zu hören. Die nächste mechanische Folge des Klappenfehlers ist eine Erweiterung des linken Ventrikels, der in der Diastole nicht nur vom Vorhof her, sondern auch von der Aorta gefüllt wird. Der linke Ventrikel ist der stärkste Abschnitt des Herzens, der läßt sich diese Überlastung nicht gefallen, ohne auf die Mehrarbeit mit einer gewaltigen Hypertrophie zu antworten und in der Tat, wenn man von gewissen Formen von Schrumpfniere absieht, so begegnet man niemals einer ähnlichen Wandverstärkung der linken Kammer wie bei der Aorteninsuffizienz, wenn sie sich in jungen Jahren entwickelt hat, wo ein noch gesunder Herzmuskel die Möglichkeit einer kompensierenden Hypertrophie gewährleistet. Die Vergrößerung des Herzens ist im Leben leicht nachweisbar. Die Herzdämpfung ist nach links verbreitert, der Herzstoß nach außen und zugleich tiefer, in den VI. Interkostalraum gerückt, bedeutend verstärkt. Bei näherem Zusehen merkt man, daß der Stoß nicht mehr systolisch, sondern diastolisch ist. Die von Martius aufgestellte Lehre von der Bildung des Herzstoßes, der zu einer Zeit zustande kommt, in welcher der Ventrikel allseitig geschlossen ist, ist gleich dem Einwand begegnet, daß bei der Aorteninsuffizienz der Ventrikel gar nie geschlossen sein kann, da er ja durch die offenbleibenden Klappen hindurch immer mit der Aorta in freier Verbindung steht, und trotzdem wird bei diesem Klappenfehler ein Herzstoß gebildet und ein recht starker auch noch.

Es muß als ein Skandal bezeichnet werden, daß man jetzt erst fand, der Stoß sei bei der Aorteninsuffizienz ein diastolischer, also etwas ganz anderes als der gewöhnliche Herzstoß. Er entsteht hier augenscheinlich durch das mit Macht ins Herz zurückströmende Blut. Das gilt aber nicht für alle Fälle, wenn auch für viele; es gibt auch andere, in denen in der Tat ein regelrechter Herzstoß erzeugt wird, ein richtiger systolischer Herzstoß. Die Deutung ist auch nicht schwer. Wenn die halbmondförmigen Klappen der Aorta nach der Systole geschlossen sind, so leisten sie bei der nächsten Systole der Kraft des sich zusammenziehenden Ventrikels einen Bruchteil der Sekunde einen Widerstand und der Ventrikel braucht rund $^7/_{100}$ Sekunden um diesen Widerstand zu überwinden, das ist eben die Verschlußzeit oder wie man sie gerade im Hinblick auf die Verhältnisse bei der Aorteninsuffizienz auch genannt hat, die Anspannungszeit. Auch wenn die Aortenklappen dauernd offenstehen, so kann doch die träge Masse des im Ventrikel enthaltenen Blutes dem Bestreben des Herzmuskels, sie fortzubewegen, einen Widerstand entgegensetzen, einen um so größeren wenn, wie bei der Aorteninsuffizienz, der Ventrikel mit Blut weit über die Norm gefüllt ist. Da ist es ganz begreiflich, daß auch eine kurze Spanne Zeit vergehen muß, bis die Kraft des Herzmuskels der großen Masse Blut eine hinreichende Beschleunigung verleiht, so daß sie sich gegen die Aorta hin und in diese hinein bewegt. Daß dem wirklich so ist, daß in der Tat auch bei der Aorteninsuffizienz es eine Anspannungszeit geben kann und in gewissen Fällen auch wirklich gibt, geht auch aus der Tatsache hervor, daß bei diesem Klappenfehler manchmal ein erster Ton gebildet wird, zu dessen Bildung, wie wir gesehen haben, auch das Bestehen einer Verschluß- oder Anspannungszeit eine notwendige Bedingung ist. Man hört einen ersten Ton wirklich in vielen Fällen, aber nicht in allen. In manchen fehlt er und er ist ersetzt durch ein mehr oder weniger lautes, aber recht deutliches systolisches Geräusch. Theoretisch gehört ein systolisches Geräusch geradezu mit zum Bild der Aorteninsuffizienz. Der erste Ton muß eigentlich fehlen und es muß erwartet werden, daß aus dem erweiterten linken Ventrikel das Blut in die engere Aorta mit einer solchen Gewalt und mit einer solchen Geschwindigkeit getrieben wird, daß es zu verwundern wäre, wenn kein Geräusch gebildet würde. Am Ende der Diastole herrscht im Ventrikel, bevor er noch begonnen hat sich zusammenzuziehen, der gleiche Druck wie in der Aorta. So ist es verständlich, daß es dem Ventrikel möglich ist, schon im allerersten Beginn seiner Tätigkeit den Druck um so viel in die Höhe zu treiben, als zur Entleerung in das Gefäß hinein notwendig ist. Ob eine Anspannungszeit besteht oder nicht, ob ein systolischer Herzstoß, ob zugleich ein erster Herzton zustande kommt oder nicht, ob umgekehrt ein systolisches Geräusch an der Aorta gebildet wird oder nicht, das hängt augenscheinlich vom Verhältnis zwischen Erweiterung und Hypertrophie des Ventrikels ab. Wo die Masse des Blutes, die in Bewegung gesetzt werden muß, groß und die Kraft des Ventrikels im Verhältnis dazu klein ist, da wird ein erster Ton gebildet und ist ein gewöhnlicher systolischer Herzstoß zu erwarten; umgekehrt, wenn im Verhältnis zu einem hypertrophischen Herzmuskel sein Hohlraum nur mit wenig Blut gefüllt ist, da tritt an Stelle eines ersten Herztons ein systolisches Geräusch und ist der Herzstoß schwach oder selbst eine diastolische Vorwölbung der Brustwand ist an Stelle des richtigen Herzstoßes getreten.

So liegen die Dinge meistens in den Fällen, wo im Alter die Klappen der Aorta durch Atherom und Sklerose schlußunfähig geworden sind. Die starr gewordene Arterie ist nur geringer Schwankungen ihres Kalibers fähig, sie kann in der Herzdiastole dem Ventrikel nur wenig Blut zurückgeben, der linke Ventrikel ist nur wenig erweitert, dafür ist aber gewöhnlich schon längst infolge des Grundprozesses, der Arteriosklerose, eine mächtige konzentrische Hypertrophie des linken Ventrikels gegeben. Das systolische Geräusch trifft man auch in der Tat bei Aorteninsuffizienz in höherem Alter ganz gewöhnlich an. Es kann sogar das einzige Geräusch am Herzen sein und ein diastolisches kann fehlen. Das diastolische Geräusch bei der Aorteninsuffizienz wird ja dadurch erzeugt, daß die Aorta mit jeder Herzsystole bedeutend erweitert wird, infolge ihrer elastischen Spannung bei der Herzdiastole sich wieder zusammenzieht und dabei einen Teil ihres Inhalts in die Kammer entleert. Bedingung für die Geräuschbildung ist also Kaliberschwankung des Arterienrohrs. Diese ist aber im höheren Alter stark herabgesetzt, das Rohr durch Sklerose starr geworden. So wird es geschehen, daß mit jeder Diastole nur wenig Blut in den Ventrikel zurückfließt, zu wenig, um ein deutliches Geräusch zu erzeugen. Die Masse des Blutes, das der Herzmuskel dann vor sich hertreiben muß, ist keine übermäßig große, er kann ihr rasch eine große Beschleunigung verleihen, und die Geschwindigkeit des Stroms erzeugt im Aortenostium, das auch noch meistens durch die verkalkten und starr gewordenen Klappensegel verengt ist, das systolische Geräusch.

Eine Vergrößerung des Herzens nach links ist gewöhnlich durch die Perkussion nachweisbar, der Herzstoß wird im VI., VII. Interkostalraum, ja mitunter noch tiefer und nach links von der Mamillarlinie angetroffen. Die Aorteninsuffizienz ist der einzige Klappenfehler, der ohne Komplikation mit anderen und im Zustand der besten Kompensation im Röntgenbild eine deutliche Vergrößerung des Herzens erkennen läßt.

Einige Beispiele mögen angeführt sein.

Alter	Blutdruck	rHQ
36	140 mm Hg	20 (Insuff. levis)
35	154 ,, ,,	23
63	135 ,, ,,	27
66	145 ,, ,,	26
65	167 ,, ,,	30

Der Schatten des Herzens erscheint im Röntgenbild lang und quergestellt. Fig. 42 gibt das Bild bei einem 41jährigen Manne mit Aorteninsuffizienz und Myodegeneratio cordis.

Die Beschaffenheit des Pulses ist für die Aorteninsuffizienz ungemein charakteristisch. Die Arterie wird in der Herzsystole sehr rasch und stark mit Blut gefüllt und läuft in der Herzdiastole eben so rasch wieder leer. Ein blutüberfüllter, riesig starker Ventrikel wirft eine gewaltige Blutmenge herein und in der Herzdiastole gibt die Arterie ihren Inhalt weiter fort in die Peripherie und außerdem auch noch durch die schlußunfähigen Klappen rückwärts in die Kammer. So entsteht ein Pulsus altus, magnus, celer. Die Welle

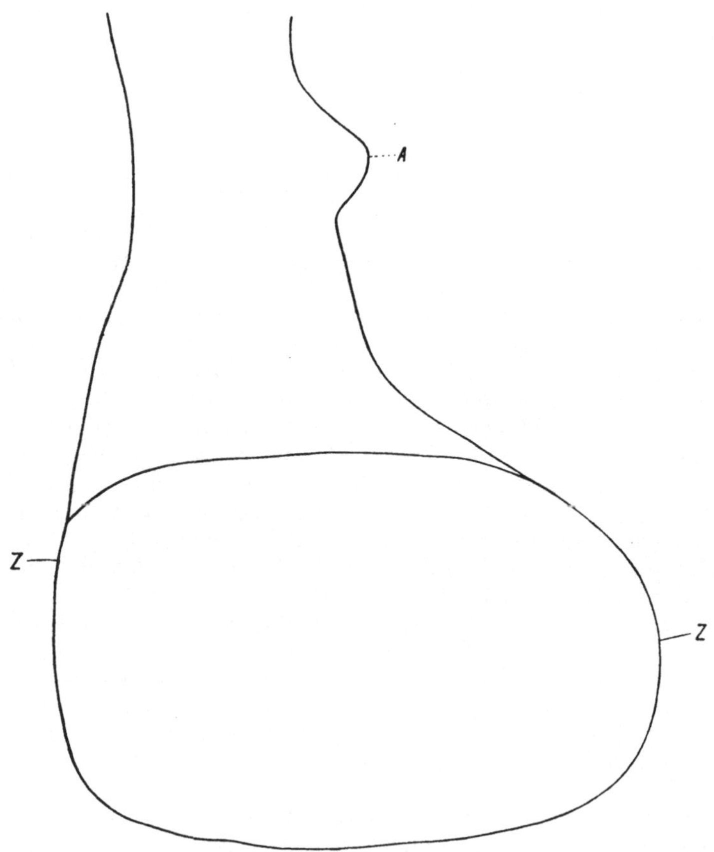

Fig. 42.

Insuff. v. Aortae. Myodegeneratio cordis. 41 J. r H Q 30. Blutdruck 158 mm Hg. A Aortenbogen. Größe $^1/_2$. (Eigene Beobachtung.)

ist hoch, dazwischen die Arterie aber nur wenig gefüllt. Die starke Schwankung im Kaliber macht sich auch an den feineren Gefäßen bemerkbar, wo man sonst nichts davon wahrnimmt.

So entsteht auch der Kapillarpuls am Beet der Fingernägel und an den Lippen. Er ist nicht beweisend für Aorteninsuffizienz, kommt aber bei dieser am häufigsten und schönsten zum Vorschein. Die systolische Blutwelle kann sich sogar jenseits der Kapillaren noch in den Venen bemerkbar machen, doch ist dies selten. Dieser penetrierende Venenpuls kann sich zum Kapillarpuls hinzugesellen, aber auch ohne ihn auftreten. Das Kapillarsystem hat einen sehr großen Gesamtquerschnitt und die Strombahn in den Venen ist sehr viel enger, so daß hier Kaliberschwankungen durch die Pulswelle relativ höher ausfallen, vorausgesetzt, daß sich die Pulswelle nicht bereits bis zu den Kapillaren vollständig verflacht hat.

Die sphygmographische Kurve (Fig. 29) ist sehr bezeichnend: ein ungemein jäher und hoher Anstieg, ein spitzer Gipfel und ein ebenso rascher Abfall. Am abfallenden Schenkel fehlt, weil eben die Aortenklappen nicht mehr schließen, die „Rückstoßelevation". Beim Fühlen des Pulses an der Radialis kann man seine Flüchtigkeit, seine Celerität, sehr wohl bemerken, es ist ein Gefühl, wie wenn lauter Schrotkörner unter dem Finger durchrollten. Es schlagen auch sichtbar Arterien, bei denen es für gewöhnlich nicht vorkommt, die Cubitalis, die Radialis, die Pediaea am Fußrücken, die kleinen Arterien an der Hand und die Erscheinung hat schon oft zu Schnelldiagnosen geführt, die in den Anekdoten über berühmte Kliniker fortleben. Für gewöhnlich werden nur die allergrößten Arterien durch die Pulswelle zum Tönen gebracht, bei der Aorteninsuffizienz geschieht dies auch an den kleineren. Auch beim Gesunden hört man mit dem aufgesetzten Stethoskop an der Carotis und an der Cruralis einen herzsystolischen Ton, bei der Aorteninsuffizienz aber auch an der Cubitalis, der Radialis, selbst die Arterien des Hohlhandbogens können tönen. Ein Gefäßton wird, wie wir gesehen haben, erzeugt, wenn die elastische, schwingungsfähige Wand plötzlich in eine andere Gleichgewichtslage geworfen wird und um diese eine kurze Zeitlang transversale Schwingungen ausführt. Das geschieht bei der Aorteninsuffizienz nicht nur in den weiten, dem Herzen nahe liegenden Gefäßen, sondern auch in den engeren, weiter abgelegenen ist der Anprall der mächtigen Pulswelle zu dieser Leistung hinreichend. Wesentlich ist dabei, daß die Welle bei ihrem Fortschreiten ein leeres Arterienrohr antrifft, und daß die Volumsschwankung eine viel beträchtlichere und raschere ist als unter normalen Verhältnissen. Fast denselben Ruck erfährt die Arterienwand aber nochmals, wenn die flüchtige Pulswelle vorübergeeilt ist, diesmal aber nach innen. Ganz plötzlich fällt die Arterie zusammen, zieht sich nicht so allmählich zusammen wie in der Norm. Ein Blick auf die Fig. 29 zeigt dies ja aufs deutlichste. So kann es geschehen, daß auch beim Zusammenfallen die Arterienwand ihre neue Gleichgewichtslage nicht nur erreicht, sondern vermöge ihrer Trägheit sogar überschreitet, um dieselbe schwingt und so nochmals einen zweiten (herzdiastolischen) Ton erzeugt. Das hört man aber an den kleinen Arterien nicht mehr, wohl aber an den großen, wo beim Gesunden nur ein Ton, ein herzsystolischer, vernommen wird, so an der Cruralis. Der Doppelton an der Cruralis, der „Traubesche Doppelton", ist ein häufiges Phänomen der Aorteninsuffizienz, freilich kein ganz beweisendes, denn er kommt auch ohne diesen Klappenfehler vor, wenn die Arterie besonders stark gespannt ist, so z. B. bei der chronischen Bleivergiftung. Eine durch die Blutwelle ausgedehnte Arterie zieht sich, sowie die Welle vorbei ist, wieder zusammen und treibt das Blut gegen die Peripherie, denn rückwärts geht es nicht so lang die Aortenklappen schließen. Schließen sie aber nicht, so entsteht nicht nur gegen die Peripherie, sondern auch gegen das Herz, eine, rückläufige, Welle. Dieser rückläufige Blutstrom kann so stark werden, daß er ein Geräusch zu erzeugen vermag, wenn er auf seinem Weg durch eine enge Stelle geht. An der Cruralis kann man eine solche Stenose künstlich erzeugen, wenn man das Gefäß mit dem aufgesetzten Stethoskop mäßig komprimiert. Dann hört man ein Geräusch, systolisch wie bei jedem Gesunden, es entsteht durch die regelrechte Fortbewegung des Blutes gegen die Peripherie hin, bei der Aorteninsuffizienz hört man aber gleich darauf noch eines, das durch die rückläufige Welle erzeugt wird. So entsteht das „Duroziezsche Doppelgeräusch". Wenn man es sucht, muß man einige Vorsicht anwenden. Der Druck muß genau der richtige sein. Man setzt das

Hörrohr auf und vernimmt so zunächst einen Ton, oder bei der Aorteninsuffizienz vielleicht auch zwei. Dann drückt man mit dem Ohr ein wenig und hört so gewöhnlich ein Geräusch, man drückt weiter, bis das Geräusch verschwindet und man nur noch einen dumpfen „Druckton" hört, das Zeichen, daß der Blutstrom durch den starken Druck unterbrochen ist. Dann läßt man mit dem Druck ein wenig nach und dann kommt das Doppelgeräusch, wenn eines da ist, zum Vorschein. Nur vor einer Verwechslung muß man dabei sich hüten. Es kann so an dieser Stelle auch ein Geräusch entstehen, das gar nicht in der Arterie, sondern in der Vena cruralis erzeugt wird. Durch den Druck mit dem Stethoskop hat man nämlich nicht nur die Arterie, sondern auch die dicht daneben gelegene Vene komprimiert und weil diese allein das ganze Blut aus der unteren Extremität sammelt, hat man in dieser das Blut angestaut. Sobald man nun mit dem Druck nachläßt, strömt das gestaute Blut mit großer Geschwindigkeit durch die Vene und vermag unter dem verengernden Stethoskop ein Stenosengeräusch zu erzeugen, das sogar recht laut sein kann. Um eine Verwechslung des Duroziezschen Phänomens mit diesem Kruralvenengeräusch zu vermeiden, muß man beachten, daß das Kruralvenengeräusch oft länger dauert, über mehrere Pulsschläge, und dann verschwindet, während das Duroziezsche immer einzeln nur sehr kurz ist, aber, so lang die Kompression die richtige ist, mit jedem Pulsschlag wiederkehrt. Der Puls ist bei der Aorteninsuffizienz außerdem regelmäßig beschleunigt, Zahlen von 96—104 sind ganz gewöhnlich gerade in den Fällen, die eine gute Kompensation aufweisen, in denen also der schädliche Einfluß des Klappenfehlers für den Kreislauf recht gut ausgeglichen ist. Eine mäßige Pulsbeschleunigung gehört geradezu zu den Mitteln, mit denen die gute Kompensation erreicht wird. Pulsbeschleunigung wird hauptsächlich durch Verkürzung der Diastole erzielt und je kürzer die Diastole ist, desto weniger Zeit bleibt für das Blut zum Zurückströmen ins Herz übrig.

Der fortdauernde, immer und immer wiederkehrende mächtige Anprall des Blutes bei Aorteninsuffizienz bringt gewisse Schädigungen in der Peripherie und Gefahren für den Kranken mit sich, zunächst die Gefahr der Blutung. Neigung zu Nasenbluten ist häufig und ein Teil der Patienten erliegt eines Tages dem blutigen Hirnschlag. Die immer wiederholte mechanische Beleidigung der Intima erzeugt an den Gefäßen den Prozeß der Sklerose und des Atheroms, die Verkalkung der Arterien, früher als sich diese Alterskrankheit sonst entwickelt hätte. Auch die Erweiterung der Aorta, das Aneurysma, hat in der Klappeninsuffizienz des Gefäßes eine häufige Ursache. Umgekehrt, eine Erweiterung der Aorta, die durch eine lokale Erkrankung im Anfangsteil, z. B. durch eine Aortitis syphilitica entstanden ist, kann sekundär dazu führen, daß das erweiterte Ostium durch die sonst unberührten, oder nahezu unberührten Klappen nicht mehr vollständig überbrückt und abgeschlossen werden kann. In diesem Sinn gibt es auch eine relative Insuffizienz der Aortenklappen. Wichtig ist ferner die häufige Komplikation mit chronischer interstitieller Nephritis, namentlich mit der auf atheromatöser Basis entstandenen, der arteriosklerotischen Schrumpfniere, und kein Zweifel, daß auch hier die mechanische Schädigung durch den heftigen Anprall des Blutes in den Nieren eine bedeutende Rolle spielt. Am verderblichsten aber ist es für den Kranken, wenn, wie so oft der Prozeß, der zur Insuffizienz der Klappen geführt hat, in seinem Fortschreiten auch die Kranzarterien des Herzens, die ja im Anfangsteil, im Sinus Valsalvae entspringen, befällt. Die Folgen, schwere Entartung des Herzmuskels, die schrecklichen Anfälle von Angina pectoris werden wir später noch zu besprechen haben. Auch die Erscheinungen am Auge sind wichtig. Arterienpuls an der Netzhaut ist ganz gewöhnlich nachweisbar, freilich nicht beweisend für den Klappenfehler, mehr ein Kapillarpuls.

der an einem mit dem Herzschlag synchronen Erröten und Erblassen der Sehnervenpapille kenntlich wird. Subjektive Erscheinungen, Phosphene, Funkensehen können dadurch hervorgerufen werden. Wichtiger aber sind Netzhautblutungen und Blutergüsse in den Glaskörper, die fürs Augenlicht verderblich werden können.

Subjektive Symptome können lange Zeit völlig fehlen, so lang der Klappenfehler gut kompensiert ist. Ein andermal wird über starkes Herzklopfen geklagt oder es wird Pulsieren und Hämmern im Kopf, namentlich im Bett beim Einschlafen, lästig. Ich erinnere mich einer Kranken, die klagte, daß ihre Zähne immer im Takt zusammenschlügen, wie bei einem Musikstück, bald piano, bald im stärksten Fortissimo, was von ihrer Umgebung komisch gefunden wurde. Gefunden wurde aber bei der Sektion eine Schlußunfähigkeit der Aortenklappen durch Atherom und ohne Zweifel war das Phänomen nichts anders gewesen als Pulsieren in den Kiefergefäßen. Es ist bekannt, daß die geringste Verlängerung der Zähne, die kleinste Kleinigkeit, die zwischen die Zähne kommt, ungemein fein und lästig empfunden wird.

Die Anspannungszeit ist bei Aorteninsuffizienz verkürzt, um etwa 0,03 Sek., die Drucksteigerung im linken Vorhof ist nur gering, ebenso die Blutverschiebung aus dem großen Kreislauf in den kleinen, die Mechanik des rechten Herzens bleibt ziemlich unverändert. Trotz des Rückflusses aus der Arterie ist die Vergrößerung der Anfangsfüllung und Anfangsspannung nur eine mäßige, weil der systolische Rückstand nicht zunimmt; der Ventrikel entleert sich bei der Systole recht vollkommen. Dies trägt wesentlich zur Entstehung des Pulsus altus bei. In seltenen Fällen zeigt die Arterienwand nicht eine systolische Welle, sondern zwei. An der Carotis und Subclavia soll ein anakroter Puls vorkommen, beide Erhebungen herzsystolisch; man sucht die Ursache in Reflexion der Pulswelle, ich selbst habe solches nicht beobachtet und gebe kein eigenes Urteil darüber ab. Daß Kapillarpuls auch ohne Aorteninsuffizienz vorkommt, ist richtig, aber am konstantesten und schönsten kommt er doch diesem Klappenfehler zu und man mag ihn wohl mit zur Diagnose verwerten. Dies gilt besonders für die Aorteninsuffizienz bei alten Leuten. Es wurde schon erwähnt, warum man hier keineswegs immer ein diastolisches Geräusch erwarten darf, und warum man oft nur ein systolisches hört. Nach meiner Erfahrung kann ich den Rat geben, daß man bei bejahrten Individuen eine Insuffizienz der Aortenklappen auf atheromatöser Basis diagnostizieren darf auch ohne diastolisches Geräusch, wenn dreierlei gegeben ist: ein systolisches Geräusch, Kapillarpuls und eine Pulsfrequenz zwischen 94 und 106. Die wenigsten Ärzte wissen, daß bei Aorteninsuffizienz ein systolisches Geräusch auch allein gehört werden kann und so mag die Angabe, daß auch bei Mitralinsuffizienz Kapillarpuls vorkommt („durch kompensatorische Erweiterung der Kapillaren"), wohl durch einen diagnostischen Irrtum zu erklären sein.

Die Mesaortitis luetica beginnt wohl meistens unterhalb des Sinus Valsalvae, doch kann die Syphilis auch die Klappen zum Schrumpfen und zum Auseinanderweichen bringen, was sogar von manchen als besonders charakteristisch für Syphilis der Aorta angesehen wird.

In manchen Fällen soll man vor dem I. Ton einen „ziemlich lauten, gerauschartigen Vorschlag" hören. Er fällt in das Ende der Diastole und soll durch Schwingungen des großen Mitralsegels entstehen, das durch das Aortenblut vorgewölbt wird und so für das Vorhofsblut eine Stenose erzeugt. Über dieses Flintsche Geräusch kann ich aus eigener Erfahrung nichts aussagen.

Ob der I. Ton, der oft, aber nicht immer gebildet wird, ein Herzton oder ein Gefäßton ist, läßt sich noch nicht mit Sicherheit sagen. Er soll um 0,01 bis 0,02 Sek. später als die J-Zacke des Elektrokardiogramms kommen; der zeitliche Unterschied ist doch zu klein, um Schlüsse darauf aufbauen zu können.

Stenosis ostii Aortae, Aortenstenose.

Viel seltener als die Insuffizienz der Aortenklappen ist die Stenose des Aortenostiums oder, wie man kürzer zu sagen pflegt, die Stenosis Aortae. Nicht jede Rauhigkeit am Aortenostium darf als Stenose bezeichnet werden, nur weil dabei ein systolisches Geräusch vorkommt. Zum richtigen Begriff gehört eine Verlagerung der Öffnung, so daß wirklich der Weg für das Blut bei seinem Übertritt aus der linken Kammer in das Gefäß in merklichem Grade verlegt ist. Bei der Sektion muß man dies mit dem eingeführten Finger fühlen können. Größere Auflagerungen auf dem Klappenapparat, Starrwerden der Klappensegel, so daß sie sich bei der Systole nicht mehr der Arterienwand glatt anlegen, oder Verwachsung derselben untereinander sind die Befunde. Die Grade der Verengerung können recht verschieden sein, das Lumen kann in den äußersten Fällen bis auf Gänsekieldicke verlegt sein, mehr aber ist nicht mehr mit der Fortdauer des Lebens vereinbar, wenn die Stenose am Aortenostium selbst und nicht weiter peripherwärts sitzt.

Mit jeder Systole treibt der linke Ventrikel sein Blut durch die enge Stelle in die Aorta und hier entsteht ein systolisches Geräusch. Es ist der mächtige linke Ventrikel, der das Blut antreibt, und so ist denn ganz allgemein das Geräusch sehr laut. Es ist auch, wenn die Stenose bedeutend ist, sehr lang, denn trotz der gewaltigen Anstrengung des Herzmuskels braucht er dennoch lange Zeit, um sein Blut in die Aorta durchzutreiben und es ganz loszuwerden. Nur bei geringeren Verengerungen ist das Geräusch kürzer und entspricht der Länge einer gewöhnlichen Systole. Man hört es am besten und lautesten im zweiten rechten Interkostalraum und in der Peripherie ist es meistens auch noch gut vernehmbar, in der Carotis, der Cruralis, der Radialis, am ganzen Brustkorb, ja man will es noch an der Lehne eines Stuhls gehört haben, auf dem der Kranke saß. Selbst beobachtet habe ich so etwas nicht, aber die Angabe schleppt sich durch alle Lehrbücher durch fort. Besonders laut ist es auch am Dornfortsatz des I. und II. Brustwirbels zu hören.

Der Puls ist bei der Aortenstenose klein und träg (Fig. 34). Die Pulswelle erhebt sich langsam zu geringer Höhe und fällt langsam ab, ein richtiger Pulsus parvus, tardus. Der Gipfel der Pulskurve ist abgerundet (Pulsus tardorotundus) (Fig. 28). Der linke Ventrikel, der sich zur Entleerung seines Inhalts mehr anstrengen muß, geht zwar eine konzentrische Hypertrophie ein, vermag aber das Hindernis an dem engen Ostium doch nur mit Mühe und langsam zu überwinden. Am leichtesten glückt es ihm noch, wenn er während jeder Systole Zeit dazu hat, wenn diese Phase verlängert und infolgedessen der Puls selten ist. Gerade in den am besten kompensierten Fällen werden ganz gewöhnlich Pulszahlen um 60 in der Minute gezählt. Dabei ist die Peripherie nur schlecht durchblutet, die Haut ist kühl und blaß, bei geringen Anstrengungen tritt Atemnot ein. Verminderte Leistungsfähigkeit gehört zum Bilde der Aortenstenose, wenn diese irgend erheblichere Grade angenommen hat. Auch im Augenhintergrund ist die schlechte Füllung der Arterien bemerkbar. Eine Vergrößerung des Herzens ist erst zu konstatieren, wenn der linke Ventrikel zu erlahmen beginnt, zur konzentrischen Hypertrophie sich also noch eine exzentrische hinzugesellt; die Wandverstärkung des linken Ventrikels allein ist weder durch die Perkussion, noch im Röntgenbild festzustellen, vor der sekundären Erlahmung des Ventrikels läßt der reduzierte Herzquotient keine höheren Werte als höchstens mittlere erwarten.

Insufficientia valvulae tricuspidalis, Tricuspidalinsuffizienz.

Die Klappenfehler des rechten Herzens sind alle seltener als die am linken. Am häufigsten ist noch die Schlußunfähigkeit der dreizipfeligen Klappe. Sie ist meist ein angeborener Klappenfehler und auf eine intrauterin abgelaufene Endokarditis zurückzuführen; im postfetalen Leben kann ja eine Endocarditis acuta auch einmal die Tricuspidalis befallen, das tut sie aber meistens doch nur als rezidivierende Krankheit und wenn schon vorher das linke Ostium erkrankt und ein Mitralfehler gesetzt war. Primäre postfetal erworbene Tricuspidalinsuffizienz ist dagegen eine große Seltenheit. Es entsteht wie bei der Mitralinsuffizienz ein systolisches Geräusch, indem aus dem weiten rechten Ventrikel das Blut durch den engen Spalt zwischen den Klappensegeln in den weiten Vorhof strömt. Man hört das Geräusch am besten „an der Tricuspidalis", d. h. am unteren Teil des Sternums, und rechts davon im V. Interkostalraum; fortgeleitet kann es auch an anderen Stellen der Herzgegend zu hören sein. Der zweite Pulmonalton ist im Gegensatz zur Mitralinsuffizienz nicht verstärkt. Der rechte Ventrikel muß bei jeder Systole einen Teil seines Inhalts statt in die Pulmonalis in den rechten Vorhof geben, es erwächst ihm die gleiche Aufgabe wie dem linken bei der Mitralinsuffizienz und wenn er sie noch so vollkommen löst, so wird er doch nie mehr Blut in die Pulmonalis treiben als er es ohne den Klappenfehler täte, es ist also auch gar kein Grund zur Verstärkung des II. Tons an der Pulmonalis gegeben, in der höchstens der gleiche Druck erzeugt wird wie in der Norm. Das Blut, das während der Systole in den rechten Vorhof durch die schlußunfähige Klappe geworfen wird, fließt der Kammer in der nächsten Diastole wieder zu mitsamt der Menge, die sie so wie so bekommen hätte. Die Folge ist also eine Erweiterung der Kammer, die bei höheren Graden der Insuffizienz größer ist als wenn für den Rückfluß des Blutes nur ein enger Spalt zwischen den Zipfeln der Klappe offen bleibt. Auf die mechanische Mehrleistung, die dem Muskel der rechten Kammer zugemutet wird, antwortet er mit einer Wandverstärkung, einer konzentrischen Hypertrophie. Die Vergrößerung des rechten Herzens durch beides zusammen, die exzentrische und die konzentrische Hypertrophie, macht sich durch eine Verbreiterung der Herzdämpfung nach rechts bemerkbar. Der leise, kurze Perkussionsschall des Herzens reicht bis zum rechten Sternalrand oder selbst ein wenig darüber hinaus. Noch bedeutendere Verbreiterung nach rechts weist schon auf eine Erlahmung des hypertrophischen Ventrikels hin. Wenn die absolute Herzdämpfung bei einer reinen Tricuspidalinsuffizienz schon in der rechten Parasternallinie beginnt, kann man nicht mehr von einem kompensierten Klappenfehler reden. Ausdruck der Herzvergrößerung ist auch das Hinausrücken des Herzstoßes über die linke Mamillarlinie im V. Interkostalraum. Am Radialpuls ändert sich, eine gute Kompensation vorausgesetzt, nichts Wesentliches, dagegen tritt ein ganz anderes Pulsieren auf, rückwärts vom Herzen, an den Venen des Halses. Der Venenpuls an der Vena jugularis ist sogar fast pathognomonisch für die Tricuspidalinsuffizienz. Wenn bei schlußunfähiger Klappe der rechte Ventrikel sein Blut in den Vorhof wirft, so wird dieser erweitert und für die Dauer der Systole unter einen höheren Druck gesetzt. Nur die zarten Klappen an den Venen können es verhindern, daß sich der rückläufige Strom noch weiter in das Venensystem fortsetzt, sie können es aber nicht lang, dann geben sie dem immer wiederkehrenden Anprall des Blutes nach und der systolische Puls findet seinen Weg bis in die Venae jugulares, wo er dann am Hals sichtbar wird. Die Klappen in der Jugularis lassen wie alle Venenklappen das Blut widerstandslos wohl gegen das Herz, nicht aber vom Herzen rückwärts laufen, sie bewirken, daß der rechte Vorhof während der Diastole sein Blut vollkommen in die Kammer ergießt, auch wenn

er sich am Ende der Diastole noch aktiv zusammenzieht; und daß die Blutwelle
aus dem rechten Ventrikel nicht ihren Weg rückwärts gegen die Venen findet,
dafür sorgen beim Gesunden die sich eng aneinanderlegenden Zipfel der Tricuspidalis. Ist aber diese Klappe schlußunfähig geworden, ist eine Erweiterung
der Drosselvenen als Folge davon entstanden und hat deren eigener Klappenapparat auch noch nachgegeben, so pflanzen sich zwei Wellen in die Venen

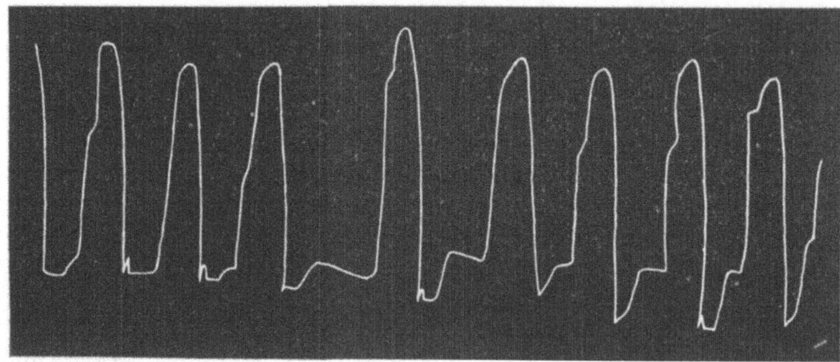

Fig. 43.

Puls der Vena jugularis int. bei Tricuspidalinsuffizienz. (Nach Alois Geigel aus dem
Jahre 1863.)

fort. Die erste Welle ist die schwächere und wird durch die Zusammenziehung
des rechten Vorhofs am Ende der Diastole, dem Beginn der nächsten Systole
unmittelbar vorangehend, also in der Präsystole gebildet. Dann kommt die
Systole des viel muskelstärkeren Ventrikels und eine dementsprechend viel
kräftigere Welle eilt nach oben in die Jugulares. So findet man, wenn man den
Venenpuls durch einen Sphygmographen aufschreiben läßt, ein ganz charakte-

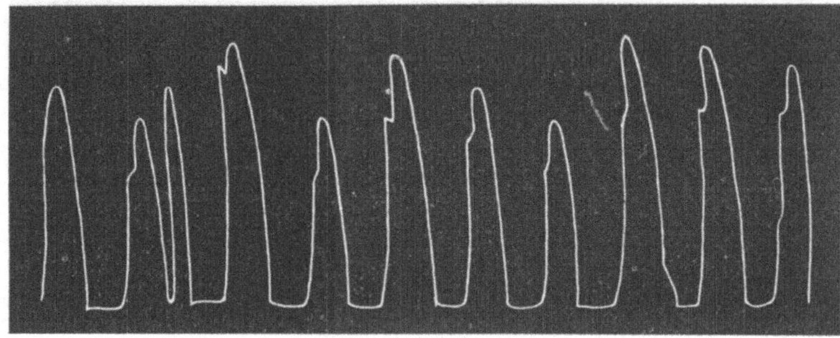

Fig. 44.

Puls der Vena cava inferior bei Tricuspidalinsuffizienz. (Nach Alois Geigel aus dem
Jahre 1863.)

ristisches Pulsbild (Fig. 43). Die Erhebung der Kurve zeigt zwei Gipfel. Die
höchste Erhebung ist durch die Kontraktion des Ventrikels gebildet, der aufsteigende Schenkel zeigt aber noch eine kleinere, sekundäre Erhebung. Der
Puls ist deutlich dikrot, wie der Radialpuls auch, nur mit dem großen Unterschied, daß die sekundäre Erhebung nicht am absteigenden Schenkel auftritt,
sondern am aufsteigenden: der Radialpuls ist katadikrot, der Venenpuls ist
anadikrot. Hierdurch ist er vom Puls der unmittelbar daneben liegenden Carotis
leicht zu unterscheiden, deren Pulsbild man bei sphygmographischen Unter-

ıchungen am Hals sonst leicht versehentlich von seinem Instrument aufzeichnen
ıssen könnte. Der Venenpuls bei Tricuspidalinsuffizienz wurde im Jahre 1862
on Bamberger entdeckt. Kurze Zeit darauf zeigte Alois Geigel, daß auch
n der Vena cava inferior derselbe Puls entsteht und auch sphygmographisch
ufgenommen werden kann. Fig. 44 zeigt die erste von ihm aufgenommene
ʻurve von der unteren Hohlvene (Fig. 43 von der V. jugularis int.). Durch Druck
uf die untere Hohlvene kann man auch die Pulsation in der oberen verstärken
nd so den Puls in der Jugularis deutlicher machen oder selbst hervorrufen,
ʼenn er fehlt. Man komprimiert die Vena cava inferior einfach durch Druck
uf die Leber unter dem Schwertfortsatz. Diesen Handgriff, der auch schon
·on A. Geigel angegeben wurde, wendet man stets bei Verdacht auf Tricus-
ʼidalinsuffizienz an.

Man prüft auf Venenpuls in horizontaler Lage mit stark zurückgebeugtem
ʻopf.

Je mehr die Vene gefüllt ist, desto stärker fallen auch ihre Schwankungen
ıus, das gilt auch für normale Fälle ohne Tricuspidalinsuffizienz. Die Kaliber-
ʻchwankungen sind in der Norm, wie wir schon gesehen haben, nicht ein eigent-
ʼicher Puls, sondern nur Folge von Stauung und haben übrigens noch keine
ʼurchweg befriedigende und allgemein anerkannte Deutung erfahren. Für
ʻlinische Zwecke kommen nur zwei Erhebungen in Betracht. Die a-Welle, die
ʼicher der Kontraktion des Vorhofs ihre Entstehung verdankt, und dann die
v-$(v_s + v_d)$ Welle, die für gewöhnlich niedriger ist. An deren Stelle tritt bei
ʼer Tricuspidalinsuffizienz eine viel stärkere, die als richtige Pulswelle aufgefaßt
werden muß. In den Fällen von reiner Tricuspidalinsuffizienz, wobei der Vorhof noch regelmäßig weiter schlägt, kommt der schon beschriebene anakrote
Venenpuls zustande mit niederem ersten und deutlich höherem zweiten Wellen-
gipfel. Die erste Welle ist diastolisch und wird vom Vorhof, die zweite ist
systolisch und wird vom Ventrikel gebildet. Der systolische Anstieg des Pulses
beginnt sofort, sobald die Systole des Ventrikels einsetzt, bei niederen Graden
der Insuffizienz aber auch etwas später. Die systolische Welle kann auch in der
Drosselvene, so lang die Klappen hier halten, einen Ton erzeugen, den Bam-
bergerschen Jugularklappenton. Er entsteht durch die Schwingungen
der zarten Venenklappen, die von der rückläufigen Welle in eine neue Gleichgewichtslage geworfen werden und um diese schwingen.

Es ist nicht selten, daß sich zur Tricuspidalinsuffizienz noch eine Leitungsstörung im rechten Vorhof im Keith-Flakschen Knoten gesellt mit Arrythmie
des Pulses, dann kann die a-Welle völlig fehlen und nur die systolische Welle
an der Vene gefunden werden. Der Gipfel der systolischen Welle erscheint
manchmal flach, manchmal auch gespalten, mit mehr oder weniger tiefer „Sattelbildung". Diese wird „als Ausdruck des systolischen Venenkollapses" gedeutet,
der ja im Venenpuls des Gesunden auch beobachtet wird und je kräftiger die
Ventrikelkontraktion ist, desto stärker soll die Sattelbildung ausfallen. Für
das Zusammenfallen der Vene bei der Ventrikelsystole hat man an mehrere
Ursachen gedacht. Das Herunterrücken der Herzbasis soll das Blut in den
Vorhof saugen. Dann wäre die Kontraktion der Längsmuskulatur, der Papillarmuskeln und des Septums die mechanische Ursache dafür. Oder, es sollte das
Herz bei der Systole das Blut überhaupt aus dem Thorax hinaustreiben, in
diesem der Druck sinken, womit dann eine Saugwirkung in den Venen erfolgte.
Dann käme als mechanisches Moment nur die Kontraktion des Treibwerks in
Betracht und der Venenkollaps müßte um die Dauer der Anspannungszeit später
erfolgen. Wenn Instrumente für die graphische Aufzeichnung des Venenpulses
fehlen, ist es durchaus nicht immer leicht zu entscheiden, ob ein „echter",
d. h. systolischer Puls vorliegt oder ein „unechter", d. h. diastolischer. Manchmal

ist der Venenpuls schon beim bloßen Zusehen deutlich präsystolisch-systolisch, da ist die Diagnose gegeben. Anderenfalls muß man untersuchen, ob die Hauptwelle in die Systole des Herzens fällt oder nicht, und zu diesem Zweck den Herzstoß oder noch besser die Carotis mit zum Vergleich heranziehen. Am Augenhintergrund gehört Venenpuls zu den ganz gewöhnlichen, nichtssagenden Erscheinungen, einen präsystolisch-systolischen Venenpuls dort zu sehen und zu erkennen, ist nicht jedermanns Sache, der verstorbene v. Michel hat es gekonnt, ich kann es nicht.

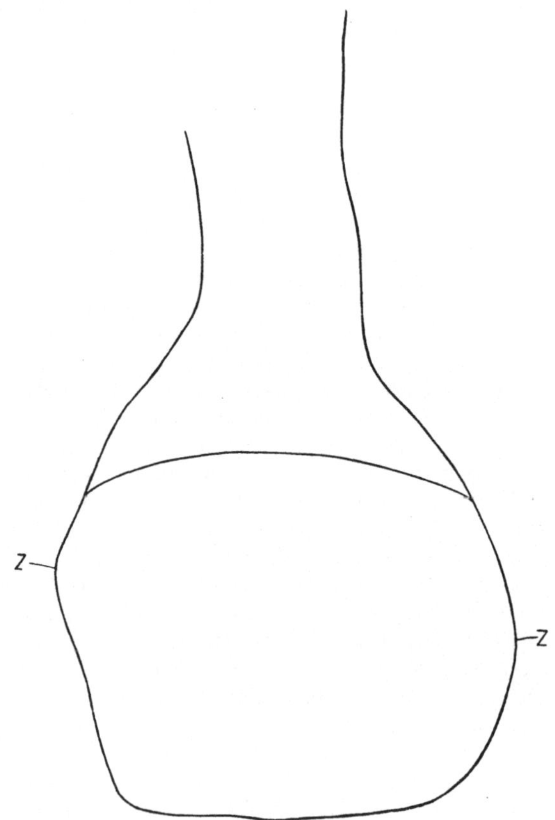

Fig. 45.
Insuff. v. tricuspidalis. 20 J. rHQ 16. Blutdruck 140 mm Hg. Größe $^1/_2$.
(Eigene Beobachtung.)

Während die Mitralfehler zur Stauung im kleinen Kreislauf führen und erst später, wenn die Kompensation nachläßt und dann der rechte Ventrikel erlahmt, auch in den Venen des großen, ist bei der Tricuspidalinsuffizienz die Stauung im großen Kreislauf von vornherein gegeben.

Gesellt sich die Tricuspidalinsuffizienz zu einem Fehler am linken venösen Ostium, so überträgt sich damit die Stauung im kleinen Kreislauf auf den großen und die Folgen sind nicht viel anders, als wenn bei einem Mitralfehler der rechte Ventrikel nur einfach erlahmt, dann kommt eben der Hydrops wie schließlich bei jedem nicht mehr kompensierten Vitium. Bei der primären isolierten Tricuspidalinsuffizienz, wobei das linke Herz noch ganz intakt ist und für das nötige Gefälle im großen Kreislauf sorgen kann, ist dies anders. Es kann der Hydrops

lang ausbleiben und statt dessen kommen frühzeitig Blutungen, Petechien an
der Haut, Netzhautblutungen, worauf ich schon im Jahre 1897 aufmerksam
gemacht habe. Die Stauung bei der reinen Tricuspidalinsuffizienz ist wesentlich
von der Form verschieden, die bei Schwäche des linken Herzens sich einstellt.
Das normale Gefälle und damit auch die genügend gute Ernährung der Gefäßwand sind gewährleistet, während der Innendruck im großen Kreislauf
rhythmische Schwankungen erfahren muß, überall aber sehr gestiegen ist.

Auch die Tricuspidalinsuffizienz führt zu einer Vergrößerung des reduzierten Herzquotienten erst wenn sie nicht mehr kompensiert ist. Ich gebe hier
ein paar Beispiele:

Alter	Druck	rHQ
21	124 mm Hg	18 (kompensiert)
21	145 ,, ,,	20
33	128 ,, ,,	27
20	140 ,, ,,	16 (Fig. 45).

Stenosis ostii venosi dextri (Tricuspidalstenose).

Die Stenose des rechten venösen Ostiums, oder wie sie ungenauer genannt
wird, die Stenose der Tricuspidalis, ist für sich allein, ohne gleichzeitige Insuffizienz der Klappe, außerordentlich selten. Bis zum Jahre 1908 waren 187 Fälle
bekannt, davon 12 im Leben richtig diagnostiziert, ich habe diesen Klappenfehler niemals gesehen. Theoretisch wäre zu erwarten: An der Tricuspidalis
ein kurzes diastolisches oder präsystolisches Geräusch, starker diastolischer
Venenpuls am Hals durch die Kontraktion des Vorhofs, bedeutende Stauung
im großen Kreislauf. Man kennt diesen Herzfehler aber wie gesagt kaum anders
als zusammen mit Insuffizienz der Tricuspidalis und da ist das präsystolisch-
systolische Geräusch bezeichnend für die Kombination. Wenn die Stenose bedeutend ist, so steht zu erwarten, daß der systolische Venenpuls schwächer und
undeutlicher ausfällt als bei der Insuffizienz allein, weil der leichten Fortpflanzung der systolischen Pulswelle aus dem Ventrikel in die Venen hinein die
Verengerung des Ostiums entgegensteht. Wie die Insuffizienz, so ist auch die
Stenose der Tricuspidalis fast immer angeboren. Eine Vergrößerung des Herzens
ist nicht nur nicht nachweisbar, sondern gar nicht vorhanden. Immer hat man
gefunden, daß das Herz, wenn sich eine Stenose des rechten venösen Ostiums
entwickelt, z. B. auch einem anderen Herzfehler hinzugesellt hat, auffallend
klein bleibt. Das ganze Herz, mit Ausnahme des rechten Vorhofs, bekommt
dann zu wenig Blut.

Die Fehler an der Pulmonalis sind im ganzen noch seltener als die Tricuspidalinsuffizienz. Die

Insufficientia valvularum arteriae pulmonalis (Pulmonalinsuffizienz)

kann man ja schon einmal isoliert zu sehen bekommen. Ein lautes diastolisches
Geräusch an den großen Gefäßen läßt zunächst an die ohne Vergleich häufigere
Insuffizienz der Aortenklappen denken. Daß das Geräusch rechts vom Sternum
leiser, links lauter ist, braucht noch nicht stutzig zu machen, das kommt bei
der Aorteninsuffizienz auch vor. Ein Griff nach dem Radialpuls liefert aber
schon einen auffallenden Befund: Keine Rede von dem Pulsus altus, magnus,
celer, ein ganz gewöhnlicher, eher etwas kleiner Puls! Das kann nicht mit der
vermuteten Aorteninsuffizienz stimmen und der Gedanke an die Möglichkeit der
Pulmonalinsuffizienz taucht auf. In der Tat gibt es außer der Aorteninsuffizienz
sonst keinen Herzfehler mit einem ähnlichen lauten, rein diastolischen

Geräusch. Gestützt wird die Annahme einer Pulmonalinsuffizienz wesentlich durch den Bericht, daß es sich um ein angeborenes Herzleiden handelt. Dann sucht man weiter und findet vielleicht, daß das Geräusch über den Lungen allenthalben auffallend laut zu hören ist, das kommt allerdings in annähernd demselben Maß auch bei Aorteninsuffizienz mit sehr lautem Geräusch vor. Mitunter kann man bei der Auskultation der Lungen ein Vesikuläratmen finden, das absatzweise mit jeder Herzsystole leiser oder unterbrochen wird. Das Phänomen ist nichts anderes als der Ausdruck des Pulsus altus, magnus, celer im kleinen Kreislauf. Mit jedem Herzschlag füllen sich die Lungenkapillaren so rasch und so mächtig mit Blut, daß für die einströmende Luft nicht viel Raum bleibt, und ebenso schnell wird der Weg wieder frei. C. Gerhardt hat diese Erscheinung zuerst beobachtet und richtig gedeutet.

Pulmonalinsuffizienz ist immerhin im ganzen recht selten, unter 9000 Herzfehlern wurden nur 9 von Pulmonalinsuffizienz gezählt. Die

Stenosis arteriae pulmonalis (Pulmonalstenose)

ist nicht nur fast in allen Fällen angeboren, sondern auch meistens mit einer Entwicklungshemmung, und zwar gewöhnlich mit einem Defekt in der Kammerscheidewand verbunden. Ein lautes systolisches Geräusch entsteht aus den nämlichen Gründen wie bei Aortenstenose, es leitet sich gut nach dem Rücken fort, ist am lautesten am IV. Brustwirbel, links lauter als rechts zu hören. Charakteristisch ist die starke allgemeine Blausucht am ganzen Körper, die das Kind mit auf die Welt gebracht hat und die das, in der Regel nicht sehr lang währende, Leben hindurch unverändert andauert. Sie ist mehr eine Folge des Lochs in der Kammerscheidewand als der Pulmonalstenose. Der Klappenfehler ist selten und auch bei einem reichen Material sieht man in seinem Leben höchstens ein paar Fälle.

Die komplizierten Herzfehler (Vitia cordis complicata).

Im vorstehenden sind die Symptome der isoliert auftretenden Herzfehler analysiert. In sehr vielen Fällen sind aber deren zwei oder mehr gleichzeitig entstanden oder zu einem Klappenfehler gesellt sich bei rekurrierender Endokarditis ein zweiter, dritter noch hinzu. An jedem der vier Ostien kann sich zweierlei einstellen, eine Insuffizienz der Klappen und eine Stenose des Ostiums. Acht verschiedene Formen von Herzfehlern gibt es also, es sind die soeben beschriebenen. Die Kombinationsrechnung gibt Aufschluß, wie vielerlei Kombinationen diese acht Formen geben können. Die Aufgabe lautet: zu berechnen, wie viele Kombinationen sich aus acht verschiedenen Dingen ohne Wiederholung bilden lassen, wenn die Dinge zu zwei, zu drei usw. bis zu acht nebeneinander gestellt werden. Wenn allgemein n Dinge zur p^{ten} Klasse ohne Wiederholung kombiniert werden sollen, so ergibt sich die Zahl der Möglichkeiten aus der Formel $K_p^{(n)} = n_p$, (n die Basis, p der Index der Kombinationszahl):

$$n_p = \frac{n!}{p!\,(n-p)!} \cdot \quad [\text{Wie bekannt ist } n! = 1\cdot 2\cdot 3 \cdots n]$$

Hieraus berechnen sich als theoretisch mögliche Formen

Kombinationen zu 2	28	Formen
,, ,, 3	56	,,
,, ,, 4	70	,,
,, ,, 5	56	,,
,, ,, 6	28	,,
,, ,, 7	8	,,
,, ,, 8	1	,,

Summe = 247. So viele verschiedene Formen von Vitium cordis complicatum sind also möglich und rechnet man noch die 8 Formen von unkomplizierten Fehlern hinzu, so ergibt sich die erstaunliche Zahl von 255 unter sich verschiedenen Herzfehlern, die theoretisch überhaupt möglich sind. Man braucht daran nicht zu erschrecken. Nur eine verhältnismäßig kleine Zahl davon kommt wirklich vor, viele theoretisch mögliche wären so schwer, daß sie mit der Fortdauer des Lebens ohne weiteres unvereinbar wären. Es braucht also in folgendem auch nur eine Auswahl der wichtigsten besprochen zu werden.

Insuffizienz der Mitralis, zusammen mit Stenose des linken venösen Ostiums, gewöhnlich kurz Insuffizienz und Stenose der Mitralis genannt, ist einer der häufigsten Klappenfehler überhaupt, häufiger vielleicht noch sogar als die reine unkomplizierte Mitralinsuffizienz. Wie bei allen komplizierten Klappenfehlern kommt hier das Gesetz zur Geltung, daß bei einer Kombination die Symptome der einzelnen Komponenten sich addieren. So entsteht ein präsystolisch-systolisches Geräusch, das an der Spitze, oft auch an der Basis zu hören ist. Das langgezogene, in der Präsystole leise beginnende, sich in die Systole hinüberziehende und in dieser lauter werdende „Crescendo-Geräusch" ist so bezeichnend, daß seine Anwesenheit für den Kenner allein oft schon hinreicht, um die Diagnose zu stellen. Ebenso verhält es sich mit dem präsystolisch-systolischen Schwirren. Es ist bekannt unter dem Namen des Katzenschnurrens, frémissement cataire, und in der Tat, das Gefühl ist ganz ähnlich dem, das man bekommt, wenn man einen behaglich schnurrenden Kater an der Kehle grault. Der zweite Pulmonalton ist verstärkt aus zwei Ursachen, durch die Insuffizienz und erst recht durch die Stenose, er ist also ganz erheblich lauter als der 2. Aortenton, der wegen der Stenose zudem für sich leiser ausfällt. In vielen Fällen braucht es aber dieses Vergleiches gar nicht, um die Verstärkung zu erkennen, ein geradezu paukender zweiter Ton wird gehört und die Erschütterung, die die starkschwingenden Klappensegel der Brustwand mitteilen, kann sogar gefühlt werden. Die Vergrößerung der Herzdämpfung nach rechts ist bedeutend, der Stoß weit nach außen von der Mamillarlinie im V. Interkostalraum gerückt. Es gibt Fälle, wo man Geräusch und Schwirren gerade nur an dieser Stelle nachweisen kann und an allen anderen Stellen kann alles ruhig sein. Von Alois Geigel ist im Jahre 1868 darauf aufmerksam gemacht worden, daß mit einer gewissen Regelmäßigkeit bei dieser Kombination der II. Pulmonalton nicht nur verstärkt, sondern auch gespalten ist und die von ihm gegebene Deutung ist zwar später nicht unangefochten geblieben, aber auch heute noch als die richtige zu betrachten. Fälle von Stenose mittleren Grades bei im ganzen anämischen Kranken und mit leidlich guter oder guter Kompensation lassen das Phänomen des gespaltenen II. Herztons selten vermissen. Denn nicht nur der II. Pulmonalton, sondern auch der zweite Aortenton, mithin der zweite Herzton überhaupt erscheint gespalten. Der zweite Herzton wird gebildet durch die Schwingungen der halbmondförmigen Klappen an den beiden großen Gefäßen. Sie beginnen fast, aber doch nicht ganz genau, zur gleichen Zeit zu schwingen. Der Zeitunterschied ist aber normalerweise so klein, daß er nicht mehr wahrgenommen werden kann und für unser Ohr fallen die beiden Töne in einen zusammen. In bestimmten Fällen von Insuffizienz und Stenose der Mitralis wird der Zeitunterschied aber größer und bemerkbar. Die Pulmonalis bekommt in der Systole zu viel, die Aorta zu wenig Blut, die Pulmonalis ist weit, die Aorta eng, der rechte Ventrikel braucht etwas längere Zeit im sich zu entleeren, der linke ist eher mit seiner Systole fertig. So schließen sich also auch an der Pulmonalis die Klappensegel um einen kleinen Bruchteil der Sekunde später als die der Aorta und fangen später zu schwingen an. Das menschliche Ohr vermag ein Intervall von 0,007 zwischen zwei kurzen Schalleindrücken noch zu erkennen, sie fließen nicht mehr ineinander über und der Schalleindruck erscheint gespalten. Nach der von Alois Geigel gegebenen Deutung würde der erste Teil des gespaltenen Tons von den Aortenklappen, der zweite Teil von denen der Pulmonalis gebildet und in der Tat erscheint der zweite Teil des Phänomens deutlich stärker als der erste. Der Radialpuls ist klein, von der Stenose herrührend, und die Kleinheit des Pulses ge-

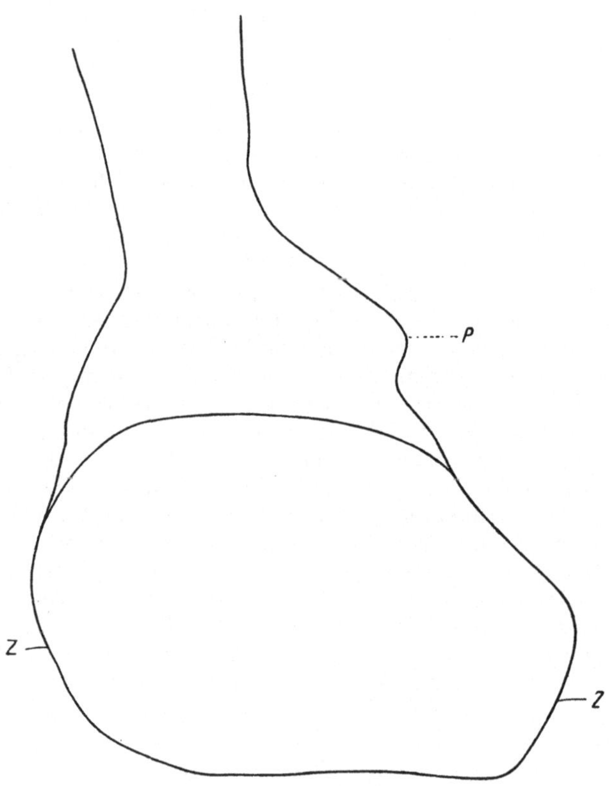

Fig. 46.
Insuff. et. stenosis v. mitralis. 37 J. r HQ 24. Blutdruck 140 mm Hg. P Pulmonalbogen.
Größe ½. (Eigene Beobachtung.)

hört mit zu den Unterscheidungsmerkmalen gegenüber der reinen Insuffizienz. Das Herz ist entschieden größer als bei Insuffizienz oder Stenose allein, der reduzierte Herzquotient nähert sich der oberen Grenze oder überschreitet sie oft (Fig. 46). Beispiele aus meinen Bestimmungen sind folgende:

Alter	Blutdruck	rHQ
24	115	16
42	115	19
34	145	25
31	125	26
37	140	24

Die Kombination Insuffizienz der Aortenklappen mit Stenose des Aortenostiums, kurz Insuffizienz und Stenose der Aorta genannt, ist bei weitem nicht so häufig wie die soeben besprochene Insuffizienz und Stenose der Mitralis, wenngleich sie, mit Unrecht, fast ebenso oft diagnostiziert wird. Sie scheint nur häufig zu sein, wenn man sich daran gewöhnt hat immer da, wo man bei Aorteninsuffizienz auch ein systolisches Geräusch an der Aorta hört, gleich neben der Insuffizienz auch eine Stenose anzunehmen. Das ist aber durchaus falsch. Wir haben ja gesehen, daß mit zum Bilde der reinen Aorteninsuffizienz das systolische Geräusch geradezu gehört und auch erörtert, warum das so ist. Zur Diagnose Aortenstenose neben der Insuffizienz gehört mehr. Das systolische Geräusch muß langgezogen, scharf, in die Peripherie gut fortleitbar sein und vor allem muß das Pulsbild von dem für die Insuffizienz typischen abweichen, der Puls kleiner, der Gipfel runder sein, wenn die Diagnose auf den komplizierten Fehler gestattet sein soll. Wenn überhaupt ein erster Ton neben dem systolischen Geräusch noch gehört wird, dann sei man sehr vorsichtig mit der Annahme einer komplizierenden Aortenstenose, sie ist dann fast immer falsch.

Ganz ähnlich verhält es sich mit der Kombination: Insuffizienz der Aorta und der Mitralis. Hört man bei sichergestellter Aorteninsuffizienz, und diese Diagnose gibt kaum je zu Zweifeln Anlaß, auch noch ein systolisches Geräusch und gelingt es, den soeben erörterten Fehlschluß auf Aortenstenose zu vermeiden, nun dann ists eben eine Mitralinsuffizienz, zur Aorteninsuffizienz gesellt, so wird in sehr vielen Fällen falsch geschlossen! Und wieder aus dem nämlichen Grund, daß man sich nicht daran gewöhnt hat, bei der Aorteninsuffizienz unter den Symptomen auch ein systolisches Geräusch zu verlangen, es zu erwarten, danach zu suchen und wenn es fehlt, sich zu fragen, warum es nicht da ist. Die Stellung der richtigen Diagnose ist hier übrigens viel schwerer als bei Insuffizienz und Stenose der Aorta. Das Geräusch bei Mitralinsuffizienz hört sich meistens nicht oder kaum anders an als das gewöhnlich bei der Aorteninsuffizienz vorkommende. Es ist zu erwarten, daß durch die komplizierende Mitralinsuffizienz der Pulsus magnus, altus der Aorteninsuffizienz etwas kleiner, etwas weniger hoch ausfallen wird, der Unterschied ist aber nur gering. Man darf ferner bei der Mitralinsuffizienz eine Verstärkung des II. Pulmonaltons erwarten, aber wenn eine Aorteninsuffizienz schon besteht, so wird ein II. Aortenton gar nicht gebildet und es fehlt der Vergleich. Es müßte denn sein, daß der II. Pulmonalton ohne weiteres als verstärkt imponiert, das tut er aber wohl nur dann, wenn auch die Mitralinsuffizienz nicht rein, sondern ihrerseits mit Stenose verbunden ist. Größere Sicherheit erhält die Annahme einer Mitralinsuffizienz, wenn das systolische Geräusch ganz auffallend deutlich und laut gerade an der Herzspitze zu hören ist, lauter als an der Aorta. Das Pulsbild kann den Ausschlag geben. Bei der reinen Aorteninsuffizienz fehlt in der Pulskurve am absteigenden Schenkel die Inzisur, sie erscheint aber wieder und ganz deutlich, wenn sich auch noch eine Insuffizienz der zweizipfeligen Klappe hinzugesellt. Der linke Ventrikel bekommt dann in der Diastole Blut von zwei Seiten her, aus der Aorta und in vermehrtem Maß auch aus seinem Vorhof, dem er in der Systole vorher einen Teil seines Inhaltes abgegeben hatte. So findet die in der Aorta gebildete rückläufige Welle zwar nicht an den halbmondförmigen Klappen, wohl aber an dem schon zum Teil gefüllten Ventrikel einen Widerhalt und so kann sich auch die Pulswelle trotz Insuffizienz der Aorta wieder erheben. Die Fig. 47, 48 und 49 zeigen Pulskurven von reiner Aorteninsuffizienz und später von Aorteninsuffizienz mit Mitralinsuffizienz zusammen und dann wieder ohne Mitralinsuffizienz vom gleichen Kranken. Bei keinem anderen Klappenfehler ist das Pulsbild von so ausschlaggebender Bedeutung für die Diagnose als gerade bei dieser Kombination. Das Herz ist groß, braucht aber nicht pathologisch vergrößert zu sein. Ein Beispiel gibt ein 55jähriger Kranker mit einem Blutdruck von 165 mm Hg und einem reduzierten Herzquotienten = 21. (Siehe dagegen Fig. 50.)

Häufiger ist schon die Verbindung von Aorteninsuffizienz mit Insuffizienz und Stenose der Mitralis, also bereits eine Kombination zu drei. An der Spitze hört man oft nichts als zwei langgezogene Geräusche und der Befund ist nicht gleich zu deuten. Aufschluß gewährt dann der in der Regel sehr starke II. Pulmonalton. Systolisches und diastolisches Schwirren ist zu fühlen, das Herz bedeutend vergrößert. Bei einem 18jährigen Kranken mit

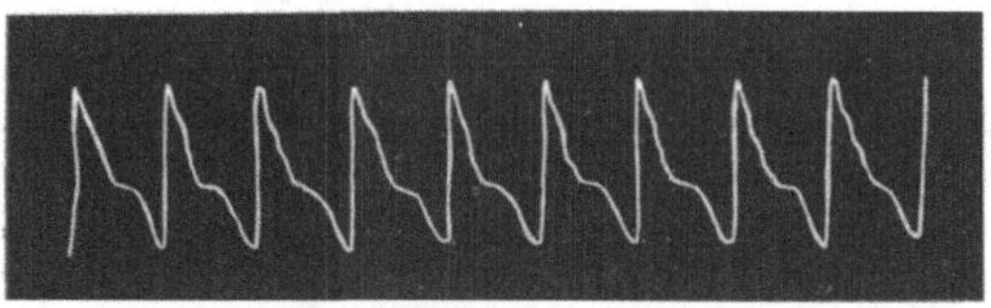

Fig. 47.
Insuff. v. Aortae (vor Fig. 48). (Eigene Beobachtung.)

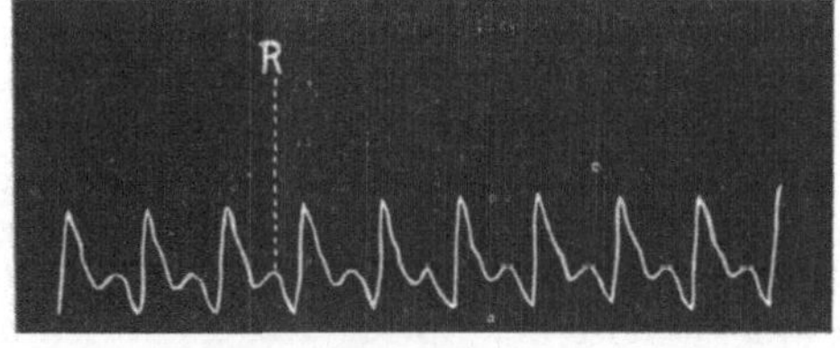

Fig. 48.
Insuff. v. Aortae et v. mitralis. R Rückstoßelevation. (Eigene Beobachtung.)

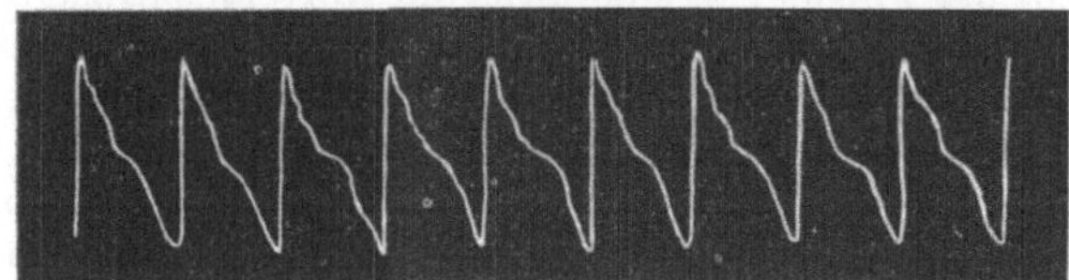

Fig. 49.
Insuff. v. Aortae (nach Fig. 48). (Eigene Beobachtung.)

dieser Kombination fand ich einen Blutdruck von 102 mm Hg und einen reduzierten Herzquotienten von 27.

Wenn man in beiden Herzphasen ein langes Geräusch vernimmt und dabei einen verstärkten oder gar paukenden II. Pulmonalton, muß man immer zuerst an diese Kombination denken. Gerade bei dieser, aber auch bei schweren Veränderungen am linken venösen Ostium allein, ohne Aortenfehler, kann es, wenn die Kompensation nachläßt und der rechte Ventrikel erlahmt, zu einer solchen Überdehnung des rechten Herzabschnittes kommen, daß auch eine unversehrte oder nur leicht veränderte dreizipfelige Klappe das Ostium mit ihren Segeln nicht mehr vollständig zu decken vermag. Es gesellt sich dann also zu dem schon bestehenden Herzfehler auch noch eine relative Insuffizienz der Tricuspidalis. Daß ein neues Geräusch an der Tricuspidalis gebildet wird, kann man nicht erkennen, es von den schon bestehenden nicht unterscheiden; das

Auftreten des Venenpulses macht auf die neue Komplikation aufmerksam, dazu die Beobachtung, daß die Verstärkung des II. Pulmonaltons abnimmt oder selbst ganz verschwinden kann. Es ist mit der Insuffizienz der Tricuspidalis das Ventil aufgegangen, das bisher der Stauung im kleinen Kreislauf Halt geboten hatte, so daß sie sich jetzt auf den großen fortsetzen kann. Objektiv bedeutet das allerdings allemal eine Verschlimmerung des Leidens. Daß die Insuffizienz der Tricuspidalis nur eine relative, keine „organische" ist, kann erst entschieden werden, wenn es gelingt, die Kompensation wieder herzustellen. Geht dann der Venenpuls wieder zurück, so lag wirklich nur eine relative

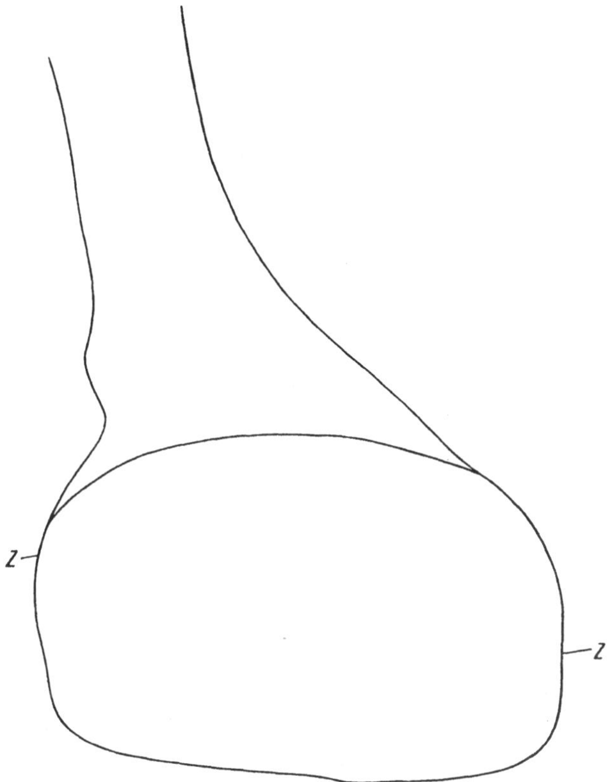

Fig. 50.
Insuff. v. mitralis et v. Aortae. 18 J. r H Q 24. Blutdruck 170 mm Hg. Größe $^1/_2$.
(Eigene Beobachtung.)

Schlußunfähigkeit vor. Andererseits ist es nicht so gar selten, daß eine rekurrierende Endokarditis, die früher schon die Mitralis befallen und entstellt hatte, auch an der Tricuspidalis eine Insuffizienz herbeiführt, die dann aber eine bleibende ist, und ihre Erscheinungen treten mit Besserwerden der Herztätigkeit erst recht deutlicher hervor.

Viel seltener ist das Hinzutreten eines Pulmonalfehlers, fast stets einer Insuffizienz, zu einer Erkrankung des linken Herzens. Ich habe aber auch schon eine relative Insuffizienz der Pulmonalklappen unter solchen Verhältnissen gesehen. Aorta, Mitralis und Tricuspidalis waren erkrankt, was auch schon intra vitam diagnostiziert war, aber die Sektion deckte zudem noch (nach Ansicht des Pathologen) eine relative Insuffizienz der Pulmonalis auf, die nicht diagnostiziert war.

Diagnose der Herzklappenfehler.

Nach der hier gegebenen Beschreibung sollte man meinen, daß die Diagnose der Klappenfehler für einen geübten Untersucher etwas Leichtes sein müßte. Dem ist aber nicht in allen Fällen so. Zunächst gibt es Herzfehler ohne Geräusch; die kann man nicht diagnostizieren. Namentlich Fälle von reiner Mitralstenose können so verlaufen und ein der chronischen Myokarditis ganz ähnliches Bild vom Anfang bis zum Ende liefern, so daß erst die Sektion den wahren Sachverhalt aufdeckt. Andere Male wird ein Geräusch wohl gebildet, es ist aber nicht immer, nur zeitweilig zu hören, auch bei recht starken Herzfehlern. Namentlich bei sehr rascher Herzaktion kommt das leicht vor und wenn die Herztätigkeit ruhiger geworden ist, kann man eines Tags durch ein recht deutliches Geräusch überrascht werden, das vorher auch bei mehrmaliger, genauer Untersuchung gewiß nicht da war. Zur Bildung eines Geräusches gehört immer eine gewisse Geschwindigkeit, mit der das Blut durch eine enge Stelle fließt, bei schwachem Herzen wird diese Geschwindigkeit nicht immer erzielt, bei besserer Herztätigkeit kommt sie zustande und dann wird das Geräusch deutlich. Man darf auch nicht vergessen, daß ganz kurze Geräusche sich physikalisch kaum von Tönen unterscheiden und eine Verwechslung ist hier sehr leicht möglich. Manche Geräusche hört man im Stehen besser, manche im Liegen.

Am leichtesten von allen Klappenfehlern ist entschieden die Aorteninsuffizienz zu erkennen, wenn es sich um ein jugendliches Individuum handelt. Das rein diastolische Geräusch ist da nicht wohl mit etwas anderem zu verwechseln. Ist es ausnahmsweise kurz und leise, so helfen die übrigen Symptome, der Kapillarpuls, das Duroziezsche Phänomen usw. auf den richtigen Weg. Die beiden reichen für sich allein und ohne jedes Geräusch auch nicht zur Diagnose aus. Sie sind eigentlich nur Zeichen vom Pulsus celer und nur eine von den Ursachen zu dieser Art von Puls, allerdings die wichtigste, ist die Aorteninsuffizienz. Auch bei Blutleere und bei vasomotorischen Störungen können diese Zeichen, als recht harmlose noch dazu, vorkommen. Wie man bei alten Leuten die Aorteninsuffizienz auf atheromatöser Basis diagnostiziert, davon ist schon gesprochen worden. Die Tricuspidalinsuffizienz hat nur ein charakteristisches Zeichen, das ist der echte, systolische Venenpuls am Hals. Man muß durch Druck auf die Leber versuchen, ihn hervorzurufen, wenn er nicht oder nur schwach da ist. Der Puls muß auch die Jugularis interna betreffen, um beweisend zu sein, ein Puls in der oberflächlichen Externa allein ist es nicht. Schon durch den bloßen Anblick, auch ohne Aufnahme der Pulskurve, kann der präsystolisch-systolische Puls erkannt werden. Ist er sicher da, dann kann es sich außer um Tricuspidalinsuffizienz nur noch um ein offenes Foramen ovale bei gleichzeitiger Mitralinsuffizienz handeln, wovon noch bei den Entwicklungshemmungen des Herzens gesprochen werden soll. Für die Pulmonalfehler ist die starke Blausucht so bezeichnend, daß man dadurch ohne weiteres auf die richtige Diagnose geführt wird. Umgekehrt ist bei der Aortenstenose die Blässe der Decken auffallend. Geringe Grade von Stenose können für die Diagnose Schwierigkeiten bereiten, wenn das Geräusch verhältnismäßig schwach und kurz ist. Ist aber die Verengerung bedeutender, so kann das langgezogene Geräusch mitsamt dem trägen Puls wohl nicht verkannt werden. Jedenfalls muß man darauf achten, daß das Geräusch an der Aorta, und zwar rechts vom Sternum, am deutlichsten gehört wird und sich auch noch gut in die Peripherie, in die Karotiden fortleitet.

Die Diagnose Mitralinsuffizienz, so leicht sie in manchen Fällen ist, bietet doch am häufigsten Schwierigkeiten und bei keinem anderen Herzfehler wird so oft geirrt. Die Frage, ob funktionelles Geräusch, ob funktionelle Insuffizienz einerseits, ob organischer Herzfehler andererseits, ist oft sehr schwer zu lösen. Ein blasendes Geräusch, das an allen 4 Ostien gleich laut ist, ist meistens ein funktionelles, eines, das nur an der Spitze gehört wird, weist fast sicher auf Mitralinsuffizienz hin. Am schwierigsten zu deuten sind Geräusche, die an der Pulmonalis, oder hier am lautesten, auftreten. Funktionelle Geräusche sind im Liegen meist deutlicher, auch das kann manchmal helfen, rauhe Geräusche sind nie funktionell. Eine geringe Verstärkung des II. Pulmonaltons kann auch bei Anämischen vorkommen, namentlich auch physiologisch bei Kindern. Die Verstärkung muß aber zur Diagnose Mitralinsuffizienz verlangt werden, ohne sie diagnostiziere ich wenigstens diesen Klappenfehler nicht. Dann handelt es sich noch um die Frage: funktionelle oder endokarditische Insuffizienz? und da sind Irrtümer oft unvermeidlich. Die Allgemeinuntersuchung, nachweisbare Anämie, die Anamnese und der Verlauf bringen dann vielleicht noch die Entscheidung. Im allgemeinen wird endokarditische Mitralinsuffizienz viel häufiger irrtümlich angenommen als übersehen und wenn ein geübter Untersucher überhaupt im Zweifel darüber ist, so liegt eine Mitralinsuffizienz wahrscheinlich nicht vor.

Wenn kein Geräusch gebildet wird, so kann man auch keinen Klappenfehler diagnostizieren, höchstens vermuten, niemals aber soll sich die Diagnose auf den auskultatorischen Befund allein gründen. Glaubt man einen Klappenfehler annehmen zu sollen, dann müssen sich auch seine mechanischen Folgen nachweisen lassen, Vergrößerung eines Herzabschnittes und vor allem das Verhalten des Pulses ist wichtig. Von den Geräuschen geht man aber bei der Diagnose zunächst aus, dann wird das andere darum gruppiert und man versucht aus dem Ganzen sich dann ein Bild zu machen, in dem alles zusammenstimmen soll, nicht allzuselten aber zunächst nicht stimmen will. In einem verwickelten Fall ist es keine Schande, bei der ersten Untersuchung mit seinem endgültigen Urteil noch zurückzuhalten und nicht weiter zu gehen als eben bis zur Diagnose „Vitium cordis complicatum" und die Feststellung der genauen Form auf eine spätere Untersuchung zu verschieben. Zu einer anderen Zeit gelingt dann schon einmal, was zuerst nicht möglich war. Es ist bei verwickelten Fällen nötig auch an anderen Stellen als an den gewöhnlichen zu auskultieren, sorgfältig überall am Herzen Lautheit und Klangcharakter der Geräusche zu prüfen. Wo ein diastolisches Geräusch vorliegt, tut man gut von diesem zunächst auszugehen, schon weil es sicher als ein organisches angesprochen werden kann, und um diesen festen Mittelpunkt dann die anderen Erscheinungen ein zu ordnen. In der Diagnostik der Herzklappenfehler lernt keiner jemals ganz aus, stets bietet sie einen neuen Reiz, immer wieder neue Anregung und Belehrung. Die Zeit ist aber auch schon längst vorbei, in der die genaue Feststellung eines Klappenfehlers nur eine semiotische Bedeutung hatte, auch für die Prognose und die Therapie ist sie wichtig. Die Stellung der Prognose und die Wahl des Heilplans bedürfen zur Grundlage einer erschöpfenden Diagnose und mit der Feststellung, daß eben ein Herzfehler vorliegt, allein ist es nicht getan.

Die Prognose ist quoad restitutionem ad integrum bei allen Herzfehlern schlecht. Wenn bei einer Endokarditis, z. B. bei einem akuten Gelenkrheumatismus sich ein Herzfehler ausbildet, dessen Erscheinungen nicht noch während des akuten Stadiums zurückgehen, kann man darauf rechnen, daß der Herzfehler leider fürs ganze Leben erworben ist. Diese Regel gilt zwar allgemein, doch möchte ich ganz seltene Ausnahmen zulassen. Wenigstens habe ich es doch schon erlebt, daß ich einen Herzfehler mit aller Sicherheit diagnostiziert hatte, ihn aber nach Jahren nicht mehr nachweisen konnte. Die wenigen Fälle betrafen nur Insuffizienzen, Stenosen sehe auch ich als unheilbar an. Damit ist aber noch nicht gesagt, daß die Kranken mit einem frischen Herzfehler sich nicht in weitgehendem Maße erholen und sogar recht leistungsfähig werden können, so daß sie sich von Gesunden im allgemeinen kaum unterscheiden. Viele werden sogar alt damit und viele gehen damit herum, die sich für gesund halten und bei den anderen dafür gelten, bis eine gelegentliche Untersuchung, z. B. bei der Musterung für den Militärdienst, das Vitium aufdeckt. Dies gilt namentlich auch für die angeborene Insuffizienz der Tricuspidalis, während die Pulmonalklappenfehler schon von Geburt an dem Kinde den Stempel des Herzkranken aufdrücken.

Allgemeines Krankheitsbild und Verlauf.

Jeder Klappenfehler ist ein Fehler am Pumpwerk, das für die regelrechte Zirkulation nötig ist und bedeutet allemal eine mechanische Störung. Die nächste Folge ist eine Stauung stromaufwärts, die zur Erweiterung der stromaufwärts gelegenen Abschnitte des Herzens und der Gefäße führt. Sie erstreckt sich bis zur nächsten schlußfähigen Klappe. Im Gegensatz zu dieser rein mechanischen Folge, der Dilatation, ist eine weitere, die Hypertrophie, eine physiologische Folge und eine Maßregel zum Ausgleich der mechanischen Störung. Sie findet ihren Abschluß an der nächsten stromaufwärts gelegenen Klappe, die eine Kammer rückwärts abschließt, also an der nächsten Vorhofsklappe. Die mechanische Folge, die Dilatation, ist in ihrem Grade lediglich abhängig vom Grade des Klappenfehlers, von der Größe des Spalts oder Lochs, das an der Klappe offen bleibt im Augenblick, in dem sie schließen sollte, andererseits im umgekehrten Verhältnis von der Weite des Ostiums, die bei einer Stenose eines Ostiums für den Blutstrom noch offen bleibt. Davon ist auch der Grad der Hypertrophie abhängig, außerdem aber auch noch vom Zustand, in dem der Herzmuskel sich befindet, der durch Mehrarbeit zur Hypertrophie gezwungen wird. Ob also ein Klappenfehler gut ertragen wird und wie lang, ist nicht nur vom Grad des Fehlers, sondern in ganz wesentlichem Maße auch abhängig von der Beschaffenheit des Herzmuskels. Betrachten wir zunächst einen Herzfehler nur an einer einzigen Klappe; da ist folgendes klar: Der höchste Grad einer Insuffizienz wäre dann gegeben, wenn von der Klappe gar nichts mehr übrig wäre, das Ostium in seiner ganzen Weite dauernd offen stünde. Ein solcher Zustand bedeutete wohl ein schweres Zirkulationshindernis, indem ein ganzes Ventil an der Pumpe fehlte, es ließe sich aber durch Mehrarbeit an der Pumpe, die der Herzmuskel zu besorgen hätte, immer noch ausgleichen. Jede Insuffizienz ist an und für sich noch mit Fortdauer des Lebens vereinbar; wird rascher gepumpt, so geht so wenig von Blut in der Herzphase, in der das Ventil schließen sollte, rückwärts verloren, daß immer noch der Kreislauf im ganzen so ziemlich im Gang gehalten werden kann. Dabei ist zwischen den hohen und den höchsten Graden der Insuffizienz kein allzugroßer Unterschied. Es macht für den Kreislauf nicht allzuviel aus, ob der Weg nach rückwärts dem Blut ganz offen steht, oder durch den Rest eines Klappensegels in geringem Grade noch verlegt ist. Ganz anders ist es bei einer Stenose. Der extreme Fall würde heißen, daß das Ostium ganz verlegt, gar nichts mehr davon offen ist, ein Zustand, der natürlich mit der Fortdauer des Lebens auch keinen Augenblick mehr vereinbar sein würde. Diesem Grenzfall nähern sich aber Stenosen eines Ostiums, wenn sie höhere Grade angenommen haben in bedenklichem, mit zunehmender Verengerung rasch wachsendem Maße. Theorie und Erfahrung in der Hydraulik lehren, daß der Widerstand mit Verengerung der Strombahn nicht proportional der Verengerung, sondern in viel höherem Maße wächst, wenn auch nicht nach dem Gesetz von Poiseuille, nach welchem bekanntlich der Widerstand proportional der 4. Potenz des Durchmessers abnimmt. Das Gesetz von Poiseuille gilt nur für Röhren von sehr kleinem Querschnitt, im allgemeinen wenn der Durchmesser größer als 1 mm ist, schon nicht mehr, für weitere Röhren hat man noch kein allgemein gültiges aufstellen können, der Widerstand wächst hier wesentlich langsamer bei Verengerung des Lumens, aber immer rascher, je mehr sich die Dimensionen denen nähern, für die das Poiseuillsche Gesetz gilt. Dazu kommt noch, daß an einer plötzlich verengten Stelle in der bewegten Flüssigkeit Wirbel auftreten. Jede Wirbelbildung verbraucht aber kinetische Energie, die für die Fortbewegung der Flüssigkeit verloren geht. Wenn auch die mathematische Analyse noch keineswegs in der Lage ist, die Verhältnisse an einem verengten Herzostium theoretisch zu behandeln und eine allgemein gültige Formel hierfür aufzustellen, so läßt sich doch mit Sicherheit sagen, daß mit Zunahme der Stenose der Widerstand rasch und immer rascher wachsen muß, bis er bei gänzlicher Verschließung gleich unendlich wird. Eine Kurve, die nach oben konvex verläuft, kann für die Insuffizienz, eine nach oben konkave für die Stenose ein anschauliches Bild für die Schädigung der Zirkulation geben. Man darf nicht vergessen, daß, mechanisch aufgefaßt, die Insuffizienz auch nichts anderes ist als eine Stenose, aber für das rückläufige Blut, nicht für das regelrecht fortschreitende. Je größer hier der Widerstand, desto besser ist es für den Kranken mit einer Insuffizienz, desto schlimmer für den mit einer Stenose. Bei der Insuffizienz soll möglichst wenig Blut durch den offen bleibenden Spalt der Klappe rückwärts strömen, bei der Stenose möglichst viel vorwärts. Der Grenzfall, daß gar nichts in der gegebenen Herzphase durch das Ostium hindurchgeht, ist in der Norm, wenn gar kein Fehler der Klappe besteht und die Klappe vollständig schließt, gegeben. Zum weiteren Verständnis wollen wir die Herzphase ins Auge fassen, in der das Blut die enge Stelle am erkrankten Ostium durchfließt, zunächst an einem venösen Ostium. Bei der Insuffizienz ist es die Systole, bei der Stenose die Diastole. Nun besagt ein weiteres Gesetz, daß der Widerstand, den eine Flüssigkeit beim Fließen durch eine enge Stelle erfährt, mit der Schnelligkeit bedeutend wächst, mit der sie sich bewegt. Die Arbeit, die das Herz leisten muß, um das Blut durch die enge Stelle zu treiben, ist für jede Volumeinheit, die durchgetrieben wird, um so größer je kürzer die Zeit ist, in der dies geschieht. Bei gleicher Arbeit geht in kürzerer Zeit natürlich überhaupt weniger durch als in längerer. Bei der Insuffizienz soll möglichst wenig, bei der Stenose möglichst viel durchgehen. Verkürzung der Phase ist also bei der Insuffizienz, Verlängerung bei der Stenose für den Kranken günstig. Arbeitet man an einer Saug- und Druckpumpe langsam, so fördert sie kein Wasser wenn ein Ventil nicht gut schließt, denn alles Wasser, was beim Aufwärtsgehen des Kolbens gehoben wird, fließt beim Senken durch das schadhafte Ventil wieder nach unten. Man darf ihm dazu keine Zeit lassen, muß rasch senken und wieder heben und kann so mit der schlechten Pumpe doch noch einen Nutzeffekt erzielen. Ganz ähnlich ist es z. B. bei einer Aorteninsuffizienz. Bei der Mitralstenose liegt das umgekehrte Verhältnis vor. Verlangsamung der Schlagfolge wird im wesentlichen durch Verlängerung der Diastole erzielt und je länger die Diastole, desto mehr Zeit ist gegeben, daß der Ventrikel trotz der Stenose doch noch in zureichendem Maße mit Blut gefüllt wird. Je länger die Herzphase, desto langsamer ist auch der Blutstrom an der engen Stelle und desto kleiner ist die Arbeit, die dem Herzen erwächst, um das Hindernis an der engen Stelle zu überwinden. Und in der Tat, gerade bei den am besten kompensierten Fällen von Insuffizienz der Aorta begegnen wir vermehrter, bei den gut kompensierten Stenosen der Mitralis bedeutend verlangsamter Pulsfrequenz.

Bei vielen Herzfehlern findet sich im Blut eine größere Zahl von roten Blutkörperchen und man betrachtet diese Hyperglobulie als ein Ausgleichsmittel für das bestehende Kreislaufhindernis. Weil mechanisch zu wenig Blut in der Zeiteinheit zugeführt werden kann, so soll es wenigstens möglichst reich an Sauerstoffträgern sein. Bei erworbenen Herzfehlern beträgt die Zahl der Roten im Kubikmillimeter selten mehr als 6—7 Millionen, bei kongenitalen mehr. Ob damit immer Nutzen geschaffen wird, muß noch zweifelhaft bleiben. Bei manchen Herzfehlern, den Stenosen, könnte Hyperglobulie auch mechanisch schädlich wirken, da die Viskosität des Blutes dadurch erhöht wird, bei Insuffizienzen aber günstig. Ob in dieser Hinsicht eine Auswahl im Bestehen der Hyperglobulie getroffen ist, wurde noch nicht untersucht.

Das Hauptmittel für die Kompensation ist aber immer die Verstärkung des Pumpwerks, die Hypertrophie der Herzmuskulatur. Sie wird weiter unten, im Abschnitt der Herzmuskelkrankheiten ausführlich besprochen werden.

Im strengsten Sinn kann ein Vitium cordis nur dann als kompensiert gelten, wenn durch Mehrarbeit und Regulation der Pulsfrequenz ein Kreislauf hergestellt wird, als ob gar kein Herzfehler da wäre, so daß der Kranke nicht nur alle Verrichtungen des täglichen Lebens, sondern auch körperliche Arbeit, so wie sie zu seinem Lebensunterhalt notwendig ist, anstandslos verrichten kann und auch in seinem Lebensgenuß sich nicht wesentlich beeinträchtigt fühlt. Und in der Tat, es gibt wirklich solche Fälle, in denen weder der Kranke noch sonst jemand eine Ahnung vom Vorliegen eines Herzfehlers hat, bis eine zufällig vorgenommene Untersuchung, beispielsweise im Auftrag einer Lebensversicherungsgesellschaft oder vor der Verheiratung, beim Einrücken zum Militärdienst, den Fehler entdecken läßt. Sehr häufig ist das allerdings nicht gerade, es kommt aber vor bei leichten Graden von Mitral- oder auch von Aorteninsuffizienz, namentlich verhältnismäßig oft bei angeborener Tricuspidalinsuffizienz, aber kaum je bei Stenosen. In sehr vielen Fällen vermögen die Kranken zwar ohne wesentliche Beschwerden sich in ihrem Kreise zu bewegen, sind auch leistungsfähig in ihrem Beruf, bei dessen Wahl sie allerdings gewöhnlich schon auf ihr Herz Rücksicht genommen haben. Zu besonders schwerer körperlicher Arbeit sind sie aber nicht geeignet, sie werden mit Rücksicht auf ihr Herz gewöhnlich nicht zum Heeresdienst herangezogen und dürfen sich, wie sie selbst und ihre Umgebung wissen, in keiner Beziehung zuviel zumuten. Es sind aber keine ernsteren Zeichen von Kreislaufstörung bemerkbar, kein Ödem, nicht einmal eine Cyanose; die Atemnot bei körperlichen Anstrengungen überschreitet nicht merklich das Maß, wie man es auch bei Gesunden erwarten kann, Verdauung und Schlaf sind in Ordnung und in weiterem Sinn kann man solche Fälle auch noch kompensiert heißen. Wie lang eine solche Kompensation anhält, hängt nicht nur von der Art und dem Grade des Klappenfehlers selbst, sondern auch noch von vielen anderen Umständen ab, ist im allgemeinen vom sonstigen Gesundheitszustand des Betreffenden abhängig, namentlich auch davon, welchen Schädlichkeiten sich der Kranke aussetzt oder durch seine Lebenslage und seinen Beruf aussetzen muß. Wo ein Organismus rascher verbraucht, das Herz schneller abgenützt wird, kommt das Ende der Kompensation früher. Besonders schwere körperliche Arbeit, Mangel und Entbehrung bei den schlechter gestellten Klassen, bei den höheren rastlose geistige Arbeit, zu der der Tag nicht hinreicht und die Nacht mit herangezogen werden muß, bei beiden besonders auch der Mißbrauch der Genußmittel, ohne die der Kulturmensch nicht bestehen kann oder nicht bestehen zu können glaubt, sind solche Schädlichkeiten, die an der Kraft des Herzens zehren und den langsamen oder plötzlichen Zusammenbruch des Herzkranken vorbereiten, herbeiführen. Unter den Giften, die verderblich aufs Herz wirken, stehen der Alkohol und der Tabak obenan und auf ihre Rolle werden wir noch genauer einzugehen haben, wenn wir von den Krankheiten des Herzmuskels sprechen. Das gleiche gilt auch von den Schädlichkeiten auf psychischem Gebiet; es kann gar kein Zweifel daran bestehen, daß starke und immer wiederkehrende Aufregungen aufs Herz ungünstig und sogar verderblich wirken können. Auf der Grenze zwischen körperlichen und seelischen Noxen oder vielmehr aus beiden zusammengesetzt sind Exzesse in sexueller Hinsicht. Alle diese Dinge werden später noch genauer zu besprechen sein, genug, sie wirken schädlich auf den Herzmuskel, und der ist es, der für die mehr oder weniger gute Kompensation eines Herzfehlers zu sorgen hat. So lang er dies in genügendem Maße tut, ist das Vitium kompensiert, nach- und auch vorher nicht. Denn es ist etwas Gewöhnliches, daß ein frisch entstandener Klappenfehler gleich bemerkenswerte Zirkulationsstörungen mit sich bringt, die erst nach einiger Zeit, wenn sich der Kranke in seinem ganzen Verhalten an sein krankes Herz und das Herz sich an seine Mehrarbeit gewöhnt hat, zurückgehen. Herzklopfen und Atemnot bei leichter Anstrengung, beim Treppensteigen ist das erste, worüber die Kranken klagen. Oder ihrer Umgebung fällt es auf, daß sie bei jeder Kleinigkeit außer Atem geraten. Die Cyanose kann schon lang da sein, ohne daß sie in ihrer langsamen Entwicklung aufgefallen wäre, ja manchmal bemerken die Kranken zu ihrem Schrecken, zu allererst am Abend, wenn sie sich zu Bett begeben, daß ihre Füße geschwollen sind, ohne daß sie sich bis dahin überhaupt für krank angesehen haben. Wieder andere Male ist der Schlaf nicht mehr so gut wie früher, ist gestört durch beängstigende Träume, die Kranken können nicht mehr so flach liegen wie bisher, müssen ein Kissen mehr unter den Kopf legen. Oder der Appetit ist nicht mehr so glänzend wie ehemals, auch ein leichter Druck im Leib macht sich bemerkbar. Würde man jetzt untersuchen, so könnte man vielleicht schon eine geschwollene Leber als frühen Ausdruck der beginnenden Stauung nachweisen. Und so kann das Ding Monate und selbst Jahre mit interkurrenten Besserungen und Verschlimmerungen fortgehen, bis es eines Tages eben nicht mehr so weiter geht und die Kranken die Hilfe des Arztes aufsuchen. Vielleicht ist dann der erstaunt, bereits recht schwere Veränderungen bei einem Menschen vor sich zu haben, dem niemand in seiner Umgebung ein ernstes Leiden zugetraut hätte. Nicht immer geht es so. Die Kranken können auch, wenn sie einen Herzfehler erworben haben, z. B. im Verlauf eines akuten Gelenkrheumatismus, sich von Stund an herzkrank fühlen und für das ganze Leben im Bewußtsein ihres Leidens bleiben. Wieder ein anderes Mal ist es ein äußerer Anlaß, eine ungewohnte Anstrengung oder Aufregung schwerer Art, die eine bestehende Kompensation in einem Maße ins Wanken bringt, daß ein förmlicher Zusammenbruch die Folge davon ist und in rascher Aufeinanderfolge das ganze Heer der Stauungssymptome bis zu den allerschwersten über den Kranken hereinbricht. Es kann dann schon beim erstenmal mit ihm zu Ende gehen, ohne daß ein einziges Mittel dagegen fruchten würde, das Gewöhnliche ist das aber nicht. Meist erholen sich die Kranken wieder, wenn das Richtige getan wird und wenn sie in der Lage und auch willens sind, den Anordnungen des Arztes nachzukommen. Ob dies geschieht und geschehen kann, davon ist der weitere Verlauf bei den Klappenfehlern in hervorragendem Maße abhängig, aber noch von vielen anderen Dingen.

Eine Haupterscheinung gestörter Kompensation ist erhöhte Pulsfrequenz. Sie ist nicht nur Symptom, sondern auch oft ganz wesentlich ihrerseits wieder Ursache für weitere Verschlechterung des Krankheitsbildes. Denn die erhöhte Pulsfrequenz wird der Hauptsache nach durch Verkürzung der Diastole herbeigeführt. Aber nur während er diastolisch erschlafft empfängt der Herzmuskel durch die Kranzgefäße sein Blut, während der Systole keinen Tropfen.

Störungen im Rhythmus des Pulses, Allorhythmien, die später noch genauer besprochen werden, gehen oft mit erhöhter Pulsfrequenz Hand in Hand und sind insofern noch wichtiger, als sie zumeist auf eine Degeneration des Herzmuskels hindeuten. Das Kreislaufhindernis, das ein Ventilfehler setzt, kann nur durch vermehrte Arbeit des Herzmuskels ausgeglichen werden. Das mechanische Heilmittel dazu ist die Hypertrophie des Herzabschnittes, dem die vermehrte Arbeit zur Last fällt. Jeder hypertrophische Herzmuskel trägt aber den Keim der Entartung in sich und es ist nur eine Frage der Zeit, wann sie sich geltend macht. So kommt für jeden Herzfehler, wenn nicht vorher schon eine Komplikation dem Leben ein Ende macht, der Tag, an dem das nötige Druckgefälle in den Gefäßen nicht mehr aufrecht zu halten ist. Dann stellt sich der Hydrops ein, das Anasarka und die Höhlenwassersucht. Es mag einmal oder vielmal gelingen, die Kompensation wieder durch therapeutische Maßregeln in Gang und den Hydrops zum Verschwinden zu bringen, endlich aber versagt alles, was man weiß und kann, und die Kranken erliegen ihrer Atemnot, gehen suffokatorisch zugrunde, gewöhnlich unter dem Bild des terminalen Lungenödems. Man weiß nie, wie weit ein Herzmuskel bereits degeneriert ist und ob er nicht plötzlich seine Leistung einstellt. Ein, leider nur kleinerer, Teil erliegt der plötzlichen Asystolie, dem „Herzschlag", fast augenblicklich oder nach kurzem Todeskampf. Viel kann solchen Kranken damit erspart sein: die qualvollen Nächte, das Asthma cardiale, das namentlich bei Mitralfehlern sich oft einstellt, oder die schrecklichen Anfälle von Angina pectoris, wozu vor allem Aortenfehler führen.

Bei jedem Herzfehler liegt auch die Gefahr der Embolie vor. Wie bei der Endocarditis acuta, so können auch später bei Fehlern an den Aortenklappen oder an der Mitralis kleine Gerinnsel fortgerissen werden und in der Peripherie als Embolus stecken bleiben, leider oft im Gehirn. Namentlich bei Mitralfehlern und ihrer Folge, der Erweiterung des rechten Herzens, kann es auch zur Thrombose hier und besonders im rechten Herzohr kommen. Solche Thrombenmassen nehmen manchmal größere Dimensionen an, wachsen aus dem Herzohr heraus, selbst bis ins Ostium venosum hinein und bei irgend einer Ursache für stärkere Herztätigkeit kann ein Teil davon losgerissen und in die Pulmonalis geschleudert werden. Ein großer Embolus verschließt dieses Gefäß völlig, ein durchdringender Schmerz, wie beim Reißen einer Klappe, furchtbare Atemnot, die stärkste Cyanose und in der kürzesten Zeit der Tod sind die Folgen. Viel häufiger aber ist der Embolus dazu zu klein, er fährt in einen Ast der Lungenarterie und führt zu einem größeren oder kleineren hämorrhagischen Infarkt. Dieses Ereignis kann sich öfter wiederholen und allmählich das Gebiet des kleinen Kreislaufs damit immer mehr eingeengt werden, schließlich bis zu dem Grad, daß die Fortdauer des Lebens nicht mehr damit vereinbar ist.

Interkurrente Krankheiten, namentlich Infektionskrankheiten, zu deren Überwindung alles auf einen guten Zustand des Herzens ankommt, sind Kranken mit einem Herzfehler gefährlicher und ein guter Teil erliegt so nur indirekt seinem Herzen, wenn er beispielsweise von einer Pneumonie oder einer Influenza befallen wird.

Die Allgemeinnarkose mit Äther und selbst mit Chloroform wird trotz eines Klappenfehlers oft auffallend gut vertragen. Alles kommt hier darauf an, in welchem Zustand sich der Herzmuskel befindet. Ein degenerierter Herzmuskel bietet hier die schwere Gefahr des Chloroformtodes, der perakuten Herzasystolie, die mechanische Störung am Ventilapparat wäre an und für sich in dieser Hinsicht ziemlich harmlos. Jedenfalls bildet das Vorliegen eines Klappenfehlers, so lang er kompensiert ist, noch keine Kontraindikation für einen chirurgischen Eingriff unter Allgemeinnarkose. Wichtig ist in dieser Frage namentlich die Herzgröße, der Wert des reduzierten Herzquotienten. Wo der sich in normalen Grenzen bewegt, kann man mit größerer Zuversicht die Narkose einleiten als wenn eine deutliche Erweiterung des Herzens festgestellt werden konnte.

Zu den Zeichen gestörter Kompensation gehört auch geradezu die Herzerweiterung und keine Methode läßt sie auch nur annähernd mit derselben Sicherheit feststellen wie die Berechnung des reduzierten Herzquotienten. Überhaupt ist diese Art der Untersuchung wichtig zur Beurteilung, ob ein Vitium cordis kompensiert ist oder nicht. Unkomplizierte Herzfehler, mit Ausnahme der Aorteninsuffizienz, weisen, so lange sie kompensiert sind, normale Werte des reduzierten Herzquotienten auf; wenn die Kompensation nachläßt, steigt der reduzierte Herzquotient und kann sehr hohe Werte annehmen. Die Erweiterung einer Herzhöhle ist einfache mechanische Folge eines Ventilfehlers, wie schon auseinandergesetzt wurde. Sie kann in gewisser Beziehung sogar heilsam sein, weil mit der größeren Füllung auch die Anfangsspannung wächst, von der die Muskelkontraktion dann ausgeht. Aber weder diese Volumsvergrößerung, noch die Wandverstärkung, die der hypertrophierende Muskel eingeht, erhöhen zusammen den reduzierten Herzquotienten über die normalen Grenzen hinaus. Dazu gehört die Erweiterung, die ein schlaffer Herzmuskel zeigt, also einer, der schon zu erlahmen beginnt, der zu geringe Schlagvolumina auswirft und nach und nach immer mehr von seinem Inhalt zurückbehält. Bei einem Vitium cordis complicatum ist dies freilich anders, da kommen auch im Stadium von guter Kompensation abnorm hohe Werte des reduzierten Herzquotienten vor. Bei wiederholter Untersuchung ist sein Schwanken nach oben und unten von großer Bedeutung, die Vergrößerung und nicht minder auch eine wiederkommende Verkleinerung. Diese gehört namentlich auch bei Klappenfehlern zu den sehr willkommenen Zeichen, daß der Herzmuskel sich erholt und daß die Kompensation wieder in Gang kommt.

Prognose der Herzklappenfehler.

Allgemein gesprochen verkürzt allerdings jeder Klappenfehler das Leben und setzt die Leistungsfähigkeit des Kranken herab. Der Grad, in dem dies geschieht, ist aber im Einzelfall ein sehr verschiedener. Viele Kranke, die in der Jugend einen schweren Herzfehler erwarben, gehen an ihrem Herzfehler bald zugrunde, überleben das dreißigste Lebensjahr nicht; andere werden alt damit oder erliegen einer Krankheit, die mit ihrem Herzleiden nichts zu tun hat. Ich kenne betagte, durchaus rüstige Greise, bei denen vor vielen Dezennien ein Herzfehler mit Sicherheit festgestellt worden war. Im allgemeinen scheint mir die Tricuspidalinsuffizienz die beste Prognose von allen zu geben. Wenigstens ist sie der Klappenfehler, der am häufigsten ganz unvermutet bei anscheinend ganz Gesunden, auch in vorgerückteren Lebensjahren, gefunden wird. Sie wird im Mutterleib erworben und fast scheint es, daß in der fetalen Ausbildung des Herzens noch am ehesten Gelegenheit zum Ausgleich der Zirkulationsstörung möglich ist. Mitralinsuffizienz und Aorteninsuffizienz stehen mir prognostisch so ziemlich auf der gleichen Stufe. Die Aorteninsuffizienz ist an und für sich der leichtere Klappenfehler, insofern eine annähernd normale Leistungsfähigkeit, was körperliche Arbeit anlangt, am meisten mit ihr vereinbar ist. Ein Kranker lebte damit 30 Jahre, ein anderer 20 Jahre bei schwerer Arbeit. Dafür bringt sie im späteren Leben wichtige Gefahren, die schon oben im diagnostischen Teil erwähnt wurden, an den Gefäßen und an den Nieren. Ferner, und das scheint mir noch wichtiger zu sein, bringen Mitralfehler zwar früher und öfter durch Nachlaß der Kompensation Beschwerden und Gefahren mit sich, die gestörte Kompensation ist aber durch unsere Mittel leichter wieder in Gang und der Kranke wieder auf die Höhe zu bringen als dies bei der Aorteninsuffizienz der Fall ist. Die Stenosen sind insgesamt viel schwerere Fehler als die Insuffizienzen. Sie verkürzen nicht nur das Leben sondern vermindern ganz gewöhnlich die Leistungsfähigkeit des Kranken in merklichem oder bedeutendem Maße.

Nicht nur die Form des Klappenfehlers ist prognostisch von Bedeutung, sondern selbstverständlich auch der Grad des Fehlers. Eine spurenhafte Mitralinsuffizienz kann fast ohne alle Bedeutung für den Kranken sein, eine starke ist ein sehr ernstes und selbst schweres Leiden. Bei den Stenosen fällt der Grad der Verengerung noch mehr ins Gewicht als bei den Insuffizienzen. Starke Verengerungen sind ganz ohne Vergleich schwerer als geringe, sowohl was Lebensdauer als was Lebensgenuß und Leistungsfähigkeit anlangt. Ein komplizierter Herzfehler ist immer schwerer als ein einfacher. Nur bei den Aortenfehlern ist man geneigt eine Ausnahme von dieser Regel zuzugestehen. Tritt zu einer Aorteninsuffizienz noch eine Stenose, so wird ja ein Teil der Gefahren, die die Insuffizienz mit sich bringt, verringert, die vom mächtigen Anprall des Blutes gegen die Arterienwand sich herleiten, wie auch im Pulsbild der Pulsus altus, magnus, celer kleiner, träger erscheint. Allgemein kann ich dem nicht beistimmen. Wenn man nicht alles mit einem systolischen Geräusch bei Aorteninsuffizienz auch als Stenose anspricht, was, wie wir gesehen haben, entschieden falsch ist, so bedeutet das Hinzutreten einer Stenose auch bei der Aorteninsuffizienz ohne Zweifel nur eine Verschlimmerung des Leidens. Schwerer wird die Krankheit auch allemal, wenn zwei Klappen verändert sind und wenn an drei Ostien ein Fehler vorliegt (relative Tricuspidalinsuffizienz zählt hier nicht mit), so ist der Exitus letalis nicht mehr fern.

Therapie der Herzklappenfehler.

Aus diesen Betrachtungen ergibt sich ohne weiteres, daß die Therapie der Klappenfehler nicht bei allen Formen dieselbe sein kann und bei der nämlichen Form nicht zu allen Zeiten. Im allgemeinen gilt wohl der Grundsatz, an einem Klappenfehler nichts zu machen, so lange eine gute Kompensation des Fehlers vorliegt, eine Kompensation in weiterem Sinne, so daß der Kranke keine wesentlichen Beschwerden hat, seinen Geschäften in zureichendem Maße nachgehen kann. Bei den schwereren Formen muß man bescheidener und zufrieden sein, wenn ernstere Folgen, Ödeme, Asthma augenblicklich nicht vorliegen. In solchen Fällen erscheint es geraten, sich auf eine Ordnung der Ernährung und der ganzen Lebensweise der Kranken zu beschränken. Alles was ungebührliche Ansprüche an die Arbeit des Herzens stellt, muß vermieden werden. Schnelles Gehen, Laufen, rasches Ersteigen von Treppen oder Anhöhen ist verboten. So lange die Kranken es ohne große Beschwerden machen können, dürfen sie sich in der Ebene und in langsamem Tempo steigend bewegen. Jede Bewegung grundsätzlich zu untersagen oder über das Notwendigste einzuschränken, ist auch nicht zweckmäßig. Auch durch zu lange Ruhe kann das Herz schwächer werden.

Diese Gefahr muß man also auch berücksichtigen, wenn man Herzkranke behandelt, und darf sie nicht länger im Bett lassen als unumgänglich notwendig ist; können die Kranken liegen, so sollen sie es bei jeder wirklich schweren Störung der Kompensation, wenn der Puls unregelmäßig, aussetzend oder besonders frequent geworden ist, wenn Ödeme oder starke Atembeschwerden vorliegen, namentlich auch wenn und so lange eine Digitalistherapie mit vollen Dosen durchgeführt wird. Digitalis ist immer noch das Hauptmittel, um die gestörte Kompensation eines Klappenfehlers wieder herzustellen. Je nach der Schwere des Falls reicht man 0,1 Pulv. fol. digital. 3—5 mal in 24 Stunden (Anhang 8). Wird das Mittel nicht vertragen, erregt es Erbrechen, so kann man statt dessen das Infus 1,0: 150 Kol. (Anh. 9) ebenso oft und öfter eßlöffelweise geben. Das Erbrechen erregende Digitoxin geht nicht ins heiße Wasser, freilich ist eben deswegen das Infus nicht ganz so wirksam wie das Pulver. Oder man gibt Digitalysatum, Digipuratum oder ein anderes ähnliches Mittel aus der Digitalisgruppe in der entsprechenden Dosis (Anh. 15 mit 22).

Sobald annähernd eine normale Frequenz von 70 erreicht ist, hört man mit der Digitalis auf oder gibt nur kleine Dosen 0,1 oder 0,05 ein bis zweimal im Tag, um die Pulsfrequenz auf der gewünschten Höhe zu halten. So vermeidet man, daß der Puls noch weiter, unter 60, heruntergeht und, wie es dann bei Fortgebrauch des Mittels geschehen kann, die Reizung des Vagus in eine Lähmung umschlägt, der Puls plötzlich auf über 120—140 Schläge steigt, die ganze prächtige Digitaliswirkung wieder verloren geht und man Mühe hat, die Vergiftungserscheinungen wieder zurückzubringen. Auftreten von Pulsus alternans zwingt auch zum Aussetzen des Mittels. Ein erstes Symptom der Vergiftung mit Digitalis ist übrigens das Erbrechen und eine Mahnung, das Mittel auszusetzen, wenn schon 1—2 g verbraucht sind. Erbrechen, das schon nach den ersten Gaben kommt, erweckt diese Bedenken aber nicht, es ist nicht zentral bedingt und nur auf örtliche Reizung des Magens zu beziehen. Es läßt sich nicht vorhersehen, welches Digitalispräparat einem Kranken am besten bekommen und am besten wirken wird, das muß ausprobiert werden und wenn ein Kranker angibt schon früher, oder mehrmals schon, immer wieder von einer Arznei Vorteil gehabt und sich bei ihrem Gebrauch rasch wieder erholt zu haben, tut man gut, zunächst das gleiche Mittel wieder zu verordnen.

Mit der Kräftigung des Herzens gehen alle Folgeerscheinungen zurück, bald rasch und vollkommen, bald langsam und nur teilweise. Das erste wichtige Zeichen bei Hydrops ist die Vermehrung des Urins, von wenigen hundert Kubikzentimetern kann sich die Menge auf mehrere Liter in 24 Stunden heben. Es ist von Wert, die ganze Tagesmenge aufheben zu lassen und zu messen, man bekommt so einen sehr guten Maßstab für die Beurteilung des Heilerfolgs. Aber auch schon die Besichtigung des Urins allein gibt einen wertvollen Aufschluß. Solange der Urin dunkelgefärbt bleibt, einen dicken Satz von Uraten fallen läßt, ist noch keine Besserung zu erwarten. Mit der vermehrten Harnausscheidung sinkt auch das spezifische Gewicht, die festen Bestandteile werden nicht in größerer Menge ausgeschieden, nur das Harnwasser. Sobald der Urin heller, klarer wird, ist die Hoffnung auf einen guten Erfolg berechtigt, dann wird man auch beim Messen eine Vermehrung der Tagesmenge finden. Enthielt der Urin Eiweiß, so zeigt das Verschwinden der Albuminurie an, daß die Niere besser durchblutet wird. Mit Zunahme der Harnmenge schwinden die Ödeme im gleichen Maß. Hydroperikard, Hydrothorax, Aszites gehen zurück, die Haut der Genitalien, dann die der Beine, die vorher prall gespannt und glänzend war, runzelt sich, die Beine fallen ein und in wenigen Tagen oder Wochen kann in dieser Beziehung wieder ein normaler Zustand erreicht sein. Damit wird auch das Allgemeinbefinden der Kranken besser, der Appetit hebt sich, die Atemnot schwindet, sie können wieder liegen, schlafen. So bekommt nicht nur der Kranke selber das Gefühl der Genesung, wie nach einer akuten Krankheit, sondern der Arzt sieht sie ihm auch bei seinem Besuch auf den ersten Blick an. Es kann geschehen, daß die gewöhnliche Beschäftigung und Tagesarbeit mit neuer Frische und Zuversicht wieder aufgenommen wird, obwohl das Grundleiden, der Herzfehler, natürlich noch dasselbe ist wie vorher. So gewaltig ist der Einfluß der kompensierenden Wirkung des Herzmuskels bei einem Klappenfehler; auf den kommt es in der Tat allein an, ob, in welchem Grad das mechanische Hindernis für den Kreislauf ausgeglichen wird und auf wie lang! Denn es bleibt auch bei vollem therapeutischem Erfolg nicht so. Über kurz oder lang geht das alte Spiel gestörter Kompensation von neuem los mit allen objektiven Erscheinungen und mit allen subjektiven Beschwerden. Wieder kommt die Therapie dem Kranken in der beschriebenen Weise zu Hilfe, wieder gelingt es, wie geschildert, und so vielleicht noch mehrmals, noch oft. Dann kommt aber bei jedem Herzkranken eine Zeit, wo es nimmer geht. Die freien Pausen relativen Wohlbefindens werden kürzer, die Erholung wird nicht mehr so vollständig wie die letzten Male, es braucht längere Zeit, um die Stauung, um den Hydrops zu beseitigen. Es müssen die Mittel länger gebraucht, neue hinzugefügt werden und einmal kommt das Ende durch Zunahme des Hydrops und ein terminales Lungenödem oder auch, nicht selten ganz plötzlich, durch Herzlähmung. Von diesem Schema aber gibt es viele Abweichungen bezüglich der Indikation und des Verlaufs und die Therapie hat sich dem Einzelfall anzupassen. Nicht ohne Absicht wurde die Behandlung mit Digitalis als Beispiel gewählt. Sie ist immer noch das Hauptmittel bei gestörter Kompensation in dem Maße, daß die Prognose schon als recht ernst angesehen werden muß, wenn sie versagt. Das ist dann immer ein Zeichen, daß der Herzmuskel selbst schwerer entartet ist und die Hoffnung, daß ein anderes Herzmittel helfen wird, ist nur klein. Die Digitalis ist unstreitig das beste Diuretikum bei Herzkranken und die anderen harntreibenden Mittel treten dagegen weit zurück, sind aber auch nicht ganz zu entbehren. Namentlich bei Aortenfehlern, wo die Verlängerung der Diastole durch die Digitalis mechanisch ungünstig wirkt, können sie sogar mit Vorteil an ihre Stelle treten, so das Koffein, das Theobromin, Agurin, deren Wirkung auch durch die salinischen Diuretica, z. B. das Kalium aceticum unterstützt werden kann. Man hat aus der nämlichen mechanischen Erwägung für Aorteninsuffizienz eine Kombination von Atropin mit Digitalis empfohlen (Anh. 72), um deren letzteren herzstärkende Wirkung zu benützen, ohne daß die Diastole verlängert wird; der pulsverlangsamenden Wirkung der Digitalis wirkt dann die pulsbeschleunigende der Belladonna entgegen. Das erscheint rationell, ich selbst habe aber keine größere Erfahrung darüber. Dagegen habe ich von der Kombination von Digitalis mit Koffein oft Gebrauch gemacht (Anh. 13) bei Aorteninsuffizienz, wie überhaupt bei dekompensierten Klappenfehlern oder Herzmuskelerkrankungen, wo es darauf ankam, möglichst rasch Hilfe zu bringen. Koffein wirkt anders als die Digitalis, vornehmlich blutdrucksteigernd, diuretisch, dabei den Puls für sich beschleunigend, wirkt vor allem viel rascher als die Digitalis; eine kumulierende Wirkung kommt ihm und ähnlichen Diureticis nicht zu und sie können ohne Schaden, längere Zeit sogar, fortgebraucht werden. So ist eine recht gebräuchliche Kombination Fol. digital. und Coffein. natr. salicyl. āā 0,1, 3—4 mal im Tag zu geben. Harntreibende Mittel mit der Digitalis zusammen wirken noch, wo jedes einzelne für sich versagt, manchmal Wunder und führen zu einer förmlichen Harnflut, bei der 2 und 3 Liter im Tag und noch mehr ausgeschieden werden, und zu raschem Schwinden des Hydrops. Man kann auch abwechseln, erst 2 oder 3 Gramm Digitalis verbrauchen lassen, dann 1—2 Wochen lang Koffein geben und dann, wenn die früher gereichte Digitalis voraussichtlich ausgeschieden ist, mit dieser wieder von neuem anfangen; man erlebt dann manchmal bei der zweiten oder dritten Wiederholung den bis dahin vermißten günstigen Erfolg. Auch den Strophantus, der im ganzen der Digitalis ähnlich wirkt, den man aber in kleinen Dosen, T. strophanti 3mal täglich 6 Tropfen gibt, kann man längere Zeit fortgebrauchen lassen. Auch ein Wechsel mit den Digitalispräparaten kann in Fällen, die der Therapie trotzen, vorteilhaft sein (Anh. 15 m. 22). Nur fordert hier das Digalen Vorsicht, es wird an und für sich (3—4 mal täglich 20 Tropfen) gewöhnlich gut vertragen, kann aber, wenn vorher schon andere Digitalispräparate gegeben waren, gefährlich werden. Cordalen, subkutan injiziert (Anh. 18), hat sich mir schon hilfreich erwiesen, wo alle anderen Mittel im Stich ließen. Auch intravenöse Injektionen von Strophantin sind nicht zu entbehren, wo Gefahr droht und rasch geholfen werden muß (Anh. 27). In solchen Fällen und da wo ein schwaches Herz sich unter dem Einfluß der gebräuchlichen Herzgifte gar nicht erholen will, spielt auch der Kampfer subkutan (Anh. 51) eine wichtige Rolle. Wo schon Lungenödem sich ausbildet, ist er ultimum refugium, aber man tut gut, mit seiner Anwendung gar nicht so lang zu warten. Wenn ich meine ärztliche Tätigkeit überblicke, so habe ich zu frühzeitige Anwendung des Kampfers nie zu bereuen gehabt, vielleicht bin ich aber öfter zu spät zu seiner Anwendung geschritten aus Scheu, das letzte Mittel zu verbrauchen. Man spritzt das Kampferöl subkutan ein und sollte immer das Oleum camphoratum fortius verwenden, bei gefahrdrohenden Zuständen gleich eine Doppelspritze, die einfache Gabe dann 1—2—3 stündlich, in extremis selbst viertelstündlich. Man kann so ungeheure Mengen, bis 70 Spritzen im Tag, verbrauchen ohne Schaden, aber hier und da mit augenscheinlich lebensrettendem Erfolg. Bei schwer darniederliegender Herztätigkeit ist es von ausschlaggebender Bedeutung, daß rasch eine Besserung erzielt wird, gleichviel durch was die Zirkulation gehoben wird. Ist dies einmal gelungen, dann versorgt sich der Herzmuskel durch seine Kranzarterien selber wieder besser, nicht nur mit Blut, sondern auch mit den Arzneimitteln, die es enthält. Ähnlich wie das Kampferöl kann bei akuter Gefahr auch der Aether aceticus (Anh. 52) subkutan verwendet werden (nicht der viel gebrauchte Aether sulfuricus, von dem ich nie eine Wirkung gesehen habe), nur kann man ihn nicht viel länger als einen Tag anwenden, nicht so lang wie den Kampfer, unter dem man einen Kranken nach Umständen eine Woche und noch länger halten kann. Natürlich gilt ein so eingreifendes Verfahren nur für dringliche und gefährliche Fälle, sonst muß man bei Herzfehlern bedenken, daß noch mehr Angriffe später abgeschlagen werden müssen und man nicht gleich beim ersten all sein Pulver verschießen soll. Ein Klappenfehler ist eben ein chronisches, bleibendes Übel und bei einer Herzschwäche, die aus einem anderen Grunde akut entstanden ist und wieder für immer vergehen kann, ist das wesentlich anders.

Auf Erreichung und Regelung des Stuhls muß jederzeit sorgfältig geachtet werden. Leicht verdauliche Speisen, öfter im Tag und nicht zu viel auf einmal gegeben, sind besser als seltene und massige Mahlzeiten, wonach die Kranken gewöhnlich auch selber kein Verlangen haben. Weicher, selbst leicht vermehrter Stuhl ist zu erzielen durch Wahl der Speisen, Obst, nötigenfalls durch Einläufe und Medikamente, denn bei Verstopfung erwächst dem Herzen entschieden Mehrarbeit und fühlen sich die Kranken beengt. Bei Wassersucht ist sogar Abführen und Erzwingen flüssiger Stühle ein mächtiges Unterstützungsmittel in der Herztherapie. Hierzu taugen die salinischen Abführmittel nicht, wie überhaupt bei Bettlägerigen, nur die vegetabilischen kommen in Frage und hier ziehe ich die Sennalatwerge (Anh. 83) anderen ähnlich wirkenden Mitteln (Anh. 81, 82) vor. Man gibt zunächst 1—2 Wochen lang abends 1 Kaffeelöffel; mit den dünnen Stühlen geht denn doch immer eine nicht zu kleine Menge Wasser fort und mehr als einmal glaube ich, erst durch die Kombination der Senna mit den Herzmitteln einen Rückgang der hydropischen Erscheinungen bewirkt zu haben. Besonders qualvoll sind für die Herzkranken meistens die Nächte und die Narkotica lassen sich hier nicht auf die Dauer entbehren. Die Kranken müssen einmal Ruhe und Schlaf finden um sich zu erholen; bis die Digitalis zur vollen Wirksamkeit kommt, so lang kann man nicht immer warten, namentlich wenn sich das quälende Asthma cardiale eingestellt hat. Bei diesem spielt eine wesentliche Rolle die Schwierigkeit, die der linke Ventrikel findet, das Blut von der Lunge weiter in den großen Kreislauf zu treiben. Hier hat die Therapie einzusetzen und neben den Mitteln, die die Herzkraft stärken, sind solche nützlich, durch die die kleinen

Arterien und die Kapillaren erweitert werden, Hautreize und die Wärme. Heiße Hand-, Fuß- und Sitzbäder, ein großer Senfteig auf die Brust sind solche Mittel. Sehr günstig wirkt auch in vielen Fällen das Theobromin, zu dem viele Kranke bei jedem Anfall und mit Erfolg ihre Zuflucht nehmen (Anh. 40, 42), sehr günstig auch die Einatmung von komprimierter Luft. Ihre Wirkung ist leicht zu verstehen. Durch die verdichtete Luft werden die Lungenkapillaren verengt, sie wirkt also direkt mechanisch gegen die Lungenstarre, schafft Raum für die Luft in den Alveolen. Es gibt Kranke, die auf Reisen immer einen transportablen pneumatischen Apparat mit sich führen, um ihn bei einem Anfall sofort zu gebrauchen; wenigstens früher war es so und es wäre auch jetzt nicht anders, wenn die Ärzte noch einiges Interesse für die pneumatische Behandlung überhaupt hätten oder etwas mehr davon verstünden und ihre Kranken auf dieses in der Tat in vielen Fällen, namentlich bei Mitralfehlern vorzügliche Heilmittel aufmerksam machten. Diese Art der Behandlung hat dabei den großen Vorteil, daß sie sich nicht verbraucht wie die eigentlichen Herzmittel chemischer Art.

Beim Asthma cardiale wirken auch Einatmungen von Sauerstoff sehr günstig. Sie sind allgemein nur in den Fällen von Dyspnoe wirksam und angezeigt, bei denen die Zufuhr von Luft aus irgend einem Grund vermindert und der Austausch der Gase gegen das Blut mechanisch herabgesetzt ist. Das trifft beim Asthma cardiale auch insofern zu, als die erweiterten Lungenkapillaren den Luftraum in den Alveolen einschränken, also auch die Lufterneuerung bei der Atmung mechanisch behindert ist. Man kann nach Bedarf 80—100 Atemzüge, oft mehr nacheinander machen lassen und die Prozedur, wenn sich erneute Atemnot einstellt, beliebig oft wiederholen.

Daß viele Kranke mit einem Herzfehler nicht flach im Bett liegen können und nur Ruhe und Schlaf finden, wenn der Oberkörper durch mehrere Kissen gestützt ist, oder nur im Sessel sitzend, weist darauf hin, daß im großen Kreislauf nicht Stockung, sondern Stauung herrscht. Eine Ausnahme davon machen nur die Aortenstenose und manche Fälle von Mitralstenose, bei denen das Umgekehrte der Fall ist und Tiefliegen des Kopfes bevorzugt wird. Eine Entlastung der Stauung im großen Kreislauf, speziell an den Gefäßen des Kopfes, wird am besten durch Erweiterung der Abdominalgefäße bewerkstelligt und heiße Sitzbäder, die eine Erschlaffung im Gebiet des Splanchnicus herbeiführen, sind hier besonders wirksam. Auch heiße Hand- und Fußbäder helfen gewöhnlich für Stunden; sie müssen manchmal mehrmals in der Nacht wiederholt werden.

Auf die Dauer kann man den Kranken die Qual gestörter Nachtruhe nicht zumuten. Sie kommen dabei auch zu sehr herunter und von Kräften. Dann muß man sich endlich dazu entschließen, das eine und andere Mal ein Schlafmittel zu geben, schweren Herzens, denn das Mittel wird immer wieder und immer häufiger und immer stürmischer vom Kranken gefordert werden, wenn und so lange nicht das Herz in einen besseren Zustand versetzt ist, bis er es auch dann nicht mehr lassen kann, wenn es nicht mehr notwendig wäre. Das wirksamste Mittel ist immer das Morphin, es ist aber bezüglich der Angewöhnung auch das gefährlichste. Veronal, Adalin, Trional, Urethan (Anh. 74 m. 80) können an seine Stelle treten oder abwechselnd verwendet werden. Gegen Asthma cardiale wird gern Heroin verordnet (Anh. 73).

Die Diurese wird manchmal durch eine Carellsche Milchkur auffallend, ja glänzend in Gang gebracht, manchmal hierdurch wenigstens der Boden für eine nachfolgende Behandlung mit Digitalis oder anderen Herzmitteln gut vorbereitet. Wenn der Hydrops aber auf kein inneres Mittel weichen will oder gar noch immer weiter steigt, wenn er durch Behinderung der Atmung die Dyspnoe vermehrt, wenn Aszites, Hydrothorax dem Herzen die Arbeit erschweren durch vermehrten peripheren Widerstand, oder Widerstand gegen die

Herzbewegungen selbst, wie beim Hydroperikardium, dann muß das Blutwasser mechanisch entleert werden in der schon früher erwähnten Weise. Mit der Entlastung an einer Stelle schwellen oft auch die anderen von selbst ab und häufig sieht man, daß dann die Diurese sich hebt oder jetzt erst durch die inneren Mittel gehoben werden kann. Die Entlastung nimmt man gewöhnlich zuerst an den Beinen vor, bei Gefahr auf Verzug muß man aber auch manchmal den inneren Hydrops zuerst oder gleichzeitig damit in Angriff nehmen.

Bei einem dekompensierten Herzklappenfehler mit Hydrops sind Bäder als erstes Mittel nicht am Platz, sie können aber, wenn die Kompensation schon wieder in Gang kommt, die Kur wesentlich unterstützen. Auch an manchen, für Herzkranke besonders renommierten, Badeorten wird von erfahrenen Ärzten eine Kur mit Bädern häufig erst dann und dann mit sehr gutem Erfolg eingeleitet, wenn durch Digitalis oder ein ähnliches Mittel das Herz schon besser geworden ist. Außerdem spielen bei den Klappenfehlern die Bäder aber ihre wichtigste Rolle in den Zeiten, wo der Fehler kaum oder nur in geringem Grade dekompensiert ist. Es wird dadurch eine Kräftigung des Muskels angestrebt und auch oft erzielt, wodurch die mit der Zeit unausbleibliche Dekompensation weiter hinausgeschoben wird. So fristet mancher Kranke sein Leben viele Jahre, indem er sich immer nur für ein Jahr, aber jedes Jahr immer wieder, durch eine Badekur neue Kraft, neue Herzkraft holt.

Eine wichtige Frage drängt sich hier auf, wann man überhaupt mit irgend einer Behandlung eines Klappenfehlers einsetzen soll. Der gewöhnlich gegebene Rat, ihn in Ruhe zu lassen so lange er kompensiert ist, ihn zu behandeln, wenn die Kompensation nachläßt, trifft wohl im allgemeinen das Richtige, erfordert aber dringend eine nähere Erläuterung. Vor allem soll nochmals und genauer festgesetzt werden, wann die Kompensation aufhört und die Dekompensation beginnt.

Nicht jede Cyanose soll Dekompensation bedeuten. Gerade sehr viele Leute mit Klappenfehlern haben eine deutliche Cyanose, befinden sich dabei aber jahrelang so leidlich wohl, essen, schlafen, gehen ihren Berufsgeschäften nach, bleiben dabei konstant von Hydrops frei, so daß man nicht wohl von Dekompensation sprechen kann. Ähnlich ist es auch mit der Dyspnoe. Es ist selten, daß ein Kranker mit einem sehr leichten Klappenfehler gerade so „lüftig" ist wie ein Gesunder. Auch ein Gesunder kommt bei Anstrengungen, bei Steigen, Laufen z. B., außer Atem, der Kranke mit einem Klappenfehler wohl immer früher und stärker. Es ist da nicht immer leicht eine feste Grenze zu ziehen. Geringe Grade von Dyspnoe möchte ich ebensowenig wie geringe Grade von Cyanose als Merkmale für Dekompensation gelten lassen, es sei denn, daß sie sich erst frisch entwickelten und steigern. Wie bei vorher Gesunden das Kommen von Cyanose und das Kommen von Atemnot die ersten Zeichen einer Herzkrankheit sein können, so sind Steigen einer Cyanose, Steigen der Atemnot bei Herzkranken Zeichen beginnender Dekompensation.

Mit dem Verhalten des Pulses ist die Sache auch gar nicht so einfach. Manche Herzkranke befinden sich jahrelang ziemlich wohl und leistungsfähig mit einem Puls, der den Arzt bei einer zufällig vorgenommenen Untersuchung erschreckt. Doch kommt dies gerade bei Klappenfehlern seltener vor.

Bei den Störungen der Mechanik, wie sie ein Klappenfehler setzt, ist die Schlagfolge des Herzens, kenntlich am Verhalten des Pulses, von so wesentlichem Einfluß für die Frage des Ausgleichs, daß ihre Veränderung in kürzerer Frist auch beträchtliche Störungen des Kreislaufs nach sich ziehen muß. Dabei spielen Schwankungen in der Frequenz gerade bei den Klappenfehlern eine viel größere Rolle als Allorhythmien, die wieder bei den Herzmuskelkrankheiten so wichtig sind, wenigstens in den Zeiten, wo von einer sekundären

Degeneration des Herzmuskels noch nicht gesprochen werden kann, d. h. in den früheren Stadien. Die einzelnen Klappenfehler verhalten sich dabei aber verschieden. So kann beispielsweise bei einer Stenose ein arrythmischer Puls von mäßiger Frequenz leicht besser vertragen werden als etwa ein ganz rhythmischer von 120—130 Schlägen in der Minute.

Manchmal sind Stauungen an inneren Organen die ersten Zeichen beginnender Dekompensation, z. B. Druck im Leib durch die angeschwollene Leber, oder Verminderung der Urinsekretion. Albuminurie ist kein zuverlässiges Zeichen für Dekompensation, jedenfalls darf man bei seinem Urteil darüber, ob die Dekompensation bereits begonnen hat, auf die Albuminurie nicht warten. Diese schwankt zu sehr von Fall zu Fall, manche Kranke gehen dem Ende entgegen und haben noch kein Eiweiß im Urin oder nur eine Spur, andere haben bei ganz leidlichem Befinden zwar nichts anderes als eine ganz gemeine Stauungsniere, aber im Urin so viel Eiweiß, daß es besonderer Untersuchungen bedarf, um eine Nephrose auszuschließen.

Wenn die Kranken bei der geringsten Anstrengung außer Atem kommen, wenn sie es im Bett nicht mehr aushalten, wenn auch nur die Knöchelgegend am Tag anschwillt, wird man nicht zögern, von Dekompensation zu sprechen und danach zu handeln. Gerade aber bei den Klappenfehlern wäre es nicht richtig, auf solche unzweideutige Zeichen zu warten, denn bei dem mechanisch gesetzten Kreislaufhindernis ist es geboten durch bestmöglichen Ausgleich dafür zu sorgen, daß deutliche Dekompensation möglichst lang ausbleibt und deswegen ist gerade bei Klappenfehlern die Einleitung einer Therapie auch in einem Stadium der Krankheit oft angezeigt, wo z. B. bei reinen Muskelkrankheiten solche noch nicht nötig wäre.

Dies gilt aber vornehmlich, wenn nicht ausschließlich, für die Anwendung der physikalischen Heilmethoden, wozu auch schon die einfache Ruhe zu zählen ist, während die Herzgifte um so mehr für die Zeiten wirklicher Not aufgespart werden müssen, als sie sich alle miteinander mit der Zeit verbrauchen und ihre so schätzenswerte Wirksamkeit einbüßen.

Es ist nicht möglich, Vorschriften zu geben, die für jeden Einzelfall genau passen. Ödem der Füße, irgend stärkere Atemnot künden stets Dekompensation an und fordern Hilfe. Eine Pulsfrequenz von 120—130 ohne irgend welche subjektive Beschwerde kann bei einer Aorteninsuffizienz noch hingehen, bei Stenosen gilt mir schon eine von 100 in vollkommener Ruhe als Mahnung zum therapeutischen Eingreifen.

Mechanik der Herzklappenfehler.

Vor vielen Jahren hat Benno Lewy die Mechanik der Herzklappenfehler einer mathematischen Analyse unterworfen. Es mußte dabei manche nicht streng zu beweisende Annahme gemacht werden und die erhaltenen Zahlenwerte können keinen Anspruch auf große Genauigkeit erheben. Aber die ganze Art der Betrachtung und das Ergebnis scheint mir doch so wichtig zu sein und namentlich auch für die Therapie so wertvolle Winke zu geben, daß ich die Hauptsache im folgenden (ganz nach Lewy) geben muß.

Angenommen ist, das Schlagvolumen des Herzens betrage 60 cm³, der Aortendruck 166 mm Hg = 2,13 m Blut. Dann berechnet sich die Arbeit einer Systole = 0,2 m kg. Davon kommen als

Arbeit auf die linke   Kammer 0,136   m kg
    „   „   „   rechte   „   0,045   „
    „   „   den linken Vorhof 0,006   „
    „   „   „   rechten   „   0,006   „   .

70 Pulse fördern 4200 cm³ in der Minute, der Blutbedarf des Körpers beträgt pro Stunde 252 Liter. Die Herzarbeit beziffert sich auf 815 mkg pro Stunde (20 000 mkg im Tag). Von diesen 815 mkg werden allein 758 mkg zu Überwindung äußerer Widerstände verbraucht und nur 57 mkg (= 7 %), um das Blut durch das Herz zu treiben. Nur dieser kleine Anteil ändert sich bei den Herzklappenfehlern; Kreislaufhindernisse außerhalb des Herzens beeinflussen die Gesamtarbeit des Herzens.

Die angeführten Zahlen gelten aber nur für die Ruhe, die Herzarbeit kann durch äußere Arbeit der Skelettmuskeln jederzeit auf das 4—6fache gesteigert werden, findet aber bei 13fachem Betrag eine unübersteigbare Grenze. Die Herzarbeit wird durch Verwandlung potentieller Energie (gegeben in der Nahrung) in kinetische geleistet. Nach dem Satz vom mechanischen Wärmeäquivalent entsprechen 426 mkg einer Kalorie. Wir können also auch die Herzarbeit in ihrem Bedarf an Kalorien ausdrücken, wie es im nachfolgenden geschehen soll, um einen direkten Vergleich mit der potentiellen Energie zu bekommen, die dem Herzen in der Nahrung überhaupt zur Verfügung gestellt werden kann.

Das Herz verbraucht in der Ruhe 133 Kalorien, bei äußerer Arbeit ca. 300 Kalorien pro Stunde. 345 000 Kalorien stehen einem Erwachsenen im Tag zur Verfügung, mehr nicht, denn mehr kann sein Verdauungsapparat nicht bewältigen; das wären 14 375 Kalorien pro Stunde. Bei 10stündiger Arbeitszeit verbraucht der Gesunde diese 345 000 Kalorien und verwendet davon

> 300 000 zu äußerer Arbeit
> und 45 000 zur Blutbewegung.

Sobald dieser Anteil wächst, nimmt der zur Leistung äußerer Arbeit verfügbare Teil ab. Es ist also auf alle Fälle die Arbeitsfähigkeit eines jeden mit irgend einem Kreislaufhindernis Behafteten herabgesetzt, da er für die Blutbewegung mehr braucht als 45 000 Kalorien.

Betrachten wir die theroretischen Grenzfälle, die freilich nie genau verwirklicht werden, so stünden, wenn gar keine äußere Arbeit geleistet würde (auch von den Atmungsmuskeln, den Drüsen usw.), dem Herzen allein zur freien Verfügung die gesamten 345 000 Kalorien pro Tag, oder 14 375 Kalorien pro Stunde, das wäre das 7,7fache der Norm bei 10stündiger Arbeit. Noch mehr kann nicht verlangt werden, sonst ist das Leben auch in der vollkommensten Ruhe auf die Dauer unmöglich. Man kann annehmen, daß die Leistungsfähigkeit eines Muskels im allgemeinen proportional seinem Gewicht steigt. Auch die berühmten Untersuchungen von W. Müller über die Massenverhältnisse des menschlichen Herzens sind von dieser Annahme ausgegangen. Da ist es denn nicht uninteressant, daß das schwerste jemals (von Stokes) gefundene Herz 1980 g gegen die Norm von 300 g wog, also 6,6 mal so viel, was hinter dem Wert von 7,7 nicht allzu weit zurückbleibt.

Ein hypertrophisches Herz bestreitet seine Mehrarbeit durch größeres Schlagvolumen, nicht durch Steigerung des systolischen Drucks, und dadurch, daß die Arbeit öfter in der Zeiteinheit geleistet wird, also durch größere Frequenz; (gegen den 2. Punkt wäre ein Einwand wohl möglich).

Das Herz arbeitet normalerweise im Zustand der Ruhe verschwenderisch, eine Herabsetzung in der Ruhe schadet den Organen nicht, aber der Blutbedarf bei äußerer Arbeit würde bei einer solchen Herabsetzung nicht völlig gedeckt, die Leistungsfähigkeit des Körpers würde sinken, wenn das Herz weniger Arbeit leisten würde.

Die Aufgabe der Kompensation ist es, trotz eines gesetzten Hindernisses in der Zeiteinheit die normale Menge Blut unter normalem Druck durch die

Kapillaren zu treiben und kompensiert im strengen Sinn ist ein Herzfehler dann, wenn der Kranke ganz so leistungsfähig wie der Gesunde ist. Im konkreten Fall muß man sich freilich mit geringeren Ansprüchen begnügen und heißt einen Klappenfehler auch dann kompensiert, wenn die Leistungsfähigkeit des Kranken gegen die Norm ein wenig herabgesetzt ist.

Ist ein Hindernis vorhanden, durch das die Herzarbeit auch ohne äußere Arbeit auf das überhaupt höchst erreichbare Maß, auf das 13fache gesteigert wird, wie sonst bei der angestrengtesten Arbeit, dann kann der Kranke gerade noch in der Ruhe bestehen, die geringste Anstrengung ist mit Herzklopfen, Dyspnoe verbunden. Ein solches Hindernis findet sich z. B. bei Verlagerung eines Herzostiums bis auf 1 cm² Fläche.

Beim Gesunden ist die Herzarbeit abhängig vom Blutbedarf des Körpers und wie er gedeckt wird, ob durch vergrößertes Schlagvolumen oder vermehrte Pulsfrequenz, ist gleichgültig, namentlich auch für die Herzarbeit gleichgültig wie viel Zeit die einzelne Systole braucht. Nach Eintritt eines Klappenfehlers ist dies aber nicht mehr gleichgültig. Der Widerstand, der überwunden werden muß, wenn das Blut durch eine enge Stelle getrieben werden soll, nimmt mit der Blutgeschwindigkeit ganz bedeutend zu, die dazu nötige Arbeit wächst um so mehr, je schneller das Blut durch die enge Stelle getrieben wird. Merkbar wird dies erst von einem gewissen Grad der Verengerung an, eine enge Stelle ist aber nicht nur bei den Stenosen, sondern natürlich auch bei allen Insuffizienzen gegeben. Allgemein wird um so weniger Arbeit beansprucht, um ein gewisses Quantum Blut durch die enge Stelle zu treiben, je langsamer sich das Herz kontrahiert. Dies wird aber erst dann bemerkbar, wenn ein Herzostium auf etwa $^2/_3$ seiner Fläche verkleinert oder wenn bei Insuffizienz des Klappenapparats $^1/_{10}$ der Fläche dauernd offen ist.

Bei den Stenosen soll möglichst viel, bei den Insuffizienzen möglichst wenig Blut durch die enge Stelle durchfließen. Zu den Faktoren, von denen die Durchflußmenge bei gleicher Triebkraft oder für jedes durchzutreibende Quantum die aufzubietende Arbeit abhängt, gehört auch die Zähigkeit des Blutes. Die Unterschiede, die hier vorkommen können, sind in ihrer Wirkung auf die Herzarbeit gar nicht zu unterschätzen. Hätte Menschenblut die Zähigkeit des Hundeblutes, so würde bei Aorteninsuffizienz der Wert der Herzarbeit um ein Drittel geändert werden. Je zäher, je schwerer beweglich das Blut ist, desto schlimmer ist dies bei Stenosen und desto besser bei Insuffizienzen. Geringe Insuffizienzen und starke Stenosen haben eine sehr enge Stelle und die Reibung nimmt bei niederen Graden der Verengerung langsam, bei hohen sehr rasch zu. Bei Kombination von Insuffizienz und Stenose überwiegt der günstige Einfluß größerer Zähigkeit bei geringer Insuffizienz mit engem Schlitz, so lang ein Drittel des Ostiums für den regelrechten Strom noch offen bleibt. Bei der Abhängigkeit der Reibung von der Geschwindigkeit des Stroms und weil die Pulsfrequenz mit Körperarbeit steigt, also die Zeit, die für das Durchtreiben durch die enge Stelle bleibt, kürzer ist, erweist sich der Einfluß einer Stenose auf die Herzarbeit während der Körpertätigkeit sehr viel größer als in der Ruhe.

In nachfolgendem soll bedeuten α den Bruchteil, um den ein Ostium verengt ist, z die Pulszahl in der Minute, und t die Phasenlänge, d. h. die Zeit, während deren das Blut durch die enge Stelle strömt.

Bei Aortenstenose ist um so weniger Herzarbeit zur Fortbewegung einer gegebenen Blutmasse erforderlich, je langsamer sich das Herz zusammenzieht. So lange die Verengerung noch nicht $^3/_5$ des ganzen Ostiums beträgt, $\alpha < 0,6$ bleibt, ist die Herzarbeit von der Pulszahl z und der Phasenlänge t sehr wenig abhängig, wie folgende berechnete Zahlen vom Kalorienaufwand zeigen.

α	$z = 60,\ t = 0,5$	$z = 60,\ t = 0,3$	$z = 120,\ t = 0,3$
0,5	827 Kal.	857 Kal.	823 Kal. pro hora
0,9	1716	3326	1440

Hieraus würde folgen, daß hohe Pulsfrequenz bei diesem Klappenfehler durchaus nicht immer ungünstig wirken muß.

Bei hohen Graden der Verengerung wächst die Herzarbeit sehr rasch und ist dann auch von Phasenlänge und Pulsfrequenz in hohem Maße abhängig. So würde z. B. der Kalorienaufwand betragen bei

$\alpha = 0,96,\quad z = 70,\quad t = 0,3,\quad$ 13 300 Kal. pro hora, 320 000 pro die
$\alpha = 0,96,\quad z = 60,\quad t = 0,4,\quad$ 10 000 pro hora, 250 000 pro die.

Also eine ganz erhebliche Verminderung der Herzarbeit, wenn der Puls nur von 70 Schlägen auf 60 sinkt, die Phasenlänge von 0,3 auf 0,4 steigt. Dies, die Abnahme der Pulszahl und Zunahme der Systolendauer, tritt bei starker Stenose immer ein und bildet einen wesentlichen Teil der Kompensation. Die Hauptsache bei Aortenstenose ist die Verlängerung der Systole, wird sie auch bei Pulsbeschleunigung festgehalten, dann schadet diese nicht. Die errechneten Zahlen lehren, daß es auch bei sehr starker Stenose immer noch möglich ist, den Blutbedarf des Körpers in der Ruhe zu befriedigen.

Von dem Einfluß der Muskeltätigkeit auf die Herzarbeit bei Aortenstenose sollen folgende Zahlen ein Bild geben. Der stündliche Kalorienverbrauch beträgt für $z = 120,\ t = 0,3$ Sekunden und

α		
0,00	3 401	Kalorien
0,5	4 068	,,
0,8	11 897	,,
0,9	43 578	,,
0,95	175 426	,,
0,96	274 986	,,

Man sieht hieraus, daß, wie schon oben erwähnt, von einer Verengerung von Dreivierteln an ($\alpha = {}^{3}/_{4}$) die Herzarbeit das 13fache der Norm in der Ruhe wird, also überhaupt nicht mehr weiter gesteigert werden kann.

Um ein Bild von der tatsächlichen Bedeutung zu bekommen, die den Werten von α zukommt, sei erwähnt, daß die Fläche des Aortenostiums = 5,16 Quadratzentimeter angenommen werden darf. Eine Verengerung des Lumens, so daß es noch eine Fingerkuppe (nicht Nagelglied!) aufnimmt, würde einer Fläche von 0,8 cm² und einem Wert von $\alpha = 0,85$ entsprechen, eine Verengerung, so daß nur ein Gänsekiel durchgeht, einer Fläche von 0,2 cm² und einem Wert von $\alpha = 0,96$.

Ganz ähnliche Ergebnisse erhält man bei Analyse der Mitralstenose. Durch die enge Stelle geht hier um so mehr Blut, je länger die Diastole anhält. Die Diastolendauer wird durch hohe Pulsfrequenz allemal verkürzt, diese bedeutet also bei diesem Klappenfehler stets vermehrte Herzarbeit. Als Phasenzeit kommt hier die Diastole t_2 in Betracht. Es sei das Ostium venosum auf etwa 1 cm² verengt, $\alpha = 0,9$, dann berechnet sich für

α	Ruhe $z = 70,\ t_2 = 0,5$	Arbeit $z = 120,\ t_2 = 0,2$
0,9	1003 Kalorien	29 187 Kalorien.

So enorm ist also der ungünstige Einfluß, den Muskeltätigkeit auf die Herzarbeit ausübt. Man kann sagen, daß von $\alpha = {}^{2}/_{3}$ an, wenn also nur der dritte Teil des Ostiums noch wegsam ist, jede Muskelarbeit ausgeschlossen ist und zwar wegen erhöhter Pulsfrequenz und dadurch herbeigeführter Verkürzung der Diastole.

Gerade umgekehrt ist es bei der **Aorteninsuffizienz**. Hier ist die enge Stelle der Spalt, der zwischen den nicht ganz schließenden halbmondförmigen Klappen offen bleibt, und je **weniger** Blut durch diese enge Stelle fließt, desto besser ist es für den Kreislauf und desto kleiner die Arbeit des Herzens, die gefordert wird. β soll hier den Grad der Insuffizienz in Bruchteilen des Ostiums bezeichnen, den Teil, der davon offen bleibt. β kann $= 1$ werden, wenn der Klappenapparat völlig zerstört wird, α könnte bei den Stenosen nie $= 1$ werden, weil dies den völligen Verschluß des Ostiums bedeutet hätte, was sich mit der Fortdauer des Lebens natürlich für keinen Augenblick verträgt.

Die Analyse bei der Aorteninsuffizienz lehrt, daß weniger Arbeit erforderiich ist, um mit 120 Pulsen in der Minute 16,8 Liter Blut in die Peripherie zu fördern als mit 70 Pulsen 4,2 Liter, vorausgesetzt, daß $\beta \geq {}^2/_3$, also schon ein recht beträchtlicher Grad von Insuffizienz der Klappen gegeben ist. Das vierfache Blutquantum kann also mit weniger Arbeit geliefert werden, wenn mit erhöhter Pulsfrequenz die Diastole verkürzt ist, z. B. t_2 von 0,5 auf 0,2 sinkt. In einem solchen Fall würde Muskelarbeit also sogar günstig auf die Herztätigkeit wirken können. Bemerkenswerterweise verläuft Aorteninsuffizienz, gerade wenn sie recht gut kompensiert ist, mit einem ziemlich frequenten Puls, von 90 bis 100 in der Minute.

Muskelarbeit steigert den Blutbedarf, erhöht die Ansprüche ans Herz, erleichtert aber bei Aorteninsuffizienz die Herzarbeit durch Verkleinerung des diastolischen Rückflusses. Kalorienverbrauch (Kal.) und Arbeitsfähigkeit in Stunden (A.) täglich würde sich bei $z = 120$ und $t_2 = 0,2$ berechnen für

β	Kal.	A.
0,1	3724	9,96
0,5	5770	8,39
1,0	12433	3,81

Im allgemeinen wäre also der Kranke arbeitsfähig, die Arbeitsfähigkeit bei geringer Insuffizienz unbemerkbar, bei mittlerer recht wenig und erst bei der allerstärksten Insuffizienz in bedeutendem Maße herabgesetzt, aber auch da nicht ganz ausgeschlossen.

Etwas verwickelter sind die Verhältnisse bei der **Mitralinsuffizienz**. Um so besser ist es für das Herz, je weniger Blut durch die offene Klappe in den Vorhof fließt und je mehr sich der Ventrikel wieder vom Vorhof her füllt, je kürzer also die Systole und je länger die Diastole ausfällt. Bei höherer Pulsfrequenz nimmt die Dauer der Systole nur wenig ab und die Menge des rückströmenden Blutes also auch nur wenig; dagegen wird die Diastole bedeutend verkürzt, höhere Pulszahl bedeutet also bei Mitralinsuffizienz immer erhöhte Herzarbeit, wie auch folgende Kalorienzahlen ergeben:

β	$z = 60$	$z = 70$	$z = 120$
0,1	1352 Kal.	1454 Kal.	1702 Kal.
0,5	3853 ,,	4389 ,,	5945 ,,
1,0	10068 ,,	12132 ,,	> 15000 ,,

Die letzte Zeile lehrt, daß bei jeder, auch der allerstärksten Mitralinsuffizienz, wenn die ganze Klappe zerstört, $\beta = 1,0$ ist, wenn bei hoher Pulszahl ($z = 120$) die Beanspruchung der Herzarbeit aufs Unerträgliche gestiegen ist, noch Hilfe durch Herabdrücken der Pulszahl auf 60 möglich ist. Eine Kompensation kann dann bis zu dem Grade wenigstens eintreten, daß in der Ruhe noch ein normaler Kreislauf unterhalten wird, da der Verbrauch unter 14 375 Kal. (s. oben!) bleibt.

Die Kompensation bei Mitralinsuffizienz ist vorwiegend Sache des linken Ventrikels, die Muskelarbeit des linken Ventrikels ist größer als die vom linken Vorhof und von der rechten Kammer zusammen. Erst bei hohen Graden, wenn $^2/_3$ der Klappe zerstört sind, erfordert die Füllung des linken Ventrikels so viel Arbeit, daß die Tätigkeit des rechten Ventrikels verdreifacht ist. Diese Darlegungen von Lewy sind durch die genauen experimentellen Untersuchungen von W. Straub in jüngster Zeit freilich weit überholt worden, doch hat sich auch hier unstreitig ergeben, daß dem linken Ventrikel fast die ganze Last bei der Kompensation der Mitralinsuffizienz zufällt.

Bei Körperarbeit und dadurch gesteigerter Pulsfrequenz wird die Systole doch etwas, wenn auch wenig, verkleinert, der Aortendruck sinkt, die Anspannungszeit wird verkürzt, die Klappen der Aorta gehen früher auf und es entleert sich das Blut leichter in die Arterien, dagegen bekommt der linke Vorhof durch den Schlitz in der Mitralis wenig Blut. In diesem Sinn bedeutet also Körperarbeit keine ungünstigen Verhältnisse für den linken Ventrikel, dagegen nimmt die Arbeit des rechten Ventrikels mehr zu, es überwiegt aber die erstere, die günstige Wirkung, so daß bei leichteren Graden von Mitralinsuffizienz Körperarbeit möglich ist. Bei den allerhöchsten Graden von Insuffizienz, beim Grenzfall $\beta = 1,0$, führt Körperarbeit zur Steigerung der Arbeit für den rechten Ventrikel aufs sechsfache, äußere Arbeit ist also zwar noch möglich, aber unter stärkerer Atemnot.

Überblickt man das Ergebnis dieser Untersuchungen, so braucht man sich die Zahlen nicht zu merken, da sie gewiß keinen Anspruch auf Zuverlässigkeit machen können. Trotzdem aber kann man daraus sehr Wichtiges lernen und beherzigen.

Bei den Stenosen soll möglichst viel, bei den Insuffizienzen möglichst wenig Blut durch die enge Stelle gehen. Deswegen ist größere Zähigkeit des Blutes bei den Stenosen schädlich, bei den Insuffizienzen günstig. Durch eine enge Stelle fließt das Blut um so leichter, je langsamer es sich bewegt, das soll es bei den Stenosen, soll es nicht bei den Insuffizienzen, es fließt aber allgemein natürlich mehr durch, je längere Zeit dazu zur Verfügung steht. Es soll also bei den Stenosen die Herzphase für den Durchfluß möglichst lang, bei den Insuffizienzen möglichst kurz dauern.

Die Ernährung des Herzens durch die Kranzarterien erfolgt nur während der Diastole, deren Verlängerung also ein wesentlicher Vorteil für Einleitung und vor allem auch zur Unterhaltung einer Kompensation ist. Wenn zugleich Verlängerung der Diastole auch mechanisch ein Vitium cordis günstig beeinflußt, dann desto besser! Und dies trifft bei den Mitralfehlern zu, sowohl bei der Insuffizienz wie bei der Stenose. Hier ist Pulsverlangsamung, die ja wesentlich durch Verlängerung der Diastole herbeigeführt wird, nützlich und zu fordern. Mitralfehler werden durch Pulsverlangsamung kompensiert und das Herz dabei auch noch unter bessere Ernährungsbedingungen versetzt.

Umgekehrt ist es bei den Aortenfehlern. Bei der Stenose ist wenigstens höhere Pulsfrequenz nicht direkt schädlich, da die Systole nicht wesentlich dabei verkürzt ist. Bei der Aorteninsuffizienz ist dagegen langsamer Puls mit verlängerter Diastole direkt von Übel. Höhere Pulsfrequenz verkürzt die Diastole, wirkt mechanisch günstig auf den Klappenfehler, verkürzt aber andererseits auch die Ernährungszeit fürs Herz und wirkt in dieser Hinsicht schädlich. So erklärt sich auch die oft so ganz verschiedene Wirkung des Hauptmittels bei Herzkranken, der Digitalis. Die Mitralfehler reagieren prompt und in der günstigsten Weise darauf, meist ist es leicht, dekompensierte Mitralfehler mit der Digitalis wieder in Ordnung zu bringen, denn die arzneilich herbeigeführte Pulsverlangsamung mit Verlängerung der Diastole wirkt nach zwei Seiten hin

14*

günstig, bei den Aortenfehlern aber nur nach einer Seite; hier kann die Digitalis auch gut wirken, schon durch ihre herzkräftigenden Eigenschaften, eventuell aber erst mit einem Mittel zusammen, das die Verlängerung der Diastole hintanhält, z. B. mit Atropin. Stimulantien, die die Diastole verkürzen, wie Alkohol. sind kontraindiziert bei Mitralfehlern, sie schaden nicht oder können sogar recht günstig wirken bei Aortenfehlern. Arbeiten dürfen alle Kranken mit Insuffizienzen und mit leichten Stenosen (Verengerung bis zur Hälfte). Eindickung des Blutes ist schädlich bei den Stenosen, unnütze Zufuhr von Flüssigkeit zu vermeiden bei den Insuffizienzen.

Damit das Herz die von ihm geforderte Arbeit leisten kann, muß ihm die entsprechende Zahl von Kalorien täglich zugeführt werden, namentlich als stickstofffreie Kost. Sehr wesentlich ist hierfür der Zustand, in dem der Verdauungsapparat sich befindet, der deshalb ständig überwacht werden muß. Die Kohlehydrate sind am leichtesten für die Muskelarbeit verwendbar. Andererseits soll starker Fettansatz vermieden werden, wodurch die tote Last am Herzen vermehrt wird. Viele Herzkranke sind durch ihr Leiden an körperlicher Arbeit mehr oder weniger gehindert, manche davon ganz ausgeschlossen. Es wäre unrichtig, diese so gut zu ernähren wie einen körperlich Arbeitenden, da nur ihr Herz mehr Brennmaterial braucht, die Skelettmuskeln aber um viel weniger als bei einem Gesunden. Bei Stenosen von über $^3/_4$ ist körperliche Arbeit unmöglich und in der erzwungenen Ruhe auch der Mehrverbrauch am Herzen nur wenig gesteigert. So würde z. B. bei einer Aortenstenose mit $\alpha = 0{,}8$, entsprechend einer Verengerung bis auf 1,3 cm², die Herzarbeit 1,5 mal mehr Kalorien verbrauchen als in der Norm, etwa 30000 im Tag. Ein Gesunder, der täglich 10 Stunden arbeitet, braucht aber 45000, also mehr als das kranke Herz. Bei gleicher Ernährung würde also der Kranke Fett ansetzen, was, ohne zu nützen, nur als tote Last dem Herzen die Arbeit weiter erschwerte. Bedeutende Stenosen verlangen also Reduktion der Nahrung.

Bildungshemmungen des Herzens und der großen Gefäße.

Foramen ovale apertum.

Nach Analyse der Herzklappenfehler können wir auch die Bildungshemmungen des Herzens besprechen, die in ihren mechanischen Verhältnissen auf der gleichen Stufe stehen. Der Embryo hat im frühen Stadium nur ein einfaches Herz, der Körperkreislauf und der Lungenkreislauf sind noch nicht geschieden. Der Gasaustausch des Blutes vollzieht sich nur in der Plazenta, dort gibt es Kohlensäure ab, nimmt Sauerstoff auf und das so arterialisierte Blut fließt durch die Vena umbilicalis in die untere Hohlvene und ins Herz. Der größte Teil umgeht die Lungen und auch nach der frühzeitigen Entwicklung der Kammerscheidewand ist dafür gesorgt, daß das Blut aus dem rechten Herzen in großer Menge direkt in den Körperkreislauf gelangt. Die Scheidewand, durch die später der einfache Vorhof in einen rechten und linken geteilt wird, entwickelt sich aus zwei Platten, die von oben einander entgegenwachsen, aber nicht zu einem völligen Verschluß führen, sie lassen das Foramen ovale offen; die untere Platte bildet dabei eine Art von Klappe, die Valvula foraminis ovalis, die das Blut zwar von rechts nach links frei durchströmen läßt, den Übertritt von links nach rechts aber erschwert oder verhindert. Nach der Geburt kommt dieses Foramen ovale ja nach und nach meistens zum Verschluß, aber nur in etwa $^2/_3$ aller Fälle. In den anderen bleibt ein Schlitz, selten ein rundes Loch, dauernd offen. Diese Anomalie, Foramen ovale apertum, macht für sich keine Erscheinungen. Der Druck in den beiden Vorhöfen ist annähernd der gleiche und ein Übertritt des Blutes aus dem einen in den anderen, wenn überhaupt, nur in ganz geringfügigem Maße möglich. Für den Kreislauf ist also auch das Foramen ovale apertum gewöhnlich bedeutungslos. Auch Geräusche entstehen hier nicht. Ich möchte wenigstens niemals ein präsystolisches Geräusch, das man allein erwarten könnte, auf diese Anomalie beziehen. Das kann sich aber ändern, wenn zugleich die Mitralis schlußunfähig wird, worauf vor Jahren Reisch zuerst aufmerksam gemacht hat. Bei der Mitralinsuffizienz wird der linke Vorhof mit Blut überlastet und wenn das ovale Loch offen ist, muß das Blut zum Teil seinen Weg hierdurch zum rechten Vorhof suchen. Ist hier nicht ein feiner Schlitz, der durch die Klappe gedeckt werden kann, sondern ein rundes Loch, dann kommt mit jeder Systole ein Schub Blut in den rechten Vorhof. Die Folge ist das Auftreten eines systolischen Venenpulses, bemerkbar an der Vena jugularis, gerade so gut wie bei Insuffizienz der dreizipfeligen Klappe. Ob das Blut aus dem linken oder aus dem rechten Ventrikel kommt, ist für den rechten Vorhof und für die Venen gleichgültig. Verwechslungen mit Tricuspidalinsuffizienz scheinen unvermeidlich zu sein, es besteht ein systolisches Geräusch von der Mitralinsuffizienz und ein echter systolischer Venenpuls. In manchen Fällen läßt das Verhalten des II. Pulmonaltons eine Unterscheidung zu. Bei der Tricuspidalinsuffizienz ist er nicht verstärkt, wohl aber bei der Mitralinsuffizienz. Ist aber das Foramen ovale offen, so umgeht ein Teil des vom linken Ventrikel rückwärts getriebenen Blutes den kleinen Kreislauf, was der Verstärkung des II. Pulmonaltons entgegenwirken muß. Sie kann also auch hier fehlen und solche Fälle sind einer Diagnose nicht fähig, sie müssen notwendig das Bild einer Tricuspidalinsuffizienz vollkommen vortäuschen. Ist aber eine Verstärkung des II. Pulmonaltons bei systolischem Geräusch und systolischem Venenpuls da, wenn auch nur ab und zu, so ist dies etwas, was der Tricuspidalinsuffizienz fremd ist, gegen sie spricht, und die Diagnose: Insufficientia v. mitralis cum foramine ovale aperto ermöglicht. Diese Diagnose kann nach meiner Erfahrung auch gar nicht so selten wirklich gestellt werden. Die Kreislaufstörung und der klinische Verlauf sind abhängig von der Mitralinsuffizienz ohne eine besondere Abweichung von dem, was man von diesem Klappenfehler erwarten muß. Das Krankheitsbild ist freilich noch wenig studiert und es wäre vielleicht möglich, daß ihm geringere Neigung zu kardialem Asthma zukäme, ähnlich wie auch eine komplizierende Tricuspidalinsuffizienz bei einem Fehler am linken venösen Ostium bekanntlich zunächst eine Entlastung des kleinen Kreislaufs herbeiführt.

Ein offenes Foramen ovale hat schon Veranlassung zu Embolien im Gehirn gegeben, indem losgerissene Thromben aus den Venae iliacae, haemorrhoidales oder auch aus dem rechten Herzohr unter Umgehung des Lungenkreislaufs in die Carotis fuhren. Das Röntgenbild ist bei offenem Foramen ovale nicht verändert und auch bei gleichzeitiger Mitralinsuffizienz habe ich in der Form daran nichts Auffallendes gefunden, der reduzierte Herzquotient kann aber viel zu hoch sein. Er fand sich bei 2 Kranken

Alter	Blutdruck .	r HQ.
19 jähr.	120 mm Hg	19
25 jähr.	133 ,, ,,	27.

Ductus arteriosus Botalli apertus.

Ein zweiter Weg für das Blut des rechten Herzens in den Körperkreislauf steht im fetalen Leben im Ductus arteriosus Botalli[1]) offen. Er ist der distale Teil des V. linken Aortenbogens und verbindet die Arteria pulmonalis mit der Aorta unterhalb des Abgangs der linken Subclavia. Nach der Geburt bleibt er noch für einige Wochen für Sonde und Schere durchgängig, verschließt sich dann aber dauernd in den allermeisten Fällen. Die Obliteration kommt gewöhnlich schon am Anfang oder im Verlauf des 2. Lebensmonats zustande Bei den Haustieren bleibt der Ductus nicht selten offen mit einem Lumen von 2 mm bis zu Fingerdicke, viel öfter bei den Tieren, die sich viel bewegen, wie Pferd und Hund, als bei solchen, die wenig äußere Arbeit leisten, wie Rind, Schaf, Schwein.

Bei Persistenz des Ductus arteriosus Botalli tritt ein systolisches Geräusch und eventuell Schwirren an der Pulmonalis auf, das sich gut in die Carotis und die Aorta descendens fortleitet. Die Pulmonalis ist stärker mit Blut gefüllt, erweitert und zeigt intensive Vorwölbung und deutliche Pulsation im II. linken Interkostalraum. Der II. Pulmonalton ist verstärkt, der rechte Ventrikel vergrößert und hypertrophisch. Links neben dem Herzen findet sich, am oberen Rand der Herzdämpfung beginnend, ein schmaler Streif gedämpften Schalls nach oben bis zur II. Rippe reichend. Im Röntgenbild ist der Pulmonalisbogen vergrößert und pulsiert lebhaft. Diese Bildungsanomalie wird längere Zeit, oft durch Jahrzehnte, ohne Schaden ertragen, bis später alle Beschwerden und Gefahren wie bei einem Klappenfehler sich einstellen. Die Diagnose ist bei guter Entwicklung der beschriebenen Symptome möglich, anamnestisch die Angabe wichtig, daß der „Herzfehler" von Kindheit an bestand; Untersuchung mit Röntgenstrahlen erleichtert die Diagnose ganz wesentlich.

Isthmus aortae permanens.

Oberhalb der Stelle, wo der Ductus Botalli einmündet, ist die Aorta ursprünglich eng. In sehr seltenen Fällen gleicht sich dies später nicht aus und der Isthmus der Aorta bleibt erhalten. Dann sind Kopf, Hals und Arme gut mit Blut versorgt, alle Arterien, die vom Aortenbogen nach oben abgehen, sind weit, in ihrem Gebiet ist der Puls groß, es kommt leicht zu Wallungen gegen den Kopf; die Arterien der unteren Körperhälfte sind dagegen eng, der Puls in der Aorta abdominalis kommt verspätet an, ist klein, schwer zu fühlen. Das dauernde Hindernis zwingt den linken Ventrikel zu vermehrter Arbeit und er hypertrophiert. Es entwickelt sich aber ein Kollateralkreislauf, durch den eine hinreichende Blutversorgung der unteren Körperhälfte doch noch möglich wird. Der Weg führt aus der Arteria subclavia in die Transversa colli, ihren absteigenden Ast (Dorsalis scapulae), die mit der ersten Arteria intercostalis anastomosiert, wodurch die Verbindung mit der Aorta thoracica hergestellt ist. In gleicher Weise wirkt die Mammaria interna, die aus der Art. subclavia entspringt und die Arteriae intercostales anteriores mit Ausnahme der ersten abgibt; sie alle treten mit Ästen der Aorta thoracica, den Arteriae intercostales posteriores, in Verbindung. Auch das Ende der Mammaria interna liefert noch eine Anastomose mit der A. epigastrica inferior, die aus der Iliaca entspringt. Ist die Enge an der Aorta bedeutend, so sind die verbindenden Arterien beträchtlich erweitert,

---

[1]) Der Gang führt seinen Namen mit Unrecht. Botallo kannte ihn gar nicht, sondern nur das Foramen ovale.

pulsieren stark, was man besonders deutlich am inneren Rand des Schulterblatts und an der vorderen Brustwand nachweisen kann. Selbst ein systolisches Schwirren und ein Geräusch, das dem I. reinen Ton nachfolgt, kann hier bemerkbar werden. Auch eine Dilatation des Aortenbogens kann sich einstellen und hinter dem Manubrium sterni fühlbar werden; also ein richtiges Aneurysma der Aorta kann sich stromaufwärts von der engen Stelle bilden und sogar eine Ursache für Spontanruptur der Aorta werden. Selbst bei gänzlichem Verschluß der Aorta kann der beschriebene Kollateralkreislauf die untere Hälfte noch so gut mit Blut versorgen, daß das Leben jahrzehntelang erhalten bleibt, ein Kranker hat damit 57 Jahre gelebt. Bei angeborener Aortenstenose bleibt die Vorhofscheidewand offen. Im Röntgenbild sieht man eine starke Erweiterung der Pulmonalis, den linken unteren Herzbogen liegend, walzenförmig gestaltet.

Defectus septi ventriculorum.

Defekte des Septum ventriculorum sind meistens mit einer Stenose der Pulmonalis verbunden, doch kommen sie auch isoliert vor (Maladie de Roger). Man hat dabei Hypertrophie des rechten Ventrikels, ein systolisches Geräusch an der Spitze und Verstärkung des II. Pulmonaltons beobachtet. Charakteristisch ist die starke allgemeine Blausucht, mit der die Patienten geboren werden und die sie nie verläßt.

Vorsicht in der Diagnose ist bei allen angeborenen Herzfehlern geboten. Sie sind selten und noch zu wenig studiert. Ausgleichende Polyglobulie ist besonders häufig, die Zahl der roten Blutkörperchen kann 8—10 Millionen betragen.

Situs inversus.

Dextrokardie ist meist, aber nicht immer, Teilerscheinung einer angeborenen Verlagerung aller Eingeweide auf die andere Seite (Situs inversus, transpositio viscerum). Es ist nicht möglich, sie im Röntgenbild zu verkennen, aber auch ohne dieses Hilfsmittel sollte sie bei einer sorgfältigen Herzuntersuchung der Diagnose nicht entgehen. An und für sich ist sie für den Träger ganz harmlos, leider aber in etwa $^1/_3$ aller Fälle mit anderen Mißbildungen verknüpft, die das Leben gefährden.

Die Krankheiten des Herzbeutels.

Hydroperikardium.

Die Ausscheidung einer nicht entzündlichen Flüssigkeit in die Herzbeutelhöhle kommt zustande als Teilerscheinung allgemeiner Wassersucht, durch Stauung oder bei Nephritis. Das Hydroperikardium ist von den Höhlenwassersuchten entschieden die seltenste, weil die Ursache lokaler Stauung bei ihm nicht vorkommt. Aszites kann durch Leberleiden, durch Verschluß der Pfortader herbeigeführt werden, rechtsseitiger Hydrothorax durch Druck auf die Vena azygos, ich wüßte aber nicht, wodurch eine nur örtliche Schadlichkeit zum Hydroperikardium führen könnte. Bei allgemeiner Ursache kommt das Hydroperikardium, wie mir scheinen will, auch später als Aszites und Hydrothorax, vielleicht deswegen, weil die ständige Bewegung des Herzens eine Art von Massage der epi- und perikardialen Gefäße bewirkt. Ob die ausgeschiedene Flüssigkeit aus den Gefäßen des viszeralen oder des parietalen Blatts oder aus beiden stammt, ist mir nicht bekannt. Wahrscheinlich ist beides möglich, entzündliche Ausschwitzungen wenigstens können sicher von beiden Blättern geliefert werden. Allgemeine Stauung wird auch zur Stauung im Gebiet der Kranzgefäße und ihrer epikardialen Aeste führen, dann muß hier der Seitendruck steigen und so kann es zur Ausscheidung von Blutwasser kommen. Ob dieses auch am parietalen Blatt austritt, wird sich nach der Schwere der allgemeinen Stauung richten. Das Transsudat ist eine gelbliche oder gelblich grüne, klare oder nur wenig getrübte eiweißreiche Flüssigkeit, deren spezifisches Gewicht meistens 1015 nicht erreicht. Geringe Mengen machen keine Erscheinungen, bedeutende führen zu einer Erweiterung der Herzgrenzen nach allen Seiten, besonders auch nach oben, so daß die Herzdämpfung eine annähernd dreieckige· Form annimmt. Der Herzstoß wird schwach, wo man ihn fühlen kann, wird er von der linken Grenze der Herzdämpfung überragt. Beim Normalen ist dies anders; wenn man nur die absolute Herzdämpfung berücksichtigt, so gelingt es nicht, die äußersten Teile des Herzens mit herauszuperkutieren, palpatorisch reicht das Herz in der Norm immer weiter nach links als perkussorisch. Das Gegenteil ist charakteristisch für Flüssigkeitsansammlung im Herzbeutel. Bei stärkerem Erguß verschwindet der Herzstoß in der Rückenlage, das Herz ist spezifisch schwerer als die Flüssigkeit und sinkt in ihr nach hinten. Manchmal kommt der Herzstoß wieder zum Vorschein, wenn sich der Kranke aufrichtet oder vornüber beugt. Die Herztöne sind leis, fast bis zum Verschwinden, ein Geräusch ist aber, wenn kein Herzfehler dabei ist, nicht zu hören. Die Beschaffenheit des Pulses hat nichts Charakteristisches und ist ganz abhängig vom Grundleiden, von der Ursache zur Stauung, von der Nephritis. Das Hydroperikard für sich hindert allerdings seinerseits den Kreislauf und würde für sich den Puls klein machen, weil es die Diastole erschwert. Das Hydroperikard kommt meistens mit Herzhypertrophie zusammen vor, kein Wunder, wenn also die Herzdämpfung sehr groß ausfällt und im Röntgenschirm ein oft enorm großer Herzschatten gesehen wird. Ganz exorbitant hohe Werte des reduzierten Herzquotienten, gegen 40 und selbst darüber, wie ich es schon gesehen habe, müssen immer den Verdacht auf Flüssigkeitserguß im Herzbeutel hinlenken. Es kann gelingen, den schwächeren Schatten der Flüssigkeit von dem stärkeren des Herzens selbst zu unterscheiden, doch ist der Unterschied nicht ganz beweisend für die Anwesenheit eines Ergusses, denn die Ränder des Herzens sind, namentlich auf der linken Seite, für die parallele Projektion ohnedies dünner als die Herzmitte (und auch als die rechte Seite) und geben also einen schwächeren Schatten.

Die Prognose richtet sich nach dem Grundleiden, ist also immer eine ernste, insofern sich ein Hydroperikardium in der Regel erst dann nachweisen läßt, wenn jenes schon weit fortgeschritten ist. Auch die Therapie richtet sich gegen das Grundleiden, doch kann man sich veranlaßt sehen, bei gefahrdrohender Stauung das Herz durch Entleerung des Transsudates vom äußeren Druck zu befreien, so daß es sich wieder von seinen Venen her ordentlich füllen kann. Manchmal fruchten die übrigen therapeutischen Maßnahmen erst dann, wenn dies geschehen ist. Der Probepunktion, unter der genauesten Asepsis, in der Rückenlage im V. oder VI. Interkostalraum dicht links neben dem Sternum, muß der Nachweis unmittelbar vorangehen, daß dort der Herzstoß fehlt. An der gewählten Stelle vermeidet man die Pleura und die Arteria mammaria interna. Fördert die Probepunktion ein Transsudat, dann folgt, wenn nötig, die sofortige Entleerung durch den Aspirationsapparat. Kleine Stichverletzungen mit feiner Nadel schaden am Ventrikel nichts, wenn man sie auch natürlich nach Möglichkeit vermeidet, die Verletzung einer Kranzarterie wäre bedenklich, kommt aber an der bezeichneten Stelle auch wohl kaum in Frage.

Das Epikard besteht aus einer lockerfaserigen Schicht gefäßhaltigen Bindegewebes, den Muskeln dicht aufliegend, das sich in Fettgewebe umwandeln kann, dann kommt eine dünne Schicht elastischer Fasern, zuletzt eine dünne zweite Lage faserigen Bindegewebes, die ihrerseits vom Endothel überzogen wird. Eine örtliche Wucherung dieser Bindegewebslage ist außerordentlich häufig, namentlich gern über dem Konus der Arteria pulmonalis. Vielleicht entstehen diese „Sehnenflecke" von opak weißem Aussehen, in der Mitte dicker als an den Rändern, durch einen mechanischen Reiz beim Andrängen des Herzens gegen die Brustwand. Entzündlicher Herkunft sind sie sicher nicht, ihre Oberfläche ist immer glatt, spiegelnd, nur leicht gerunzelt, wenn sie sehr dick sind. Anders ist es bei der

Perikarditis,

der Entzündung des Perikardiums. Unter dem Einfluß eines Entzündungserregers trübt sich die Oberfläche, wird uneben, rauh, beschlägt sich mit Fibringerinnseln. Das Fibrin bildet Fäden, vom Epikard zum parietalen Blatt hinüberziehend, oder führt zu Verwachsungen zwischen den beiden Blättern. Die entzündlichen Auflagerungen können auf einen kleinen Bezirk beschränkt und unscheinbar bleiben, oder sie überziehen mehr oder weniger die ganze Herzoberfläche und werden so groß und umfangreich, daß die Oberfläche ein zottiges Aussehen bekommt: „Zottenherz, Cor villosum". Manchmal bleibt es bei dieser trockenen Form, der Pericarditis sicca, oder aber es schließt sich eine entzündliche Ausschwitzung von Flüssigkeit im Herzbeutel an, Pericarditis exsudativa, die mehr oder weniger klar, serös, oder durch Fibringehalt trüb, serofibrinös ist, auch Eiterkörperchen enthalten kann, bei deren massenhafter Ausscheidung die Pericarditis purulenta entsteht. Durch stärkere Beimischung von vielen roten Blutkörperchen kann das Exsudat auch eine hämorrhagische Beschaffenheit annehmen.

Die Ausheilung kann erfolgen, indem die Rauhigkeiten sich zum Teil abschleifen, wozu oft viele Jahre gehören, wenn sie stark entwickelt waren; häufig aber bleiben Verwachsungen der beiden Blätter des Herzbeutels zurück, die sich überhaupt nicht mehr lösen und die ganze oder fast die ganze Oberfläche des Herzens umfassen können, so daß bei dieser Concretio pericardii bei der Sektion das Herz nicht frei aus seinem Beutel herausgeholt werden kann und es im Leben alle seine Bewegungen nur mitsamt dem ganzen Herzbeutel, nicht in demselben ausführt.

Eine Pericarditis acuta kann bei allen Infektionskrankheiten vorkommen wie eine Endokarditis, ist aber im ganzen seltener als diese, nur beim Erysipel scheint sie nach dem, was ich gesehen habe, häufiger zu sein. Das Gift der Septikopyämie bringt es oft nicht weiter als bis zum Erscheinen von Petechien an beiden Blättern des Perikards, wie sie auch beim Erstickungstod vorkommen. Bei der Sepsis sind sie aber Ausdruck kleiner, eng umschriebener Entzündungsherde, die nur nicht Zeit genug hatten, sich in miliare Abszesse zu verwandeln, manchmal aber doch schon zu einem hämorrhagischen Exsudat zu führen. Die Aussaat miliarer Tuberkel bei allgemeiner Miliartuberkulose kann auch eine Perikarditis mit einem blutigen Exsudat herbeiführen; ein blutiges entzündliches Exsudat kommt, wie an den anderen serösen Häuten, so auch am Perikard beim Skorbut vor und auch bei anderen „hämorrhagischen Diathesen" treten nicht entzündliche Petechien mit oder ohne hämorrhagischen Erguß auf.

Die Entzündungserreger können dem Perikard auf dem Blutweg oder aus der Nachbarschaft, vom Herzmuskel, von der Pleura, dem Ösophagus, dem Zwerchfell aus zugeführt werden. So kann sich zum Herzabszeß, aber auch zur nicht eiterigen Entzündung des Endo- und Myokards, sowie zur Pleuritis auch eine Perikarditis hinzugesellen. Es gibt eigentümliche Fälle subchronischer

Infektion, wo alle serösen Häute ergriffen werden, die Entzündung einen mehr plastisch proliferierenden Charakter trägt, der Bauchfellüberzug der Leber z. B. dicke Auflagerungen und Verwachsungen („Zuckergußleber") bildet, dabei ist dann gewöhnlich das Perikard auch mitbeteiligt.

Die Pericarditis acuta ist eine fieberhafte Krankheit, das Fieber kann aber im Bild der Grundkrankheit aufgehen, kann, wenn es gering und kurz ist, leicht übersehen werden, hat nichts Charakteristisches an sich. Die Krankheit schmerzt auch, ist, abgesehen von der Angina pectoris, eigentlich die einzige wirklich schmerzhafte Herzkrankheit und was sonst so oft an Herzschmerzen geklagt wird, ist meist vom Magen und Darmschlauch aus irradiert. Wahrscheinlich schmerzt nur die Entzündung des äußeren Blatts am Perikard. Die Schmerzen können aber auch sehr unbedeutend sein und der Beachtung entgehen und so gibt es ohne Zweifel leichtere Fälle, die ganz unbeachtet verlaufen, aber doch manchmal Rauhigkeiten und Verwachsungen hinterlassen, die sich später bemerkbar machen, z. B. durch ein Geräusch.

Wenn die Perikardialblätter innen rauh geworden sind, so verschieben sie sich ruckweise bei jeder Herzrevolution aneinander und erzeugen so ein, mit der Herztätigkeit synchrones, aber von der Atmung unabhängiges Reibegeräusch. Mit seiner Entdeckung hat Laënnec zuerst die Diagnose der Perikarditis am Lebenden ermöglicht. Da, wo die Verschiebung am ausgiebigsten erfolgt, ist es natürlich am lautesten und längsten, das ist die Herzbasis, etwa der III. linken Rippe, auch dem folgenden Interkostalraum, entsprechend. Das Geräusch ist ausgesprochen trocken, rauh, reibend, oft kratzend, nah in das Ohr klingend, wenigstens in frischen Fällen. Es ist weder rein systolisch noch rein diastolisch, fällt vielmehr in die Zwischenzeit der beiden Herzphasen. Beim ersten Ton zieht sich das Herz noch nicht zusammen, erst in der Austreibungsperiode rückt die Basis weiter nach unten, in der Diastole wieder nach oben. Nicht selten kann das Reiben auch mit der flachen aufgelegten Hand gefühlt werden. Neben dem Geräusch sind die Herztöne oft zu hören, manchmal auch der I. Ton vom Geräusch übertönt, seine Bildung vielleicht auch manchmal durch die verwachsenen Perikardialblätter gestört oder verhindert. Druck mit dem Stethoskop, der wegen der Schmerzen freilich nur sehr vorsichtig ausgeübt werden darf, verstärkt zuweilen das Reibegeräusch, indem die beiden Blätter des Perikards stärker gegeneinander gepreßt werden; endokardiale Geräusche werden dagegen bei stärkerem Druck mit dem Stethoskop leiser, wie es scheint weil die Schwingungen der Thoraxwand dadurch behindert werden. Das perikardiale Reiben kann im Anfang mit einem endokardialen Geräusch bei ganz frischer Endokarditis verwechselt werden, ich habe mich in dieser Hinsicht schon getäuscht, eine Perikarditis diagnostiziert und post mortem fand sich eine frische Endokarditis und das Perikard frei. Umgekehrt wird ein altes perikardiales Reiben oft immer weicher und kann dann mit den endokardialen bei einem Herzfehler, z. B. einer Mitralinsuffizienz, verwechselt werden, wenn man die Sache nicht vom Anfang an hat beobachten können. An diese Möglichkeit muß man immer denken, wenn am Herz ein Geräusch gefunden wird, ohne daß sonst Zeichen auf einen Herzfehler hinweisen, keine Pulsveränderung, keine Hypertrophie, keine Stauung im kleinen Kreislauf gefunden wird. Ist das Geräusch nicht ganz genau systolisch, fällt es ein wenig später, zwischen I. und II. Ton hinein, so wird die Diagnose: altes Reiben dadurch gestützt.

Kommt es zur Ausscheidung eines flüssigen Exsudates, so werden durch dieses die Perikardialblätter auseinandergehalten und das Reibegeräusch verschwindet, wenigstens in der Rückenlage, kann aber eine Zeitlang in aufrechter oder vornübergebeugter Stellung wieder erscheinen. Dafür wächst die Herzdämpfung und kommen alle Zeichen, wie sie schon beim Hydroperikardium besprochen wurden. Im Röntgenbild sieht man mitunter das entzündlich verdickte Perikard sich vom Herzen abheben (Fig. 52). Über die Beschaffenheit des Exsudats, ob es serös, serofibrinös, eitrig oder blutig ist, gibt nur die Probepunktion Aufschluß, die bei Verdacht auf Eiter oder bei drohender Herzschwäche ausgeführt werden muß. Wird das Exsudat wieder aufgesaugt, so legen sich die Perikardialblätter wieder aneinander und das Reibegeräusch kommt wieder zum Vorschein, um dann gewöhnlich für lange Zeit, vielleicht fürs ganze Leben, nachweisbar zu bleiben. Verschwindet es, so braucht das keine endgültige Ausheilung des Prozesses zu bedeuten, es kann sich auch um eine unverrückbare Verwachsung der beiden Perikardialblätter untereinander, um eine Concretio pericardii handeln.

Die meisten Entzündungen des Herzbeutels kommen zum Stillstand und heilen, das weiche Reiben, das so oft zurückbleibt, ist bedeutungslos, die Leistungsfähigkeit des Herzens durch eine solche veraltete Perikarditis nicht herabgesetzt, wenn nicht zugleich eine schwielige Mediastinitis vorliegt. Gefährlich ist im akuten Stadium die ganz gewöhnliche Mitbeteiligung des Myokards, bei der exsudativen Form auch die Kompression des Herzens wie beim Hydroperikard.

Die Behandlung besteht in Ruhe und Eisblase auf die Herzgegend. Bald soll man dazu übergehen, die Herzgegend alle zwei Tage mit reiner Jodtinktur, oder alle Tage mit Jodtinktur zu bepinseln, die zu gleichen Teilen mit T. Ratanhae oder Spiritus verdünnt ist (Anh. 68); die Brustwarze und der Hof dürfen nicht gepinselt werden. Findet man bei der Probepunktion Eiter, so muß dieser entleert, eventuell der Herzbeutel mit desinfizierenden Flüssigkeiten ausgespült werden. Liefert die Probepunktion ein hämorrhagisches Exsudat und liegt nicht eine, ja leicht zu erkennende, hämorrhagische Diathese (Morbus maculosus Werlhofii, Skorbut) vor, so ist die Prognose schlecht, es handelt sich dann immer um miliare Tuberkulose, oder auch um ein Neoplasma des Herzbeutels und man läßt das Exsudat dann am besten in Ruhe.

Bei großen Exsudaten soll eine Pulsation in der Fossa supraclavicularis bemerkbar werden, auch kann ein mächtig ausgedehnter Herzbeutel auf den Nervus recurrens sin. drücken und wie ein Aneurysma des Aortenbogens eine linksseitige Stimmbandlähmung herbeiführen. Als besonders wichtiges Zeichen für die stärkste Atemnot wird die eigentümliche Knie-Ellenbogenlage der Kranken angesehen, die bei massenhaftem Exsudat vorkommt. Es liegt dann unmittelbar Lebensgefahr und dringende Indikation für die Parazentese des Herzbeutels vor. Zu allererst gibt man gleich Morphin und dann folgt sofort die Operation.

Besonders ernst und folgenschwer ist die Perikarditis, wenn auch die äußere Fläche des Herzbeutels sich entzündet (Pericarditis externa), zugleich mit der angrenzenden Pleura (Pleuroperikarditis). Das ist kenntlich durch ein Reibegeräusch, das sowohl mit der Herzaktion als auch mit der Atmung synchron ist. Auch dieser Prozeß kann ausheilen, namentlich wenn die Krankheit gleich und lang genug mit Ruhe behandelt wird, es kann aber dabei zu Verwachsungen kommen, Perikarditis und Mediastinitis adhaesiva, die für die Herztätigkeit bei gleichzeitiger Concretio pericardii von verderblichstem Einfluß sind. Bei jeder Inspiration wird der Herzbeutel und das damit verwachsene Herz nach außen gezogen, gedehnt und damit die Systole aufs äußerste erschwert. Solche Kranke leiden deswegen unter der stärksten Atemnot, so bald sie sich nur irgend lebhafter bewegen und gehen nach einem qualvollen Leiden ihrem Ende durch Herzinsuffizienz entgegen.

Ein wichtiges Zeichen für diesen Zustand ist der Pulsus respiratione intermittens: der Radialpuls verschwindet bei jeder Inspiration oder wird dabei wenigstens deutlich kleiner. Das Phänomen wurde von Griesinger entdeckt, dann von Kußmaul genauer studiert, von dem es den Namen „Pulsus paradoxus" erhielt, weil bei augenscheinlicher Herzschwäche doch laute und kräftige Herztöne gehört werden.

Der Pulsus paradoxus kommt hauptsächlich und am ausgeprägtesten bei der schwieligen Perikarditis und Mediastinitis vor, aber nicht ausschließlich. Auch bei ganz Gesunden kann der Puls während tiefer Inspiration verschwinden oder deutlich kleiner werden, wenn die Inspiration sehr tief und heftig ausgeführt wird. Um so leichter geschieht dies bei Atonie und Schwäche des Herzens, bei schlechter Füllung der Gefäße, bei niederem Blutdruck, ferner wenn die Atmungsfläche eingeschränkt ist, z. B. durch ein Exsudat in der Pleura, oder wenn die Luft bei heftiger Inspiration nicht hinreichend schnell in den Thorax strömen kann, weil eine Stenose der großen Luftwege, z. B. Croup des Larynx, vorliegt und so mit jeder Inspiration im Thorax eine stärkere Luftverdünnung entstehen muß. Bei diesen „dynamischen" Formen vom Pulsus paradoxus ist das Wirksame der negative Druck im Thorax, während der Inspiration ist demgemäß die Pulswelle am kleinsten, sie wird mit der Exspiration sofort höher, in der Atempause ist die Radialis in mittlerem Grade gefüllt. Bei der adhäsiven Perikarditis ist die Entleerung des Ventrikels „mechanisch" behindert, um so mehr je weiter der Thorax gedehnt ist, ganz unabhängig vom intrathorakalen Druck. Die Dehnung nimmt ab und infolgedessen die Höhe und Füllung des Pulses zu während der Thorax sich verkleinert, also während der ganzen Exspiration, und die größte Pulsamplitude fällt in die Atempause, während deren gar nichts an der Außenseite des Herzens zieht.

Dann findet sich aber noch eine mechanische Ursache für den Pulsus paradoxus gelegentlich, aber selten, bei ganz Gesunden, wenn bei der Inspiration die A. subclavia zwischen I. Rippe und Schlüsselbein zusammengedrückt wird. Man braucht nur an diese Möglichkeit zu denken und durch Hochheben des Arms dieses Hindernis zu beseitigen, um es zu erkennen.

Von den Erscheinungen an den Jugularvenen wird Verschiedenes berichtet. Sie sollen bei der Diastole zusammenfallen (Friedreichs diastolischer Venenkollaps), andererseits soll die Vene gelegentlich bei der Inspiration anschwellen, wenn die V. cava superior durch eine Verwachsung mit der rechten Lunge bei der Einatmung verengt wird.

Von größerer Wichtigkeit ist das Fehlen jeder Beweglichkeit des Herzens bei Lageänderung und bei der Atmung. Das Herz rückt gewöhnlich mit jeder tiefen Inspiration um etwa 3—4½ cm weiter nach unten, was man am Röntgenschirm gut beobachten kann. Wenn diese Beweglichkeit des Herzens fehlt, so ist dies wohl das beste Zeichen für adhäsive Perikarditis. Demnächst kommt die Fixation nach vorn an die Brustwand. Bewegt sich diese bei der Inspiration nicht nach vorn, so liegt wahrscheinlich adhäsive Perikarditis (oder doppelseitige adhäsive Pleuritis) vor, bewegt sie sich aber nach vorn, so kann man umgekehrt die adhäsive Perikarditis ausschließen. Alle anderen Zeichen, auch der Pulsus paradoxus, sind von viel geringerer Wichtigkeit für die Diagnose.

Von Bedeutung ist auch die diastolische Einziehung der Brustwand in der Herzgegend, die statt der gewöhnlichen Vorwölbung beim Herzstoß beobachtet wird, während sie sich dann in der Diastole stärker wölbt (diastolisches Thoraxschleudern). Als Broadbentsches Zeichen ist die Einziehung der linken unteren seitlichen Thoraxwand bekannt, die sich bei Verwachsung mit den zentralen sehnigen und den seitlichen muskulären Teilen des Zwerchfells einstellt. Als „falsches Zeichen" kommt das aber auch vor ohne Verwachsung bei Tiefstand des Zwerchfells (Lungenblähung, Splanchnoptose). Charakteristisch ist mitunter das Röntgenbild. Bei tiefer Inspiration rückt das Zwerchfell stark nach unten, das Herz folgt und wird dabei deutlich länger und schmäler, manchmal geradezu wie eine Gummiblase in die Länge gezogen. Dabei kann sich das vorher nicht erkennbare Perikardium deutlich vom Herzen abheben. Fig. 52 gibt ein solches Bild wieder. Die Spange P trat bei jeder tiefen Inspiration hervor, hob sich deutlich vom Herzen ab, bis zum Zwerchfell herunterlaufend.

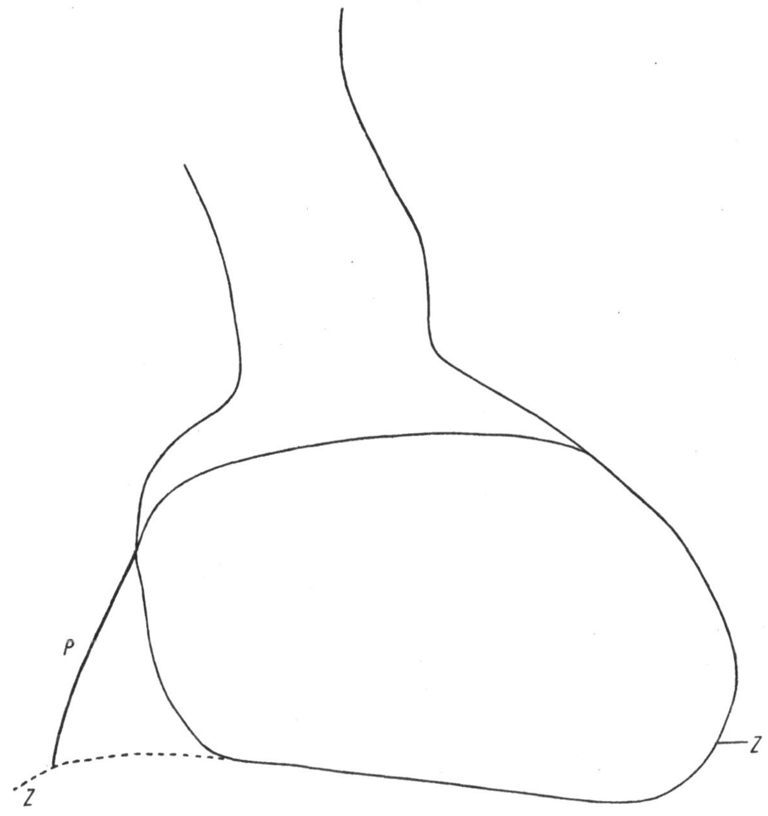

Fig. 52.
Perikarditis. 27. J. rHQ 22. Blutdruck 129 mm Hg. Tiefe Inspiration.
P Perikard, löst sich bei tiefer Einatmung vom Herzschatten ab. Z Z Zwerchfell.
(Eigene Beobachtung.)

Adhäsive Perikarditis ist oft Teilerscheinung einer Entzündung aller serösen Häute, einer Polyserositis. Im typischen Verlauf kommt bei dieser erst links, dann rechts eine Pleuritis, dann kommt Aszites und Cyanose. Charakteristisch ist die Raschheit, mit der die Ergüsse sich nach einer Punktion wieder herstellen. Häufig ist auch Anschwellung des Leibes das erste Zeichen, dann entwickeln sich erst die anderen Erscheinungen.

Das im Kindesalter gewöhnlichste Bild besteht in Lebervergrößerung, Aszites, Cyanose der Lippen, pastösem Gesicht und vom Herzen manchmal gar kein erkennbares Zeichen außer einem kleinen, etwas beschleunigten Puls.

Die Pericarditis adhaesiva stellt ein unter Umständen äußerst qualvolles, mit der Zeit auch das Leben bedrohendes Leiden dar. Es ist gelungen, operativ durch die von Brauer angegebene Kardiolyse die Verwachsungen zu lösen und dem Herzen freie Beweglichkeit zu verschaffen. Um dann eine Wiederverwachsung der beiden Perikardialblätter zu verhüten, kann man sterile Luft einblasen, am besten Stickstoff, weil der am langsamsten resorbiert wird. Am wichtigsten ist es, die Entwicklung des schrecklichen Leidens womöglich zu verhüten, durch sorgfältige, sofortige, nicht zu kurze Behandlung jeder beginnenden Perikarditis.

Pneumoperikardium.

Die Anwesenheit von Luft im Herzbeutel, das Pneumoperikardium, ist noch viel seltener als es diagnostiziert wird. Es kann zustande kommen, wenn ein benachbartes lufthaltiges Organ mit dem Perikardium verlötet und dann durchbricht, z. B. bei Geschwüren des Ösophagus, des Magens durch das Zwerchfell hindurch oder von einem Pneumothorax aus.

Beim Pneumokardium fehlt in der Rückenlage die Herzdämpfung völlig und ist ersetzt durch lauten tympanitischen Schall, der Herzstoß ist ganz verschwunden. Beim Vornüberbeugen des Kranken kommt dagegen das Herz mit der Brustwand wieder in Berührung und der Schall wird gedämpft, der Herzstoß fühlbar. Selten gelingt es, in befriedigender Weise die Grenzen des tympanitischen Schalls gegen die lufthaltige Lunge bei leiser Perkussion festzustellen; eine beträchtliche Erweiterung des Herzbeutels wird man wohl nur dann nachweisen können, wenn durch eine adhäsive Pericarditis externa der Herzbeutel inspiratorisch nach außen gezogen und so z. B. aus einer Ösophagusfistel Luft angesaugt wird. Wenn sie, ähnlich wie bei einem Ventilpneumothorax, exspiratorisch nicht mehr entweichen kann, so kann die Spannung des Herzbeutels so bedeutend, dadurch die Stoßzeit bei der Perkussion so kurz werden, daß die Schwingungen diskontinuierlicher werden. Dann tritt unter Verstärkung der Obertöne der Grundton zurück, wird nicht mehr so leicht erkannt und nach seiner musikalischen Höhe bestimmbar, der Schall ist atympanitisch geworden. Mit Zunahme der Spannung werden die Schwingungen noch diskontinuierlicher und vom Grundton weitab und musikalisch sehr hochliegende Obertöne, die „metallischen Töne", treten hervor. Den schönen Metallklang findet man am besten durch recht kurzen Perkussionsschlag, vornehmlich durch die Stäbchen-Plessimeterperkussion. Auch die Herztöne können den Luftraum in geeigneter Weise erschüttern, dann bekommen die Herztöne einen metallischen Beiklang. Verwechslungen mit Schallerscheinungen, die im benachbarten Magen oder Querkolon entstehen, liegen aber sehr nah und kommen immer wieder vor. Auch bei Gesunden kann zeitweise, wenn Magen oder Querkolon stark mit Luft gefüllt sind, die Herzdämpfung ganz fehlen und durch tympanitischen Schall ersetzt sein und selbst Metallklang der Herztöne oder bei der Perkussion kann sich dabei finden. Jedenfalls verdienen nur die Resultate überhaupt eine Berücksichtigung, die man bei der allerleisesten Perkussion findet. Pneumoperikardium ist stets eine schwere Affektion; fehlt Oppressionsgefühl, schlechte Herztätigkeit, ist das Individuum überhaupt nicht oder nur leicht ergriffen, so tut man gut, ein Pneumoperikardium von vornherein als höchst unwahrscheinlich zu betrachten.

Sehr gewöhnlich ist der Eintritt von Luft in den Herzbeutel von einer heftigen Entzündung gefolgt und es entwickelt sich ein Pyopneumoperikardium. Mit der Diagnose dieses Zustandes ist nicht viel zu machen, eine mit der Lageänderung ihre Größe wechselnde Dämpfung an der unteren Grenze kann auch durch das verschiebliche Herz hervorgerufen werden. Nur wenn freies Pneumoperikardium bereits sichergestellt war und bei Rückenlage jede Dämpfung in der Herzgegend völlig fehlte und sich später ebenfalls in

Rückenlage oder unter Steigerung der übrigen Erscheinungen eine solche einstellt, kann die Diagnose gemacht werden. Succussio Hippokratis kommt dem Pyopneumoperikardium wegen der Kleinheit des Hohlraums wohl niemals zu. Die Durchleuchtung mit Röntgenstrahlen kann Aufschluß geben und ein auffallend stark bewegliches Herz, dabei vielleicht auch noch einen Flüssigkeitsspiegel zeigen, der sich bei Lageänderung verschiebt.

Die Therapie kann nur eine chirurgische sein. Nach Probepunktion erfolgt die Aspiration oder die Parazentese des Herzbeutels.

Die Krankheiten des Herzmuskels.

Das kleine Herz.

Angeborene Kleinheit, Hypoplasie des ganzen Herzens wird, wie schon vor vielen Jahren Virchow lehrte, bei Chlorose beobachtet, auch bei hämorrhagischen Diathesen. Sekundäre Verkleinerung kann durch alle möglichen erschöpfenden Krankheiten, fortdauernde Blutverluste (Anaemia vera) durch Unterernährung, namentlich auch durch Phthise herbeigeführt werden. Manche wollen aber gerade bei dieser Krankheit in dem klein angelegten Herzen vielmehr eine Ursache, eine Disposition für die später erworbene Tuberkulose erblicken. Der Schwund des Fettgewebes am Herzen trägt bei allen konsumierenden Krankheiten mit zur Verkleinerung des ganzen Herzens bei. Bei diesen, nicht aber bei abnorm klein angelegten Herzen, findet sich auch häufig die einfache braune Atrophie des Herzmuskels, eine Ursache für die begleitende Herzschwäche. Endlich soll Stenose des rechten venösen Ostiums mit Verkleinerung aller Herzabschnitte einhergehen, worüber ich kein eigenes Urteil habe, weil ich einen solchen reinen Fall noch nicht gesehen habe.

Erst seit Einführung der Röntgenstrahlen in die Diagnostik können wir ein kleines Herz auch im Leben feststellen, mit der Perkussion der Herzgrenzen allein ist dies nicht möglich, weil die Größe der Herzdämpfung durch die Ausdehnung der Lunge in wesentlichem Grade mit beeinflußt wird. Bei den meisten Emphysematikern findet sich eine kleine Herzdämpfung und post mortem doch ein großes Herz. Aber auch auf den Augenschein beim Durchleuchten mit Röntgenstrahlen ist kein sicherer Verlaß. Ob die „Tropfenform" des Herzens, wie viele anzunehmen scheinen, allemal ein kleines Herz bedeutet, davon soll später noch die Rede sein. Den Beweis, daß ein kleines Herz vorliegt, kann nur die Ausmessung der Herzsilhouette liefern, und die gewöhnliche, allgemein geübte Methode, die verschiedenen Durchmesser (meist 5) zu messen, ergibt ein kleines Herz nur dann mit Sicherheit, wenn sie alle kleiner gefunden werden, als es dem Durchschnitt bei Gesunden entspricht. Ein zahlenmäßiger Vergleich ist nur dann möglich, wenn nach dem Vorgang von Dietlen die Fläche des Herzschattens ausgemessen wird. Damit kann man schon kleine Herzen von größeren und großen unterscheiden, aber auch nur im allgemeinen und absolut genommen. Man kann sagen: dieses Herz ist kleiner als ein anderes, man kann aber nicht entscheiden, ob es überhaupt ein „kleines Herz" ist oder nicht. Ein absolut kleines Herz kann für seinen Träger ganz die normale Größe haben und ein absolut größeres ist für seinen Träger vielleicht viel zu klein, ist wirklich ein Cor parvum. Lediglich die Bestimmung des „reduzierten Herzquotienten" ist für die Untersuchung und klinische Beurteilung der Herzgröße überhaupt geeignet und im besondern auch für die Frage des kleinen Herzens. Auch diese Methode hat ihre Mängel, und man darf auch nicht vergessen, daß vom ganzen Körper hauptsächlich die quergestreifte Muskulatur es ist, deren Entwicklung und Leistung Ansprüche auf Blutversorgung und demgemäß an Arbeit und Arbeitsfähigkeit des Herzens stellt, in verschwindendem Maße dagegen die großen Drüsen, das Nervensystem, fast gar nicht Knochen und Fett. Wenn die Fläche des Herzschattens durch Potenzieren mit $^3/_2$ auf die dritte Dimension gebracht und damit vergleichsfähig mit dem Körpergewicht gemacht ist, so sind aber im Körpergewicht nicht nur die Muskeln, sondern auch die unwichtigen anderen Organe mitgewogen, man kann eben leider am Lebenden die Muskeln nicht allein wägen. Wenn der pathologische Anatom die Größe des herausgenommenen Herzens mit der geballten Faust der Leiche vergleicht (beide sollen normalerweise gleich groß sein), so handelt er insofern ganz vernünftig, als die Größe der geballten Faust ungefähr auch einen Maßstab für die Masse der im Leben tätigen Muskeln, so im großen und ganzen, abgeben mag. Am Lebenden gibt es aber nun einmal bis jetzt keine andere halbwegs vernünftige Methode die Herzgröße zu bestimmen, vor allem auch in Zahlen auszudrücken, die für eine statistische Aufstellung verwertet werden könnten, als die der Berechnung des reduzierten Herzquotienten. Darauf beruht auch eine statistische Untersuchung über das kleine Herz.

Es wurden 2039 Gesunde und Kranke durchleuchtet, zu weitaus größtem Teil Soldaten. Davon hatten 199, fast genau 10 Proz., einen reduzierten Herzquotienten unter 14, also ein kleines Herz. Berücksichtigt wurden dabei nur Personen im Alter über 15 Jahren, denn Kinder lassen sich nicht ohne weiteres mit Erwachsenen vergleichen. Der reduzierte Herzquotient betrug

8 in 1 Fall,
9 „ 3 Fällen,
10 „ 10 „
11 „ 34 „
12 „ 79 „
13 „ 72 „

Nach dieser umfänglichen Beobachtungsreihe ist also ein kleines Herz keine so große Seltenheit, es kommt in 10% aller Fälle vor. Auch wenn man den reduzierten Herzquotienten 13 noch als normal gelten lassen will, worüber man streiten könnte, so wurden doch noch 127 sicher zu kleine Herzen beobachtet, also 6,2% von der Gesamtzahl. Unter 12 wird der reduzierte Herzquotient freilich schon bedeutend seltener und die ganz kleinen Herzen mit 8 oder 9 und auch noch 10 sind sogar große Seltenheiten. Dabei bemerke man, daß der reduzierte Herzquotient nicht nur angibt, ob ein Herz größer ist als das andere, sondern entsprechend der Methode, nach der er berechnet wird, auch um wie viel. Ein Herz, das den reduzierten Herzquotienten 8 hat, ist $^2/_3$ mal so groß als eines mit 12, eines mit 10 nur $^1/_2$ mal so groß als ein ganz normales mit 20. Das ist eine Art von Betrachtung und Bewertung, wie sie durch gar keine andere Art von Messung überhaupt möglich ist, nur durch die Berechnung des reduzierten Herzquotienten allein. Wem die gefundenen Unterschiede unwahrscheinlich groß vorkommen, der möge bedenken, daß es sich um Volumseinheiten handelt. Eine Kugel, die halb so groß aussieht als eine andere, weil ihr Durchmesser die Hälfte davon beträgt, ist $2^3 = 8$ mal kleiner. Freilich ist das Herz keine vollkommene Kugel und solche Überlegungen gelten, wie ich dies auch schon früher betont habe, nur als erste, rohe Annäherung an die Wirklichkeit. Fig. 53 stellt das Orthodiagramm von einem der kleinsten Herzen dar, die mir je vorgekommen sind.

Es fragt sich jetzt, was mit solchen als zu klein befundenen Herzen klinisch angefangen werden kann. Zu klein sind sie, das ist außer Frage, dazu sind sie gegen die überwiegende Mehrzahl der normalen Herzen zu selten. Damit ist aber nicht gesagt, daß sie auch kranke oder auch nur weniger leistungsfähige Herzen bedeuten müssen. Von einem zu großen Herzen wissen wir, daß die Vergrößerung als pathologisch angesehen werden muß, das geht aber nicht nur aus seiner verhältnismäßigen Seltenheit, sondern daraus hervor, daß mit der Vergrößerung zusammen auch das klinische Bild der verschlechterten Zirkulation, um ein zusammenfassendes Wort zu gebrauchen, Hand in Hand geht. A priori wäre nichts dagegen einzuwenden, wenn einer sagen würde: je kleiner ein Herz ist, desto besser ist es auch, aber nur 10% haben ein so kleines, ein so vortreffliches Herz, daß der rHQ. < 14 ist. Damit wäre der Statistik allein auch Rechnung getragen. Wirklich scheint sogar auf den ersten Blick manches für diese anscheinend paradoxe Meinung zu sprechen. Untersuchungen an Fliegern, also ganz ausgesprochen gesunden jungen Männern, haben ergeben, daß auch von diesen 10% ein kleines Herz haben. (In letzter Zeit finde ich kleine Herzen häufiger, vielleicht eine Folge der Hungerblockade!)

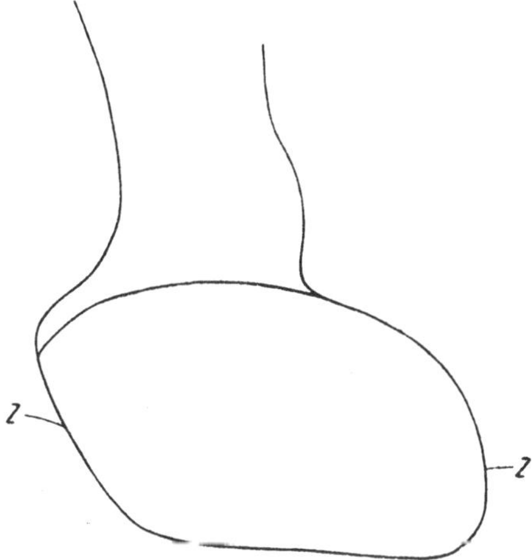

Fig. 53.

Cor parvum. 23 jährige Patientin. Gewicht 45,5 kg. Fläche 46 qcm. rHQ 7. Blutdruck 110 mm Hg. Größe $^1/_2$. (Eigene Beobachtung.)

Man sollte denken, mit einem Herzen, das für einen Flieger paßt, könnte ein anderer auch recht zufrieden sein. Das gilt freilich nur für die Lebensjahre von 17 bis 27, die für neu einzustellende Flieger ausschließlich in Betracht kamen. Für andere Altersgruppen mag sich die Sache anders verhalten, nach meinen Beobachtungen nimmt später die Herzgröße zu und für vorgerücktere Jahre kann ein Herz, das früher recht war, leicht als zu klein, als abnorm klein, als krank befunden werden.

Dehnt man die Untersuchungen aber auch auf eine größere Zahl von Kranken aus, so kann man sich des Eindrucks doch nicht ganz erwehren, daß das kleine Herz auch Teilerscheinung und Ausdruck einer Krankheit sein kann. Für nervöse Herzbeschwerden mannigfacher Art, für allgemeine Leistungsunfähigkeit, besonders auch für Neurasthenie und allgemeine Nervosität erscheint dies sehr wahrscheinlich. Auf das besondere Verhalten bei Hypertrophia cordis concentrica, mit oder ohne Nephritis, werden wir erst später eingehen. Nicht unwichtig erscheint auch die Verquickung mit niederem Blutdruck, ein richtiges Cor parvum debile in 7 Fällen von 127. Wichtiger noch scheint das Cor parvum bei der Krankheit zu sein, bei der es am häufigsten vorkommt, bei der Phthisis pulmonum. Ausdrücklich sei bemerkt, daß es sich hier nur zum kleinen Teil um Phthisis confirmata handelte, und das Cor parvum in der weitaus größten Zahl nicht als Teilerscheinung allgemeiner Kräftekonsumption angesehen werden darf. Sehr heruntergekommene Kranke können sich ja überhaupt nicht zum Röntgenapparat schleppen. Nein, im Gegenteil, die Mehrzahl betraf nur leichte Spitzenaffektionen mit oder ohne Befund an den Lungen im Röntgenschirm, und man kann noch weitere 4 Fälle von Cor parvum hinzufügen, bei denen die Diagnose „Zur Beobachtung auf Lungenleiden" lautete, die also dem Lazarett lediglich zur Beobachtung überwiesen waren, wo aber der Verdacht auf Lungenleiden sich nicht bis zur sicheren Diagnose verdichten konnte. Rechnet man diese Fälle noch hinzu, so kommt der sechste Teil aller Fälle von Cor parvum auf Phthisis pulmonum resp. Verdacht auf diese Krankheit. Hier scheint also entschieden das umgekehrte Kausalverhältnis zu bestehen, wie es alte Kliniker ja auch schon angenommen haben, ein kleines Herz prädisponiert in gewissem Grad zur Lungenphthise. Und ich habe mich für meine Person auch wirklich schon daran gewöhnt, in einem zweifelhaften Fall von Phthisis pulmonum incipiens ohne rechten lokalen Befund, das festgestellte Cor parvum für die Diagnose, Prognose und namentlich auch für die Beurteilung der Kriegsverwendbarkeit mit in die Wagschale zu werfen.

Sicher ist aber nicht jedes kleine Herz auch als pathologisch anzusprechen. Dazu ist die beobachtete Zahl bei ganz Gesunden doch zu groß, wenn auch in einzelnen Fällen das kleine Herz Bedenken für die Zukunft erwecken mag. Jetzt fragt es sich, wie Gesunde mit ihrem kleinen Herzen haushalten und oft offenbar sogar die nämlichen Leistungen aufweisen können wie andere mit einem wesentlich größeren, was doch für viele Gesunde und leistungsfähige Soldaten, und ich denke gerade hier wieder an meine Flieger, angenommen werden muß.

Da wäre folgendes denkbar. Das kleine Herz wird auch ein kleineres Schlagvolumen haben als ein größeres, vorausgesetzt, daß sich die Herzhöhlen bei jeder Systole auch vollständig entleeren. Denn daß die Dicke der Wand allein, ohne Erweiterung der Höhlen, so große Unterschiede an der Herzfigur und dem daraus berechneten Herzquotienten hervorbringen kann, wie sie die Beobachtungen tatsächlich ergeben, kann man unmöglich annehmen. Dagegen sprechen schon die Sektionsbefunde, die Erfahrungen der pathologischen Anatomie. Man könnte nun denken, daß beim kleinen Herzen das geringe Schlagvolumen durch Steigerung der Pulsfrequenz ausgeglichen wird. Wirklich scheinen für diese Möglichkeit einige Erfahrungen zu sprechen. Ich besitze für meine Flieger genaue Aufzeichnungen des Ruhepulses im Liegen (PL.) und im Stehen (PS.), dann auch des Arbeitspulses (PA.), der, wie üblich, nach 10 Kniebeugen gezählt wurde. Es ergaben sich die Mittelzahlen vom Puls in der Minute:

rHQ.	PL.	PS.	PA.
11	87	93	114
12	72	88	105
13	100	102	119
14	81 (82)	90	105
15	77 (80)	86	94
16	75 (77)	88	101
17	73 (75)	83	101
18	71 (71)	84	100
19	72	83	102
20	76	87	100
21	79	85	104

Für die reduzierten Herzquotienten 11, 12 und von 18 an sind die Zahlenreihen zu klein, um daraus Schlüsse ziehen zu dürfen. Von 13 bis 18 aber nimmt die Pulszahl mit wachsendem reduzierten Herzquotienten ständig ab, was den Ruhepuls im Liegen angeht; auch für Stehpulse und Arbeitspulse finden sich bei kleinerem reduzierten Herzquotienten im ganzen höhere Pulszahlen. Die in Klammern stehenden Zahlen geben für den Liegepuls die berechneten Werte, die für die kleineren reduzierten Herzquotienten verlangt werden müßten, wenn das Herz in der Zeiteinheit die gleiche Blutmenge liefern sollte, wie eines mit dem reduzierten Herzquotienten 19. Man sieht, daß die beobachteten Zahlen so ziemlich damit stimmen — also zusammen gehen großes Schlagvolumen und kleine Pulszahl. Die Beobachtungsreihe ist, namentlich was die ganz kleinen Herzen anlangt, noch nicht groß genug, um bindende Schlüsse daraus ziehen zu dürfen, immerhin verdient die hier aufgeworfene Frage noch der weiteren Aufmerksamkeit. Ganz sicher aber wird sich hier nicht das durchgreifende Gesetz ergeben, daß überhaupt die Pulszahl mit größerem reduzierten Herzquotienten ständig abnehmen muß. Das kann ich jetzt schon nach meinen Erfahrungen an großen Herzen mit aller Sicherheit voraussagen, das gilt auch für nur einfach große Herzen, nicht nur für pathologisch vergrößerte, für kranke. Es bleibt hier nichts anderes übrig, als entweder anzunehmen, daß die großen gesunden Herzen Luxusarbeit leisten über den normalen Bedarf hinaus, den auch ein kleines Herz leisten könnte, oder, wenn man diese Möglichkeit ablehnt, daß große Herzen sich nicht so vollständig bei der Systole entleeren, wie kleine.

Umgekehrt sind manche Herzen klein deswegen, weil sie sich stets vollständig entleeren, gar keinen systolischen Rückstand haben. Das sind die Formen rein konzentrischer Hypertrophie mit gesteigertem Blutdruck, mit oder ohne Nephritis. Das Primäre ist hier die kräftige und vollständige Entleerung des Herzens, sekundär ist die Erhöhung des Blutdrucks. Wäre der Blutdruck primär gesteigert, so müßte man ein großes Herz erwarten, wie man es auch tatsächlich findet bei Atherom und bei der arteriosklerotischen Schrumpfniere.

Es wäre noch die Frage zu erörtern, ob das kleine Herz nicht auch bei einfacher Durchleuchtung, ohne Ausmessung mittels der Orthodiagraphie oder der Fernphotographie, erkannt werden kann. In vielen neuen Publikationen ist die Rede vom „Tropfenherz", und man bezeichnet damit den tropfenförmigen Herzschatten am Röntgenschirm, ein Herz, das von oben nach unten gestellt, schmal und wirklich einem langgezogenen Tropfen nicht unähnlich ist (vgl. Fig. 14) und man hat sich daran gewöhnt, damit auch allemal den Begriff der Kleinheit zu verbinden, ähnlich wie man umgekehrt in jedem in die Breite gezogenen Herzschatten, ja schon vor der Röntgendiagnostik in der Verbreiterung der Herzdämpfung, auch den Ausdruck der Herzvergrößerung erblickte. Ich habe an der Hand meiner Zahlen die Berechtigung zu diesem Gebahren geprüft und erstens bei allen Orthodiagrammen mit rHQ. < 14 nachgesehen, ob Tropfenform dabei war, zweitens bei allen Herzfiguren, die Tropfenform hatten, wie groß der reduzierte Herzquotient sei, ob wirklich ein kleines Herz vorlag. Das Ergebnis war folgendes:

Es fanden sich 33 Tropfenherzen, die wirklich klein waren (rHQ. < 14), dagegen 35, die nicht klein waren (rHQ. > 14), darunter 9 von sogar ausgesprochener Tropfenform (1 mal rHQ. = 14; 5 mal = 15; 2 mal = 16; 1 mal = 17). Dagegen waren 112 kleine Herzen nicht von Tropfenform, darunter 29 von ausgesprochen querer Form. Man ist also keineswegs berechtigt, Tropfenherz mit kleinem Herzen zu identifizieren, man darf nicht jedes Tropfenherz als klein ansprechen, umgekehrt ein Herz als nicht klein, weil es keine Tropfenform hat. Auf das Aussehen des Herzschattens ist ja nicht nur Größe und Form des Herzens von wesentlichem Einfluß, sondern auch seine Lage und Stellung;

man muß vor allem auch senkrecht- und quergestellte Herzen unterscheiden. Höchstens könnte ich zugeben, daß ein senkrecht gestelltes Herz, das auch sonst augenscheinlich sehr klein ist, kaum hinter dem Sternum etwas hervorschaut, mit einiger Wahrscheinlichkeit als klein abgeschätzt werden darf, und wenn man nur für diese Fälle den Namen „Tropfenherz" beibehalten will, so habe ich nichts dagegen, nur muß man daran denken, daß es auch dicke Tropfen gibt. Sonst ist die Ausmessung der Herzfigur und die Berechnung nach meiner Methode unerläßlich auch für die Diagnose: Cor parvum. Zusammenfassend kann man sagen:

Als kleines Herz ist jedes anzusehen, dessen rHQ. < 14 ist, ganz gleichgültig, welche Form der Herzschatten hat. Das kleine Herz kann eine ganz harmlose Erscheinung sein und ist es in nicht wenigen Fällen bei jungen Leuten zwischen 17 und 27 Jahren. In vorgerückteren Jahren ist es nie gleichgültig, kommt hier außer bei Marasmus namentlich auch bei der Lungenphthise vor. Bei dieser Krankheit findet es sich überhaupt verhältnismäßig oft und spielt sogar als prädisponierende Ursache für die Tuberkulose eine wahrscheinlich nicht unwichtige Rolle. Bei konzentrischer Hypertrophie, namentlich bei Nierenleiden, ist neben der Steigerung des Blutdrucks in nicht wenigen Fällen das Herz nicht von der normalen Größe, sondern sogar abnorm klein. Wird ein kleines Herz bei einem Kranken gefunden, der über Herzbeschwerden klagt, so kann es diese auch ohne jeden sonstigen objektiven Befund erklären. Es kommt bei allgemeiner Nervosität, bei Neurasthenie doch verhältnismäßig oft vor, und namentlich wo die Leistungsfähigkeit eines Kranken herabgesetzt ist, wo z. B. ein Mann nicht lang aushalten kann, wo er bei Märschen usw. bald versagt, da erblicke ich im objektiv nachgewiesenen kleinen Herzen eine Grundlage für die geklagten Beschwerden. Man muß bedenken, daß ein kleines Herz nicht krank zu sein braucht, bei kürzeren Anstrengungen nicht plötzlich versagen muß, wie beispielsweise eines mit Entartung des Muskels, daß die Verkleinerung des Schlagvolumens aber doch, wenn sie nicht durch erhöhte Pulsfrequenz völlig ausgeglichen wird, schließlich zum Versagen führen kann, indem bei größeren Ansprüchen an das Herz nach längerer Dauer der kleine Unterschied sich in seiner Wirkung doch summiert. Indem man dies berücksichtigte, kam mancher als Drückeberger angesehene Mann, bei dem man nichts fand als ein kleines Herz, doch noch schließlich zu seinem Rechte. Die auch nicht gerade sehr seltene Kombination mit niederem Blutdruck, also ein richtiges Cor parvum debile, macht in dieser Beziehung natürlich keine Schwierigkeiten.

Hypertrophia cordis. Herzverstärkung.

Man unterscheidet einfache Hypertrophie: Wandverdickung bei normaler Größe, konzentrische bei verringertem, exzentrische bei vergrößertem Volumen.

Das Herz soll an der Leiche die Größe der geballten rechten Faust haben. Die Länge beträgt beim Mann 85—90 mm, die Breite 92—105, die Dicke 35 bis 36 mm; beim Weib sind die Maße 80—82 Länge, 85—92 Breite und 30 bis 35 mm Dicke.

Das entblutete, vom Fett möglichst befreite Herz wiegt durchschnittlich beim Mann 300 g, beim Weib 250 g, in pathologischen Fällen kann 1 kg sogar überschritten werden. Bezogen auf das Körpergewicht ergibt sich der Quotient Körpergewicht durch Herzgewicht zwischen dem 20.—50. Jahr = 173,5. Das Herzgewicht ist maßgebend für die Beurteilung, ob Herzhypertrophie vorliegt. Weniger sicher ist die Messung der Dicke, weil diese schon vom augenblicklichen Kontraktionszustand des Muskels abhängig ist. Bei erweiterten Herzhöhlen kann ein hypertrophischer Muskel anscheinend dünn, bei enger Herzhöhle ein normaler anscheinend verdickt, hypertrophisch sein. Die Dicke der rechten Ventrikelwand, ohne die Trabekel gemessen, beträgt in der Norm 2—3 mm, bei Hypertrophie bis zu 7—10 mm und noch mehr, die linke Ventrikelwand ist 7—10 mm dick, die Dicke kann aber über 20—25 mm steigen. Bei Weibern sind die Zahlen etwas niedriger. Ein hypertrophischer Muskel fühlt sich dabei härter an, bei der Eröffnung der Herzhöhle fällt die Wand nicht zusammen, sondern bleibt starr stehen, was besonders am rechten Ventrikel auffällt. Die Hypertrophie befällt nicht immer die Papillarmuskeln und das Treibwerk in gleichem Maße. Auch bei mächtiger Verdickung der Ventrikelwand können die Papillarmuskeln plattgedrückt oder im ganzen dünn gefunden werden. Die Farbe des Herzmuskels ist normalerweise graurot und heller als die der Skelettmuskeln, bei Hypertrophie mehr rot, glänzend, etwas durchscheinend. Der hypertrophische Muskel hat aber die Neigung zur Verfettung, die Hellfärbung wird besonders an den Papillarmuskeln und Trabekeln deutlich.

Die Verdickung der Herzwand ist auf eine Vergrößerung der einzelnen Muskelfasern zurückzuführen. In den ersten Lebensjahren ist vielleicht auch noch eine Vermehrung ihrer Zahl möglich. Stets nimmt an beträchtlicher Hypertrophie auch das Bindegewebe teil.

Eine Verdickung des Herzmuskels beweist allemal, daß er stärker gearbeitet hat als unter gewöhnlichen Verhältnissen. Es ist dabei zweierlei möglich. Es kann der Widerstand, gegen den er arbeiten mußte, erhöht gewesen sein, z. B. bei einem Klappenfehler, oder bei Sklerose und Atherom der Arterien für den linken, bei Emphysem z. B. für den rechten Ventrikel. Im günstigsten Fall ist es dabei dem hypertrophischen Muskel gelungen, trotz des vermehrten Widerstandes einen normalen Kreislauf zu unterhalten. Diese Ursache ist die häufigste; die zweite besteht darin, daß den Muskel Reize treffen, die seine Tätigkeit über die Norm anspornen, sei es durch Steigerung der Frequenz, sei es durch erhöhte Kraftleistung bei der Zusammenziehung, also entweder durch chronotrope oder inotrope Einflüsse; auch Vergrößerung des Schlagvolumens kann unter sonst gleichen Bedingungen zur Vermehrung der Herzarbeit führen. Dieser zweiten Ursache begegnen wir bei der sogenannten Arbeitshypertrophie. Bei Schwerarbeitern ist der Blutbedarf des Körpers gesteigert und hauptsächlich durch erhöhte Frequenz befriedigt, die Mehrarbeit führt allmählich zur Wandverstärkung des linken, aber auch des rechten Ventrikels, denn vermehrte Arbeit durch erhöhte Pulsfrequenz betrifft stets beide Ventrikel in gleichem Maß. So ist es auch bei vermehrtem Schlagvolumen, auch daran sind beide Herzen ganz gleichmäßig beteiligt.

Eine gewohnheitsmäßige Überlastung des Kreislaufs mit Flüssigkeit beobachtet man vorzugsweise bei übermäßigem Biergenuß, wenn er sich über Jahre hinaus erstreckt, wie dies in Bayern und namentlich in München recht häufig geschieht. Ein in allen Teilen vergrößertes Herz, dessen Muskeln schließlich fettig entarten, schlaff und kraftlos werden, ist dort bei den Pathologen geradezu unter dem Namen „Bierherz" wohlbekannt. Es gibt aber auch Reize, die die Herztätigkeit anspornen, ohne ihr einen wesentlich höheren Widerstand entgegenzusetzen und die trotzdem schließlich zur Hypertrophie führen. Dahin gehören sicher, zum Teil wenigstens, psychische Erregungen mannigfacher Art, auch der chronische Abusus des Alkohols, der die Herzfrequenz steigert und dabei den peripheren Widerstand herabsetzt, nach meiner Auffassung auch die Hypertrophie des linken Ventrikels bei Schrumpfniere.

Von großer Wichtigkeit für das Herz sind sexuelle Erregungen. Sie führen zu oft recht bedeutender Pulsbeschleunigung, die individuell zwischen weiten Grenzen schwankt, bei manchen aber zum förmlichen Herzjagen wird, und bedeuten

schon aus diesem Grund vermehrte Arbeit für das Herz. Zum Teil kommt aber
hier auch vermehrter Widerstand in Betracht, der in der Peripherie überwunden
werden muß. Beim Eintritt sexueller Erregung und in der Libido kommt es
im Gebiet des Splanchnicus zu Gefäßkrampf, die Haut wird dagegen blutreich,
gerötet, die Karotiden klopfen, der Radialpuls wird größer, aber der Blutdruck
steigt. Mit dem Eintritt des Orgasmus klingt die Erregung ab, der Puls geht auf
seine frühere Frequenz zurück, der Blutdruck sinkt unter seinen früheren Wert,
das Blut findet jetzt wieder seinen Platz in der Unterleibshöhle und hier einen
geringeren Widerstand als vordem. Dieses Sinken des Blutdrucks macht einerseits
das Gefühl der Schwäche, die umränderten Augen nach Exzessen, bewirkt aber
andererseits nach mäßiger Betätigung das angenehme Gefühl der Entspannung
und nachher sogar das Gefühl der Erquickung. Jedenfalls darf normalerweise
diese Blutdrucksenkung nicht dauernd vermieden werden, und bei unvollständiger,

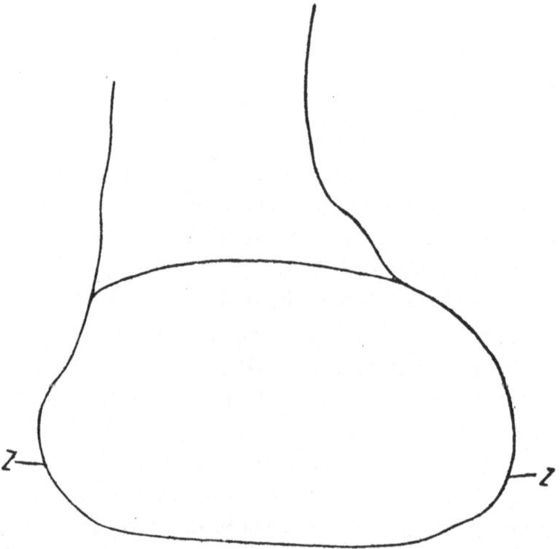

Fig. 54.

Hypertrophia cordis concentrica. **68 J. rHQ 11.** Blutdruck $>$ 210 mm Hg. Größe $^1/_2$.
(Eigene Beobachtung.)

nicht bis zu Ende getriebener Reizung, namentlich bei sehr häufig wiederholter,
wirkt Erregung des Herzens bei gesteigertem Widerstand endlich schädlich im
Sinn einer Hypertrophie, die allerdings in der Regel nur sehr mäßige Grade
annimmt. Die Erscheinungen der Masturbantenherzen sind zum Teil auf
diese Hypertrophie zu beziehen. Vermehrter peripherer Widerstand braucht
nicht gleich zur Vergrößerung des systolischen Rückstandes zu führen, lang
kann der energischer arbeitende Muskel trotz des erhöhten Widerstandes bei
jeder Systole in gewohnter Weise sein Schlagvolumen entleeren. Die Folge ist
dann erhöhter Blutdruck ohne Herzvergrößerung. Die Wandverstärkung
allein bewirkt keine Vergrößerung des Herzens, die sich durch unsere Untersuchungsmethoden nachweisen ließe, auch die Ausmessung des Röntgenbildes
läßt hier im Stich. Das sind die Formen der einfachen und konzentrischen
Herzhypertrophie (Fig. 54), die also sowohl durch erhöhten peripheren Widerstand wie auch ohne solchen und nur durch unnötig gesteigerte Herztätigkeit
allein hervorgebracht werden können. In beiden Fällen Blutdrucksteigerung ohne
Herzvergrößerung, im ersten Fall höchstens normaler Kreislauf, im zweiten mehr
als normale Blutbeförderung, Luxusarbeit des Herzens. Auch normalerweise

entleert sich das Herz gewöhnlich nicht vollständig bei jeder Systole, bei seiner Luxusarbeit ist dies aber wohl denkbar und alle Fälle, bei denen neben Blutdrucksteigerung sogar eine Verkleinerung des Herzens nachweisbar ist, sind so zu deuten. Wirklich arbeitet hier das Herz zu stark für den augenblicklichen Blutbedarf des Körpers. Wie wichtig die Füllung einer Herzhöhle von der Systole, die Größe der Anfangsspannung für die systolische Arbeit ist, darauf wurde schon öfter hingewiesen. Ein Herz, dessen Muskel aus irgend einem Grund sich stärker kontrahiert, kann diese Anfangsspannung entbehren, wo nur ein normaler Widerstand zu überwinden bleibt. In diesem Fall befinden sich viele Herzen unter dem Einfluß nervöser Erregung oder von Giften, wie Nikotin, Alkohol in konzentrierter Form, Koffein und anderen Herzgiften. Namentlich wichtig ist in dieser Beziehung aber der Einfluß, den gewisse Nierenkrankheiten aufs Herz ausüben.

Die konzentrische Herzhypertrophie bei Nierenschrumpfung, bei der genuinen sowohl wie bei der sekundären Schrumpfniere, ist in ihrer Entstehung noch ziemlich rätselhaft und strittig, obwohl man sie allgemein auf vermehrten peripheren Widerstand zurückzuführen pflegt. Die Ausschaltung einer größeren Anzahl von Glomeruli in den erkrankten Nieren reicht wohl nicht hin, um eine so bedeutende Blutdrucksteigerung und konzentrische Hypertrophie des linken Ventrikels herbeizuführen wie sie tatsächlich in so vielen Fällen von Schrumpfniere beobachtet wird. Man hat deshalb an Reize gedacht, die den Blutdruck allgemein durch Erregung des Centrum vasomotoricum oder im Splanchnicusgebiet allein erhöhen, und sie zu finden geglaubt in harnfähigen Stoffen, die von der erkrankten Niere nicht mehr gehörig ausgeschieden werden oder auch, wie das blutdruckerhöhende Adrenalin, aus der gleichzeitig miterkrankten Nebenniere stammen sollen. Schwer erklärbar ist unter allen Umständen, daß trotz der Ausschaltung vieler Glomeruli eine noch dazu sehr beträchtlich vermehrte Ausscheidung von Harnwasser beobachtet wird, die den bloßen Ausgleich um das Vielfache übertrifft. Garnicht erklärbar ist die Tatsache, der ich bei meinen Untersuchungen nicht selten begegnet bin, daß das Herz dabei nicht nur von normaler Größe, sondern sogar noch kleiner gefunden wird. Dies weist mit Sicherheit darauf hin, daß bei solchen chronischen Nierenleiden der Reiz, sei er welcher er wolle, gar nicht an den Gefäßen angreift, daß es gar nicht vermehrter Widerstand ist, der durch ein stärker arbeitendes Herz überwunden werden muß, sondern daß das Primäre die Reizung des Herzmuskels ist und erst sekundär die Blutdrucksteigerung, bei normalem peripheren Widerstand, erfolgt. So erklärt sich das Krankheitsbild: das kleine Herz, der gesteigerte Blutdruck und die über Gebühr erhöhte Harnausscheidung als richtiger Ausdruck einer Luxusarbeit des Herzens, eines zu raschen Blutkreislaufs, überall und auch in den Nieren.

Ein hypertrophischer Herzmuskel pflegt mit der Zeit zu erlahmen. Dann kann auch bei Schrumpfniere die konzentrische Hypertrophie in die exzentrische übergehen, dann findet man bei der Röntgendurchleuchtung ein vergrößertes Herz. Ganz anders ist es bei den Nierenleiden, die nur eine Teilerscheinung allgemeiner Atheromatose darstellen, bei der arteriosklerotischen Schrumpfniere. Hier ist der Arbeit des Herzens durch die Starre der Gefäßwände ein höherer Widerstand entgegengesetzt, wie das für die pulsatorische Blutbewegung oben auseinandergesetzt wurde. Dieser erhöhte Widerstand kann höchstens ausgeglichen werden, das Herz kann höchstens seine frühere Größe beibehalten, nicht dadurch kleiner werden. Im Gegenteil ist baldige Größenzunahme zu erwarten, weil es sich um alte, durch ihre Kranzgefäße schlecht ernährte Herzen handelt. Und in der Tat habe ich gerade bei alten Leuten mit arteriosklerotischer Schrumpfniere die höchsten Werte für den reduzierten Herzquotienten gefunden (Fig. 55). Doch hat auch diese Regel ihre, freilich äußerst seltenen, Ausnahmen. Die Entwicklung des Atheroms geht zwar im ganzen, aber doch nicht immer genau parallel den Lebensjahren. Ich habe auch schon bei hochbetagten Leuten ausnahmsweise sehr gute Arterien und bei völligem Wohlbefinden auch einen ganz normalen Blutdruck gefunden und es gibt auch im höheren Alter eine Nephrose, die nicht auf Arteriosklerose zurückgeführt werden kann. Auf diese Möglichkeit scheint mir die Tatsache hinzuweisen, daß

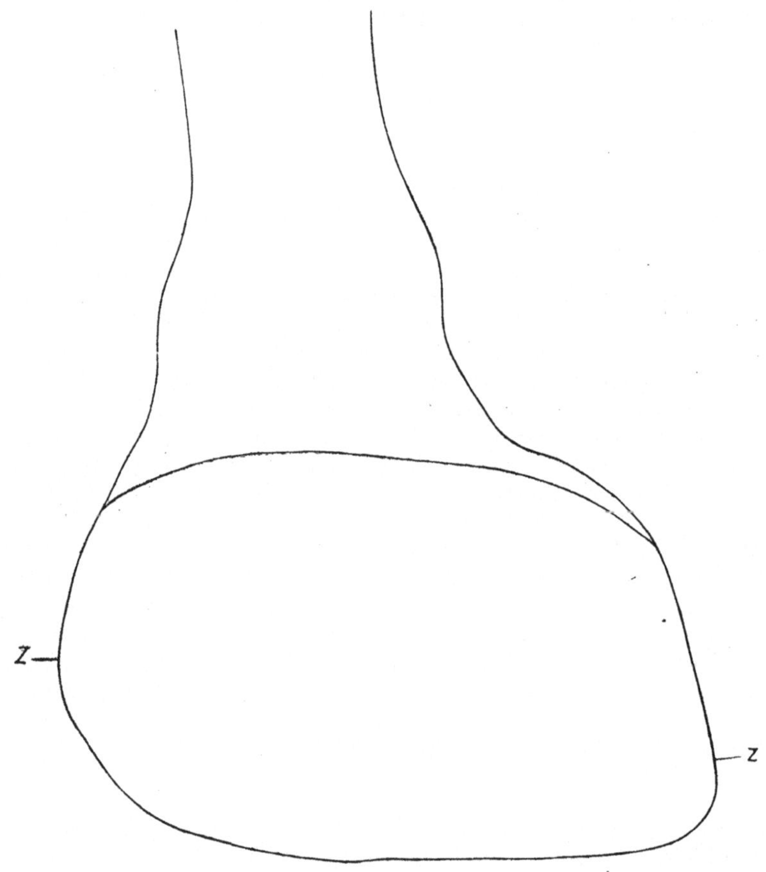

Fig. 55.
Cor bovinum. 69 J. Gewicht 60.7 kg. Fläche 162 qcm. rHQ 34.
Blutdruck > 230 mm Hg. Größe $^1/_2$. (Eigene Beobachtung.)

auch in höheren Lebensjahren bei nachgewiesener Nephropathie ein zu kleiner reduzierter Herzquotient angetroffen werden kann, das ist aber nur äußerst selten der Fall.

Als Belege für die hier vorgetragenen Anschauungen möchte ich nur ein paar Zahlen anführen, die ich aus meinen Aufzeichnungen herausgreife.

40 Jahre, Blutdruck 208 mm Hg, reduzierter Herzquotient 13. Schrumpfniere mit richtiger konzentrischer Herzhypertrophie, sehr hoher Blutdruck, dabei ein Herz, das für seinen Träger zu klein ist.

46 Jahre, Blutdruck 160 mm Hg, reduzierter Herzquotient 14. Chronische Urämie, Herzgröße an der unteren Grenze des Normalen.

48 Jahre, Blutdruck 177 mm Hg, reduzierter Herzquotient 12. Chronische Nikotinvergiftung, Herz zu klein bei gesteigertem Blutdruck.

60 Jahre, Blutdruck 195 mm Hg, reduzierter Herzquotient 26. Arteriosklerotische Schrumpfniere mit beträchtlicher Vergrößerung des Herzens.

44 Jahre, Blutdruck > 235, reduzierter Herzquotient 29. Schrumpfniere mit enorm erhöhtem Blutdruck, das Herz aber bereits im Begriff zu erlahmen, gewaltige Herzvergrößerung. In solchen Fällen ist die Prognose schon für die nächste Zeit schlecht.

72 Jahre, Blutdruck 185, reduzierter Herzquotient 28. Arteriosklerotische Schrumpfniere mit hohem Druck und sehr großem Herzen.

68 Jahre, Blutdruck > 210, reduzierter Herzquotient 11 (Fig. 54), ein sehr seltener Fall von reiner Schrumpfniere im Alter, sehr hoher Druck und dabei ein Herz, das zu klein ist. Dieser Fall ist ganz anders zu deuten als eine einfache arteriosklerotische Schrumpfniere. Der Kranke läuft die höchste Gefahr einem blutigen Hirnschlag zu erliegen, aber unüberwindliche Widerstände stehen der Arbeit seines ausgezeichneten Herzens nicht entgegen, vor Hydrops, Lungenödem und Urämie ist er ziemlich sicher.

So kann man, wie ich glaube, auch noch im höheren Alter eine genuine oder sekundäre Schrumpfniere von einer arteriosklerotischen unterscheiden, wenn man die Herzgröße durch Berechnung des reduzierten Herzquotienten bestimmt und so die konzentrische Herzhypertrophie von der exzentrischen abgrenzt. Es deutet bei sehr hohem Druck ein kleines Herz mit großer Wahrscheinlichkeit auf eine Schrumpfniere hin, auch wenn für diese sonst nichts spricht, der Urin eiweißfrei ist. Ein kleines Herz bei hohem Druck beweist, daß dieser nicht durch vermehrten Widerstand, sondern durch erhöhte Herzarbeit bedingt ist. Die einzige mögliche Ursache hierfür ist die Schrumpfniere freilich nicht, aber bei weitem die häufigste. Echte Gicht scheint auch ähnlich zu wirken, wenigstens finde ich in meinen Aufzeichnungen einen Fall davon, wo bei einem 69 jährigen Mann neben einem Blutdruck von 220 mm Hg ein reduzierter Herzquotient von 12 vorlag.

Sogenannte „idiopathische Herzhypertrophie" findet man um so seltener, je genauer und vollständiger die Untersuchung ist, wobei namentlich die Untersuchung mit dem Augenspiegel nicht vergessen werden darf. In den meisten Fällen liegt ein Nierenleiden oder Atherom, auch wohl chronische Bleivergiftung oder Nikotinvergiftung zugrunde. Es gibt aber auch Fälle ohne nachweisbare Ursache. Der Druck kann dabei sehr hoch sein, bei einer 52 Jährigen betrug er mehr als 240 mm Hg mit einem reduzierten Herzquotienten von 15; Nephritis war wenigstens nicht nachweisbar. Mittlere Werte des reduzierten Herzquotienten sind dabei häufig, doch kommen auch höhere bis zu 24 und 26 vor, immer ein Zeichen erhöhten peripheren Widerstands und beginnender Erlahmung des Herzens.

Ein Teil der Kranken mit Herzhypertrophie hat, wenigstens eine Zeitlang, gar keine Beschwerden. Dann kommt Herzklopfen, namentlich bei Anstrengung, auch Kurzatmigkeit. Klopfen und Pulsieren der großen Gefäße wird manchmal geklagt, auch kann der Schlaf gestört sein, Kopfweh, Schwindel stellen sich ein, ferner Schwere und Druck am Herzen, Angstgefühle. Alle diese Dinge kommen zumeist der exzentrischen Hypertrophie zu, bei konzentrischer entwickeln sie sich gewöhnlich erst, wenn die Herzkraft zu erlahmen beginnt und der Übergang in die exzentrische Form eingeleitet wird. Leichtere Grade von konzentrischer Hypertrophie führen oft jahre-, selbst jahrzehntelang den Kranken nicht zum Arzt und sie werden erst bei gelegentlicher Allgemeinuntersuchung entdeckt. Man findet dann oft nur geringe Abweichungen vom Normalen, die nur im Zusammenhang mit anderen

Erscheinungen, namentlich auch mit der Anamnese, eine Diagnose ermöglichen. So habe ich z. B. eine „geringe Arbeitshypertrophie" diagnostizieren müssen bei einem 25jährigen Mann mit einem Druck von 145 mm Hg und einem reduzierten Herzquotienten von 20. Wieder andere Male ist man von einem Untersuchungsergebnis hoch erstaunt, das sich bei anscheinend Gesunden oder bei nur recht geringen Beschwerden findet. So war es z. B. bei einer Frau von 36 Jahren, bei der ich eine ganz normale Herzgröße (r HQ 17), aber einen Blutdruck von 185 mm Hg fand, bei einem 27 Jährigen umgekehrt einen ganz leidlichen Druck von 145 mm Hg und dabei den reduzierten Herzquotienten zu 26. Beim Blutdruck ist es schwer eine untere Grenze festzusetzen, oberhalb deren die pathologischen Werte liegen. Durch den Krieg ist mir ein massenhaftes Material von jungen Männern zugeflossen und bei denen möchte ich die obere zulässige Grenze bei 145 mm Hg festsetzen, bei Leuten bis zu 60 Jahren auf 155 mm Hg. Der hohe Blutdruck bringt die Gefahr der Blutung mit sich, Nasenbluten ist nicht selten und wie ein Sicherheitsventil aufzufassen, das die Blutung an einer wichtigeren Stelle verhindert oder hinausschiebt. Ältere Leute fühlen sich manchmal nach Nasenbluten, wie auch nach einer Hämorrhoidalblutung leichter als sonst. Bei der rein konzentrischen Form der Hypertrophie ist die Gefahr des blutigen Hirnschlags die bedeutendste, die droht. Sie kommt auch der exzentrischen zu, hier aber zeigen die höheren Werte des reduzierten Herzquotienten, daß jedenfalls den gesetzten peripheren Widerständen gegenüber die Herzkraft doch schon im Hintertreffen, die beginnende Entartung des Herzmuskels wenigstens eingeleitet ist. Da droht dann mehr Erlahmung des Herzens und Hydrops. Von Wichtigkeit ist es, wenn sich die Anspannungszeit als verlängert erweist, hebender Herzstoß, Verdoppelung des I. Tons, Galopprhythmus da ist (vgl. S. 122). Manchmal sind es Symptome der Stauung, die zuerst die Aufmerksamkeit des Kranken auf sich ziehen, ein im Anfang flüchtiges Ödem an den Knöcheln, Druck der angeschwollenen Leber, ein leichter Aszites kann jetzt schon bemerkbar sein. Es handelt sich da immer um eine „Hochdruckstauung", d. h. der Kreislauf ist gestört trotz starker Herzarbeit, weil die peripheren Widerstände noch mehr zugenommen haben, das Herz ist absolut stark und relativ schwach. Die Urinsekretion ist bei den rein konzentrischen Formen nie vermindert, häufig stark vermehrt, ein verdünnter, klarer, blasser Urin mit einem niederen spezifischen Gewicht, eiweißfrei oder nur mit Spuren davon, im Sediment spärlich hyaline Zylinder, aber auch einzelne rote Blutkörperchen, kommt dieser Form zu.

Das kann auch noch bei Übergang in die exzentrische Form eine Zeitlang so bleiben, dann nimmt die Urinmenge ab, der Urin wird dunkler, eiweißreicher, im Sediment kommen mehr hyaline Zylinder, aber metamorphosierte Zylinder nur bei komplizierender Nephritis, zur Beobachtung.

Die Therapie ist bei den zwei Formen grundverschieden. So lang der reduzierte Herzquotient normal ist, braucht man gewöhnlich keine Herzreize zu geben, wenn er zu klein ist, sind Herzreize meist nur schädlich, denn dann besteht die Krankheit und die Erhöhung des Blutdrucks ja gerade darin, daß das Herz zu stark arbeitet. Bei den leichten Graden genügt schon oft die Berücksichtigung des ätiologischen Moments, Verbot von Tabak und Alkohol, Regelung des Geschlechtslebens, Enthaltung von den Anstrengungen und Aufregungen des Berufs, um Besserung oder Heilung herbeizuführen; namentlich spielen hier auch die physikalischen Heilmethoden, die Bäder in erster Linie, eine wichtige Rolle. Nur wenn urämische Intoxikation vorliegt, wird man die Herzreize nicht entbehren wollen, freilich gerade bei diesen Formen selten viel Vorteil von Digitalis, Koffein usw. zu sehen bekommen.

Bei der exzentrischen Hypertrophie ist es anders. So lang der Kreislauf noch genügend unterhalten wird, kann man sie in Ruhe lassen, wenn aber subjektive Beschwerden oder objektive Symptome den Eintritt von Stauung anzeigen, dann ist es Zeit, therapeutisch vorzugehen. Mag das Herz noch so gut arbeiten, es ist bei der exzentrischen Hypertrophie relativ doch zu schwach.

Auf zwei Wegen kann man helfen, man kann die Herzarbeit noch weiter erhöhen und man kann versuchen die peripheren Widerstände herabzusetzen. So lang das Gefäßrohr noch nicht durch Atherom oder übermäßige Spannung starr geworden ist, sind die Hilfsmittel am Platz, die das Herz zu kräftiger Kontraktion anregen, wenn aber die Pulswelle eine unnachgiebige Gefäßwand trifft, dort ihre Wucht in Wärme verwandelt, muß man versuchen die Spannung der Gefäßwand herabzusetzen. Die Wärme, Diuretin (Anh. 40), Jodpräparate (Anh. 64 mit 67) sind hier die wirksamsten Mittel. Gerade auch bei der exzentrischen Hypertrophie vermag eine sorgfältig geleitete Badekur Großes zu leisten.

Wenn man bei einer Herzhypertrophie sich veranlaßt sieht, Herzreize anzuwenden, z. B. die Digitalis, so muß man sich dessen bewußt bleiben, daß damit die Gefahr der Rhexis, der Blutung gesteigert, daß der Kranke vielleicht dem Gehirnschlag entgegengeführt wird. Gleichwohl kann man von einer solchen Therapie nicht wohl absehen, wenn deutliche Zeichen von Stauung da sind, wenn es etwa schon zu Hydrops gekommen ist. Man kann nur das eine von zweien tun, man kann die Anregung des Herzens, die Verstärkung seiner Arbeit in die Wege leiten oder man kann es unterlassen. Beides ist gefährlich, aber eines muß geschehen.

Incidit in Scyllam cupiens vitare Charybdin.

Ich habe in solcher Klemme keinen Zweifel, was ich wähle, ich will lieber von der Charybdis verschlungen als von der Scylla gefressen werden und die Scylla ist der Hydrops, die gelindere Form der Gehirnschlag.

Dilatatio cordis. Die Herzerweiterung.

Exzentrische Herzhypertrophie ist nichts anderes als Erweiterung bei hypertrophischer Wand. Ob eine einfache Herzerweiterung, ohne Hypertrophie, auch vorkommen könne, darüber sind die Ansichten noch geteilt, namentlich wird eine Erweiterung durch akute Überdehnung des Muskels von vielen noch abgelehnt. Ich habe keinen Zweifel daran, daß sie wirklich vorkommt. Es gibt eine Herzerweiterung durch eine einmalige übergroße Anstrengung und Drucksteigerung und eine, die sich durch fortgesetzte Schädlichkeiten allmählich, im Verlauf von Monaten oder selbst Jahren, entwickelt; die Erfahrungen im Krieg haben diese Ansicht bei mir befestigt. Die Feststellung der Herzerweiterung ist mit Sicherheit nur mit der Durchleuchtung und Berechnung des reduzierten Herzquotienten möglich. Die Herzerweiterung zeigt zu hohe Werte des reduzierten Herzquotienten und unterscheidet sich von der exzentrischen Hypertrophie durch normale oder sogar subnormale Werte des Blutdrucks. Die Erweiterung ist meistens keine sehr bedeutende, ich finde in meinen Aufzeichnungen in den meisten Fällen einen reduzierten Herzquotienten von 23, doch kamen auch höhere Werte bis 31, ja 33 vor, dabei ein meist normaler Blutdruck zwischen 115 und 135 mm Hg; aber auch 106 kam vor.

Bei der akuten Überdehnung des Herzens wird der Kranke von Beklemmung und Atemnot, Druck in der Brust befallen. Die Atmung ist beschleunigt oder langsam und mühsam, da oft auch die Lunge zugleich überdehnt und ein Zustand von Volumen pulmonis auctum eingetreten ist. Das

Gesicht ist cyanotisch oder blaß mit Schweiß bedeckt, der Puls gewöhnlich sehr frequent, klein, von geringer Spannung, die Herztöne sind leis, manchmal ist nur einer (ein zweiter) zu hören; Irregularität bedeutet aber schon mehr, nicht nur mechanische Überdehnung, sondern auch Entartung des Herzmuskels. Die Kranken haben großes Ruhebedürfnis, legen sich und vermeiden jede unnötige Bewegung. Bei den leichteren Graden dagegen kommt manchmal eine eigentümliche Unruhe als Ausdruck der Atemnot zur Geltung, die Kranken gehen umher, suchen sich durch Dehnen des Brustkorbs Luft und Erleichterung zu verschaffen, dabei ist noch Spielen der Nasenflügel ein objektives Zeichen der Dyspnoe.

Bei der subchronischen Herzerweiterung, die sich schleichend im Verlauf von Monaten entwickelt, macht sich eine Insuffizienz des Herzens allmählich dann bemerkbar, wenn irgend größere Ansprüche an seine Leistungsfähigkeit gestellt werden; der Kranke versagt bei größeren Anstrengungen bald, wird von Atemnot ergriffen, die ihn zum Verschnaufen, zum Innehalten zwingt. Auch objektive Zeichen der Stauung, sogar geringe Ödeme können sich einstellen. Bei dieser mehr chronischen Form kann man auch den Arbeitspuls prüfen, was bei der akuten natürlich niemanden einfallen wird, der Puls geht bei äußerer Arbeit (10 Kniebeugen) beträchtlich in die Höhe, manchmal bis zum Herzjagen. Die Auskultation ergibt manchmal keine Abweichung von der Norm, manchmal leise Töne, manchmal Galopprhythmus oder ein Geräusch, das später wieder vergehen kann und als funktionell aufgefaßt werden muß.

Die akute Herzerweiterung kann unmittelbar zum Tode führen, indem sich gewöhnlich noch Lungenödem entwickelt. Wird der Anfall überwunden, so braucht je nach seiner Schwere die Erholung kürzere oder längere Zeit. Junge Herzen erholen sich rascher als alte; es kann vorkommen, daß noch nach Jahren eine verminderte Leistungsfähigkeit als Folge einmaliger Überdehnung nachgewiesen werden kann. Dann handelt es sich aber wohl immer auch um eine Degeneration des Herzmuskels, die allerdings auch ihrerseits durch die mechanische Überdehnung verursacht und eingeleitet sein kann. Andererseits hat man behauptet, daß nur ein schwer kranker Herzmuskel zur Herzerweiterung führe und es eine Überdehnung eines völlig gesunden nicht gebe. Dem kann ich nicht beistimmen. Es gibt Fälle von ganz sicherer akuter Dilatation, die so dauernd und rasch zurückgehen, daß man unmöglich an eine Herzmuskelkrankheit denken kann. So habe ich einen 33jährigen Mann mit Dilatatio cordis beobachtet, der bei einem Blutdruck von 115 mm einen reduzierten Herzquotienten von 33 hatte; der reduzierte Herzquotient sank nach 8 Tagen auf 26, nach weiteren 3 Tagen auf 23 und nach weiteren 4 Tagen auf 20. Andere Male braucht es aber eine viel längere Zeit bis die Dilatation zurückgeht, namentlich bei der subchronischen Form und dann handelt es sich wohl allemal auch um Muskelentartung, wenigstens im ersten Beginn. Da können dann viele Monate vergehen, bis im günstigsten Fall Heilung eintritt. So hatte ein 52jähriger Patient mit einer starken Herzneurose im Laufe der Jahre durch seine wiederholten Anfälle sich eine Überdehnung des Herzmuskels verschafft, bei einem Druck von 130 mm Hg einen reduzierten Herzquotienten von 23. Es dauerte $^1/_4$ Jahr bis es, namentlich durch die Bäder in Kissingen, gelang den reduzierten Herzquotienten auf 17 zurückzubringen.

Die Diagnose der Herzerweiterung wird am besten mit Röntgenstrahlen und Berechnung des reduzierten Herzquotienten gestellt, doch reicht in ausgesprochenen Fällen auch die perkussorische Umgrenzung des Herzens und die Lage des Herzstoßes dafür hin. Notwendig dazu gehört die Messung des Blutdrucks, der normale oder subnormale Werte ergeben muß. Ausgeschlossen muß ein Klappenfehler und überhaupt eine Herzhypertrophie werden. Wenn ein konzentrisch hypertrophisches Herz erlahmt und die Hypertrophie in eine exzentrische übergeht, handelt es sich dabei ja schließlich auch um eine Herzerweiterung, sie hat aber mit der hier besprochenen Form nichts zu tun, die sich bei vorher gesunden, jedenfalls nicht hypertrophischen, Herzen einstellt. Die Grenze ist freilich nicht immer scharf zu ziehen und festzuhalten, wie wir beim „Sportherzen" noch erfahren werden.

Bei der Behandlung der Herzerweiterung ist vor allem Ruhe die Hauptsache. Körperliche Ermattung und auch psychische Aufregung nach einem Kampftag, einem langen, anstrengenden Kriegsmarsch, nach einem Wettspiel im Sport erfordert beruhigenden Zuspruch und Fernhalten alles dessen, was an das Überstandene erinnern kann; dazu flaches, ruhiges Hinlegen, Entfernen aller Kleidungsstücke, wodurch die Atmung behindert werden könnte, Auflegen einer Eisblase aufs Herz, das sind die ersten Maßnahmen, die bei der akuten Herzerweiterung getroffen werden müssen. Frottieren der Haut bis zur Röte, heiße Hand- und Fußbäder sollen durch Herabsetzen des Blutdrucks dem Herzen die Arbeit erleichtern, bei leisen Herztönen, schwachem Puls ist Kampfer, Äther subkutan zu geben, bei allgemeiner Überhitzung (Hitzschlag) Alkohol zu vermeiden, sonst kann er recht wohl gereicht werden, da er die Herzkraft anregt und den Blutdruck herabsetzt. Noch längere Zeit ist große Schonung, Enthalten von Arbeit, Fernhalten von Aufregung, namentlich sexueller Art, und Rauchverbot am Platz. Als sehr wirksam bei Lebensgefahr wird die intravenöse Injektion von Strophantin Böhringer gerühmt (Anh. 27).

Sorgfältige Schonung der Herzkraft ist auch bei der subchronischen Form zu verlangen. Die Kranken sollen jedenfalls morgens lang liegen bleiben, abends bald zu Bett gehen, nach der Hauptmahlzeit 1—2 Stunden ruhen. In schwereren Fällen ist überhaupt Bettruhe mit Eisblase auf dem Herzen anzuordnen. Für Stuhl muß gesorgt werden, die Nahrungsaufnahme darf reichlich sein, aber verteilt auf mehrere Mahlzeiten im Tag. Tabak und kohlensäurehaltige Getränke sind verboten, Langeweile ist ein wichtiger Heilfaktor. Sind die Kranken soweit, daß sie einen Badeort aufsuchen können, so mögen sie nach Nauheim, Kissingen, Orb oder einem anderen Ort mit Kohlensäure-Solbädern fahren, dort aber unter strenger Aufsicht und Kontrolle von seiten des Arztes 4—6 Wochen leben. Hier ist die größte Vorsicht und ein herzschonendes Verfahren geboten mit ganz allmählichem und vorsichtig tastendem Übergang zum tonisierenden Verfahren. Auch nachher ist nur ganz allmählicher Übergang zur Tätigkeit im Beruf und zum Lebensgenuß gestattet.

Cor debile. Das schwache Herz.

Herzschwäche ist ein Symptom, das sehr vielen Herzkrankheiten zukommt, es gibt aber auch Herzen, die schwach sind ohne eigentlich krank zu sein; wie es kräftige und schwache Menschen durch ihre Naturanlage gibt, so gibt es auch kräftige und schwache Herzen von Haus aus. Aber auch alles, was die Skelettmuskeln kraftlos und leistungsunfähig macht, kann auch das Herz schwächen. In der Rekonvaleszenz nach schweren Infektionskrankheiten, nach starken Blutverlusten, langwierigen Eiterungen, bei Kachexien mancherlei Art, bei rasch sich folgenden Schwangerschaften und Laktationen sind es wohl greifbare Veränderungen am Muskelfleisch, ist es die einfache braune Atrophie, fettige und wachsartige Entartung, die ihren Ausdruck in der Herzschwäche finden; sie gehören nicht eigentlich hierher und sollen später bei den Muskeldegenerationen besprochen werden.

Hier sollen zunächst die Formen zur Sprache kommen, für die keine andere Ursache auffindbar ist als Anlage und Untätigkeit; die Erschöpfungszustände erfordern eine gesonderte Besprechung.

Daß jeder Muskel, der nicht arbeitet, schwach wird, ist allgemein bekannt. Er nimmt auch am Volumen ab, und ein Arm, ein Bein, das ein paar Wochen im Gipsverband liegt, wird atrophisch, die Muskeln eines Beines, das wegen eines Gelenkleidens, wegen Schmerzen auch nur geschont, wenn auch gebraucht wird, sind schwächer, der Umfang des Gliedes ist kleiner als auf der gesunden Seite. Nun kann das Herz natürlich nicht immobilisiert werden, keine Minute kann es seine Tätigkeit einstellen, ohne daß der Tod eintritt, aber es arbeitet stärker oder schwächer, je nachdem von den Skelettmuskeln mehr oder weniger äußere Arbeit geleistet wird. Bei wochenlanger Ruhe im Bett wird das Herz schwächer und einer, der mit einem gebrochenen Bein so lang zu Bett hat liegen müssen, steht dann nicht nur mit einem atrophischen Bein wieder auf, sondern auch mit einem schwachen Herzen. Oft wird dies erst bemerkbar, wenn nach dem Aufstehen größere Anforderungen an das Herz gestellt werden, denen es nicht nachkommen kann, oft aber auch schon in der Ruhe, im Bett. Senkung des Blutes der Schwere nach in die Unterlappen, Hypostase und hypostatische Pneumonie, oder Abnahme der Blutgeschwindigkeit und Thrombose in großen Venen, das sind die allgemein bekannten Gefahren, die z. B. bei dem Heilungsprozeß eines Knochenbruches oder einer Operationswunde, und sei es auch nur nach einer Bruchoperation, namentlich im Greisenalter, so sehr zu fürchten sind. Schwächliche Menschen haben deswegen auch ein schwaches Herz, weil sie mit ihren schwachen Muskeln nicht viel leisten, an das Herz keine größeren Anforderungen stellen, ihr Herz nicht üben können. Was hier die Naturanlage verschuldet, bewirkt in anderen Fällen verkehrte, verzärtelnde Erziehung, Bequemlichkeit oder ein Beruf, der zwar geistige aber nicht in hinreichendem Ausgleich körperliche Arbeit erfordert oder gestattet. Kopfarbeiter, Stubenhocker liefern viele Fälle von schwachem Herzen schon in der Jugend.

In der Ruhe macht das schwache Herz meist keine Erscheinungen, nur Hypostase und Thrombose sind, wie gesagt, in schweren Fällen zu fürchten. Das normale Herz arbeitet in der Ruhe verschwenderisch, auch das schwache kann demnach den Blutbedarf in der Ruhe noch befriedigen. Wird der Blutbedarf im Körper aber irgend erhöht, dann tritt das Mißverhältnis zwischen Anforderung und Leistung zutage; das gilt für den gesamten Körper und für die einzelnen Teile. Hier kommt vornehmlich das zur Geltung, was weiter oben über Energie der Lage und ihren Einfluß auf den Kreislauf ausgeführt wurde. Wird ein Körperteil über die Höhe des Herzens erhoben, so sinkt in ihm der Blutdruck, und wird er tiefer gesenkt, so steigt er hier, ohne daß in beiden Fällen die Differenz: arterieller Druck — venöser Druck, also das Gefälle, sich änderte. Für einen kontinuierlichen Blutstrom würde es gar nichts ausmachen, ob ein Körperteil hoch oder tief gelegen ist, bei einem rhythmischen, pulsierenden ist die Ausnützung des Stoßes, den der Puls erzeugt, in sehr wesentlichem Grade abhängig von dem absoluten Druckwert, vom Zustand der Füllung und der Spannung der Gefäße.

Richtet sich ein Kranker mit bedeutender Herzschwäche auch nur im Bett auf, oder verläßt er es gar und stellt sich auf die Füße, so sinkt der Druck in den Carotiden und den Gefäßen des Kopfs, sie werden blutleer, verlieren ihre Spannung. Dann ist die entspannte Wandung nicht mehr imstande, das was durch den Stoß der Pulswelle ihr an kinetischer Energie zugeführt wurde, durch ihre elastische Kraft wieder der Blutbewegung zurückzugeben; der größte Teil der Wucht des Stoßes wird wie bei einem plastischen Körper zum Umsatz in Wärme verbraucht und geht für die Fortbewegung des Blutes verloren. Das Gehirn ist in hohem Maß empfindlich für Schwankungen in seiner Blutversorgung und um so mehr, je rascher sie eintreten, während langsamer sich entwickelnde Störungen viel besser vertragen werden. So ist es denn gewöhnlich gerade das rasche Aufrichten, das rasche Verlassen des Bettes, was bei Herzschwäche zu allererst Gehirnerscheinungen auslöst. Es wird den Kranken schwindelig, übel, Brechneigung tritt auf, es wird ihnen dunkel vor den Augen, klingt und singt vor ihren Ohren, die Gegenstände der Umgebung scheinen sich um sie zu drehen, das Bewußtsein kann durch rasche Lähmung der grauen Großhirnrinde schwinden. Dabei sind die Pupillen weit, ein Zeichen der Sympathicusreizung, einer Art von Selbsthilfe, um den Tonus der Gehirnarterien zu erhöhen; die Nase wird spitz, die Augen sinken zurück, das Gesicht ist bleich, von kaltem Schweiß bedeckt, der zuerst an der Nase, den Lippen, auch an den unteren Augenlidern sich einstellt. Das ist das Bild des Collapsus, der akuten Adiaemorhysis cerebri syncopalis, ein Ohnmachtsanfall, wenn die Erscheinungen sich bis zur völligen Bewußtlosigkeit steigern. Solche Anfälle sind recht bezeichnend für Herzschwäche, wenn sie deutlich durch eine mechanische Schädlichkeit, z. B. eine Lageänderung oder auch durch eine ungewohnte Anstrengung herbeigeführt werden oder auch durch Störungen auf dem Gebiet des Splanchnicus, wenn durch Nachlaß von dessen Tonus das Blut in seiner Hauptmasse in den Gefäßen des Unterleibs seinen Platz findet und dementsprechend die anderen Gefäßbezirke, auch die zum Kopf führenden, blutleer werden. Aber nicht jeder Ohnmachtsanfall ist auf Herzschwäche zurückzuführen, nicht einmal jeder, der bei allgemein blutleeren Leuten zur Beobachtung kommt. Ob sonst noch Zeichen der Herzschwäche gefunden werden oder nicht, die Tatsache, daß ein Schwächeanfall dagewesen war oder gar auch noch sich während der ärztlichen Beobachtung wiederholt, genügt den meisten schon, um die Diagnose: „Schwaches Herz" zu stellen. So wird Ohnmachtsanfall gleich Schwächeanfall gesetzt, aber es ist ganz irrig, diese beiden Bezeichnungen für dieselbe Sache zu gebrauchen. Richtig ist nur, daß der Betroffene während seiner Ohnmacht schwach, d. h. des Gebrauchs seiner Kräfte völlig beraubt war und beobachtet wurde auch gewöhnlich nur Bewußtlosigkeit. Wenn wir auch über den „Sitz des Bewußtseins" noch nichts wissen, so darf man doch annehmen, daß Bewußtsein nur bei hinreichend gut funktionierender Rinde des Großhirns möglich ist. Nun ist dessen Funktion aber wieder abhängig von der Ernährung durch das Blut, vornehmlich von der Zufuhr von Sauerstoff, und das Bewußtsein schwindet, wo die Versorgung mit frischem Blut ernstlich Not leidet. Das ist aber nur eine mögliche Ursache für einen Ohnmachtsanfall. Ohne allen Zweifel kann die Großhirnrinde auch durch andere Schädlichkeiten mancher Art, auch durch Erschöpfung bei ganz guter Durchblutung gelähmt werden und für einige Zeit ihre Funktion, wozu auch das Bewußtsein gehört, einstellen. So können z. B. sehr starke Sinneseindrücke, auch heftiger Schmerz wirken und das eine Gehirn ist demgegenüber empfindlicher als das andere. Diese Art von plötzlich einsetzender Bewußtlosigkeit, auch ein richtiger „Ohnmachtsanfall", hat mit Herzschwäche nichts zu tun. Es ist da nicht das Herz, was plötzlich erlahmt, sondern es ist das Gehirn. Die Art, wie das Bewußtsein durch mangelnde Triebkraft des Herzens und schlechte Durchblutung des Gehirns gestört und aufgehoben wird, wurde oben schon beschrieben. Die Entwicklung des Bildes braucht immer eine, wenn auch manchmal nur sehr kurze Zeit, niemals aber, außer bei der unmittelbar tödlichen Synkope, schwindet das Bewußtsein mit einem Schlag. Es bleibt ganz gewöhnlich noch einige Zeit zum Handeln; Tieflegen des Kopfs, Herzreize vermögen oft den Anfall abzuwenden oder seine volle Entwicklung zu hemmen. Dabei sind dann aber die Zeichen von Herzschwäche, ein kleiner, fadenförmiger Puls zu bemerken und vorher oder nachher muß die Untersuchung ein schwaches Herz wirklich nachweisen können, das immer auf jeden erhöhten Anspruch an seine Leistung oder schon durch Lageänderung in der gleichen Weise antwortet; auch eine Ursache für die Herzschwäche ist meistens ohne weiteres nachweisbar. Von allem dem ist aber bei vielen Kranken, die „umgefallen" sind, gar keine Rede. Auch die sorgfältigste Untersuchung ergibt keinen Anhaltspunkt, ein Cor debile zu diagnostizieren, bis vielleicht ein neuer Ohnmachtsanfall bei ganz geringem äußeren Anlaß kommt. „Also doch ein schwaches Herz", so lautet dann gewöhnlich das Urteil, und ganz mit Unrecht! Die Fälle, in denen ohne besonders stark wirkenden Anlaß eine Ohnmacht kommt, beruhen gar nicht auf Herzschwäche. Sie kommen auch viel plötzlicher, kaum daß der Kranke vorher etwas merkt. Erblassen, Übelsein und selbst Erbrechen werden bei Nervösen als Folgen psychischer Erregung zwar nicht selten beobachtet, führen aber gewöhnlich nicht zur völligen Bewußtlosigkeit. Diagnostisch läßt sich das Erbrechen nicht verwerten, es kommt auch bei der kardialen Form vor, namentlich bei starkem Blutverlust. Auch das Gähnen, dem ich übrigens bei akuten fieberhaften Krankheiten eine gute prognostische Bedeutung beimesse, kann bei Blutungen ein wichtiges Zeichen von Herzschwäche sein und bedeutet Lufthunger bei bestehender Adiaemorhysis cerebri. Wichtig für die richtige Unterscheidung ist vor allem auch das ursächliche und das auslösende Moment. Für die rein nervöse Form spricht es, wenn gar keine besonderen Ansprüche an das Herz gestellt waren, wenigstens nicht mehr verlangt war, als das Herz schon oft, ohne zu versagen, vertragen hatte.

So ist beispielsweise einer von meinen Kranken, der nach einem Ohnmachtsanfall ins Lazarett verbracht worden war, und bei dem die eingehendste Untersuchung vollkommene Gesundheit der inneren Organe, besonders auch des Herzens ergeben hatte, beim Steigen einer Treppe ohnmächtig geworden. Wie oft ist er schon vorher die Treppe hinaufgegangen und nicht umgefallen! Ein durchaus nervöser, durch ungeeignete Erziehung von seiten schwacher Eltern nervös gewordener und nervös gehaltener 19 Jähriger, soeben zum Kriegsdienst eingezogen, erregt durch die ihm nicht passende Auffassung seines Krankheitszustandes im Lazarett!

Die Widerstandskraft gegen starke Sinneseindrücke ist auch nicht bei jedem Gehirn die gleiche und es gibt, das konnte man im Krieg oft beobachten, Eindrücke, so ungeheuer, daß auch das stärkste nicht standhält; eine furchtbare Explosion heißt man mit Recht eine betäubende. Auch ein Übermaß von Schmerz kann das Bewußtsein aufheben und es ist wahrscheinlich, daß dabei nicht das Herz, sondern das Gehirn direkt geschädigt ist und erlahmt. Dafür spricht schon, daß gewöhnlich verhältnismäßig leichte Eingriffe, Reize, ohne Vergleich geringer als der schädliche, genügen können, um die Kranken wieder zum Bewußtsein zu bringen. Hat ja doch eine Rechtspflege, die nicht bis ins Mittelalter zurückreicht und die uns schaudern macht, die Mittel angeordnet, die angewendet werden mußten, um einen vor Qual ohnmächtigen armen Sünder aufzuwecken und „zum Bewußtsein seiner Strafe" zu bringen. Es sind die nämlichen, die das Volk und auch der Arzt auch heute noch bei Ohrmacht anwenden: leichte Hautreize, Anspritzen mit Wasser, Riechmittel und ähnliches. Bei der kardialen Form kommt man damit nicht immer aus, da muß dann das schwere Geschütz helfen: der Kampfer, der Äther subkutan, die intravenöse Infusion. Wenn hier von schädlichem Einfluß psychischer Erregung bei den nervösen Formen gesprochen wurde, so darf dabei nicht vergessen werden, daß auch wirklich Herzkranken ein schweres psychisches Trauma schädlich, ja gerade so gefährlich werden kann wie eine körperliche Überanstrengung.

Wie die beiden Formen der „Ohnmacht", die kardiale und die rein nervöse, wohl zu trennen und auch in den meisten Fällen zu erkennen sind, so ist auch bei beiden die Therapie von Grund aus verschieden. Die Herzmittel spielen bei der kardialen ihre Rolle und sind nur bei dieser heilsam. Bei der nervösen

Form genügen die schon erwähnten leichten Herzreize, dann wird man die Kranken in Ruhe lassen und gut daran tun, nicht allzuviel Wesens aus der ganzen Sache zu machen. Die nervöse Form ist häufig nur eine Teilerscheinung der Neurasthenie. Manche Anfälle deutet man vielleicht mit noch gıößerem Recht als rudimentäre hystero-epileptische Insulte. Hier muß die Therapie vorzugsweise erziehend, die Willenskraft stählend wirken, wenn sie helfen soll. Um aber verhängnisvolle Fehler zu vermeiden, darf man nie vergessen, daß bei der Diagnose das wichtigste die Entscheidung ist, ob das Herz wirklich ganz gesund ist oder krank, ob irgend Zeichen von Herzschwäche sich in der anfallsfreien Zeit nachweisen lassen. Und diese Entscheidung muß sich in jedem Fall auf die sorgfältigste Untersuchung gıünden. Denn die Verantwortung ist nicht klein. Vom einen kann und muß man Dinge fordern, vor denen man den andern behüten und warnen muß.

Bei der Diagnose: Cor debile müssen vor allem die zahlreichen Ursachen ausgeschaltet sein, die s e k u n d ä r zu Herzschwäche führen können, Hypertrophie und Erkrankungen des Muskels irgendwelcher Herkunft. Bei der einfachen Herzschwäche kann der Puls, auch in der Ruhe klein und leer sein, er kann langsamer oder frequenter schlagen, sein Rhythmus ist aber in den reinen Fällen nicht verändert. Der Arbeitspuls geht beträchtlich in die Höhe, Atemnot, ist wenigstens durch das Spielen der Nasenflügel bemerkbar oder wird von den Kranken geklagt. Das kommt nun auch bei nur nervösen, nicht schwachen Herzen vor, wichtig ist es aber, wenn sich die Kranken verfärben, wenn auf der Stirne oder im Gesicht Schweiß auftritt, wenn der Puls deutlich leerer oder weicher wird. Zur Diagnose eines schwachen Herzens gehört auch ein Blutdruck von weniger als 115 mm Hg, andererseits gibt es auch ganz gesunde, leistungsfähige Herzen, die nur einen Blutdruck von 105 erzeugen, weil die peripheren Widerstände besonders gering sind; ein Blutdruck über 115 gestattet aber die Diagnose des schwachen Herzens nicht. Dabei darf der reduzierte Herzquotient nicht vergıößert sein, sonst liegt etwas anderes vor als ein schwaches Herz oder mehr. Ganz reine Fälle sind nicht sehr häufig, ich habe bei solchen für den reduzierten Herzquotienten Zahlen von 14, 15, 16 und auch 19 gefunden. Es gibt aber auch eine nicht zu kleine Zahl von Herzen, die nicht nur schwach, sondern auch klein sind. Ob die Schwäche der Kleinheit koordiniert oder subordiniert ist, läßt sich schwer bestimmen.

Ich gebe hier aus meinen Beobachtungen von Cor debile einige Zahlen wieder:

Alter	Blutdruck		r H Q.
33	110	mm Hg	12
27	105	,, ,,	18
32	97	,, ,,	15
30	110	,, ,,	16
24	95	,, ,,	14
19	110	,, ,,	14
34	112	,, ,,	19
36	98	,, ,,	7.

Der letzte Fall betrifft eine Frau, die ein schwaches und dabei so außerordentlich kleines Herz hatte, wie ich es nur äußerst selten gefunden habe.

Auch geringere Grade von Heızschwäche setzen die Leistungsfähigkeit des Kranken herab. Im absteigenden Ast des Lebens wird das Herz von selbst schwächer und darauf muß Rücksicht genommen werden in der ganzen Lebensführung. Ein Herz, das 50 Jahre alt ist, mag ganz gesund sein, aber so viel hält es nicht aus wie eines von 25.

Ein schwaches Herz kann aber auch direkt gefährlich werden, indem ein Schwächeanfall, ein Kollaps unmittelbar in Tod übergeht (Syncope). Ein erschreckendes Bild, das sich in wenigen Sekunden abspielen kann. So lang braucht es aber doch wenigstens, das Erblassen, der Verfall wird doch bemerklich, während es auch noch raschere Todesarten bei Herzkranken, namentlich bei Degenerationen des Herzmuskels gibt, die unter dem Namen des Herzschlags im Volk bekannt sind. Eine weitere Gefahr droht bei einer interkurrenten Infektionskrankheit, z. B. einer Pneumonie, die von einem schwachen Herzen nicht so gut überstanden wird; doch ist hier die Prognose bei einfach schwachem Herzen immer noch tausendmal besser als bei degeneriertem Herzmuskel. Das gleiche gilt auch für die Gefahren der Narkose. Dagegen ist bei erzwungener Ruhelage das Eintreten einer Thrombose oder Hypostase sehr zu fürchten und werden solche oft zur Todesursache.

Bei akuter Adiaemorhysis cerebri durch Herzschwäche sind die Herzreize am Platz, Kampfer, Äther etc., wenn der Anfall schwer ist. Außerdem muß der Tonus der Arterien im Kopf sofort erhöht werden durch Tieflegen des Kopfs. Auch Anspritzen mit kaltem Wasser, Eisblase auf den Kopf und namentlich kaltes Waschen der Augenlider erhöht reflektorisch die Spannung der Gehirnarterien, wirkt also in solchen Fällen günstig, obwohl nach der jetzt noch überall herrschenden unrichtigen Ansicht über die Zirkulation im Schädel man davon eigentlich Schaden durch die „Gehirnanämie" besorgen müßte. Vorsicht beim Aufrichten, langsames Aufrichten bei Herzschwäche ist dringend geboten. Andererseits steigert zu lange Ruhe die Schwäche des Herzens und wenn irgend möglich sollen namentlich ältere Leute, die aus irgend einem Grund zu Bett liegen müssen, dieses wenigstens morgens und abends für ein paar Minuten verlassen, auch selbst einige Bewegungen mit Armen und Beinen machen. Wo nur die einfache Herzmuskelschwäche vorliegt, ist das Hauptmittel bei den meisten Herzkrankheiten, die Ruhe, ein recht zweischneidiges Schwert, Übung, vorsichtige ist sehr wesentlich, Überanstrengung dagegen aufs sorgfältigste zu vermeiden. Koffein und Digitalis in kleinen Dosen (Anhang 25) erweisen sich oft wirksam. Im übrigen besteht die Therapie in guter Ernährung, Regelung des Stuhls und systematischer Übung der Herzkraft. Bäder können unterstützend wirken, bei jungen Individuen auch einfache Fluß- und Seebäder, deren appetitanregende Wirkung allein schon ein Gewinn ist, doch ist hier, wie überhaupt beim Treiben irgend eines Sports, große Vorsicht und Überwachung der Wirkung angezeigt.

Namentlich ist dabei auf kräftige Ernährung Gewicht zu legen. Es ist merkwürdig, wie manche Herzen durch zu lange Pausen in der Nahrungsaufnahme ungünstig beeinflußt werden. Auch Erwachsene können es manchmal von früh bis mittag „nicht aushalten", ohne wenigstens ein paar Bissen zu genießen, dann fühlen sie sich gleich wieder frisch und können weiter arbeiten. Auch bei Erschöpfungszuständen durch große Anstrengung, z. B. bei einer Bergtour, ist zur Wiederherstellung der Kräfte außer Ruhe ganz besonders Nahrungszufuhr von Wichtigkeit. Das „Schlappwerden" ist ein Gefühl von allgemeiner Schwäche mit Schwindelerscheinungen, Schwierigkeit die Gedanken zu sammeln, die Aufmerksamkeit einem bestimmten Gegenstand zuzuwenden, auch mit leichter Oppression, Bedürfnis zu tiefen, nicht selten seufzenden Atemzügen. Dabei schwindet die Farbe aus den Wangen und wenn die Sache weiter geht, kann ein richtiger Ohnmachtsanfall daraus werden.

Auch bei den Allerkräftigsten wirkt mehrtägiges Fasten sehr schwächend in einer Zeit, in der es noch nicht zur allgemeinen Unterernährung gekommen sein kann, und die erste Nahrungsaufnahme stellt die Kräfte zugleich mit dem Gefühl der Sättigung wieder her, noch bevor die Nahrung verdaut und resorbiert ist.

Es scheint, daß Essen und Trinken auf dem Weg des Nervensystems geradezu ein Stimulans für das Herz darstellen und das Hungergefühl ist auch in dieser Beziehung eine Mahnung und schließlich ein kategorischer Imperativ.

Gewohnheit kann daran später manches ändern. „Es sollte sich zeigen, wer es länger aushielte", spricht der Dulder Odysseus zum frechen Eurymachos, „wenn wir bis in die Nacht müßten Gras mähen nüchtern, νήστιες". Kinder und junge Leute überhaupt sind in dieser Hinsicht besonders empfindlich. Zur Zeit des raschesten Längenwachstums ist ein normaler junger Mensch überhaupt kaum satt zu kriegen, könnte eigentlich immer essen und viele werden bei längeren Pausen zwischen den Mahlzeiten leicht schlapp. Möglich, daß wirkliche relative Herzschwäche dabei vorliegt, daß das Herz nicht im Verhältnis zu den Knochen mitgewachsen ist. Es liegen aber hierüber noch keine näheren Untersuchungen, namentlich keine Bestimmungen des reduzierten Herzquotienten vor. Viele Kinder haben aber auch ihre Zeit, in der ihnen alles wichtiger ist als das Essen, wenn es nicht gerade was „Gutes" ist, sie nehmen sich kaum Zeit dazu, sind immer satt, nur um zum Spiel, in den Garten, auf die Straße, zu einem interessanten Buch zu kommen. Dabei werden sie blasser und zeigen häufig recht deutliche Anwandlungen von Herzschwäche. So Schulkinder, die früh nicht aus dem Bett wollen, beim Aufstehen blaß aussehen, Übelsein klagen, infolgedessen wieder nicht ordentlich frühstücken, sich verdrießlich in die Schule trollen, um dann vielleicht nach einer Stunde vom Lehrer heimgeschickt zu werden, der ihnen ansieht, wie schlecht es ihnen zumute sein muß.

Diese Form von infantiler und juveniler Herzschwäche muß man kennen. In der Regel ist leicht zu helfen. Die Pause vom Abend an bis zum Frühstück ist zu lang. Deswegen dürfen die Kinder, nicht viel, aber doch ein paar Bissen beim Zubettgehen essen, auch nachts, wenn sie einmal erwachen, ist eine kleine Menge Backwerk gestattet, das Frühstück wird besser noch im Bett eingenommen. Auch in der Auswahl der Speisen mag man sich nach dem Geschmack der Kleinen richten, eine solche Verwöhnung schadet auch pädagogisch nicht, nur dürfen es die Kinder nicht wissen und um Gottes Willen darf niemals das Wort „Nervosität" vor ihren Ohren fallen!, ein Gift, noch fürchterlicher für die Jugend als Branntwein.

Da Kinder, Jünglinge und Mädchen es nicht so lang ohne Nahrung aushalten können wie Erwachsene, so sollte ihnen auch ein zweites Frühstück und Vesperbrot wenn irgend möglich gestattet werden. Auch gegen kleine Mengen Wein und Bier habe ich nichts einzuwenden, ihre günstige Wirkung bei juveniler Herzschwäche fällt oft in die Augen. Es ist nicht wahr, daß der Alkohol auch in den kleinsten Gaben ein Gift ist und wem er nicht ganz fremd und verboten ist, der strebt ihm später nicht in leidenschaftlicher Weise nach, wenn der Vater nicht mehr zusieht. Nitimur in vetitum, semper cupimusque negata.

Cor magnum. Das große Herz.

Es gibt auch Herzen, die weder hypertrophisch noch schwach, nicht erweitert, nur einfach zu groß sind für ihren Träger, aber sie sind sehr selten. Charakteristisch ist die nachgewiesene Vergrößerung bei vollkommener Funktionstüchtigkeit, ohne Erhöhung des Blutdrucks, also auch ohne erhöhten Widerstand in der Peripherie, bei vollkommen intaktem Klappenapparat. Auch als dilatiert kann man solche Herzen nicht ansprechen, sie sind nicht ermüdet, der Blutdruck auch nicht herabgesetzt, irgend eine Ursache läßt sich weder für Hypertrophie noch für Dilatation ins Feld führen, auch mit sexueller Übererregung, an die man auch denken könnte, mit Schwangerschaft und Wochenbett haben sie nichts zu tun. Ich finde in meinen Aufzeichnungen zwei hierher gehörige Fälle von Cor magnum. Eine Frau von 25 Jahren hatte einen Druck von 135 mm Hg und einen reduzierten Herzquotienten von 22, ein 14jähriger Knabe einen Druck von 112 (für das Lebensalter normal) und einen reduzierten Herzquotienten von 25. Man kann solche Seltenheiten vielleicht als partiellen Riesenwuchs auffassen; ob sie als solcher angelegt sind oder mit Erkrankungen der Hypophysis zusammenhängen, ist mir nicht bekannt. Einer Behandlung sind sie weder zugängig noch bedürftig.

Myocarditis phlegmonosa. Der Herzabszeß.

Die akute Myocarditis purulenta, der Herzabszeß, ist eine im ganzen seltene Krankheit. Sie tritt als Teilerscheinung allgemeiner Septikopyämie auf und kann multiple kleine Entzündungsherde im Herzfleisch setzen, die in Abszesse übergehen, wenn nicht das Leben schon vorher erlischt. Der Herzabszeß kann aber auch durch Fortleitung einer Entzündung von der Nachbarschaft her, vom Epikard aus, sich entwickeln und dann meistens solitär auftreten. Er kann verschiedene Infektionskrankheiten komplizieren, wenn es sich um Mischinfektionen mit eitererregenden Kokken, Staphylokokken, Streptokokken handelt. Die Erscheinungen sind die eines fieberhaften, rasch einsetzenden und gewöhnlich in einem Zug im Verlauf von Wochen oder Monaten zum Tode führenden Herzleidens. Zeichen der Herzinsuffizienz, gewöhnlich sehr frequenter, auch wohl unregelmäßiger Puls lassen eine Deutung des Krankheitsbildes nicht zu, wenn nicht ein Durchbruch nach außen in die Perikardialhöhle erfolgt und sich sekundär eine eiterige Pericarditis entwickelt. Diese kann dann durch eine Probepunktion nachgewiesen werden und dann ist auch operative Hilfe möglich. Ein Durchbruch nach innen führt zur raschen Weiterverbreitung des septischen Giftes, vom rechten Herzen aus zur multiplen septischen Pneumonie, mit Schüttelfrösten und blutigem Sputum. Die vielen kleinen Herde führen meistens nur zum Knisterrasseln, dagegen sind Konsonanzerscheinungen, Bronchialatmen, Bronchophonie selten. Vom linken Herzen aus entstehen eiterige Metastasen an allen möglichen Orten, in der Milz, den Nieren, den Meningen, im Gehirn; Meningitis ist häufig, ganz besonders auch multiple Metastasen in der Haut, die zu Blutaustritt, punktförmigen Petechien, streifenförmigen Vibices oder auch zu kleinen Abszessen führen; auch Entzündung von Gelenken kann folgen. Gewöhnlich kommt es zu alledem aber nicht und der Tod erfolgt schon früher durch Herzlähmung; terminales Lungenödem, seltener plötzliche Asystolie schließt die Szene ab. Es gibt, vom Durchbruch und von traumatischen Verletzungen des Herzen durch Stich oder Schuß abgesehen, kein charakteristisches Merkmal für den Herzabszeß, der demgemäß fast stets erst bei der Sektion entdeckt wird. Ich habe einmal einen bei einem jungen, kräftigen Mann gesehen, der anscheinend mitten in voller Gesundheit, auf der Kegelbahn, von Herzerscheinungen, Palpitationen, Beklemmung, frequentem Puls befallen wurde, was sich alles immer mehr steigerte bis nach einigen Wochen der Tod eintrat. Auch hier war von mir die Diagnose auf den Herzabszeß nicht gestellt worden, der sich bei der Sektion fand.

Kleinere Entzündungsherde können noch durch Granulationsgewebe ersetzt werden, es bildet sich ein Narbengewebe und eine Herzschwiele bleibt zurück. Staphylokokken, Streptokokken, Pneumokokken geben hierzu meistens als Mischinfektionen bei irgend einer Infektionskrankheit die Veranlassung. Die Abkapselung und Narbenbildung braucht für das spätere Leben keinen Schaden zu hinterlassen oder es folgen Erscheinungen, wie sie der chronischen Myocarditis resp. Myodegeneratio cordis zukommen.

Die Entartungen des Herzmuskels.
Myodegeneratio cordis. Myocarditis chronica.

Wir kommen zum großen Abschnitt der Herzmuskelentartung und der Myocarditis chronica.

Anatomisch unterscheidet man erstens die einfache **braune Atrophie** des Herzmuskels. Das Herzfleisch sieht braunrot aus, die Muskelfibrillen sind verschmälert, zeigen leichte Vermehrung der Körnchen, sekundäre Wucherung des Bindegewebes zwischen den einzelnen Bündeln. Einfache braune Atrophie stellt sich gewöhnlich als Teilerscheinung allgemeiner Unterernährung, im höheren Alter, bei erschöpfenden Krankheiten mancher Art ein.

Die **fettige Entartung** kann den ganzen Herzmuskel oder nur Teile desselben, das rechte oder linke Herz in verschiedenem Grade befallen, auch häufig herdweise auftreten. Die höchsten Grade sieht man bei der akuten gelben Leberatrophie und bei der Phosphorvergiftung. Da scheint vom Muskel gar nichts übrig zu sein, er ist ersetzt durch eine ganz weiche, ockergelbe Masse und die mikroskopische Untersuchung zeigt, daß an die Stelle der kontraktilen Substanz der Muskelfasern ganz kleine und etwas größere Fettröpfchen getreten sind, zwischen denen sich noch einzelne, auch stark verfettete, Fibrillen erhalten haben. In den schwächeren Graden ist der Herzmuskel auch gelb von Farbe, schlaff, matsch, das Protoplasma getrübt, von kleinsten Fettröpfchen bestäubt, zum Teil ersetzt. Bei herdweisem Auftreten wechseln die gelben Stellen mit solchen von rötlicher oder braunrötlicher Farbe ab, deren Untersuchung noch normale oder annähernd normale Fibrillen erkennen läßt. Diese fettige Entartung des Herzmuskels darf nicht verwechselt werden mit der **fettigen Infiltration**, wobei entlang dem Bindegewebe sich größere, makroskopisch gut erkennbare Fettmassen zwischen den Muskelbündeln vom Epikard her einschieben, in dem sich ebenfalls ein, mitunter sehr starkes, Lager von Fettgewebe entwickelt hat. Bei einer solchen **Adipositas cordis** bleibt dann freilich später die fettige Degeneration der einzelnen Fibrillen auch nicht aus und wenn man will, kann man dann von einem **Fettherz, Cor adiposum** sprechen, von dem früher bei Ärzten und im Publikum so viel die Rede war, und von dem es jetzt, nicht ganz mit Recht, viel stiller geworden ist. Die fettige Degeneration kann auch das Papillarsystem und das Treibwerk in verschiedenem Grade befallen. Sie kann Folge allgemeiner oder lokaler Ernährungsstörung sein; ein Mißverhältnis von Nahrungszufuhr und Stoffverbrauch, von assimilierenden und dissimilierenden Vorgängen führt dazu; jedes hypertrophische Herz verfällt ihr mit der Zeit.

Eine besondere Bedeutung beansprucht die **Myomalacia cordis**, die sich einstellt, wenn die Kranzarterien durch Sklerose und Atherom starr geworden sind, wenn ihr Lumen durch Wandverdickung oder auch durch Embolie mehr oder weniger verengt oder verschlossen ist. Die schlecht ernährte Muskelsubstanz geht zugrunde und wird durch neugebildetes Bindegewebe ersetzt. Das kann in sehr vielen kleinen Herden geschehen, die weiß aussehen, so daß die Schnittfläche des Herzens weiß gesprengelt erscheint und das **getigerte Herz** darstellt. Oder die Degeneration entwickelt sich an einer Stelle, oder an einer in besonders hohem Grad, so gern an der Spitze. Dann bleibt vielleicht hier von kontraktiler Substanz gar nichts übrig, das Narbengewebe, das zum Ersatz sich da entwickelt hat, hilft bei der Herzkontraktion nicht mit, schließt nur die Lücke. Dann hält es aber dem systolischen Druck auf die Dauer auch nicht stand, baucht sich nach außen vor und so kommt ein sogenanntes **partielles Herzaneurysma** zustande. Was Sklerose und Atherom als Altersveränderung herbeiführen, kann die Syphilis als Endarteriitis auch schon viel früher zuwege bringen.

Ähnliche weißliche Herde im Herzmuskel, die durch Granulationsgewebe und Narbenbildung auf dem Boden leichterer Infektionen auch Intoxikationen, wie man glaubt namentlich durch Alkohol entstehen, tragen den Namen der Myocarditis chronica. Klinisch unterscheidet sie sich nicht wesentlich von anderen nicht entzündlichen Formen der Myodegeneratio cordis und soll auch hier zusammen mit ihnen besprochen werden.

Auch die vakuolären, hyalinen Degenerationen, die anatomisch unterschieden werden, können keine besondere klinische Absonderung beanspruchen. Im ganzen werden myokarditische Herde mehr im linken, fettige Entartung mehr im rechten Ventrikel gefunden.

Man darf sich nicht vorstellen, daß wir diese Veränderungen am Herzmuskel mit großer Sicherheit diagnostizieren können. Wohl weisen manche Krankheitsbilder auf die chronische Myodegeneratio oder auf eine Myocarditis, andere auf Verfettung hin, bei wieder anderen ist braune Atrophie nicht unwahrscheinlich, aber abgesehen davon, daß Mischformen vorkommen, so können wir über die Form und namentlich auch über den Grad, bis zu dem der Krankheitsprozeß im Muskel bereits vorgeschritten ist, oft nur Vermutungen hegen, die noch dazu sehr oft trügen. Man weiß, daß die Herztätigkeit durch die Entartung des Herzmuskels geschädigt wird, aber Funktionsstörung und pathologisch-anatomische Prozesse scheinen durchaus nicht immer auch nur annähernd parallel zu gehen. Häufig findet man da, wo der Tod gar nicht dem Versagen der Herzkraft zur Last gelegt werden kann, wo er durch irgend eine andere Ursache, sogar z. B. durch ein Trauma, herbeigeführt wurde, einen ganz schlaffen und so stark degenerierten Herzmuskel, offenbar nicht von gestern, so daß man sich nur wundern kann, wie das Herz mit dem bißchen von gutem Muskel, was übrig blieb, überhaupt noch die zum Leben notwendige Arbeit bis zuletzt hat leisten können. Bei dem oben angeführten Beispiel der akuten gelben Leberatrophie ist die noch funktionstüchtige Muskulatur oft auf ein Minimum reduziert und damit hat der Kranke doch noch Tage, wenigstens noch Stunden gelebt. Und andere Male: offenkundiger Herztod mit Stauungserscheinungen, einem terminalen Lungenödem oder einem Herzschlag und post mortem ist man froh, am Herzen ein wenig fettige Degeneration, einen etwas schlaffen Muskel, ein paar Stellen mit Bindegewebswucherung als „Todesursache" zu finden! (Die „Segmentation", wobei die Kittleisten zwischen den einzelnen Muskelfasern sich lösen und ein Zerfall der Muskulatur in einzelne Teile sich vollzieht, ist als agonale Erscheinung, nicht als Todesursache anzusehen). Das eine Mal ist eine schwere Herzmuskelkrankheit deutlich und mit Sicherheit diagnostiziert und damit hält sich der Kranke Jahre, viele Jahre über Wasser, andere Male kommt ein rascher Zusammenbruch oder eine Katastrophe, wo weder der Kranke noch seine Umgebung, vielleicht auch der Arzt keine Ahnung hatte, daß das Herz überhaupt krank sei. So kann es sich verhalten und verhält es sich wirklich in nicht wenigen Fällen, in vielen aber machen die Muskeldegenerationen doch Erscheinungen, die mit der notwendigen Reserve auch einen Rückschluß auf das pathologisch-anatomische Geschehen und eine mehr oder weniger sichere Aussicht in die Zukunft erlauben.

Ein Teil der Erscheinungen sind einfach die schon geschilderten der Herzschwäche. Namentlich die braune Atrophie pflegt oft nur das Bild des schwachen Herzens zu liefern. Hierher gehören namentlich die Herzen, die durch erschöpfende Krankheit, fortgesetzte Blutverluste, durch Infektionskrankeiten atrophisch und kraftlos geworden sind. Eine Verkleinerung des Herzens kommt hier nicht öfter vor als bei Gesunden auch, der reduzierte Herzquotient zeigt normale Werte 14—18, auch der Blutdruck braucht nicht herabgesetzt zu sein. Wirklich verlaufen solche Fälle oft ganz symptomlos und wenn nicht zufällig eine Autopsie stattfindet, bleibt die braune Atrophie für immer verborgen. Sie kann auch jedenfalls zurückgehen und der atrophisch gewordene Herzmuskel kann sich wieder erholen, die Fibrillen können ihre frühere Dicke und Beschaffenheit wieder annehmen, wenn Ernährung und Kraft des ganzen Körpers sich wieder hebt. Das früher gezeichnete Bild der Herzschwäche braucht hier nicht wiederholt zu werden. Wenn es sich bei einer Kachexie oder nach einer soeben überstandenen akuten Infektionskrankheit entwickelt, so ist einfache braune Atrophie des Herzmuskels wahrscheinlich, eine Komplikation mit schwererer Entartung aber keineswegs ausgeschlossen.

Auch bei der letzteren steht der verschlechterte Kreislauf im Vordergrund der Erscheinungen; bei der gewöhnlich schleichenden Entwicklung ist es bald das eine Symptom, bald das andere, was den Anfang macht und zuerst die Aufmerksamkeit des Kranken oder des Arztes auf sich zieht.

Frühsymptom kann z. B. Atemnot sein, die sich bei lebhafter Bewegung, beim Treppensteigen einstellt, andere Male ist es ein asthmatischer Anfall, der den ahnungslosen Kranken nachts aus dem Schlafe weckt. Andere klagen über Schwindel, Kopfweh, schlechten Schlaf. Oder sie fühlen auf einmal, daß sie ein Herz haben, sie spüren Druck oder Beklemmung in der Brust oder sie klagen, daß der Leib sie drücke und als Ursache findet man bereits eine geschwollene, eine Stauungsleber, nicht ohne daß auch schon cyanotische Verfärbung an den Endphalangen, den Lippen und der Nase, den Wangen, sich jetzt bemerkbar machte. Oder es ist gar ein, anfangs flüchtiges, Knöchelödem, das die Kranken erschreckt. Sogar ein geringer, kaum nachweisbarer Aszites oder Hydrothorax kann anscheinend Frühsymptom sein. In manchen Fällen sind die Empfindungen am Herzen das erste, was die Kranken aufmerksam macht und ängstigt, indem unregelmäßige Schlagfolge, namentlich Aussetzen des Herzschlags sich bemerkbar macht. Aber nicht selten bekommt man zufällig beim Fühlen des Pulses zuerst den Verdacht auf ein Herzleiden. Denn die zweite wichtige Veränderung bei der Degeneration des Herzmuskels betrifft die Schlagfolge des Pulses, den Rhythmus. Man kann sogar behaupten, daß Allorhythmie notwendig mit zum Krankheitsbilde gehört, während anderen Herzaffektionen, wenn sie nicht mit Degeneration des Muskels verknüpft sind, auch der einfachen braunen Atrophie, die Allorhythmie fremd ist. Die Formen der Allorhythmie sind bereits besprochen worden; manchmal kann man sie in Zusammenhang mit anatomischen Veränderungen an ganz bestimmten Herzteilen bringen, also geradezu eine topographische Herzdiagnose stellen.

Dies trifft vornehmlich zu bei der queren Dissoziation, bei der Allorhythmie durch Leitungsstörung.

Das Bündel für die Leitung zwischen Vorhof und Kammer entspringt an der Hinterwand des rechten Vorhofs, nahe der Vorhofsscheidewand in der Atrioventrikularfurche. Unter mehrfachem Fasernaustausch legt es sich der oberen Hälfte der Kammerscheidewand an. Es zerfällt in 3 Teile, den Vorhofsteil, den Tawaraschen Knoten und das Kammerbündel. Das Vorhofsbündel kann durch fettige Degeneration, durch Narbenbildung und Schwielen geschädigt und ganz unterbrochen werden. In dieser Hinsicht wirkt Sklerose der Kranzarterien verderblich, namentlich Syphilis der Intima, auch ein Gumma kann sich direkt in einem Teil des Leitungsbündels entwickeln. Meist wird der Stamm des Bündels oder der Knoten, seltener werden die Schenkel befallen. Das Leitungsbündel kann aber auch teilnehmen an einer verbreiteten Entartung des Herzmuskels, namentlich der Muskulatur des rechten Vorhofs. Dem begegnet man z. B. bei chronischer Überdehnung durch Mitralfehler. Bald handelt es sich um vollständige Dissoziation, bald nur um Schädigung, Erschwerung, vielleicht auch Verlangsamung der Leitung.

Die vollkommene Dissoziation gehört zur Gruppe der Allorhythmien mit erhaltener Periode. Der Radialpuls schlägt in der Minute 30—40 mal, und der Vorhof doppelt so schnell. Das kann man mitunter ohne jedes Hilfsmittel erkennen, zumal der Venenpuls gewöhnlich stark ausfällt, was schon von Stokes beobachtet wurde. Der Ventrikel ist dabei dem Einfluß des Vorhofs ganz entzogen, die Zentren II. Ordnung liefern die Reize, oder bei Zerstörung des Tawaraknotens die der III. und der Ventrikel schlägt automatisch weiter. Der sichere Nachweis wird durch die Untersuchung des Venenpulses und des Elektrokardiogramms erbracht. Im Venenpuls kommt die a-Welle rund doppelt so oft als die v-Welle und im Elektrokardiogramm (Fig. 20) die P-Zacke rund doppelt so oft als die R-Zacke. Ist der Ventrikel längere Zeit vom Einfluß des Vorhofs abgeschnitten, so bequemt er sich seiner Aufgabe oft so an, daß er die Zahl der automatisch ausgelösten Kontraktionen steigert, manchmal bis zur normalen Frequenz; sogar 90 Schläge in der Minute hat man bei völliger Dissoziation entstehen sehen.

In manchen Fällen schlägt der Ventrikel automatisch, weil im Vorhof gar keine Reize gebildet oder weitergeleitet werden, weil der Vorhof gelähmt ist, dann fehlt im Venenpuls die a-Welle und im Elektrokardiogramm die P-Zacke. Oder es ist die Leitung vom Sinus bis zum Atrioventrikularknoten geschädigt oder erschwert, dieser selbst aber noch leistungsfähig. Dann übernimmt der letztere die Leitung als Zentrum II. Ordnung und die Zentren III. Ordnung in der Ventrikelwand kommen nicht zur Geltung. So entsteht die atrioventrikuläre Schlagfolge (nodal rhythm.), die Vorhöfe und die Ventrikel bekommen den Reiz zur Kontraktion vom Tawaraknoten und schlagen annähernd gleichzeitig. In der V. jugularis kommt ein systolischer Venenpuls, da Vorhof und Ventrikelsystole annähernd zusammenfallen und manchmal ist nicht zu erkennen, ob der Vorhof überhaupt schlägt. Die Entscheidung kann das Elektrokardiogramm liefern durch die Kürze des P.—R. Intervalls, das zwischen der Vorhof- und Kammersystole liegt. Bei atrioventrikulärer Reizung ist es natürlich verkürzt. Für gewöhnlich erreicht der Reiz vom Sinus aus zuerst den Vorhof und dann, merklich später, die Kammern. Wird aber der Reiz an der Atrioventrikulargrenze gebildet, so erreicht er den Vorhof nicht viel früher rückwärts als vorwärts die Kammer. Demgemäß beträgt dann das zeitliche Intervall zwischen P. und R. niemals mehr als 0,1 Sek. Gewöhnlich ist außerdem die P-Zacke umgekehrt.

So lang der Vorhof gut arbeitet, kann in der Ruhe der Blutbedarf des Körpers noch hinlänglich gedeckt und indem das Schlagvolumen aufs doppelte steigt, kann das Minutenvolumen auf der normalen Höhe gehalten werden. Schon bei leichterer äußerer Arbeit kommt aber die Leistung des Herzens der Mehrforderung nicht in dem Maße nach wie bei einem Gesunden.

Mitunter kommt es im Verlauf des Herzblocks zu einer noch weiteren, anfallsweise auftretenden Verlangsamung des Pulses mit Verlust des Bewußtseins. Es ist dies der Adams - Stokessche Symptomenkomplex. Es wird den Kranken schwindelig, sie werden bewußtlos, die Pulsfrequenz sinkt ganz bedeutend, oft unter 10 in der Minute; bis zu 5 Schlägen wurden gezählt. Die Herztöne, an Zahl dem Puls entsprechend, sind dumpf, das Gesicht ist anfangs manchmal blaß, dann cyanotisch, die Pupillen sind weit, reagieren aber auf Lichteinfall, die Atmung wird schnarchend und zeigt oft typisches Cheyne - Stokessches Schwanken im Rhythmus. Der Puls bleibt in manchen Fällen auch bei der äußersten Verlangsamung periodisch, manchmal wird er unregelmäßig oder unregelmäßiges Aussetzen leitet wenigstens den Anfall ein. Manchmal kommen Zuckungen in Armen und Beinen, meist nicht von großer Heftigkeit, doch kann das Bild des epileptischen Insults vorgetäuscht werden. Nach dem Erwachen erinnert sich der Kranke an gar nichts, was mit ihm vorgegangen ist, fühlt sich aber in der Regel müde und abgeschlagen. Im allgemeinen kann das Bild, wenn man den Kranken nicht von früher her kennt, auch mit einem Schlaganfall verwechselt werden. Es fehlt aber die konjugierte Deviation der Bulbi, der Muskeltonus ist beiderseits gleich und auch die Reflexe auf beiden Seiten in gleicher Weise und auch gleich stark auszulösen. Kein Reflex ist in dieser Hinsicht wichtiger als der Obliquusreflex, der bei beiden Geschlechtern geprüft werden kann. Beim Streichen der Innenfläche der Oberschenkel von unten nach oben erfolgt eine Kontraktion der Fasern des M. obliquus internus, oberhalb des Ligamentum Poupartii und diesem parallel verlaufend; beim Mann zieht sich zugleich auch der Cremaster zusammen. Beim epileptischen Insult sind die Pupillen lichtstarr, Zungenbiß kommt beim Adams-Stokesschen Symptomenkomplex nicht vor.

Augenscheinlich versagen in einem solchen Anfall auch die Zentren III. Ordnung in der Ventrikelwand und erholen sich erst allmählich wieder. Die Folge ist eine schwere Zirkulationsstörung im Gehirn, eine intensive akute Adiaemorhysis und wie allemal reagiert die graue Rinde des Großhirns am raschesten und stärksten darauf, in Form von Lähmung (Bewußtlosigkeit), während die Zentralwindungen auch in Reizzustand geraten können, woraus dann die epileptiformen Zuckungen folgen. Vielleicht ist dann auch ein Teil der intensiven Pulsverlangsamung auf Vagusreizung zu beziehen. Daß die Medulla oblongata mitbeteiligt wird, geht aus der veränderten Atmung, dem Cheyne-Stokesschen Phänomen hervor, manchmal wird der Anfall sogar durch vollständigen Atmungsstillstand, durch Apnoe, eingeleitet und erst später setzt der Puls aus und wird dann aufs äußerste verlangsamt. Der Adams-Stokessche Symptomenkomplex stellt immer einen unmittelbar lebensgefährlichen Anfall dar, manchmal erwachen die Kranken nicht wieder, wenn nicht das erste, dann ein anderes Mal, denn die Anfälle pflegen sich, wenn sie sich auf dem Boden der Dissoziation entwickeln, in ganz unbestimmbaren Pausen zu wiederholen. Die Dissoziation ist übrigens nicht die einzige Ursache für die Adams-Stokessche Krankheit, wenn sie auch den Boden dafür am besten vorbereitet. Namentlich kommen solche Anfälle auch durch extrakardiale Affektionen, durch Vagusreizung vor. Der Vagus wirkt auf die Kammermuskulatur und kann seinen hemmenden Einfluß auch bei intaktem oder nur wenig geschädigtem Leitungssystem entfalten, am besten freilich bei Dissoziation. Solche extrakardial bedingten Anfälle geben eine andere und wesentlich bessere Prognose. Sie werden durch den Atropinversuch erkannt (Anh. 71). Bradykardien, die auf Vagusreizung beruhen, gehen auf eine subkutane Injektion von $^1/_2$ bis 1 Milligramm Atropin zurück, Bradykardien durch Herzmuskeldegeneration nicht. Die Therapie ist zu führen wie bei einem Anfall von Herzschwäche überhaupt. Tieflegen des Kopfs, Hautreize, Reiben der Herzgegend, Senfteige aufs Herz, heiße Hand- und Fußbäder werden empfohlen. Kampfer und Äther subkutan sind angezeigt, auch von Physostigmin (Anh. 70) mit Kampfer zusammen wird Gutes berichtet. Digitalis und ihre Präparate, Strophantis, Spartein und ähnliche Mittel, die den Puls verlangsamen, sind kontraindiziert.

Nicht in allen Fällen führt eine Läsion des Leitungsbündels zu völligem Herzblock und nicht in allen Fällen treten die Zentren III. Ordnung für sich allein in Tätigkeit, es kann, wie schon erwähnt, auch der Tawaraknoten die Führung übernehmen. Das geschieht z. B., wenn die Reize im Sinusknoten zu selten gebildet werden oder zu selten in Wirksamkeit treten. Sobald ihre Zahl in der Minute auf 40 sinkt, so geht die Herrschaft an den Atrioventrikularknoten über. Prognostisch sind solche Fälle, in denen nur eine mehr oder weniger bedeutende Bradykardie hervorgerufen wird, und wobei der Puls teils periodisch, teils ohne erkennbare Periode erzeugt wird, durchaus nicht immer besser als völlige Dissoziation. Gerade bei der letzteren kommt es, wie es scheint, leichter zu einem Ausgleich durch die Zentren III. Ordnung, die sich allmählich den an sie gestellten Anforderungen anpassen. Mühsame Untersuchungen und Ausmessungen am Venenpuls und am Elektrokardiogramm müssen die Frage entscheiden, wie der Vorhof und der Ventrikel schlägt, was auf Reize im Sinus-, im Tawaraknoten, im Ventrikel zu schieben ist, worüber das Wichtigste schon früher gesagt wurde.

Eine Überleitungsstörung kann eintreten, wenn der Vorhof selbst gelähmt und das Leitungsbündel unterbrochen oder geschädigt ist, aber auch dann, wenn dem Vorhof zu viel Reize in der Zeiteinheit, aber schwächer zufließen. Beim Flimmern und Flattern der Vorhofsmuskulatur wird nicht nur die Fortbewegung des Bluts gegen die Kammer hin beeinträchtigt und fällt die aktive Kontraktion des Vorhofs in der Präsystole kraftlos aus, sondern es vermögen von den vielen Reizen, die bei intakter Leitung den Kammern zugeführt werden, doch nur wenige eine Systole auszulösen. So kann auch hierdurch Kammerbradykardie beträchtlichen Grades erscheinen. Dann ist das Bild des Venenpulses verändert, die a-Welle kommt sehr frequent, ist niedrig oder fehlt und im Elektrokardiogramm wird eine in feinen Schwingungen oszillierende Linie an der Stelle gezeichnet, die der Vorhofserregung entspricht, also an der P-Zacke und von hier bis zur R-Zacke (Fig. 20).

Vor allem muß bei jeder Bradykardie durch Auskultation des Herzens, durch das Kardiogramm oder das Elektrokardiogramm festgestellt werden, ob sie eine perfekte ist, ob der Ventrikel wirklich sich zu selten zusammenzieht, oder ob sie nur dadurch vorgetäuscht wird, daß eine Anzahl von Systolen frustran bleibt. Dann kommt die zweite Frage, ob sie im Herzen selbst oder durch extrakardiale Einwirkung vom Vagus her entsteht. Hier setzt die Allgemeinuntersuchung, auch die Anamnese ein. Hirndruck und Störungen des Verdauungstraktus, auch Vergiftungen können ja, wie wir schon gehört haben, durch Vagusreizung eine Pulsverlangsamung herbeiführen. Kann das alles ausgeschlossen werden, so kann man auch ohne die kostbaren Instrumente wenigstens den dringenden Verdacht auf Leitungsstörung schöpfen, wenn der Puls periodisch bleibt und in seiner Frequenz auf etwa die Hälfte des Normalen, auf 30 bis 42 Schläge in der Minute sinkt. Gelingt es, am Venenpuls eine etwa doppelt so große Frequenz zu konstatieren, so ist die Diagnose auf Dissoziation mit großer Wahrscheinlichkeit gerechtfertigt. Die genauere Analyse des Falls, wie sich der Vorhof verhält, ob die Ventrikelsystolen durch den Tawaraknoten oder durch die Zentren III. Ordnung ausgelöst werden, kann nur durch das Studium der Venenpulskurve erfolgen, wobei das Elektrokardiogramm auch noch eine sehr erwünschte Bestätigung liefern kann.

Eine Störung in der Leitung ist immer eine ernste Sache, auch ohne Anfälle von Adams - Stokesschem Symptom. Es gibt frisch entstandene Formen, z. B. bei Rheumatismus acutus und Carditis, die wieder zurückgehen können. Ich habe das schon gesehen. Es bleibt aber dann für Jahre ein wenig leistungsfähiges Herz mit Neigung zu Bradykardie zurück. Die gewöhnlichen chronischen Formen haben, schon wegen der Grundkrankheit, Sklerose und Atherom, wie alle Herzdegenerationen die Neigung zum Fortschreiten. Nur wo Syphilis zugrunde liegt, besteht Aussicht auf Heilung durch Quecksilber (Anh. 69), Jod (Anh. 64 mit 67), Salvarsan. Eine sorgfältige Untersuchung auf Lues darf deswegen nie unterlassen werden; die meisten legen dabei Wert auf den Ausfall der Wassermannschen Reaktion. Der Ausgang ist entweder ein rasch tödlicher, z. B. in einem Adams - Stokesschen Anfall oder sonst durch Asystolie des Herzens oder es entwickelt sich allmählich ein Bild zunehmender Stauung, der der Kranke, meist in der Form des Lungenödems oder auch einer Embolie, erliegt. Die Therapie wird wie bei einem schwachen Herzen geführt. Jodkali ist in jedem Fall zu versuchen, Koffein (Anh. 38), Atropin (Anh. 71), Physostigmin (Anh. 72) sind die Hauptmittel. Herzgifte, die die Diastole verlängern, wie Digitalis, sind zu vermeiden oder höchstens mit Atropin zusammen zu geben (Anh. 72), Alkoholika sind gestattet, finem versus kommt noch der Kampfer und der Äther zu seinem Recht.

Extrasystolen und Herzbigeminie, folglich auch Aussetzen des Pulses, können auch bei Gesunden unter dem Einfluß psychischer Erregung sich einstellen, um dann aber meistens rasch wieder zu vergehen. Auch bei acuten Krankheiten und in der Rekonvaleszenz darnach können sie beobachtet werden. Oft sind sie, namentlich nur sehr selten auftretende Zwischenschläge (Pulsus intercidens), eine im ganzen harmlose Erscheinung, die den Kranken anfangs ängstlich macht und quält, bis er sich daran gewöhnt hat und sie nicht mehr beachtet. Es gibt Fälle von aussetzendem Puls, durch Extrasystolen bedingt, die jahrzehntelang, bis ins hohe Greisenalter bestehen ohne die Gesundheit und Leistungsfähigkeit des Trägers merklich zu beeinflussen, obwohl jede Extrasystole eigentlich Verschwendung von kinetischer Energie bedeutet.

Können so Extrasystolen und Bigeminie ziemlich harmlose Erscheinungen sein, wovon man sich überzeugt, wenn sie einmal ein paar Jahre bestanden haben, ohne daß sonst bedenkliche Zeichen am Herzen sich einstellen, so sind sie andererseits doch auch oft genug Teilerscheinungen ernster Herzmuskeldegenerationen. Auch werden Katastrophen, wie z. B. der plötzliche Verschluß der Kranzarterien, nicht selten eingeleitet durch das Auftreten von Extrasystolen. Sie komplizieren namentlich auch gern andere Abweichungen vom Rhythmus und machen, z. B. bei Beschleunigung oder Verlangsamung des Pulses, durch ihr Auftreten, daß der Puls gar keine Periode mehr erkennen läßt und ganz unregelmäßig wird. Es wird wohl keinen Fall von Delirium cordis geben, bei dem nicht auch Extrasystolen eine Rolle spielen, vielleicht sogar eine heilsame, indem an die Stelle geschädigter Zentren I. Ordnung solche II. oder III. Ordnung vikariierend getreten sind.

Damit kommen wir zu dem unregelmäßigen Puls $\varkappa\alpha\tau'$ $\dot{\varepsilon}\xi o\chi\dot{\eta}\nu$, der Arrythmia perpetua.

Die Arrythmia perpetua[1]) ist „eine durch Extrasystolen komplizierte Störung in der Bildung der Ursprungsreize". Sie ist dauernd, gleich bei rascher und bei langsamer Frequenz. Das Zählen des Pulses ist oft schwierig, weil viel frustrane Systolen dabei sein können, die sich am Radialpuls nicht geltend machen. Die A. p. kommt bei Myocarditis mit und ohne Sklerose der Koronararterien vor, auch bei einfacher Überdehnung des rechten Vorhofs durch Insuffizienz der Tricuspidalis oder durch Klappenfehler am linken venösen Ostium. Ganz das gleiche Bild kann vorübergehend bei einfachen Erschöpfungszuständen des Herzens, durch Vergiftungen und auch durch nervöse Einflüsse hervorgebracht werden, hat dann aber eine andere klinische und wesentlich bessere prognostische Bedeutung. Bei Dekompensation von Klappenfehlern kommt die A. p. vor und vergeht wieder, wenn die Herztätigkeit sich bessert und der Klappenfehler wieder kompensiert wird. Der Vorhof kann gelähmt sein oder der Sinusreiz ist blockiert und es besteht Reizung des Atrioventrikularbündels. Namentlich können sich an der Stelle des Sinus coronarius heteronome Reize bilden. Eine allen Fällen gemeinsame anatomische Veränderung gibt es nicht, allen aber sind Zeichen gemeinsam, die auf eine Erschwerung der Funktion des

---

[1]) „Pulsus irregularis perpetuus" ist barbarisches Latein. Es müßte wenigstens heißen perpetue!

rechten **Vorhofs** hinweisen. Der Sinusknoten ist geschädigt oder ermüdet, daneben besteht eine übermäßige Reizbarkeit des Vorhofs und von hier aus können durch Flimmern Extrasystolen ausgelöst werden. Meistens ist es aber nicht eigentlich Flimmern, sondern nur, allerdings recht beträchtliche Tachykardie des Vorhofs (Flattern), was vorliegt. Beim „Flimmern" ziehen sich die einzelnen Muskelbündel ganz regellos, fast jedes für sich zusammen, was die Blutbewegung gar nicht fördert, beim „Flattern" sind es kraftlose, außerordentlich rasch sich folgende Systolen, die einigermaßen das Blut noch forttreiben können, mechanisch aber auch nicht viel nützen. Nur wenige davon, die stärkeren, setzen sich durch das Hissche Bündel auf den Ventrikel fort und lösen hier Systolen aus. So kann es zur Bradykardie am Radialpuls bei bestehender Tachykardie des Vorhofs kommen und diese ist ein Zeichen erhöhter Reizbarkeit im Vorhof, die auftritt während der Sinusknoten die Herrschaft verloren hat.

Das Elektrokardiogramm gibt als charakteristisches Bild eine starke Tachysystolie der Vorhöfe, sehr häufige P-Zacken und daneben eine ganz arrythmische Systolie der Kammern (R-Zacken). Die Vorhöfe können 200 bis 300, sogar 500 mal in der Minute schlagen, rhythmisch oder auch arrythmisch. Der R. T.-Komplex kommt in regelloser Folge, ist aber sonst nicht verändert. Dieses Bild der unkomplizierten Form wird geändert, wenn Vorhofflimmern dazu kommt, die Gegend der P-Zacke bis zur R-Zacke fein oszilliert und wenn sich noch eingestreute Kammersystolen dazugesellen.

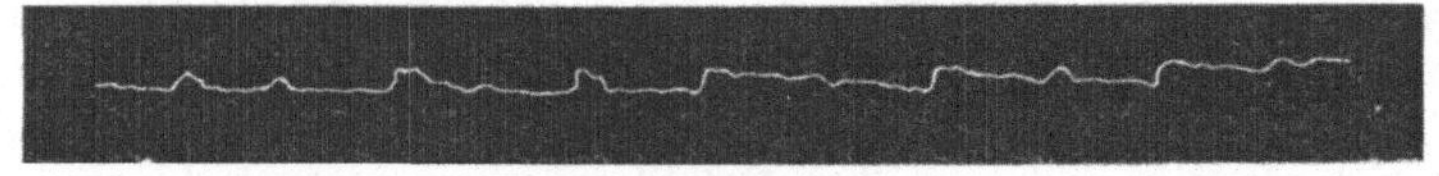

Fig. 56.
Pulsus parvus irregularis.

Die Tachysystolie des Vorhofs wird durch heteronome Reize in der Vorhofswand ausgelöst, die nicht alle vom Ventrikel beantwortet werden. So kann ventrikuläre Bradykardie bei bestehender Vorhofstachysystolie entstehen, wenn z. B. durchschnittlich jeder vierte Reiz im Ventrikel eine Kontraktion auslöst. Dann liegt nur eine schwächere Form der Leitungsstörung zugrunde. Bedingung für diese Form ist, daß das Hissche Bündel überhaupt noch leitet, sonst kommt völlige Dissoziation und die Kammer bildet in ihren tertiären Zentren den Reiz selber und schlägt, selten zwar, in der Regel 30—40 mal in der Minute, aber meist rhythmisch.

Die Schlagfolge ist aber auch bei der Arrythmia perpetua vom Nervensystem abhängig, unter dessen Einfluß bald eine größere, bald eine kleinere Zahl von Überleitungen auf den Kammermuskel stattfindet, resp. von diesem beantwortet wird. So gibt es eine A. p. mit normaler, erhöhter oder herabgesetzter Pulsfrequenz. Da die Systolen des Ventrikels oft mit verschiedener Stärke erfolgen, werden die Pulswellen auch ungleich an Höhe und so wird ein ungemein wechselndes, ganz unregelmäßiges Pulsbild (Fig. 56) erzeugt, an dem gar keine Periode mehr zu erkennen ist. Ist dabei auch noch die Pulsfrequenz gesteigert, so liegt das sog. „Delirium cordis" vor, das auch auskultatorisch am Herzen an den frequenten, ganz unregelmäßigen und verschieden lauten Herztönen festgestellt werden kann. Am Venenpuls fehlt die a-Welle oder fällt mit der v-Welle zusammen, die dann manchmal höher wird, eine „plumpe Form" annimmt. A. p. kann einerseits in Bradykardie und Herzblock übergehen, zeigt andererseits Neigung zu anfallsweise auftretender Pulsbeschleunigung; die „paroxysmale Tachykardie" ist dabei mitunter deutlich abhängig vom Nervensystem, stellt sich z. B. gern bei psychischer Erregung ein.

Der Pulsus alternans, bei dem regelmäßig auf eine große Welle eine kleine folgt, unterscheidet sich von einem P. bigeminus, indem bei ihm die kleine Welle genau zwischen zwei großen in der Mitte steht, häufiger sogar der nachfolgenden näher, während beim Pulsus bigeminus im Gegenteil die zweite (extrasystolische) Pulswelle der vorangehenden näher, höchstens bei Extrapulsverspätung in die Mitte zu liegen kommt. Sonst ähneln sich die beiden Pulsformen außerordentlich und werden auch ganz gewöhnlich miteinander verwechselt. Die ganz sichere Unterscheidung ist nur mit allen feinen Hilfsmitteln der Diagnostik zu treffen und da bleibt in der Literatur kaum ein Dutzend einwandfreier Fälle von Pulsus alternans übrig, die veröffentlicht wurden seitdem Traube 1873 zuerst die Aufmerksamkeit auf eine besondere Pulsform gelenkt hat, „in der immer ein starker mit einem schwachen Herzschlag abwechselt." Der erste Herzton ist gleich laut bei der großen wie bei der kleinen Welle, dagegen läßt die Herzstoßkurve abwechselnd große und kleine Erhebungen erkennen. Sogar ein alternierender Vorhofspuls soll vorkommen. Namentlich durch die Untersuchungen von W. Straub hat es sich mit Sicherheit ergeben, daß der Pulsus alternans gar kein allorhythmischer ist, sondern nur auf einer Herabsetzung der Erregbarkeit und auf einer Schwäche des Muskels beruht, die sich nach jeder Systole in vermehrtem Grade gegenüber der Norm geltend macht. Die zeitliche Differenz zwischen zwei großen Pulsen entspricht der doppelten eigentlichen Pulsperiode, nach jeder ordentlichen Systole ist der Muskel aber so erschöpft, daß er etwas längere Zeit braucht um auf den vom Vorhof kommenden Reiz zu antworten, daher die Verspätung der zweiten Welle, die zudem auch kleiner ausfällt. Der Ventrikel hat sich bei der letzteren weniger angestrengt, konnte sich erholen und dann kommt zur richtigen Zeit eine neue, diesmal kräftigere Kontraktion. Der Pulsus alternans ist demgemäß immer ein Zeichen von Muskelschwäche und verdient die ernste prognostische Bedeutung, die ihm schon die älteren Ärzte zuschrieben. Die Herzschwäche ist entweder eine absolute, oder sie kann auch nur eine relative sein gegenüber besonders großen peripheren Widerständen. So kommt Pulsus alternans vornehmlich bei Schrumpfniere mit hohem Blutdruck vor, nicht selten zusammen mit Angina pectoris. Je größer die Pulsfrequenz, desto leichter und stärker tritt das Alternieren auf. Der Pulsus alternans kommt häufiger und stärker bei hoher Pulsfrequenz zustand, deshalb wird er durch Körperarbeit verstärkt, manchmal erst bei dieser deutlich. Umgekehrt kann er durch Vagusreizung beseitigt werden, was eigentlich auffallend ist, da dem Vagus negative inotrope Wirkung zugeschrieben wird.

Abweichungen im Pulsbild kommen vor, es können zwei kleine Pulse aufeinander folgen, wenn einmal nach einem großen Puls eine längere Pause folgt. Die Pause zwischen großem und nachfolgendem kleinen Puls wird dann besonders groß, wenn bei der schwachen Systole die Anspannungszeit verlängert ist, ähnlich wie bei der Extrasystolenverspätung. Die Schlagfolge des Vorhofs und der Kammer ist ganz normal, der Rhythmus ist nicht gestört, nur die Dynamik. Straubs Untersuchungen der Druckkurve (Spannungskurve) ergaben, daß Alternans dann und nur dann auftritt, wenn die Frequenz so hoch und der Ablauf der Druckkurve so breit ist, daß der Druck noch nicht ausreichend gesunken ist, wenn der neue normale Kontraktionsreiz ankommt. Die zweite Kontraktion fällt um so kleiner aus, je früher im absteigenden Schenkel der neue Kontraktionsreiz einsetzt. Die Gesamtdauer der schwächeren Kontraktion ist erheblich verkürzt. Als Grund für den Pulsus alternans ist die Unvollständigkeit anaboler Stoffwechselvorgänge anzunehmen.

Pulsus alternans und bigeminus sind demnach grundsätzlich verschieden, doch können beide beim gleichen Kranken abwechseln und durch bloße Frequenzsteigerung kann ein Pulsus bigeminus zu einem echten Alternans werden. Alternans kann auch zum Halbrhythmus übergehen, dies tritt dann ein, wenn der kontraktionsfähige Zustand des Muskels sich so langsam einstellt, die anabolen Prozesse so geschädigt sind, daß jeder zweite normale Reiz vom Muskel überhaupt nicht mit einer Kontraktion beantwortet wird.

Die anderen Formen der Allorhythmien beruhen zum größten Teil auf einer Störung der reizbildenden und reizleitenden Teile des Herzens, der Pulsus alternans weist dagegen auf eine Schädigung des Treibwerks hin. Vor dem Gebrauch der Digitalis beim Pulsus alternans hat man gewarnt, besonders weil bei Tieren durch Digitalis ein Pulsus alternans sogar hervorgerufen werden kann, doch kann die Digitalis beim Menschen auch beim Pulsus alternans im allgemeinen günstig wirken und den Blutkreislauf verbessern, wenn auch das Alternieren bestehen bleibt.

Herzschwäche, namentlich im Verhältnis zu einem erhöhten Blutdruck, gehört bei Herzmuskelerkrankungen zum gewöhnlichen Bild. Demnach ist auch zu erwarten, daß die Anspannungszeit oft verlängert ist. Die Kennzeichen hierfür wurden schon früher (S. 119 ff.) zusammengefaßt. Dem Galopprhythmus der Herztöne begegnet man demgemäß häufig, dem Trommelschlag bei den Formen, die mit Atherom der Arterien oder Schrumpfniere verbunden sind, dem eigentlichen Galopp beispielsweise bei der Myodegeneratio nach Diphtherie. Sonst sind die Herztöne nicht verändert, Geräusche bedeuten, wenn sie nicht funktionell sind, was außer bei Atherom selten vorkommt, daß mehr vorliegt als nur Muskelerkrankung. Pendelschlag kommt bei den allerschwersten Muskeldegenerationen vor, sehr leise Töne finden sich, wie sonst auch bei Herzschwäche; namentlich der I. Ton kann ganz verschwinden.

Kurzatmigkeit ist eine sehr häufige Klage bei Herzmuskelerkrankungen. Sie tritt bei körperlichen Anstrengungen auf oder wird durch sie wenigstens bedeutend verstärkt. Oft kommt sie anfallsweise als Asthma cardiale und dann ganz gewöhnlich ohne erkennbare äußere Veranlassung mitten in der Nacht. Ein solcher Anfall kann anscheinend völlige Gesundheit als erstes Zeichen ernster Herzkrankheit unterbrechen. Druck, Schwere am Herzen wird oft geklagt, selten eigentlicher Schmerz; die so sehr gefürchteten „Stiche" in der Herzgegend sind nur selten auf eine Herzmuskelerkrankung zurückzuführen und zu allermeist als irradiiert vom Magen und Darm her zu deuten. Dagegen kommt den furchtbaren Anfällen der Angina pectoris die allerschwerste Bedeutung zu. Andeutungsweise sind es schmerzhafte Sensationen, die aber charakteristisch in den linken Arm, Ulnarrand, auch in Hals und Schulter ausstrahlen. In den leichtesten Graden werden nicht eigentliche Schmerzen, nur Parästhesien, Kribbeln, Taubsein, gewöhnlich im Kleinfinger der linken Hand, geklagt. Vielleicht gehört auch das Gefühl des „Schnürens" am Hals, das manche Kranke angeben, hierher. Ihren Höhepunkt erreichen die Herzschmerzen in den furchtbaren Anfällen der Angina pectoris, die ohne Atemnot oder zusammen mit der äußersten (Stenokardie) und mit den höchsten Graden der Todesangst einhergehen können. Namentlich Myomalacia cordis auf dem Boden von Atherom der Kranzarterien führt gern zu diesem entsetzlichen Krankheitsbild. Angstgefühle sind überhaupt bei Herzmuskelerkrankungen häufig. Veränderte Leistungsfähigkeit des Herzens, Stockung im Kreislauf tritt in verschiedenen Graden, bald unbemerkbar, andere Male bis zu den höchsten Graden, zum Hydrops, terminalem Lungenödem auf. Thrombose und Embolien sind häufig, sie können ihrerseits, wenn sie die A. coronaria oder ihre Äste betreffen, noch neue Herde von Myomalacia cordis setzen; diese finden sich vornehmlich im linken Ventrikel, während der rechte im ganzen mehr zur fettigen Entartung neigt. An die ischämische Nekrose im linken Ventrikel kann sich auch sekundäre chronische Endo- und Pericarditis mit Wucherung des Bindegewebes und Schwielenbildung anschließen. Verbreitete Schwielenbildung verläuft oft lange Zeit symptomlos oder mit auffallend geringen Beschwerden, bis dann auf einmal vielleicht ein stenokardischer Anfall die Reihe der schwersten Erscheinungen, die im raschen Ablauf zum Tode führen, eröffnet, oder es kommt der Tod ohne alle Mahnungen anscheinend mitten in voller Gesundheit und post mortem ist man dann erstaunt, Veränderungen am Herzmuskel, namentlich Schwielenbildung zu finden, die gewiß lange Zeit zu ihrer Ausbildung gebraucht haben.

So kann der „Herzschlag", wenn man will, die einzige Krankheitserscheinung bei manchen Herzmuskeldegenerationen sein: kaum sind die Leute krank, so haben sie krank zu sein schon aufgehört. Der Herzschlag bietet eine große Ähnlichkeit mit anderen Todesarten, namentlich mit dem Gehirnschlag, der durch Blutung oder seltener durch Embolie einer großen Gehirnarterie herbeigeführt wird. Kommt man zu spät, erst nach einer Katastrophe und ist der Tod bereits eingetreten, so kann die Diagnose mitunter unmöglich sein. Im allgemeinen kann man aber sagen, daß ganz rasch eintretende, fast blitzähnliche Todesfälle mit großer Wahrscheinlichkeit Herztod durch plötzliche Asystolie bedeuten. Wenn man von den ganz seltenen Fällen von Blutung in der Medulla oblongata absieht, so geht beim Gehirnschlag doch dem Tod noch wenigstens ein Stadium der Bewußtlosigkeit voran, das meistens länger als Minuten, oft Stunden und Tage währt. Eigentliche Gehirnsymptome, halbseitige Lähmung, Ungleichheit der Reflexe rechts und links (Obliquus-Reflex!), ungleiche Pupillen, konjugierte Deviation schließen jeden Zweifel aus, daß ein Gehirnschlag vorliegt.

Manche Muskeldegenerationen bieten nur das Bild des schwachen Herzens, wenigstens stehen die Symptome der Herzschwäche und Leistungsunfähigkeit, Schwindel, schwacher oder fehlender Herzstoß, absolute oder relative Leisheit des I. Tons an der Spitze, ein kleiner, weicher Puls im Vordergrund, namentlich bei den sich rasch entwickelnden Formen der fettigen Entartung bei schweren Anämien, bei Intoxikationen, durch Infektionskrankheiten. Das kommt z. B. vor bei Diphtherie meist in der dritten Woche, selten früher am 11. oder 12. Tag, bei Scharlach in der zweiten Woche, beim Typhoid in der fünften, bei anderen, wie bei der Pneumonie, erst in der Rekonvaleszenz. Auch bei anscheinender Heilung kann eine verringerte Widerstandskraft zurückbleiben, was sich vielleicht erst nach Jahren bei einer erneuten Infektion, z. B. einer Pneumonie, geltend macht. Besondere Schwierigkeiten für die Diagnose kann die eigentümliche als „Myocarditis rheumatica" beschriebene Form machen, wo ohne bestimmte Lokalisation in der ganzen Herzmuskulatur verbreitete kleinzellige Infiltrate Schweratmigkeit, Druck, wie man sagt auch Herzerweiterung, ferner auch Überleitungsstörungen bis zum totalen Block bewirken können. Wo diese Dinge mit der Entfieberung sofort zurückgehen, sind sie harmlos, selten tritt bei Fortdauer der Tod ein, Heilung wird öfters beobachtet; die Affektion kann aber auch chronisch werden. Gerade beim Rheumatismus, bei dem man ja von Tag zu Tag gespannt ist, ob wohl eine Endocarditis kommt, sind diese Erscheinungen um so wichtiger und deswegen um so schwieriger zu deuten, weil auch eine primäre Myocarditis sekundär zu Endocarditis und auch zu Pericarditis führen kann.

Im allgemeinen kann man sagen, daß zwar Herzschwäche ein Kardinalsymptom der Herzmuskelerkrankung darstellt, auch schließlich zur Todesursache wird, daß aber zur Diagnose Myodegeneratio und Myocarditis und zu ihrer Abgrenzung vom einfachen Cor debile doch immer auch Allorhythmie gehört, deren hauptsächliche Formen schon besprochen wurden. Ja, die Erscheinungen der Herzschwäche können noch völlig fehlen und schon Allorythmie auf eine

Erkrankung des Herzmuskels hindeuten. Am harmlosesten sind in dieser Beziehung, in vielen Fällen wenigstens, die Extrasystolen, der Pulsus intercidens und selbst die durch Extrasystolen hervorgerufene Herzbigeminie. Von viel ernsterer Bedeutung sind Überleitungsstörungen, Herzblock, Arrythmia perpetua und der echte Pulsus alternans. Kardiales Asthma und besonders Angina pectoris und Stenokardie machen das Bild zu einem sehr schweren, subjektiv für den Kranken und objektiv für die Prognose des Arztes. Cheyne-Stokessches Atmen läßt gewöhnlich, wie auch Stenokardie, den Tod etwa in einem halben Jahr erwarten, doch kommen bei beiden Ausnahmen vor, selbst Heilung, das richtet sich eben nach der Krankheitsursache. Die Myocarditis chronica, die von der Mitte der Lebensjahre an sich entwickelt, gibt in dieser Beziehung eine sehr trübe Prognose, oft erlischt das Leben unter zunehmenden Qualen und unter wachsender Stauung in einem bis zwei Jahren und bei der gewöhnlichen Ursache, der Sklerose der Arterien, besonders der Kranzarterien, ist eine Heilung nicht zu erwarten, es sei denn, daß Syphilis zugrunde liegt. Solche Fälle sind auch fast stets mit Nephritis arteriosclerotica verknüpft und weisen demgemäß auch einen besonders hohen Blutdruck auf; dabei ist das Herz gewöhnlich nachweisbar vergrößert, eine Dilatation kommt aber auch bei jugendlichen Kranken gerade ohne Nephritis und mit nur mittleren oder sogar niedrigen Druckwerten vor. Einige aus größeren Beobachtungsreihen von mir herausgegriffene Zahlen mögen als Beispiele angeführt werden:

Myocarditis chronica.

Alter	Druck	rHQ.
53	175 mm Hg	16
59	188 ,, ,,	25
61	220 ,, ,,	24
61	208 ,, ,,	22

(im letzten Fall Dissoziation, Puls im Stehen 32, im Liegen 30 in der Minute).

Myodegeneratio cordis.

Alter	Druck	rHQ.
41	145 mm Hg	15 (Myodeg. incipiens)
38	116 ,, ,,	18 (Myodeg. levis)
27	108 ,, ,,	23
36	98 ,, ,,	30 (nach $\frac{1}{4}$ Jahr 24)
47	118 ,, ,,	26 (später Druck 129, rHQ. 12).

In den beiden letzten Fällen kam es zu ganz erheblicher Besserung resp. Heilung, im letzten ging die Herzerweiterung sogar auf subnormale Größe zurück.

So ernst die Prognose im ganzen bei der Myodegeneratio cordis auch ist, so braucht man doch nicht die Hoffnung auf Heilung immer und auf Besserung und Verlängerung des Lebens in den meisten Fällen aufzugeben. Bei der Durchführung des Heilplans gibt subjektives Empfinden des Kranken, Auftreten oder Wegbleiben von Asthma cardiale oder Angina pectoris, das Verhalten des Pulses, des Drucks und der Herzgröße die Richtung an, in der sich die Therapie bewegen, ob sie eine schonende oder anregende sein soll.

Eine Badekur kann recht weitgehende Erholung, Kräftigung und Frist für ein weiteres Jahr gewähren, viele Male nach einander. Wo einmal ein guter Erfolg erzielt wurde, tut der Kranke gut, den nämlichen Ort und den nämlichen Arzt wieder und so jedes Jahr aufzusuchen, auch wenn zur Zeit keine dringende

Anzeige dafür vorzuliegen scheint, nur als Vorbeugungsmittel für die Tage, wo es vielleicht schlechter gehen wird und wann aus äußeren Gründen, in der schlechten Jahreszeit z. B., eine Kur schwerer möglich ist. Das gleiche gilt für die inneren Mittel, vor allem die Digitalis und ihre Präparate, in den meisten Fällen nicht; diese Mittel spart man gewöhnlich besser für die Zeiten, wo man sie notwendig braucht. Über ihren schönen Erfolg kann man sich oft freuen und beobachten, wie die schwer Kranken wieder aufleben, wie Hydrops, Asthma und Dyspnoe vergehen für verschieden lange Zeit, manchmal für Monate. Allmählich werden die besseren Intervalle freilich kürzer und immer schwerer wird es, die Sache wieder annähernd ins Gleichgewicht zu bringen. Die Digitalis erschöpft sich, versagt eines Tages und damit wird das Ende eingeleitet, denn wenn sie nicht hilft, helfen die anderen Herzmittel gewöhnlich auch nicht. Eine Kombination von mehreren kann manchmal noch günstig wirken (z. B. Anhang 28). Von dem gewöhnlichen Schema, Digitaliskur im Bett bis zur vollen Wirkung, sind aber Abweichungen gerade bei der Myocarditis manchmal angezeigt. Manche Kranke befinden sich nur wohl, so lang sie unter der Digitaliswirkung stehen, und oft handelt man dann klug, wenn man die Digitalis längere Zeit, aber nur in kleinen Dosen fortgebrauchen läßt, etwa 2 mal im Tag 0,05 oder von der Tinktur 2—3 mal im Tag 15 Tropfen (Anh. 23, 25). Ein Hauptmittel ist in allen Fällen, wo keine Struma vorliegt, das Jod, das, monate- und jahrelang mit gelegentlichen Unterbrechungen in Dosen von 1—3 g Jodkalium im Tag fortgebraucht, ganz entschieden einen sehr günstigen Einfluß auf den Krankheitsverlauf ausübt, auch wenn keine Syphilis vorliegt.

Wird aber diese als Ursache erkannt, wir werden später noch bei den Krankheiten der Gefäße darauf zurückkommen, so ist die Einleitung einer antisyphilitischen Kur das erste und wichtigste, was geschehen muß (Anh. 69).

Beim Asthma cardiale sind je nach der Schwere des Falles heiße Hand-, Fuß- und Sitzbäder, Einatmung von komprimierter Luft und von Sauerstoff, Diuretica, Heroin von guter Wirkung. Mit anderen Narcoticis, speziell dem Morphin, warte man so lang man es dem Kranken gegenüber nur verantworten kann.

Bei der Stenokardie dagegen soll in einem ausgesprochenen und schweren Fall zunächst und fürs erste das Morphin nicht unter 0,01, besser noch 0,02 subkutan injiziert werden. Auch hier erleichtern oft heiße Teilbäder oder ein großer Senfteig auf die Brust als „ableitendes Verfahren" die furchtbare Qual. Als Mittel, die den Blutdruck herabsetzen, wirken Nitroglyzerin innerlich in Dosen von $^1/_2$—1 mg (Anh. 59, 60) und Einatmen von 1 oder 2 Tropfen von Amylnitrit (Anh. 62) günstig. Freilich ist ihre Wirksamkeit besonders in den Fällen augenscheinlich, die nicht auf Myomalacia cordis auf Grund von Koronarsklerose, sondern nur auf einer Überlastung des Herzens durch periphere Widerstände, auf Arterienkrampf beruhen.

Cor defatigatum. Das überanstrengte Herz.

Das erschöpfte, überanstrengte Herz gehört zum Teil zum erweiterten oder degenerierten Herzen. Eine Zusammenfassung erscheint aber vom klinischen Standpunkt aus geboten. Allen Fällen ist gemeinsam das Mißverhältnis zwischen Forderung und Leistung; das Herz ist insuffizient nachdem es eine gewisse Zeit viel hat leisten müssen, mehr als es auf die Dauer aushalten konnte.

Die akute Übermüdung deckt sich nur zum Teil mit dem Begriff der akuten Dilatation, da eine solche eben nicht immer nachgewiesen werden kann. Die Ursache ist meistens starke körperliche Arbeit. Dabei steigert sich der Blutbedarf des ganzen Körpers außerordentlich. Durch die Gefäße der Muskeln fließt bei schwerer Arbeit sehr viel mehr Blut als in der Ruhe, wie man berechnet hat, so viel wie es der Erhöhung des Gesamtblutbedarfs auf das 8 fache entsprechen würde. Die Erweiterung der Gefäße wird wohl durch die sauren Stoffwechselprodukte, namentlich die Kohlensäure bewirkt, die im tätigen Muskel in viel größerer Menge produziert werden. Diese Erweiterung der Muskelgefäße, der Strombahn in den Muskeln, bedeutet aber keineswegs eine Verminderung der Arbeit fürs Herz. Denn wenn die Strombahn in den Muskeln weit wird, muß sie sich notwendig an anderen Stellen um eben soviel verengern wegen der Konstanz der Blutmenge, und ob dies eine Verbesserung oder eine Verschlechterung des Gesamtkreislaufs bedeutet, ist von vornherein nicht abzusehen. Sicher ist zunächst, daß mit der Erweiterung der Muskelgefäße den Muskeln ein größerer Teil .des Gesamtblutes zugeleitet wird; wie gut oder wie schlecht dies auch im ganzen fortbewegt werden mag, eine größerer Teil davon durchflutet in der Zeiteinheit die Muskeln, wo gerade ein größerer Bedarf danach ist, weil die Verbrennungsprozesse hier gesteigert sind. Sicher ist ferner, daß es mit dieser ungleichen, für die Muskeln günstigen Verteilung nicht allein getan ist, daß das Herz auch stärker arbeitet als in der Ruhe. Die Mehrarbeit besteht zum Teil in vermehrter Frequenz, die Einzelleistung jeder Systole wiederholt sich öfter in der Minute. Damit könnte aber, wenn sich sonst nichts ändert, die Arbeit nur höchstens auf das 2—3fache gesteigert werden, während der Blutbedarf, wie man annimmt, bei schwerer Arbeit auf das 6—8fache wachsen kann.

Die Mehrarbeit könnte auch auf einer Vergrößerung des Schlagvolumens beruhen, nur ist schwer einzusehen, wie sich die Herzkammern besser füllen können, wenn die Frequenz erhöht und damit die Diastole verkleinert ist. Das Schlagvolumen kann nicht zu-, es muß vielmehr in manchen Fällen abnehmen. Man hat gesehen, daß bei akuter Überanstrengung das Herz kleiner geworden ist; ich will diese Möglichkeit nicht ganz in Abrede stellen; wenngleich die Bestimmung des reduzierten Herzquotienten noch fehlt, sind doch Vergleichungen der Herzmaße mit der alten Methode, die verschiedenen Diameter zu bestimmen, auch als beweisend anzusehen, wenn sie kurz nacheinander bei derselben Person angestellt werden. Man hat solche Bestimmungen z. B. vor und nach einer bedeutenden sportlichen Leistung ausgeführt und dabei bald Vergrößerung, bald Verkleinerung des Herzschattens gefunden. Von Einfluß mag dabei auch der Stand des Zwerchfells gewesen sein. Die Perkussion der Herzgrenzen muß unsichere Resultate liefern; die Überlagerung des Herzens durch die ausgedehnte Lunge verkleinert natürlich die Herzdämpfung.

Auch bei der akuten Vergrößerung oder Überdehnung des Herzens ist das Schlagvolumen keineswegs gesteigert, nur der Inhalt des Herzens vergrößert, von dem immer nur ein Teil, ein kleinerer als in der Norm, ausgeworfen wird. Wenn der Druck sich nicht ändert, so ist die Arbeit des Herzens bei jeder Systole also bei Leistung äußerer Arbeit, nicht erhöht, im Maximum gerade so groß wie in der Ruhe, höchstens dadurch erhöht, daß das Herz sich vollständiger zusammenzieht. Die Arbeit in der Zeiteinheit ist aber sicher größer, weil mehr Systolen in der Zeiteinheit erfolgen, die Pulsfrequenz gestiegen ist. Der Druck selbst bleibt aber nicht gleich, auch wenn sich an den Gefäßen nichts ändert und nur die Frequenz eine größere wird. Davon bekommt man eine sinnfällige Vorstellung, wenn man den Ball eines Doppelgebläses, wie z. B. an einem Spray- oder an einem Brennapparat, in rascher oder langsamer Folge komprimiert. Der Widerstand für den Luftstrom ist an der feinen Ausflußöffnung in beiden Fällen der gleiche. Führt man aber dem zweiten Ball in der Zeiteinheit mehr Luft zu, indem man den ersten Ball sehr oft in der Zeiteinheit zusammenpreßt, so kann durch die feine Öffnung nicht so viel abfließen als dem zweiten Ball zugeführt wird, dieser schwillt an, gerät in größere Spannung und so wird allmählich die Kontinuitätsbedingung wieder erfüllt, indem das Gefälle: Druck im zweiten Ball minus Druck an der Ausflußöffnung (Null) wächst und damit die Geschwindigkeit, mit der die Luft die Röhre durcheilt und aus der Öffnung ausströmt. Von dem erhöhten Druck gibt nicht nur die sichtbare Ausdehnung des zweiten Balls Rechnung, man fühlt es auch, indem jede einzelne Kompression des ersten Balls eine schon merklich größere Kraft erfordert. Gerade so ist es auch beim Kreislauf, wenn z. B. das Herz auf einmal 120 statt 60 Schläge in der Minute ausführt. Damit ist zunächst, wenn sich in der Peripherie nichts ändert, die Kontinuitätsbedingung nicht mehr erfüllt, die Aorta bekommt mehr Blut vom Herzen, als sie nach den Kapillaren abgibt, sie wird gedehnt und der Druck in ihr erhöht. Diese Erhöhung des Aortendrucks befördert dann wieder mehr Blut gegen die Kapillaren, weil das Gefälle gewachsen ist, die Peripherie bekommt mehr Blut, das Herz arbeitet aber gegen einen höheren Aortendruck und da die Arbeit durch das Produkt Schlagvolumen mal Druck gemessen wird, ist auch die Arbeit jeder einzelnen Systole erhöht, sobald die Kontinuitätsbedingung, wieder hergestellt wird, was nie dauernd ausbleiben kann. So ist also die Herzarbeit vergrößert, weil mit jeder Systole mehr Arbeit geleistet wird und auch noch öfter in der Zeiteinheit. Die Mehrarbeit kann dem Herzen nur erleichtert werden, wenn die peripheren Widerstände sinken oder Hilfskräfte eingreifen. Die Erweiterung der Muskelgefäße kann da, wie wir gesehen haben, im allgemeinen nichts nützen; was hier durch verminderten Widerstand gewonnen wird, muß notwendig an anderer Stelle, wo die Gefäße enger werden, vorzüglich in den Gefäßen des Bauches, wieder eingebüßt werden, nur die Blutverteilung ist für die tätigen Muskeln günstig. Dagegen muß der fördernde Einfluß der häufigen Kontraktionen der Muskeln und auch der stärkeren, häufigeren Atmung, die bei äußerer Arbeit sich immer einstellt, nach früher erörterten Grundsätzen den Kreislauf für sich beschleunigen und so dem Herzen einen Teil seiner Arbeitslast abnehmen.

Bei äußerer Arbeit muß das Herz sich mehr anstrengen, wird mehr von Arbeit aus ihm herausgeholt, seine Reservekraft beansprucht und demgemäß der Stoffwechsel in ihm erhöht, es bekommt ja dafür auch öfter in der Zeiteinheit Blut durch seine Kranzarterien, es bekommt auch jedesmal mehr wegen des gesteigerten Aortendrucks; andererseits wird mit steigender Pulsfrequenz die Diastole verkürzt und deswegen die Durchblutung seines Muskels verschlechtert. So kommt es bei sehr großer körperlicher Arbeit endlich zu einem Erschöpfungszustand des Herzens; Herzbeklemmung, Herzangst, Cyanose, kalter Schweiß, äußerste Mattigkeit sind die Folgen akuter Überanstrengung, dabei ist der Puls fadenförmig, irregulär, oft kaum zählbar, am Herzen können funktionelle Geräusche auftreten, der Blutdruck sinkt, kurz es zeigt sich, daß das Herz die geforderte Mehrarbeit nicht mehr leisten kann. Die Urinsekretion wird herabgesetzt, der Urin ist konzentriert, wozu die gewöhnlich bedeutende Schweißabsonderung auch das ihrige beitragen mag, er enthält Eiweiß, manchmal auch etwas Blut und oft Zylinder von allen Formen. Druck auf der Brust und Atemnot steigern sich, Schwindel und Ohnmachtsanwandlungen kommen dazu und es kann sogar durch Asystolie des Herzens der Tod eintreten, gewöhnlich unter Entwicklung von Lungenödem.

Die Gefahr ist bei einem schon geschädigten, degenerierten Herzen, bei einem Klappenfehler immer ganz besonders groß, namentlich bei Stenosen, in vorgerückten Jahren stets viel größer als bei einem jugendlichen Herzen.

Im günstigen Fall erholen sich die Betroffenen nach kürzerer oder längerer Zeit wieder völlig, aber nicht immer so, daß nicht Leistungsunfähigkeit für einige, oft lange Zeit zurückbleiben würde. Die Atmung, beruhigt sich immer zuerst, dann erst der Puls.

17*

Man hat gesehen, daß nach einem Gepäckmarsch, nach Ringen, Radfahren bei kräftigen jungen Leuten sich ein Kollapsbild entwickelte mit einem Puls von 160 und einem Blutdruck von 90, 80, ja 72 mm Hg. Sehr wichtig für die Entscheidung, ob ein dauernder oder auf längere Zeit sich erstreckender Schaden durch die akute Überanstrengung herbeigeführt wurde, ist die Raschheit, mit der sich die Betroffenen erholen, wichtiger als die Frequenz von Puls und Atmung und die Höhe des Blutdrucks. Im allgemeinen soll sich der Puls in 15 Minuten wieder zu normaler Schlagfolge beruhigen, wenn man nicht für die Zukunft, namentlich bei öfterer Wiederholung der Anstrengung besorgt sein soll. Das ist namentlich für die Beurteilung von zulässiger Sportleistung von außerordentlich großer Bedeutung.

Die Jugend will sich austoben und da ist das Treiben eines Sports noch nicht die schlimmste Form, in der es geschieht, wenn ein vernünftiges Maß gehalten wird. Rudern, Fechten, Tanzen, Turnen, Schwimmen, Bergsteigen, Bewegungs-Spiele im Freien, alles das hat seine Berechtigung und seinen hohen Vorteil für die Jugend beider Geschlechter, als Übung zur Entwicklung und Erhaltung körperlicher Kraft und Geschicklichkeit, zum Teil auch als Erziehung zu Entschlossenheit und Mut. Die Gefahr der Übertreibung liegt hauptsächlich in der Veranstaltung von Wett- und Preiskämpfen, wodurch eine Rivalität und ein fast krankhafter Ehrgeiz geweckt wird, der in mancher Hinsicht auch seine Vorteile haben mag, sportlich vielleicht auch nicht ganz zu entbehren ist, sehr leicht aber zu Übertreibungen führt, die sich dann bitter rächen.

Äußere Verhältnisse und Neigung des einzelnen bestimmen die Wahl des Sports. Wünschenswert wäre möglichst gleichmäßige Betätigung und Übung aller Organe, dann ist der Sport auch für junge Leute der körperlich arbeitenden Klasse keineswegs entbehrlich oder wertlos. Es ist eine Erfahrungstatsache, daß einseitige, auf bestimmte Muskelgruppen beschränkte Übung auch wirklich örtlich beschränkt bleibt und daß bei Forderung anderer, ungewohnter Leistungen das Individuum wie ein Neuling versagt. Bei Berufsarbeitern ist dies längst bekannt; die Versetzung in einen anderen Betrieb, etwa nur an eine neue Maschine führt leicht, anfangs wenigstens, zur Ermüdung oder Übermüdung. Der Körper kann sich durch Übung verhältnismäßig leicht und rasch an Einzelleistungen anpassen und so spezialisiert er sich auch beim Betreiben eines Sports, und die anderen Bezirke und Organe nehmen keinen Teil an der Kräftigung, gewöhnlich auch das Herz nicht in dem Maß, daß es erhöhten Ansprüchen bei einer Allgemeinleistung entsprechen könnte.

Wenn körperliche Übungen nie übertrieben werden, können sie oft bis ins höhere Alter fortgesetzt werden, wenn man vernünftig genug ist einzusehen, daß ein Alter eben nicht mehr das nämliche leisten kann wie ein Junger, daß manche liebgewordene Übung oder Gewohnheit eben einmal eingeschränkt oder aufgegeben werden muß. Die Gefahr der Übermüdung ist für das Herz im höheren Alter ungleich größer als in der Jugend und der angerichtete Schaden viel schwerer, sehr oft gar nicht mehr gut zu machen.

Ob es jetzt besser wird, kann man noch nicht wissen, aber vor dem Krieg nannte man jede an und für sich vernünftige und lobenswerte Tätigkeit und Übung, die bis zum Unsinn übertrieben wurde, Sport. Wo Sport so betrieben wird, beobachtet man nach kürzerer oder längerer Zeit ein Versagen des Herzens. Das Herz war, immer und immer wieder angespornt, hypertrophisch geworden, hatte demgemäß auch wirklich viel mehr leisten können als das eines Ungeübten, oft lang anscheinend ohne Anstrengung, ohne Schaden. Es kommt aber für jeden hypertrophischen Muskel die Zeit, wo er degeneriert, wo seine Leistungen immer mehr abnehmen, schließlich bis weit unter die eines normalen. Dann kommen alle Zeichen der Herzinsuffizienz, die Dyspnoe, das Herzklopfen, das Asthma,

Stenokardie, Ödem. Möglich, daß die starke Herzaktion sekundär auch zu Sklerose der Arterien geführt hat, schon um die Lebensmitte kann man dies oft beobachten. Dann ist der Blutdruck noch eine Zeitlang wenigstens erhöht, in jüngeren Jahren kommt dem Sportherz späterer Stadien ein normaler oder selbst herabgesetzter Blutdruck zu. Dafür kann man dann häufig eine Herzvergrößerung nachweisen. So finde ich in meinen Aufzeichnungen bei einem 24jährigen Mann mit einem Sportherz einen Blutdruck von 138 mm Hg und dabei einen reduzierten Herzquotienten von 27!

Wird das Übel zeitig erkannt und ist der Kranke willens, den Anordnungen des Arztes sich zu fügen, so kann noch alles gut werden. Aber Beschwerden der geschilderten Art, die im höheren Alter auftreten, vergehen gewöhnlich nicht mehr und leiten das Ende ein, das vielleicht in einem bis zu mehreren Jahren nach den ersten Krankheitszeichen zu erwarten ist. Doch kann auch hier namentlich durch Bäder, Jodkali und die Herzstimulantien noch mancher schöne Erfolg und bedeutende Verlängerung des Lebens erzielt werden. Die Hauptfrage dreht sich darum, was vom gesunden Herzmuskel überhaupt noch da ist und durch die Therapie noch beeinflußt werden kann und wie viel davon bereits degeneriert. Das läßt sich von vornherein nicht übersehen und erst der Erfolg der Behandlung gibt darüber Aufschluß.

Am schädlichsten von allen Formen des Sports, auch ohne „Übertreibung", ist entschieden die Schwerathletik. Bei dieser spielt ja die Anlage des ganzen Körpers die wichtigste Rolle. Bis zu einem gewissen Maß ist außergewöhnliche Körperkraft erblich, schwächliche Organismen können wohl gekräftigt werden, aber kaum jemals zu herkulischer Kraft gelangen. Diese nach Möglichkeit zu erreichen, ist aber Ziel und Zweck der Schwerathletik und viel kann da die fortgesetzte Übung in der Tat leisten. So werden Flegel von Riesenkraft gezüchtet, die sogar in den Tagesblättern erwähnt und gerühmt werden und so ihrerseits wieder die leicht zu entflammende, urteilslose und unerfahrene Jugend zur Nachahmung auffordern. Bis zu einem gewissen Grad ist auch wirklich eine ungewöhnlich große Kraftleistung etwas für den Beobachter Erfreuliches, wenn die Form, in der sie geboten wird, nicht gar zu roh ist. Vom künstlerischen Standpunkt aus ist allerdings ein Muskelmann selten eine ästhetische Erscheinung, der δορύφορος des Polyklet mag noch angehen, obwohl mir wenigstens sein διαδούμενος und der des Pheidias viel lieber sind, aber der Herakles des Lysippos, diese Muskelmasse, das geht doch fast über das allgemein Ästhetische hinaus.

Von solchen riesenstarken Männern habe ich noch keinen fröhlich enden sehen. Wie oft berichten die Tagesblätter, daß dieser oder jener Champion einen neuen, noch stärkeren Gegner gefunden, sich vom Sport zurückgezogen habe, einem Herzleiden erlegen sei! Der neue Gegner ist nicht stärker, der alte ist schwächer geworden, die Niederlage hat nicht den Alten zur Aufgabe veranlaßt, es ist in den meisten Fällen das Herz, das nicht mehr mitkommt und dessen Schwäche gewöhnlich in ganz erschreckend schnellem Tempo dem Ende zutreibt. Bei zwei Männern von fabelhafter Kraft, die sie auch ohne alle Rücksicht auf sich verbrauchten, habe ich den Zusammenbruch selbst erlebt. Ganz plötzlicher Rückgang der Leistungsfähigkeit, alle Zeichen der Herzschwäche und in weniger als einem halben Jahr der Tod! Um so schlimmer ist es für solche Riesen an Kraft, daß sie es gewöhnlich gar nicht verstehen können, wie sie sich schonen und manchem entsagen sollen, sie, die von je gewohnt waren, die größten Ansprüche an ihre Kraft zu stellen und anscheinend ohne jeden Schaden erfüllt zu sehen. Desto eher werden die ersten Erscheinungen nicht beachtet und die Warnungen des Arztes in den Wind geschlagen und desto rascher kommt dann der Zusammenbruch.

Wer die Gefahr der Übertreibung meidet und vernünftig genug ist in der zweiten Hälfte des Lebens nicht das nämliche zu verlangen wie in der ersten, kann sich an seinem Sport, welcher es auch sei, ohne Schaden bis in die vorgerückten Jahre freuen. Bei den ersten leichten Erscheinungen braucht auch der Arzt nicht gleich ein absolutes Verbot auszusprechen, oft genügen auch vernünftige Einschränkungen, die man aber möglichst bis ins einzelne und ganz bestimmt treffen muß. Die Persönlichkeit des Arztes und sein Verhältnis zum Kranken spielt hier eine wichtige Rolle und eine gewisse sportliche Sachkenntnis beim ersteren kann von hohem Werte sein. Ein Radfahrer braucht kein Hochtempo mehr zu fahren, soll bei Bergen absteigen, ein Reiter soll keine hohen Gangarten reiten oder ein Pferd mit bequemeren Gängen wählen, beim Baden und Schwimmen sollen Wettkämpfe vermieden werden, in der Alpinistik sollten nicht mehr als 300 m in der Stunde erstiegen werden usw. usw.

Aber es ist keineswegs der Sport allein, der zur Übermüdung des Herzens führt. Oft genug ist seine Ausübung verknüpft mit oder auch unterbrochen durch Überreizung des Nervensystems aller Art, durch Abusus des Alkohols, des Tabaks, durch mangelnde Nachtruhe, sexuelle Exzesse. Solche Dinge sind freilich nicht zu fürchten, wo der Sport lege artis und als Selbstzweck getrieben wird, im Gegenteil sind hier die Vorschriften für das ganze Verhalten, für die Ernährung gewöhnlich sehr streng, bis ins einzelne geregelt und werden in der Regel auch pünktlich befolgt. Das ist anders bei den Kraftnaturen, die sich, oft genug in wenig feiner Weise, ausleben und ausrasen wollen. Das ermüdete Herz bildet früher oder später den Schluß für einen gut angelegten und systematisch heruntergewirtschafteten Körper. Dyspnoe, Mattigkeit, Herzklopfen, Asthma, Hydrops, Stenokardie, Allorhythmien, alles das oder einiges davon in buntem Wechsel, zieht sich über Jahre hin, ist durch rationelle Behandlung einer Besserung und in frühen Stadien, wo freilich der Rat des Arztes gewöhnlich noch in den Wind geschlagen wird, selbst einer Heilung fähig.

Aber auch andere Organismen, deren Herzkraft gar nie im Übermaß durch Arbeit der Skelettmuskeln beansprucht wurde, können dem ermüdeten Herzen verfallen. Es gibt auch andere Ursachen für vermehrte Herztätigkeit und wenn sie auch meist nicht zu akutem Versagen führen — auch das kommt übrigens vor — so entwickelt sich doch ganz allmählich, auch hier oft anfangs gar nicht bemerkt, eine Leistungsunfähigkeit, die zum großen Teil auf Herzmuskeldegeneration, zum Teil auch auf Störung der Herznerven zurückzuführen ist. Nur von ersterer soll hier die Rede sein, der zweite Teil kommt beim „Nervösen Herz" und den „Herzneurosen" noch zur Sprache.

Hier sind es im Gegenteil oft genug geistig Arbeitende, die ihrem Herzen wenig Ruhe gönnen, weil sie die Nacht zum Tage machen, sie zum Teil zu rastlosem Schaffen, zum Teil auch zu flüchtigen, aber höchst intensiven Genüssen verwenden, die für die schwere Tagesarbeit, für Sorge, Aufregung, Ärger und Kummer entschädigen sollen. Ganz gewöhnlich spielen hier der Tabak, Bacchus und Venus eine wichtige Rolle. Was davon am meisten geschadet hat, stellt sich heraus, indem es auch am ersten, notgedrungen, aufgegeben oder eingeschränkt wird. Die Zigarre wird nicht mehr vertragen, wird nur noch nach Tisch, zum Kaffee, nicht mehr bei leerem Magen geraucht, schmeckt auch nicht mehr so gut wie früher, eine leichtere wird gewählt. Auch mit dem Alkohol kann es so gehen, statt der schweren Sorten werden leichtere bevorzugt. Das ist aber keineswegs ausnahmslose Regel, im Gegenteil sucht der Kranke, der sich nicht mehr so wohl und leistungsfähig wie früher fühlt, sich oft zu stärkeren Anstrengungen zu reizen, zu kräftigen, andererseits seine Beschwerden durch noch mehr und noch stärkeren Alkohol zu übertäuben. Darin besteht die Hauptgefahr des Alkohols gegenüber dem eigentlich nicht minder schädlichen Kaffee, dem Tee und Tabak, ferner darin, daß gerade bei den leichten Alkoholicis ganz gewaltig große Mengen von Flüssigkeit zugeführt werden müssen, damit das gewünschte, augenblicklich „notwendige" Quantum von Alkohol aufgenommen wird. Das Bierherz ist auch ein übermüdetes Herz, der Ausgang ist schließlich schwere Herzmuskeldegeneration.

Sexuelle Exzesse können zu augenblicklicher Herzschwäche führen, bei häufiger Wiederholung auch zu dauernder Leistungsunfähigkeit des ganzen Körpers. Dabei handelt es sich dann aber wohl stets um nervöse Störungen der Herztätigkeit und Degenerationen des Herzmuskels sind nicht zu fürchten, wenn es sich um jugendliche Individuen handelt. Bei älteren läßt sich die Möglichkeit eines dauernden Erschöpfungszustandes durch sexuelle Tätigkeit, von Exzessen kann man nicht einmal reden, nicht ganz von der Hand weisen.

Auffinden der Ursache und Abstellen der Schädlichkeit ist bei der Therapie des erschöpften Herzens natürlich die Hauptsache und um so wirksamer, je früher dies geschieht. Dann kommen besonders die physikalischen Heilmethoden, in erster Linie die Bäder in Betracht, auch die inneren Herzmittel nach den schon entwickelten Grundsätzen.

Nervöse Herzstörungen.

Hiermit haben wir eine Brücke geschlagen zu den rein nervösen Herzstörungen. Mischformen mit Degenerationszuständen, mit erschöpften und übermüdeten Herzen kommen freilich vor, recht oft sogar, für die Gruppe der nervösen Herzstörungen muß aber grundsätzlich daran festgehalten werden, daß irgend etwas anderes, ein pathologisch-anatomischer Befund am Herzen nicht vorliegen darf, wenn der Fall als rein „nervös" bezeichnet werden soll.

Cor nervosum und Neurosis cordis.
Nervöses Herz und Herzneurose.

Die Diagnose von nervösen Herzleiden ist, wie die von so vielen Nervenleiden überhaupt, eigentlich eine negative und nichts anderes als das Eingeständnis, eine anatomische Grundlage für Krankheitserscheinungen oder eine Gruppe von solchen nicht gefunden zu haben. Ist es kein Klappenfehler, ist es auch keine Erkrankung des Epi- oder Myokards und kann man die Klagen und Beschwerden des Kranken doch nicht wegdisputieren, was von objektiven Erscheinungen da ist, doch nicht ganz übersehen, dann ist es eben „nervös", und damit ist dem Kranken nicht, aber dem Arzt geholfen. Ob man es dann Cor nervosum oder Neurosis cordis tauft, scheint vollkommen gleichgültig zu sein, obwohl so zwei Dinge zusammengeworfen werden, die für Prognose und Therapie, namentlich auch in militärischer Beziehung in bezug auf die Kriegsverwendbarkeit, durchaus verschieden sein können.

Bei nervösen Herzkrankheiten überwiegen ganz allgemein die subjektiven Symptome und nicht selten kann man froh sein, von objektiven so viel zu finden, wie zur Sicherstellung der Diagnose nötig ist. Zu den ersteren gehören Druck am Herzen, Beklemmung, Atemnot, Angst, Schmerz, besonders häufig und oft allein Herzklopfen. In anderen Fällen freilich sind recht deutliche und leicht zu findende objektive Symptome genug da und es kommt sogar vor, daß sie der Arzt, nicht aber der Kranke merkt. In solchen Fällen rede ich nie von Cor nervosum, sie gehören unstreitig zur Neurosis cordis.

Als Kardinalerscheinung von Nervosität wird eine Überempfindlichkeit sensibler Nerven angenommen, wodurch der Kranke schon von so schwachen

Reizen eine Empfindung bekommt, daß sie ein Gesunder gar nicht merken würde. So soll es auch mit dem Herzklopfen sein. Der Gesunde fühlt es nicht, daß in jeder Minute sein Herz 60 oder 70 mal anschlägt, der Mann mit seinem nervösen Herzen, der fühlt es. So allgemein gehalten ist diese Auffassung gewiß falsch. Auch der Nervöse fühlt sein Herz nur, wenn es anders schlägt, als er es von ihm gewohnt ist. Er mag jede Abweichung feiner fühlen als der gröber Besaitete, aber irgend etwas, Stärke, Rhythmus, Frequenz muß sich geändert haben, damit er etwas, damit er Herzklopfen spürt. So lang die gewohnte Uhr im Zimmer tickt, ist das Zimmer für uns still, streift das Pendel an, hängt die Uhr schief und die Schläge erfolgen ungleichmäßig, oder steht das Werk gar still, so ist uns das auffallend. Die tickende Uhr hören wir nicht, wir hören es, daß sie steht, auch ohne daran zu denken, wenn wir nur das Zimmer betreten. So kommt auch das Aussetzen des Pulses zum Bewußtsein, werden Arrhythmien bemerkt. Auch wer nicht nervös ist, merkt dergleichen und wohl jeder hat auch einmal in seinem Leben Herzklopfen gehabt bei großer Anstrengung oder starker psychischer Erregung. Eine besondere Beachtung verdient dabei das Verhalten der Vasomotoren und des Blutdrucks. Hier muß man sich daran erinnern, wie der Herzstoß überhaupt zustande kommt. Schon lange bevor man von einer Verschlußzeit etwas wußte, schon vor mehr als 60 Jahren, hat Alois Geigel die richtige Deutung gegeben. Basis des Herzens und Herzspitze sind feste Punkte und die einzelnen Teile der Herzoberfläche gehen bei jeder Herzrevolution zwischen diesen beiden Punkten hin und her; die mittleren legen dabei den größten Weg zurück, um so kleiner ist der Weg für jeden Punkt, je näher er der Basis oder der Spitze liegt. Das Volumen des Herzens im ganzen bleibt sich dabei völlig gleich, im nämlichen Maße, in dem sich bei jeder Systole der Ventrikel verkleinert, füllt sich der Vorhof; bei der Diastole fließt nur Blut vom Vorhof in die Kammer, in jeder Phase befindet sich die gleiche Menge Blut im Herzen. Damit stimmt sehr gut, daß in den meisten Fällen das Herz, so lange man es am Röntgenschirm beobachten mag, keine Änderung des Volumens zeigt. In manchen Fällen pulsiert das Herz aber sehr deutlich und es wäre noch zu untersuchen, ob in diesen Fällen nicht auch häufiges Herzklopfen geklagt wird, oder ob auch an diese Abnormität Gewöhnung eintritt. Wahrscheinlich ist die Ursache für dieses Cor pulsans eine Änderung in der Anspannungszeit, bei niederem Blutdruck wird sie kurz, bei hohem länger ausfallen. Oder besser gesagt, die Länge der Anspannungszeit muß eine Funktion von der Differenz Ventrikeldruck—Blutdruck sein. Es kann geschehen, daß der Ventrikel bei niederem Blutdruck sich rascher entleert als der Vorhof von den Venen her sich füllt. Wenn man vom Cor pulsans bei Aorteninsuffizienz ganz absieht, wo die mechanische Deutung ja auf der Hand liegt, sind alle diese Dinge noch viel zu wenig erforscht.

Daß bei körperlicher Arbeit das Herz häufiger schlägt, ist allbekannt und nichts Pathologisches. Ein guter Teil kommt dabei auf Rechnung beschleunigter Atmung, denn dadurch allein, auch ohne daß weiter äußere Arbeit geleistet wird, kann die Pulsfrequenz steigen. Das Pathologische beim nervösen Herzen liegt nur im Mißverhältnis, in dem die Pulsfrequenz zur Anstrengung der Körpermuskeln steht. Das gleiche gilt auch für psychische Erregung, von der der Herzschlag ja auch in hohem Maße abhängig ist. Die Wirkung aufs Herz ist schon bei ganz Gesunden individuell sehr verschieden stark, hängt mit dem Temperament des einzelnen zusammen. Ein Phlegmatiker behält mitsamt seinem Herzen seine Ruhe bei unter Umständen, die beim Sanguiniker das Gleichgewicht schon sehr stören. Ganz allgemein reagieren in dieser Hinsicht jugendliche Individuen stärker als ältere und bei der Prüfung der Herztätigkeit können dabei ganz leicht Sonderbarkeiten erscheinen, die ohne Zweifel auf

psychische Erregung zurückzuführen sind. Vor einigen Jahren habe ich in
einer langen Untersuchungsreihe gefunden, daß bei der Mehrzahl der Menschen
der Puls im Stehen 12 mal häufiger in der Minute schlägt als im Liegen, doch
kommen beträchtliche Abweichungen davon auch bei Gesunden vor und auch
das umgekehrte Verhalten, daß die Pulszahl im Liegen größer ist als im Stehen;
namentlich ist dies verhältnismäßig oft bei Kindern der Fall. Seitdem ich
als Militärarzt ungemein oft in der Lage war, auch den Arbeitspuls mit dem
Ruhepuls zu vergleichen, sind mir auch nicht allzuselten Ausnahmen von der
Regel vorgekommen, wobei der Puls nach 10 Kniebeugen nicht häufiger,
sondern seltener wurde, sogar seltener im Stehen als er vorher in Rückenlage
gewesen war. Anfangs war ich geneigt, dies auf eine leichte Erregbarkeit des
Vagus zu beziehen, möchte aber jetzt einer anderen Deutung den Vorzug
geben. Der Puls wird nicht durch die Körperarbeit verlangsamt, sondern
er war vorher, bei Beginn der Untersuchung, beschleunigt durch die psychische
Erregung, in die ein nervöser Mensch durch die Untersuchung versetzt wird
und die sich verliert, wenn die Aufmerksamkeit des Kranken abgelenkt wird,
wenn er z. B. auf die Kniebeugen achtet, die er ausführen muß. Namentlich
junge Leute und gerade solche mit augenscheinlich ganz gutem, leistungsfähigem
Herzen zeigen oft das Phänomen, das wohl auf die gleiche Stufe mit einem
ähnlichen gesetzt werden darf, auf das ich schon früher aufmerksam gemacht
habe. Gerade auch bei Jungen mit einwandfreiem Herzen kann man gelegentlich
einer Untersuchung eine ungemein beschleunigte Herztätigkeit finden mit sehr
frequentem Puls, der sich aber nicht wie bei anderen allmählich beruhigt, sondern
ganz plötzlich; geradezu mit einem Schlag, kommt eine normale Pulszahl.
Das sind Dinge, die meines Erachtens eben mit dem Temperament zusammenhängen, wie denn in der Jugend Scham, Verlegenheit usw. ja auch am Gefäßsystem leicht sichtbare Erscheinungen machen.

Alle diese Erscheinungen gehören also beim Erwachsenen dem Cor nervosum an, dessen Wesen darin besteht, daß alles, was sich auch bei Gesunden
auf physiologische Reize abspielt wenn sie nur stark genug sind, in verstärktem
Maße und bei geringerer Reizgröße in die Erscheinung tritt. Was bei Gesunden
noch Temperament genannt werden kann, heißt dann Nervosität. Häufig sind
die Herzerscheinungen auch nicht die einzigen bei den Kranken, sind nur Teilerscheinungen allgemeiner Nervosität, wenn sie auch vielleicht im Vordergrund
der subjektiven Klagen stehen und vor allem objektiv am leichtesten und
sichersten festgestellt werden können. „Nervositas cum universalis tum cordis"
war nicht die seltenste Diagnose, die ich stellen mußte. Namentlich ist aber das
Verhalten der Gefäße von dem des Herzens in sehr vielen Fällen gar nicht zu
trennen. Farbenwechsel im Gesicht bei psychischen Erregungen, auffallende
Rötung bei körperlicher Anstrengung, ganz besonders mit weiterer Verbreitung
auf Hals und Brust, Dermographie, Schweißbildung, alles Dinge, die ganz physiologisch sein können, sind dann Zeichen von Nervosität, wenn sie in ihrer Stärke
offenbar im Mißverhältnis zu ihrem Anlaß stehen.

Herzneurosen unterscheiden sich von dem allen dadurch, daß sie zwar
bei allgemeiner Nervosität vorkommen können, verhältnismäßig oft aber gerade
bei sonst ganz Nervengesunden sich einstellen. Die Erscheinungen können auf
den ersten Blick die gleichen sein: Pulsbeschleunigung, Herzklopfen, Druck und
Beklemmung, Angstgefühl, auch vasomotorische Störungen. Wie beim nervösen
Herz, können psychische Erregungen, auch Verdauungsstörungen wenigstens
als auslösende Ursachen gelten. Die Herzerscheinungen beherrschen aber das
ganze Krankheitsbild viel mehr als dies beim Cor nervosum der Fall ist. Eine
große Anzahl von Fällen ist überhaupt viel schwerer. Alle Anfälle von Angina
pectoris zählen hier mit, soweit sie nicht durch Sklerose der Kranzarterien und

Muskelentartung bedingt, sondern eben rein nervös sind. Ausstrahlende Schmerzen in den linken Arm bedeuten immer mehr als ein nervöses Herz. Wohl kommt auch bei diesem gelegentlich eine recht hohe Pulsfrequenz vor, aber doch wohl nicht eigentliches Herzjagen wie bei der paroxysmalen Tachykardie. Bei dieser ist für eine Anzahl von Fällen überhaupt nicht die geringste Ursache nachzuweisen, anscheinend von selbst stellen sich die Anfälle ein und beweisen dadurch eine Labilität der Nerven für Herz und Gefäße, wie sie dem Cor nervosum doch nicht eigen ist. Die Veränderungen an den Gefäßen im Spiel der Vasomotoren lassen sich in den meisten Fällen von den Herzerscheinungen nicht trennen, gehen so Hand in Hand mit ihnen, daß es oft schwer hält, zu entscheiden, was primär, was sekundär ist. Angiospasmen mit sichtbarem Erblassen, mit Beklemmung, Präkordialangst treten anfallsweise auf, bald in längeren, bald in kürzeren Pausen; sekundär kommen starkes Herzklopfen, objektiv verstärkte Herztätigkeit, klirrende, paukende Herztöne, oft so stark, daß der Kranke sie selbst empfindet, hört. Oft ist das plötzliche Entstehen und das eben so rasche Abklingen des Anfalles das Hauptmerkmal zum Unterschied gegenüber Muskelerkrankungen eines im ganzen leistungsunfähigen Herzens. Ein Anfall kann mitten in der Nacht kommen und den Kranken, der sich noch ganz wohl zu Bett gelegt hatte, wecken. Beim Cor nervosum ist das anders. Wenn der Kranke schlecht schläft, so ist die Schlaflosigkeit in der allgemeinen Nervosität begründet, Herzklopfen kann auch das Einschlafen verhindern, schläft der Kranke aber einmal wirklich, so gibt auch das Herz Ruhe und weckt den Kranken nicht auf, wie dies schwere Herzleiden und auch eigentliche Herzneurosen tun. Ist doch bei einer Herzneurose gerade das Vorübergehende der Erscheinungen charakteristisch und oft weist in den freien Intervallen weder objektiv noch subjektiv etwas auf eine Herzerkrankung hin. Für Wochen oder seltener für Monate freilich können auch die Anfälle so häufig kommen, daß ein Dauerzustand vorgetäuscht wird, kommt dann aber eine Besserung, so kommt sie gewöhnlich rasch, eine Zeitlang sind die Kranken dann frei und können sich für genesen halten. Bei Herzkrankheiten mit anatomischen Veränderungen, z. B. bei nicht kompensierten Herzfehlern, bei Myokarditis, auch beim geschwächten Herzen ist das anders; tritt da eine Genesung ein, so kommt sie ganz allmählich, leichte Erschöpfbarkeit, verminderte Leistungsfähigkeit sind noch längere oder kürzere Zeit in wechselndem Maße zu konstatieren. Das ist bei der richtigen Herzneurose nur dann der Fall, wenn sekundär eine bleibende Schädigung, z. B. eine Erweiterung des Herzens, sich als Folge der Herz- und Gefäßneurose entwickelt. Ist dann die Dilatation und Schwäche des Herzens selbständig geworden, so unterscheidet sich das Bild kaum noch von einer Myokarditis, nur behalten akute Verschlimmerungen gewöhnlich noch als Charakteristikum ihr blitzähnliches Entstehen und Vergehen, aber eine dauernde, für längere Zeit dauernde Besserung tritt erst ein, wenn es gelingt, das Herz zu kräftigen, die Dilatation zu beseitigen. Anfangs, bei noch nicht zu weit vorgeschrittenem Leiden, geschieht dies, wenn nur die Ursache, die Herzneurose sich bessert, die immer wiederkehrende Blutdrucksteigerung aufhört; der Herzmuskel erholt sich dann schon von selbst. Exempla docent! Vor wenigen Jahren konnte ich einen 52jährigen Kranken wieder untersuchen, den ich schon von früher kannte. Alles andere eher als nervös, großes seelisches Gleichgewicht auch in schwierigen Lagen im Feld! Gern und viel geraucht hat der Kranke früher freilich und er täte es auch immer noch gern. Schon jahrelang kamen, meist ohne deutliche Ursache, Anfälle von Pulsbeschleunigung, von Arrhythmie, Aussetzen des Pulses und bei einmaliger Untersuchung hätte man eine Myocarditis diagnostizieren müssen. Allein die Sache ging immer wie sie gekommen war, ja eigentlich noch viel rascher. Mit einem einzigen Schlag, den der Kranke selber merkt, wieder ohne daß jemand weiß warum, wird der Puls langsam und normal; für diesmal ist die Geschichte wieder einmal vorbei. Im Feld war aber die Sache ärger geworden, die Anfälle häuften sich, wurden länger, dauerten fast die ganze Nacht, Beklemmung und Schweißausbruch kamen hinzu, wahnsinnige Pulsfrequenz von über 200. Und jetzt wurde auch eine Herzerweiterung deutlich. Im Erholungsurlaub konnte ich den reduzierten Herzquotienten zu 23 bestimmen, Blutdruck 130 mm Hg. Die Ruhe wirkte gut, der reduzierte Herzquotient sank auf 17, eine Kur in Kissingen tat das übrige. Nachher fand sich als Beleg für die günstige Wirkung ein reduzierter Herzquotient von 14; die Dilatation war wirklich vollkommen zurückgegangen. Die Neigung zu neuen Anfällen war aber noch nicht ganz vorbei, leichtere meldeten sich jetzt in längeren Pausen. Hätte Patient sich neuen Schädlichkeiten aussetzen müssen, so hätte das Spiel sicher von neuem begonnen und einmal wäre dann der Tag gekommen, wo eine neue Herzerweiterung nicht mehr so leicht und glatt hätte zurückgebracht werden können.

Was die auslösende Schädlichkeit bei jedem Anfall ist, läßt sich nicht mit Sicherheit sagen, für die Herzneurosen kommt da mancherlei in Betracht. Bald ist es eine Verdauungsstörung, bald eine Gemütserregung, bald wieder ein ganz kleiner Exzeß — kann man nicht einmal sagen — im Rauchen; Alkohol kommt hier manchmal in Frage, allgemein spielen überhaupt bei chronischen Herzneurosen Vergiftungen eine wichtige ätiologische Rolle, auch Alkaloide, Blei, echte Gicht wären hier zu nennen. Man kann aus dieser kurzen Darlegung, glaube ich, doch entnehmen, daß Cor nervosum und Neurosis cordis recht verschiedene Dinge sind, deren Trennung bei der Diagnose immer versucht werden muß, wenn sie auch mitunter schwer oder manchmal nicht gelingen sollte. Im allgemeinen darf man aber sagen, daß die Unterscheidung zwischen Herzneurose und anatomisch erkranktem Herzen schwerer ist als die zwischen ersterer und einem einfach nervösen Herzen. Auch die Herzneurose gibt im allgemeinen keine schlechte Prognose, gemessen wenigstens an den Herzmuskelerkrankungen, mit denen sie am leichtesten verwechselt wird, ist aber doch eine ernstere Sache als das einfach nervöse Herz, namentlich auch bezüglich der Kriegsverwendbarkeit anders zu beurteilen. Zu große Ansprüche an das Herz können sich da leicht rächen. Beim Cor nervosum wird man streng individualisieren müssen; bei anscheinend gleichen Erscheinungen und Beschwerden springt da noch viel von Kriegsverwendbarkeit heraus, was sich bei der Neurose verbietet. Die Therapie ist, wenn es sich um ausgesprochene Fälle handelt, bei beiden Formen grundverschieden. Beim Cor nervosum helfen die Herzgifte gar nichts. Bei den Herzneurosen können sie von der ausgezeichnetsten Wirkung sein. Ähnliches gilt für die physikalischen Heilmethoden, namentlich für Badekuren. Jod hilft nur bei Herzneurosen, wohlbemerkt auch dann, wenn keine Arteriosklerose vorliegt, auch Nitroglyzerin und Amylnitrit, die beim Cor nervosum nur schaden. In manchen Fällen hilft Ruhe allein, häufig wirkt bei beiden Formen die Eisblase aufs Herz gelegt sehr gut, namentlich erhöhte Pulsfrequenz kann dadurch allein schon zum Rückgang gebracht werden. Abstufung im Übergang von Ruhe zur Arbeit ist ein therapeutisches Kunststück, das die Hauptrolle in der Therapie spielt und einen Arzt voraussetzt, der die Kunst zu individualisieren versteht.

Das oben geschilderte Krankheitsbild ist das der in Anfällen auftretenden Pulsbeschleunigung, der paroxysmalen Tachykardie (Maladie de Bouvent) und gehört entschieden zu den Herzneurosen. Die Pulsfrequenz kann zu ganz enormer Höhe, bis zu 300 in der Minute steigen. Bei solchem Herzjagen ist sicheres Zählen oft kaum möglich, am besten zählt man immer Gruppen zu fünf, markiert sie mit einem Strich an und addiert dann die Zahl der Striche. Wie beschrieben, kommen und verschwinden die Anfälle gewöhnlich ganz plötzlich,

in seltenen Ausnahmen langsamer, dauern nur wenige Minuten bis zu ganzen
Tagen; es gibt auch „permanente Formen“, die noch länger anhalten können.
Zuweilen schieben sich Reihen von annähernd normalen Pulsen ein. Intermittenzen des Pulses vor, während und namentlich am Ende des Anfalls kommen
auch vor. Manchmal ist der Anfall begleitet von starker Beschleunigung der
Atmung, von Diarrhoen, heftiger Kolik, vasomotorischen Störungen, Ab-
scheidung reichlichen Nasensekrets, rasch vorübergehendem Schnupfen, bedeutender Vermehrung des Urins, der auch Eiweiß enthalten kann. Diese
Symptome kommen den Patienten mitunter allein zum Bewußtsein und erst
gelegentliche Untersuchung klärt die Sache auf und zeigt, daß sie nur Teilerscheinungen einer paroxysmalen Tachykardie sind. Das trifft namentlich für
die Fälle zu, wo das Auffallendste die Entleerung von ganz ungewohnten Mengen
Urins ist, der dünn und klar, oft zu vielen Malen in der Nacht ausgeschieden
wird, wie bei einer Urina spastica auf dem Boden einer allgemeinen Neurose, der
Epilepsie oder der Hysteroepilepsie. Der Anfall wird mitunter mit einem
heftigen Schlag beendet, den der Kranke in der Brust spürt, auch Schwindel
und Angstgefühl können sich entwickeln. Wahrscheinlich beruht die paroxysmale
Tachykardie auf einer ungeheuren Häufung von Extrasystolen, die in geringerer
Zahl oft auch in den anfallsfreien Pausen beobachtet werden. Mit Degeneration
des Herzmuskels hat sie ursprünglich nichts zu tun, kann aber bei öfterer
Wiederholung dazu führen, auch durch Erschöpfung der Herzkraft zur Dilatation, wie das oben erwähnte Beispiel zeigt. Ruhe ist im Anfall die Hauptsache,
man kann Valeriana, Bornival versuchen, von intravenöser Injektion von
Strophantin wird berichtet, daß es den Anfall koupieren könne, im allgemeinen
sind aber die Herzmittel wirkungslos und man muß in der Beurteilung ihrer
Wirkung berücksichtigen, daß ganz rasches Abklingen des Anfalls, auch ohne
daß irgend ein Mittel angewendet wurde, ganz gewöhnlich und zu nicht vor-
herzusehender Zeit eintreten kann.

Zu den Herzneurosen ist auch die Bradykardie zu zählen, die, ohne daß
eine Überleitungsstörung im Herzen vorliegt, durch Reizung des Vagus erzeugt
wird. Auch sie kann in ziemlich gut abgrenzbaren Anfällen auftreten, erstreckt
sich aber öfter auf längere Zeiten, kann auch je nach ihrer Ursache (Geschwülste
am Vagus etc.) dauernd sein. Die Bradykardie bei Gehirnkrankheiten ist aber
nur als symptomatische aufzufassen und muß von den Herzneurosen abgetrennt werden. Die extrakardiale Bradykardie ist dadurch ausgezeichnet, daß
sie durch Atropin zum Verschwinden gebracht wird, das hier auch das therapeutisch wirksame Mittel darstellt.

Morbus Basedowi. Thyreoidismus.

Eine Herzneurose ist auch Teilerscheinung der Basedowschen Krankheit.
Diese beruht auf einer Hypersekretion der Schilddrüse und einer Vergiftung
des obersten Brustmarks mit den Produkten dieser Sekretion. Im obersten
Teil des Rückenmarks, in der Gegend des Ganglion ciliospinale, ist die Stelle,
wo die Vergiftung mit dem Thyreoidin wirkt, wo aber auch anatomische Veränderungen wie Sklerose, chronische Entzündung den Basedowschen Symptomenkomplex auslösen können, was vor bald 60 Jahren Alois Geigel an der Hand
eines Sektionsergebnisses darlegte und wie ich es auch einmal in einem tödlichen
Fall von Morbus Basedowi sah. Nur die Erscheinungen am Herzen sind hier
für uns von Interesse. Sie bestehen in einer Tachykardie, die meistens auch
in der Ruhe 100—130 Schläge beträgt. Dazu kommt noch manchmal eine
deutliche Hypertrophie des Herzens. Der Blutdruck bewegt sich in normalen Grenzen, häufiger der unteren näher als der oberen. Die Herzgröße

ist meist normal oder sogar klein. Ich finde in meinen Aufzeichnungen nur in einem Fall von zweifelhafter Basedowscher Krankheit eines 24jährigen Mannes den enormen reduzierten Herzquotienten von 29 neben einem Blutdruck von 115. Sonst finden sich Zahlen von 16, aber auch oft kleine Werte, 13, 12 und in einem, noch dazu rudimentären, Fall von Basedow sogar 11. Die Diagnose ist nur im Zusammenhalten aller Symptome möglich, die Herzerscheinungen haben höchstens das eine Charakteristische, daß Dyspnoe fehlt, auch bei recht beträchtlicher Pulsbeschleunigung. Tachykardie, Exophthalmus und Struma sind die drei Kardinalsymptome des Morbus Basedowi. Dazu kommt noch die schon von Basedow hervorgehobene Kachexie, die Neigung zu Schweißen, Klopfen der erweiterten Halsgefäße. Das Graefesche Symptom besteht darin, daß das obere Lid bei Senkung der Blickebene zurückbleibt, wobei für einen Augenblick über der Cornea die Sklera zum Vorschein kommt. Die Pupillen sind meistens weit, reagieren aber prompt auf Lichteinfall, der Lidschlag ist selten (Stellwagsches Symptom), Schwäche der Recti interni zeigt sich bei Konvergenzbewegungen der Augen (Moebius' Symptom); wichtig ist auch der von Charcot zuerst hervorgehobene, meist nur die Extremitäten befallende, feinschlägige Tremor. Bulbusdruck verlangsamt den Puls bedeutend. Die Diagnose ist bei voll entwickeltem Krankheitsbild leicht, in den „Formes frustes" kann sie sehr schwer sein. Exophthalmus kann fehlen, auch die bloß weiten Lidspalten, „Glanzaugen", die nichts anderes als rudimentären Exophthalmus darstellen; am seltensten fehlt das Graefesche Symptom. Die Struma kann klein sein, sie ist immer eine weiche Gefäßstruma, Kolloid lagert sich dabei, wenn überhaupt, nur in geringer Menge ab. Gerade die größten Kröpfe und vornehmlich die harten gehören nicht zur Basedowschen Krankheit.

Man hat ein eigenes Kropfherz unterschieden, wo neben einer Struma Herzpalpitationen, vermehrte Pulsfrequenz, überhaupt aufgeregte Herztätigkeit auftreten. Wohl ohne Zweifel handelt es sich dabei um nichts anderes als um rudimentäre Formen Basedowscher Krankheit. In einem solchen Fall, bei einer 20jährigen, fand ich einen Blutdruck von 105 und einen reduzierten Herzquotienten von 20.

Basedowsche Krankheit führt nur äußerst selten für sich zum Tod und dann fast nur bei Männern. Richtiger könnte man vielleicht sagen: die Krankheit ist bei Frauen und Mädchen eine häufige Teilerscheinung oder Folge von Chlorose; es gibt aber auch eine schwere Form, die auch Männer befallen kann und manchmal Ausdruck einer palpablen Störung im Zentralnervensystem (z. B. Pachymeningitis spinalis) ist.

Bei jedem Verdacht auf Basedow oder Thyreoidismus überhaupt ist Jod von der Therapie streng ausgeschlossen. Die Herzmittel helfen gewöhnlich gar nichts, gegen Chlorose gibt man Eisen, eventuell mit Mangan oder Arsenik zusammen. Von sehr günstiger Wirkung ist Höhenluft. Schon von einem längeren Aufenthalt im Schwarzwald habe ich schöne Erfolge gesehen. Auch die Behandlung der Struma mit Röntgenstrahlen wird empfohlen und schließlich bleibt noch die operative Entfernung der Schilddrüse, die meiner Überzeugung nach gegenwärtig als Modeoperation doch wohl zu häufig ausgeführt wird. Bei einem großen Kropf, der auf die Luftröhre drückt und Erstickungsanfälle herbeiführt, ist es etwas anderes, aber da liegt auch gewöhnlich kein Morbus Basedowi vor. Dieser aber, an und für sich in den meisten Fällen nicht direkt gefährlich, heilt doch oft auch ohne Operation aus, freilich muß man immer auf ein paar Jahre rechnen, die es bis zur Heilung dauern wird. So ganz glatt verläuft diese andererseits auch nach gelungener Operation keineswegs immer. Kein Operateur wird bei der Strumektomie die Epithelkörper mitentfernen. Trotzdem kommt es doch ab und

zu nachher zur **Kachexia strumipriva**, zum Myxödem, wobei auch das
Herz an der allgemeinen Schwäche teilnimmt. In einem solchen Fall, bei einer
47 jährigen Frau, habe ich einen Blutdruck von 105 mm Hg und einen
reduzierten Herzquotienten von 15 gefunden.

Beim Myxödem ist lang fortgesetzte Darreichung von Schilddrüsen-
präparaten das einzige, was noch helfen kann.

Das Raucherherz.

Die akute Nikotinvergiftung ist wohl fast jedem von den ersten Rauch-
versuchen aus eigener Erfahrung bekannt. Es entwickelt sich ein kollaps-
ähnlicher Zustand, Blässe, kalter Schweiß, Übelsein, Erbrechen; er ist zum Teil
auf Störung der Unterleibsorgane zu beziehen (Vaguswirkung), zum Teil auf
Herzschwäche. Der Puls ist meistens verlangsamt, manchmal beschleunigt und
unregelmäßig. Die Prognose ist günstig, nach wenigen Stunden oder im Verlauf der Nacht kommt Erholung; ruhige Lage, starker schwarzer Kaffee sind
die bekannten wirksamen Mittel, doch sind auch schon Todesfälle als Folgen
unsinniger Wetten im Rauchen vorgekommen. Die meisten Menschen gewöhnen
sich an den Tabak rasch, so daß sie die vielfache Menge von dem vertragen, was
im Anfang recht unangenehme Vergiftungserscheinungen hervorgerufen hatte,
und in dem Grade, daß der Genuß geradezu Bedürfnis wird. Es gibt Leute,
die das Rauchen am härtesten entbehren, wenn sie auf jeden Lebensgenuß verzichten müssen, härter noch als die Einschränkung von Speise und Trank. Es
kommt dabei ähnlich wie beim Alkohol zu Abstinenzerscheinungen, die sich
wenigstens in Form von ungeduldiger und reizbarer Stimmung bei den gewohn-
heitsmäßigen Rauchern einstellen, wenn ihnen der ersehnte Genuß ganz versagt
oder auch nur hinausgeschoben wird. Auch Dauerraucher, die eine Zigarre an der
anderen anzünden, können ein hohes Alter erreichen ohne je Beschwerden, namentlich von seiten des Herzens, zu spüren. Nach den 60er Jahren entwickelt sich
Nikotismus nur sehr selten mehr. Bei nicht wenigen aber kommt, gewöhnlich
zwischen dem 45. und 55. Lebensjahr, die Zeit, wo die gewohnte Sorte und Zahl
der Zigarren nicht mehr vertragen wird. Nicht immer tritt dann auch das Verlangen danach mehr in den Hintergrund, und so können sich dann recht erhebliche
Störungen sowohl an den Verdauungsorganen, Verminderung des Appetits, Neigung
zu Diarrhöen, wie namentlich auch am Herzen entwickeln. Auch Schwindelerscheinungen, Druck am Herzen, Herzklopfen, Kurzatmigkeit, sogar Anfälle
von kardialem Asthma können Zeichen von chronischem Nikotismus sein.
Der Puls ist gewöhnlich etwas beschleunigt, oft unregelmäßig, Extrasystolen,
Aussetzen des Pulses werden unangenehm empfunden und bis zum Delirium cordis
kann die Arrythmie sich steigern. Manchmal merken die Kranken die Ursache
selbst und schränken sie ein, manchmal muß sie der Arzt erst finden und den
Kranken aufklären. Auch bei Frauen und Mädchen darf man heutigentags wohl
nach starkem Rauchen fragen; der Nikotismus kann hier schon mit 40 Jahren
kommen. Herzkranke sind gegen Tabak in der Regel viel empfindlicher als
Gesunde und die meisten müssen dem Rauchen dauernd entsagen. Nikotinfreie
Zigarren werden meistens nicht oder nicht auf die Dauer beliebt, nur in leichten
Fällen kommt man mit Beschränkung der Zahl von Zigarren und Zigaretten
und mit Wechsel der Sorten aus, nicht ganz selten ist auch schon das Verbot
der importierten Sorten und Ersatz mit schlechtem, einheimischem Kraut
wirksam. Trockenes Rauchen ist schädlicher als nach der Mahlzeit, zum
Kaffee oder abends beim Bier. Bei ernsteren Erscheinungen ist aber absolutes Rauchverbot das einzige Mittel, das hilft. Digitalis ist bei Nikotismus
wirkungslos.

Das Säuferherz.

Es gibt kein Trinkerherz, aber es gibt leider ein Säuferherz. Trinken heißt genießen und dabei die Grenzen einhalten, jenseits deren der Genuß schädlich wirkt. Saufen heißt, diese Grenze überschreiten. Wo aber die Grenze liegt, das ist sehr verschieden und vom einzelnen nicht immer sicher zu beurteilen, weshalb es geraten ist, sich ihr von unten an nicht bis aufs äußerste zu nähern.

Das Säuferherz ist nicht das gleiche wie das Bierherz, obwohl dieses auch durch das Saufen entsteht. Beim Bierherz kommt aber als sehr wichtiger Faktor neben dem Alkohol auch die übergroße Menge von Flüssigkeit in Betracht, die Tag für Tag konsumiert wird. Das eigentliche Säuferherz, bei dem das Schädliche nur der Alkohol, oft nicht der Äthylalkohol allein, sondern auch der Amylalkohol, der Fusel ist, wird durch den chronischen Abusus schwerer Weine und vor allem von Schnaps herbeigeführt.

Dem Säuferherz kommt ein chronisch vergifteter, degenerierter, zum Teil auch ermüdeter Muskel zu. Das Bierherz führt gewöhnlich unter dem Bild der Wassersucht zum Ende. Das ist beim eigentlichen Säuferherz selten. Im Gegenteil sind lang gar keine besonderen Herzerscheinungen bemerkbar. Allorhythmien sind meistens auf einen Nikotismus zu beziehen, der mit dem Alkoholismus so ganz gewöhnlich Hand in Hand geht. Es ist ein tückischer Zug vom Herzen des Potators, daß es lange Zeit anscheinend seine Funktion ganz gut ausübt, selbst gelegentlichen Mehranforderungen recht ordentlich nachkommt, nur vielleicht mit größerer Frequenz darauf reagiert, bis plötzlich etwas kommt, was es nicht und dann gleich aber auch gar nicht erträgt. Und das ist meistens eine Intoxikation, z. B. bei einer Narkose mit Chloroform oder noch viel häufiger durch das Gift einer Infektionskrankheit. Besonders berüchtigt sind in dieser Beziehung das Erysipel und die Pneumonie. Letztere besonders auch deswegen, weil gerade bei ihr und mehr noch als bei anderen Infektionskrankheiten für die Aussicht auf Heilung auf den Zustand des Herzens alles, wirklich alles ankommt. Auch hier wieder der heimtückische Zug im Charakter des Säuferherzens! Anfangs, ein paar Tage, scheint alles gut zu gehen, der Puls ist vielleicht ein wenig frequenter als man es gern sähe, aber doch noch recht befriedigend und auf einmal, in wenigen Stunden welche Änderung! Der Puls wird weich, wird klein, wird unregelmäßig, aussetzend, die Herztöne leise und flatternd, das Blut zieht sich in den Unterleib zurück, die Haut wird kühl, zuerst an Füßen und Händen, dann immer weiter, die Augen sinken zurück, die Züge verfallen, die Nase wird spitz und kalt. Dabei lächeln die Kranken ihre Fingerspitzen an, spielen mit Blumen, suchen auf der Bettdecke nach kleinen Dingen, die nicht da sind, kurz sie delirieren offenbar und sind nur schon zu schwach zu dem furibunden, für den Kranken und für seine Umgebung höchst gefährlichen Ausbruch des Delirium potatorum. Dann ist dem Kranken der Weg gewiesen, der Puls wird äußerst frequent, fadenförmig, unfühlbar; kalter, klebriger Todesschweiß bedeckt das Gesicht, Lungenödem, Trachealrasseln, Ende!

So rasch der Zusammenbruch bei einer Pneumonie ist, wenn sie ein Säuferherz findet, so ist er noch viel jäher in vielen Fällen, wo ein Potator chloroformiert werden muß. Schon im Anfang ein Stadium gewaltiger Erregung, Schreien, Toben, Widerstand, endlich Beruhigung, man kann anfangen! Auf einmal wird bemerkt, daß der Kranke nicht atmet, der Puls unfühlbar, das Herz schlägt nicht, rasche Wiederbelebungsversuche, künstliche Atmung, Herzmassage, Kampfer. — Der Kranke ist schon tot!

Es heißt also, auf der Hut sein, wenn bei einem Potator eine Infektionskrankheit, namentlich eine Pneumonie kommt, oder eine Narkose eingeleitet werden muß. Und man kann vorher so selten das Säuferherz erkennen; dafür aber den Potator. Das allgemeine Bild gibt hier viel wertvollere Anzeichen als das Verhalten des Herzens. Rote und bläuliche Verfärbung der Nase ohne Atemnot, wie etwa beim Emphysem oder kardialer Stauung, zitterige Hände, feuchte, kleine Augen, Geruch der Atemluft nach Alkohol, nach Fusel sind Dinge, die oft, aber nicht immer da sind, während schon ganz unbemerkbar schwere Veränderungen am Herzen in Gang sein können. Anamnese, Einblick in die Lebenslage, den Beruf (Weinreisender, Schankwirt), müssen oft genügen, um wenigstens den Verdacht auf Säuferherz zu wecken.

Einem jungen Menschen, der manchmal des Guten zuviel getan hat, kann man auf bessere Wege und zur Mäßigkeit anleiten. Bei einem Potator strenuus bleibt aber nur ein einziges Heilmittel, die vollkommene Abstinenz.

Im Greisenalter ist sie zu gefährlich, da muß man darauf verzichten. Auch beim Ausbruch einer fieberhaften Krankheit ist die Zeit dazu nicht richtig gewählt. Das kranke Herz braucht da mehr als je seinen gewohnten Reiz. Neben Digitalis, Kampfer ist hier der Alkohol in den größten Gaben zu reichen, in konzentrierter Form, möglichst in der, an die der Kranke gewöhnt ist, bis nur die Lebensgefahr überwunden ist, dann kann man ja weiter sehen. Der Alkohol ist kein treuer Freund. Gerade da, wo man ihn braucht, versagt er oft und der Potator, der so oft getrunken hat, wann er nicht sollte, der mag nicht mehr, wann er soll.

Sexuelle Herzneurosen. Phrenokardie.

Mit diesem etwas sonderbar zusammengesetzten Wort[1]) hat Herz eine „sexuell-psychogene Herzneurose" bezeichnet, die sich durch drei Kardinalsymptome auszeichnet. 1. Schmerzen im Zwerchfell, die in die Herzgegend, unterhalb der Herzspitze verlegt werden, 2. Herzklopfen und 3. „Atemsperre", bestehend in seufzender, tiefer Inspiration und nachfolgender starker Exspiration. Tiefstand des Zwerchfells, beschleunigter Puls, Embryokardie, Harndrang, allgemeine Unruhe und Bewegungsdrang vervollständigen das Krankheitsbild, das durch unbefriedigten Geschlechtstrieb hervorgerufen werden soll.

Es ist nicht zu leugnen, daß hiedurch allgemeine nervöse Symptome, namentlich auch auf psychischem Gebiet, in Form von gereizter Stimmung, Streitsucht u. dgl., vom Volk „Samenkoller" genannt, vorkommen können. Viel vorsichtiger ist die Frage zu behandeln, ob auch am Herzen und am Gefäßapparat krankhafte Erscheinungen ausgelöst werden können durch absolute Enthaltsamkeit im geschlechtsfähigen Alter. Direkt krank macht diese ganz gewiß nicht, wenngleich das ganze Leben hindurch geregelte Tätigkeit im ganzen gesünder sein mag als Ehelosigkeit, aber jedenfalls richtet Abstinenz auch für Jahre hindurch keinen Schaden an. Sperma wird natürlich fort und fort gebildet und ohne Zweifel ist seine Produktion von großer Wichtigkeit auch für den Allgemeinzustand des Körpers, wie die Erfahrungen an Kastrierten lehren. Das Sperma muß auch notwendig von Zeit zu Zeit in dem Maß entleert werden, in dem es sich ansammelt. Das geschieht aber auch ohne Kohabitation von selbst durch die Pollution. Der normale Vorgang ist einmaliger nächtlicher Samenerguß alle 8—14 Tage unter einem erotischen Traum und nach dem Erwachen Erinnerung, aber ohne Zeichen von Ermüdung oder Schwäche, eher mit dem Gefühl der Erleichterung und Erfrischung. Beim weiblichen Geschlecht kommen solche „süße Träume" auch vor, aber wahrscheinlich selten ohne daß die betreffenden süßen Gefühle schon einmal mechanisch geweckt waren.

---

[1]) ἡ φρήν heißt ursprünglich das Zwerchfell, später auch das Herz, besonders auch als Sitz der Begierden, der Liebe.

Jede Abweichung in diesem Vorgang ist schon nicht mehr normal. Uns interessiert hier nur die Wirkung auf Herz und Gefäße. Das Gefühl der Ermüdung und Schwäche, das namentlich bei gehäuften Pollutionen auftritt, ist wesentlich von einer Anhäufung des Blutes im Unterleib und Senkung des Blutdrucks abhängig. Das tritt auch auf bei zu stark betätigtem Geschlechtstrieb. Die umränderten Augen weisen bei manchem jungen Pärchen auf Nächte hin, die nicht durchschlafen wurden. Das sind Dinge, die jeder mit sich abzumachen hat und die nicht gefährlich sind, wenn es sich um junge Leute handelt. Greise, die eine Ehe mit einer viel jüngeren, begehrlichen Frau eingehen, sind aber gefährdet.

Mit der Ausübung der Kohabitation ist ganz regelmäßig ein Sturm der Atmung und der Herztätigkeit verknüpft, der am Ende dann rasch abklingt und sich beruhigt. Im Erregungsstadium ist der Blutdruck erhöht, nachher erniedrigt. Es bedeutet eine Gefahr für das Herz, wenn der Blutdruck zu hoch steigt, zu lang auf der Höhe gehalten wird, wenn die Entlastung, die nach dem Orgasmus eintritt, absichtlich hinausgeschoben oder ganz vermieden wird. Das Gefühl der Schwäche und Erschöpfung bleibt aber dann auch aus und darin liegt die weitere Gefahr, daß der unvollständige Akt viel öfter wiederholt werden kann. Dadurch unterscheiden sich in medizinischer Hinsicht die Masturbation und die „Gedankenonanie" von der Kohabitation.

Herzkranke vertragen die Ausübung der Geschlechtsfunktion oft schlecht, namentlich Kranke mit Stenosen. Es kann bei sehr starker Erregung selbst zur augenblicklichen Asystolie und zum Exitus media in re kommen. Wenn Raffael Santi, wie man sagt, in den Armen der schönen Fornarina verschied, dann war er herzkrank, denn er zählte damals erst 37 Jahre. Wenn der als leidenschaftlicher Deutschenhasser und Kriegshetzer bekannte und berüchtigte russische General Skobelew am 6. Juli 1882 in Moskau durch einen Herzschlag sein Ende fand, so hatte das aber, wie berichtet wurde, einen andern, triftigen Grund. Reise in einem Zug von Paris bis Moskau, eine Flasche Sekt und 2 in masochistischen Übungen wohl ausgebildete Damen, das kann ein 30jähriges Herz noch aushalten, für ein 40jähriges ist es bedenklich.

Bei einem jungen Herzen ist der Schaden nicht groß. Die häufigste Folge ist eine Hypochondrie, die durch Selbstvorwürfe immer wieder genährt wird, wohl auch durch jene Lektüre, die mit der maßlos übertriebenen Schilderung schrecklicher Krankheitsbilder unvergleichlich mehr Menschenglück zerstört hat als die Krankheitsursache selber, vor der gewarnt wird.

Herzklopfen, häufiger Wechsel der Pulsfrequenz, Labilität der Vasomotoren, Neigung zum Erröten und Erblassen, Angstgefühle, Beklemmung, alles das entwickelt sich gewöhnlich erst dann oder dann erst recht, wenn „die Einsicht in die schrecklichen Folgen" gekommen ist und zwar dann auch, wenn mit der „verderblichen Gewohnheit" ganz gebrochen wurde und erst recht, wenn der Sünder seinen festen Vorsätzen untreu wird und dem Drang erliegt. Schwerere Veränderungen, Hypertrophie mit nachfolgender Entartung des Herzmuskels sind selten und nur Folgen von ganz übermäßigen, lange fortgesetzten Erregungen und dann nichts anderes als was beim überanstrengten, erschöpften Herzen aus anderer Ursache auch entsteht.

Die Behandlung ist vorwiegend eine psychische, das wichtigste der Trost, den man ehrlich geben kann, daß die Sache nicht gefährlich ist und mit den Jahren auch wieder vergehen wird. Es ist nicht ratsam, ein bindendes Versprechen der Enthaltsamkeit zu verlangen. In den meisten Fällen wird es gebrochen und der Bruch schadet dann um so mehr. Ja es ist besser auf die Wahrscheinlichkeit des Rückfalls von vornherein aufmerksam zu machen, die ganze Sache rein vom ärztlichen Standpunkt aus zu betrachten und je nach der Lage des Falls auf die schädliche Wirkung des drucksteigernden Stadiums ohne folgende Entlastung hinzuweisen.

Ablenkung durch Arbeit, besonders körperliche, Abhärtung durch kalte Waschungen unterstützen die psychische Therapie. Hypnose ist hier nicht mein Fall, aber die Persönlichkeit des Arztes kann viel wirken. Ist es zur reizbaren Schwäche, zu gehäuften Pollutionen gekommen, so ist leichte Bedeckung im Bett, Vermeiden der Rückenlage, nicht zu reichliche Abendmahlzeit anzuraten. Die Antiaphrodisiaca, Kampfer, Lupulin etc. sind meistens entbehrlich.

Das Myomherz.

Die Herzstörungen, die bei Myomen des Uterus beobachtet werden und zum Namen des „Myomherzens" geführt haben, sind vielleicht auch zu den Herzneurosen zu rechnen. Von anderen, die viel mehr davon gesehen haben als ich, wird jedoch die Existenz eines eigenen Myomherzens bestritten. Die von Dehio als spezifisch angesehene Myofibrosis hat sich nicht bestätigt. Es handelt sich beim Myomherz nur um die braune Atrophie oder die fettige Entartung oder um beides. Aus meiner Beobachtung kann ich einen Fall anführen, bei dem die Herzbeschwerden deutlich im Zusammenhang mit 3 ziemlich großen Myomen des Uterus zu stehen schienen. Eine 51jährige Virgo, kurzatmig, mit starken Wallungen zum Kopf und lästigem Hitzegefühl (Klimakterium im Anzug), Puls klein, weich, leicht irregulär, 130 Ruhepulse, am Herzen funktionelles Geräusch. In Nauheim deutliche Besserung, Puls 84. Die Myome gingen im Klimakterium zurück, dafür entwickelte sich Atherom und Herzhypertrophie, nach 13 Jahren Blutdruck 145 mm Hg und reduzierter Herzquotient 21, im nächsten Jahre Blutdruck 152 mm Hg und reduzierter Herzquotient 24, der Puls wurde und blieb aber ganz regelmäßig. Seit einer Reihe von Jahren besucht Patientin Kissingen alljährlich mit dem besten Erfolg.

Vasomotorische Neurosen.

Beim letzterwähnten Fall war das Verhalten der Vasomotoren unzweifelhaft von größtem Einfluß auf das Krankheitsbild und in vielen Fällen ist eine Neurose des Herzens von einer Störung der Vasomotoren gar nicht abzutrennen und steht sogar in ursächlichem Verhältnis dazu. Das trifft gewiß zu bei jenen heftigen Anfällen von Angina pectoris, die nicht auf Sklerose der Kranzarterien und Myomalacia cordis, sondern auf einer Neurose der Vasomotoren und, wie man wohl mit Recht annimmt, auf einem Gefäßkrampf beruhen, der entweder das ganze arterielle System oder nur die Kranzarterien allein befällt. Im letzteren Fall ist es wohl begreiflich, daß von den Anfällen am Herzen die nämlichen, anscheinend auch gerade so schwer auftretenden Erscheinungen ausgelöst werden können, als wenn die Blutversorgung des Herzens durch eine Verdickung der Arterienwand und teilweise Verlegung des Lumens an den Koronararterien bedingt wäre. Betrifft der Krampf aber das gesamte Gebiet der Arterien, so wäre eine Verschlechterung der Zirkulation und Überlastung des Herzens auf zweierlei Weise denkbar.

Wir haben gesehen, daß Vermehrung des Tonus und Verengerung der Arterien im ganzen die Zirkulation befördert, da gleichzeitig Kapillaren und Venen weiter werden müssen. Der Widerstand an den Arterien ist normalerweise gegenüber dem auf der venösen Seite zu klein und eine mäßige Erhöhung des arteriellen muß eine Verbesserung der Zirkulation im ganzen herbeiführen, aber nur bis zu einer gewissen Grenze, die dann gegeben ist, wenn die partiellen

Widerstände auf der arteriellen und der venösen Seite sich nach der oben aufgestellten Gleichung

$$w_1 : w_2 = \nu l_1 q_1 : n l_2 q_2$$

sich verhalten wie die Volumina der Arterien einerseits, der Kapillaren und Venen andererseits ($n = \nu$ angenommen), was dann das Minimum des Widerstandes, also auch das Optimum für den Kreislauf bedeuten würde. Steigt aber der Widerstand über dieses Maß noch hinaus, dann wird das Optimum überschritten und der Kreislauf verschlechtert. Das gilt aber nur für das stetig fließende Blut. Für die Fortbewegung durch die Pulswelle kommt die Reflexion an den mehr oder weniger gespannten Arterienwänden, wie wir sahen, auch noch in Betracht. Spannung der Arterienwand ist günstig, so lang sie noch mit Nachgiebigkeit gepaart ist, wird das Arterienrohr aber durch übermäßige Spannung starr, so verhält es sich gegenüber der Pulswelle gerade so wie eines, das durch Atherom und Verkalkung unnachgiebig geworden ist: die kinetische Energie der Pulswelle wird nicht weiter zur Fortbewegung des Blutes verwendet, sondern in Wärme umgesetzt.

So kann man es schon begreifen, daß durch starke Reizung des Centrum vasomotoricum bei einer Neurose — auch Vergiftungen, z. B. mit Blei, mit Nikotin kommen hier in Betracht —, der Herzarbeit große Widerstände entgegengesetzt werden, durch welche eventuell auch die stenokardischen Anfälle ausgelöst werden. So viel ist wenigstens sicher, daß es in nicht wenigen Fällen gelingt, den Anfall abzuschneiden, wenn man den Tonus der Gefäße, z. B. durch Nitroglyzerin oder Amylnitrit herabsetzt (Anhang 59, 60, 62). Prognostisch sind solche Fälle „funktioneller Angina pectoris", die prompt auf Nitroglyzerin und Amylnitrit reagieren, ohne Vergleich günstiger aufzufassen als die, bei denen die Mittel versagen und die dann meist in Sklerose der Kranzarterien ihre Ursache haben.

Auch beim Cor nervosum ist eine Labilität der Vasomotoren in vielen Fällen außer Frage. Die Übererregbarkeit des Sympathicus spiegelt sich zum Teil am Herzen, zum Teil auch an den Gefäßen in deutlicher Weise ab. Viel nervöse, namentlich jugendliche, Personen erröten und erblassen bei psychischer Erregung leicht, ohne daß die Blässe gerade auf Herzschwäche bezogen werden müßte, obgleich auch dies vorkommt. Man pflegt die Reaktion der Vasomotoren durch Striche auf der Haut mit einem spitzen Gegenstand, z. B. dem Stiel eines Perkussionshammers oder auch durch Überfahren mit dem Fingernagel zu prüfen. Auch bei Gesunden rötet sich eine stärker gestrichene oder geriebene Stelle allemal, bei Nervösen aber bald und in auffallender Stärke und die Röte bleibt auch längere Zeit bestehen. Manchmal erheben sich die gestrichenen und geröteten Stellen sogar etwas über die Haut, ähnlich wie Quaddeln und so kann man weithin sichtbare Züge auf Brust und Rücken erzeugen, die oft viele Minuten lang anhalten. Diese Dermographie unterscheidet sich also nur quantitativ von der auch bei Gesunden gewöhnlichen Reaktion. Sie kann aber auch noch in etwas anderer Weise auftreten. Der Strich kann im Anfang leichenblaß aussehen, so eine Zeitlang bleiben, um sich dann erst, gewöhnlich intensiv, zu röten. Oder der rote Strich ist auf beiden Seiten von einem parallelen weißen eingefaßt. Gerade während der letzten Influenzaepidemie habe ich diese beiden selteneren Phänomene häufiger gesehen, sie sind noch nicht näher studiert und könnten vielleicht bei der Beurteilung von Neurosen des Sympathicus einigen Wert haben. Sonst gebe ich auf die Dermographie bei der Diagnose Neurasthenie und Nervosität oder Hysterie nicht viel, auch nicht auf die Steigerung des Kniephänomens, wenn man gleich alles dies gewöhnlich prüft um die Grundlage eines nervösen Herzens in allgemeiner Nervosität zu finden.

Ob die von O. Müller ausgearbeitete Methode, die Funktion der Arterien auf plethysmographischem Wege unter dem Einfluß der Kälte zu prüfen, zum Ziel führt, erscheint zweifelhaft, da nicht nur die Kälte, sondern schon die Vorstellung davon das Volumen verkleinern kann, die Volumschwankungen sogar bei Arteriosklerotikern gelegentlich stärker gefunden wurden als bei Jungen und die Versuchsergebnisse zu sehr wechseln.

Tumor cordis.

Die Geschwulstbildung im Herzen soll wenigstens erwähnt werden, obwohl sie bis jetzt nur ein anatomisches Interesse darbietet. Das Urteil Oppolzers: „Bösartige Geschwülste des Herzens haben kein klinisches Interesse, weil es unmöglich ist, sie zu diagnostizieren" und von Huchard: „Que la symptomatologie est nulle et par conséquent le diagnostic devient impossible" bestehen auch noch heute, nach Einführung der Röntgenstrahlen, zu Recht. Im Gegenteil es sind Verwechslungen eines Tumors im rechten Vorhof mit einem Mediastinaltumor und selbst mit einem Aneurysma der Aorta bei der Durchleuchtung vorgekommen.

Sekundäre Tumoren sind häufiger als primäre; primäre Sarkome sitzen meistens rechts, besonders im Vorhof und in den Venen dicht am Herzen, relativ häufig finden sich darunter Riesenzellensarkome. Im linken Vorhof, wo auch Kugelthromben häufiger vorkommen, hat man auch einen Echinococcus gefunden. Er kann wie jeder größere Tumor vom Vorhof aus das venöse Ostium mehr oder weniger verlegen und zu Stenoseerscheinungen wie ein Vitium führen. Im rechten Vorhof fand sich ein Rundzellensarkom, das ganz die klinischen Erscheinungen eines Mediastinaltumors machte. Kavernome, Rhabdomyome kommen vor, am Perikardium Sarkome, hier aber gehören primäre Geschwülste zu den größten Seltenheiten. Viel häufiger ist das Gumma, das aber gewöhnlich nur als kleine Geschwulst auftritt, namentlich im rechten Vorhof durch seinen Sitz gefährlich werden kann, weil es das Leitungsbündel befällt oder an den Kranzarterien, wo es in der verderblichsten Weise die Ernährung des Herzens stören kann. Das Gumma ist der einzige Tumor, der einer Therapie zugänglich ist, die Mittel sind natürlich Quecksilber und Jod und, wenn man will, Salvarsan.

Aneurysma Aortae.

Es ist herkömmlich, zusammen mit den Herzkrankheiten auch das Aneurysma der Aorta zu besprechen. Es ist das häufigste von allen Aneurysmen überhaupt, betrifft in weitaus den meisten Fällen die aufsteigende Aorta und den Bogen. Von einer allgemeinen Erweiterung der Aorta unterscheidet es sich durch seine örtliche Begrenzung nach oben und unten. Nach seiner Form unterscheidet man das Aneurysma cylindricum, fusiforme, sacciforme und, wenn mehrere Säcke sich aneinander reihen, spricht man von einem Aneurysma cirsoideum. Die Erweiterung betrifft alle drei Häute. Zuerst gibt dem Innendruck die Intima nach, die Muskelfasern der Media rücken auseinander, werden für den größeren Umfang zu kurz, können dem Druck von innen her nicht mehr entgegenwirken und da ist es dann die, in der Regel mächtig verdickte, Adventitia, die zunächst noch den Riß verhütet. In einem Teil der Fälle bahnt sich aber das Blut durch Intima und Media hindurch seinen Weg, hebt die Adventitia ab, manchmal in weiter Ausdehnung. Ein solches Aneurysma dissecans ist also nach außen überhaupt nur von der Adventitia begrenzt und der tödliche Riß kann dann an einer weit vom Sack entfernten Stelle erfolgen. Im Innern des Sacks ist Gerinnselbildung nicht selten, die Gerinnsel sind aber gewöhnlich zu zart und schwach, um die Widerstandsfähigkeit der Wand wesentlich zu erhöhen, doch erfüllen sie manchmal das Aneurysma derart, daß durch sie hindurch das Blut seinen Weg auf einer Bahn findet, die an Weite und Form sich von der durch eine normale Aorta nicht viel unterscheidet. Dem wachsenden Aneurysma und dem mit jedem Pulsschlag anprallenden Blut muß alles in der Nachbarschaft nachgeben; wo Knochen angrenzen, Wirbelkörper, Rippen, verfallen sie der Usur und es sind schon Aneurysmen in den Wirbelkanal durchgebrochen oder haben auf Nervenwurzeln gedrückt und langandauernde furchtbare Schmerzen in der ausgesucht scheußlichsten Weise herbeigeführt.

Alles was den Blutdruck dauernd erhöht, Hypertrophie des linken Ventrikels bei Aorteninsuffizienz, bei Schrumpfniere, gesteigerter peripherer Widerstand bei Arteriosklerose, bei einer Verengerung der Aorta an ihrem Isthmus ist für die Entstehung eines Aneurysma von Bedeutung. Im allgemeinen widersteht eine jugendliche und gesunde Aorta auch dem größtmöglichen Blutdruck. Damit ein Aneurysma entsteht, dazu gehört auch allemal eine geschwächte Widerstandskraft der Arterienwand, diese muß selbst schon krank geworden sein, wenn sie sich dauernd erweitern soll. Keine Ursache ist dabei häufiger und wichtiger als die Syphilis. Es ist die Mesaortitis syphilitica, auf deren Grundlage bei weitem die meisten Aneurysmen entstehen. Im Gegensatz zur gewöhnlichen Sklerose befällt die Krankheit zuerst die Media, gewöhnlich erst oberhalb der Aortenklappen ziemlich scharf beginnend und nach unten sich auch scharf absetzend. Mit Erkrankung der Media kommt schon ein sehr wichtiger Faktor in Wegfall, der sich dem Innendruck entgegensetzt und eine dauernde Erweiterung des Gefäßes verhindert. Ist sie aber einmal im Gang, dann geben auch Intima und Adventitia nach und das Aneurysma ist fertig. Man geht aber entschieden zu weit, wenn man bei jedem Aneurysma auf früher stattgehabte syphilitische Infektion schließt. Ich kenne Fälle, bei denen dies mit aller Sicherheit nicht zutrifft. Das sind aber allemal Fälle in vorgerückten Lebensjahren, wo Schrumpfniere, verbreitete Arteriosklerose, wo sekundäre Herzhypertrophie in der Tat auch eine arteriosklerotische Arterie nicht wie gewöhnlich allseitig, sondern auch einmal örtlich auseinandertreiben kann. Ist nur an einer kleinen Stelle erst einmal der Anfang gemacht, dann geht das hier schon allmählich weiter, das Blut erfährt an der erweiterten Stelle eine Verlangsamung seiner Geschwindigkeit, der Seitendruck wächst hier, die Pulswelle trifft die Wand in einem steilen Winkel und die nach außen wirkende Komponente des Stoßes wächst. Aber bei jugendlichen Individuen und erst gar, wo die gewöhnlichen Ursachen für Herzhypertrophie nicht vorliegen, kann man ruhig jedes Aneurysma der Aorta als Zeichen von Lues betrachten.

Das Aortenaneurysma wirkt zunächst wie jeder solide, im Mediastinum sich entwickelnde Tumor. Als luftleerer Körper gibt es bei der Perkussion einen kurzen und leisen Schall. Das Sternum, das als gespannter Knochen für gewöhnlich einen lauten und langen gibt, wird durch die hinten anliegende Geschwulst am Schwingen verhindert und die Dämpfung des Schalls am Brustbein oberhalb des Herzens ist ein sehr wichtiges Zeichen überhaupt für einen Mediastinaltumor. Auch zwischen den Schultern rechts vom III. und IV. Dorsalwirbel kann eine Dämpfung auftreten. Entwickelt sich der Sack weiter, so kommt seine Dämpfung entweder links vom Sternum als turmförmiger Aufsatz auf die Herzfigur oder auch rechts vom Sternum im II. Interkostalraum, ganz getrennt von ihr, zum Vorschein. Als wachsender Körper braucht das Aneurysma

immer mehr Platz und verursacht so wichtige Verdrängungserscheinungen:
Stenose der Trachea, eines Bronchus, Schluckbeschwerden durch Druck auf
den Ösophagus, Kompression der Venen, z. B. der Vena brachiocephalica,
wobei auf der Brust ein pulsierendes Venennetz erscheint, Stauung gegen den
Kopf, einseitiges, gewöhnlich rechtsseitiges, Ödem am Arm, Hydrothorax. Kompression der Lungenvenen kann das terminale Lungenödem herbeiführen.
Recht bezeichnend ist für Aneurysmen des Aortenbogens eine Lähmung des
linken Nervus recurrens, der sich unter dem Bogen der Aorta herumschlingt,
um sich nach oben zum Kehlkopf zu begeben und die Muskeln des linken Stimm-
bands (mit Ausnahme des Cricothyreoideus medius) zu versorgen. Ein wichtiges
Symptom ist Heiserkeit und eine mit dem Kehlkopfspiegel leicht zu erkennende
totale Lähmung des linken Stimmbandes. Es verharrt sowohl bei Inspiration
wie bei der Phonation in einer Mittellage zwischen der Inspirations- und Pho-
nationsstellung, in der sogenannten Kadaverstellung, regungslos. Die Stimm-
bildung wird noch dadurch möglich, daß die Adduktoren des rechten Stimmbandes sich mehr anstrengen, das rechte Stimmband überschreitet die Mittellinie und kommt so doch noch mit dem linken zur Juxtaposition. Dabei über-
kreuzen sich die Stellknorpel, bald ist der der gesunden, bald der der gelähmten
Seite oben. Die Rekurrenslähmung ist manchmal das einzige Symptom, das ein
Aneurysma des Arcus Aortae darbietet, wenigstens für längere Zeit; beim
soliden Mediastinaltumor kann es theoretisch ja auch vorkommen, im ganzen
ist es aber bezeichnend für Aneurysma. Somit kommen die bisher beschriebenen
Symptome jedem Mediastinaltumor überhaupt zu; daß es ein Aneurysma sei, dafür
sprechen besondere, akustische und pulsatorische, Erscheinungen. Am aneurysmatischen Sack entsteht ein systolisches Geräusch, indem Blut aus einer engeren
Stelle in eine erweiterte, von da wieder in eine engere Stelle tritt. Das Geräusch
ist manchmal ein sehr lautes, mitunter in dem Maß, daß es der Kranke selber
hört, rauschend, andere Male kaum zu vernehmen oder es fehlt selbst bis zum
Lebensende ganz. Das trifft namentlich in den Fällen zu, wo der aneurysmatische
Sack mehr oder weniger mit Gerinnseln ausgefüllt ist. Das Geräusch entsteht
um die Verschlußzeit später als der I. Herzton, das kann schon bei der Auskultation ohne weiteres merklich sein oder durch graphische Methoden festgestellt werden. Auch ein diastolisches Geräusch wird oft gehört, weil die Aortenklappen entweder von vornherein insuffizient waren und das Aneurysma erst
sekundär sich hinzugesellte, oder umgekehrt die aneurysmatische Erweiterung
der Aorta erstreckt sich auch auf den Anfangsteil und sekundär schließen die
Klappen nicht mehr. Liegt das Aneurysma oberflächlich genug, so kann man
auch ein Schwirren, manchmal sehr deutlich, fühlen. Pulsation an abnormer
Stelle ist ein sehr wichtiges Symptom für Aneurysma, entsteht natürlich auch
nur dann, wenn der Sack weit nach vorn liegt. Die Pulsation kann oberhalb
des Herzens, links vom Sternum oder auch vom Herzen ganz getrennt auf der
rechten Seite gefühlt und oft sogar gesehen werden, „als wenn der Kranke
zwei Herzen hätte“. Auch die Pulsation des Aortenbogens kann man bei seiner
Erweiterung fühlen, wenn man mit dem hakenförmig gebogenen Finger tief
ins Jugulum hinein und nach unten geht. Das Symptom ist nur dann beweisend,
wenn man zugleich mit der Fingerspitze auch ein Schwirren fühlen kann, denn
einfache Pulsation kommt auch bei Gesunden hier gelegentlich vor, wenn der
Thorax gedrungen und das Brustbein kurz ist.

Die Bifurkation der Trachea reitet auf dem Aortenbogen. Wird dieser
aneurysmatisch erweitert, so verschiebt sich der Larynx pulsatorisch nach unten,
wenn man ihn mit dem Finger hochhebt (Oliver - Cardarellisches Symptom).
Auch Pupillendifferenzen können durch Druck auf den Sympathicus entstehen.
Sitzt das Aneurysma am Bogen, so werden nicht selten die Abgangsstellen der

großen Gefäße, der Anonyma, der Carotis und Subclavia sinistra verlagert, in ungleichem Maße verzerrt, mehr oder weniger verengt. Dann bekommt die eine Körperhälfte oben weniger Blut als die andere, der Puls ist auf der einen Seite kleiner, kommt auch manchmal erst später in die Peripherie als auf der anderen. Dieser Pulsus differens findet sich an der Radialis, an der Carotis und kann auch am Augenhintergrund nachgewiesen werden. Am wenigsten

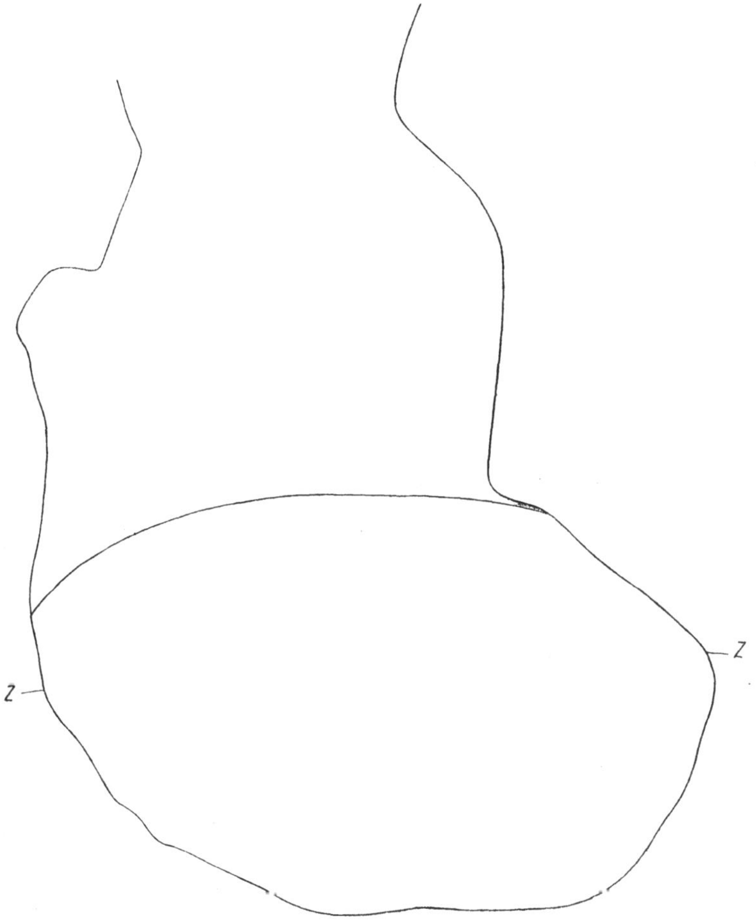

Fig. 57.
Dilatatio Aortae arteriosclerotica. 62 J. r H Q 25. Blutdruck 160 mm Hg, Größe $^1/_2$.
(Eigene Beobachtung.)

beweisend ist ein ungleicher Puls an der Radialis, weil hier Variationen des Gefäßes durch verschieden tiefe Lage oder Spaltung in die Endäste nicht selten sind, wodurch sogar bei ganz Gesunden auch ein beträchtlicher Unterschied in Füllung und Stärke des Pulses zwischen rechts und links bemerkt werden kann, allerdings nicht auch in der Zeit, in der der Puls ankommt.

Alle genannten Erscheinungen können aber auch zum Teil oder in ihrer Gesamtheit fehlen und so können selbst faustgroße Aneurysmen der Diagnose entgehen. Die meisten Aneurysmen blieben sogar bis zum Tod verborgen, bevor man mit der Röntgendurchleuchtung das Mittel hatte, sie leicht und

sicher nachzuweisen. Die Erweiterung, der Sack, ist am Röntgenschirm meistens
als mehr oder weniger großer Schatten ohne weiteres zu sehen, doch kann es
nötig sein auch im schrägen Durchmesser zu durchleuchten, um auch die Aneurysmen zu finden, die nur nach hinten zu sich entwickelt haben (Fig. 57, 58, 59).
Aber auch bei der Durchleuchtung kann noch der Zweifel bestehen, ob wirklich
ein Aneurysma vorliegt oder ein solider Tumor, z. B. ein von den Hilusdrüsen
ausgehendes Lymphosarkom und manchmal, wenn die Zeichen fehlen, die für
Aneurysma sprechen und die oben erwähnt wurden, kann die Unterscheidung

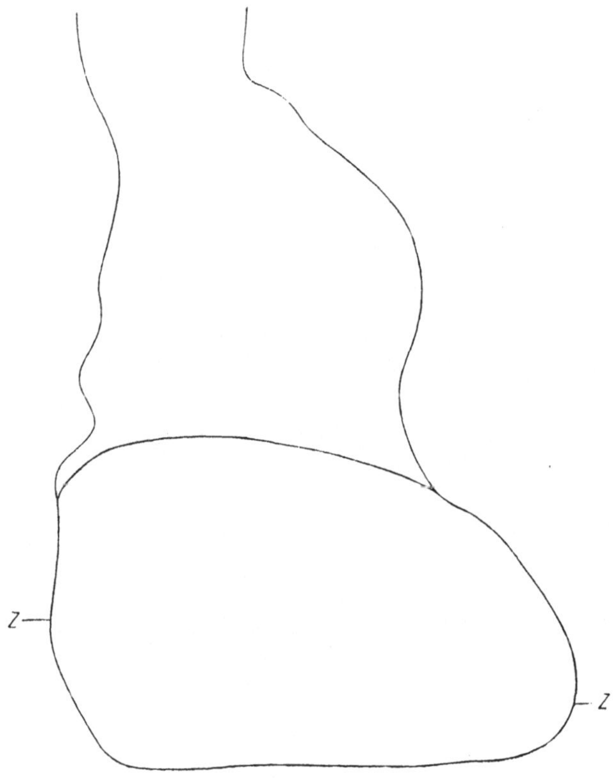

Fig. 58.

Aneurysma Aortae luet. 41 J. r H Q 13. Blutdruck 160 mm Hg. Größe $^1/_2$. (Eigene
Beobachtung.)

unmöglich sein. Pulsiert der Tumor im Röntgenschirm sehr deutlich, so kann
man ruhig ein Aneurysma annehmen. Auch ein solider Tumor könnte ja durch
die anliegende Aorta mitgenommen werden, das ist aber mehr eine theoretische
Möglichkeit als etwas, was wirklich vorkommt.

Die subjektiven Beschwerden bestehen im Gefühl von Druck und Schwere
in der Brust, in Schmerzen von wechselbarer Stärke, die gern auch in beide
Arme ausstrahlen, in zunehmender Atemnot, übrigens ganz so wie beim Mediastinaltumor auch.

Das Aortenaneurysma gibt eine ungünstige Prognose, manche brauchen
Jahre bis sie zum Tode führen, manche nur Monate, wenigstens von dem Zeitpunkt an gerechnet, an dem sie angefangen hatten Beschwerden zu machen
oder diagnostiziert wurden. Ein Teil wird durch ein Verdrängungssymptom

gefährlich, z. B. durch Tracheo- und Bronchostenose, durch Abquetschung von Venen, ein Teil bricht eines Tages durch. Schon nußgroße Aneurysmen können bersten; der Durchbruch geschieht meistens nach innen, in einen Bronchus, in die Trachea, dann kommt Bluthusten, der in Tagen oder Stunden von der tödlichen Massenblutung gefolgt ist, oder in den Herzbeutel, in einen Vorhof, in die A. pulmonalis hinein, kurz, die sonderbarsten Dinge sind hier schon Ereignis geworden. Seltener wölbt sich eine Stelle an der Brustwand vor, pulsiert, die Haut wird dünn, rötet sich, ein paar Tropfen Blut sickern eines Tages durch,

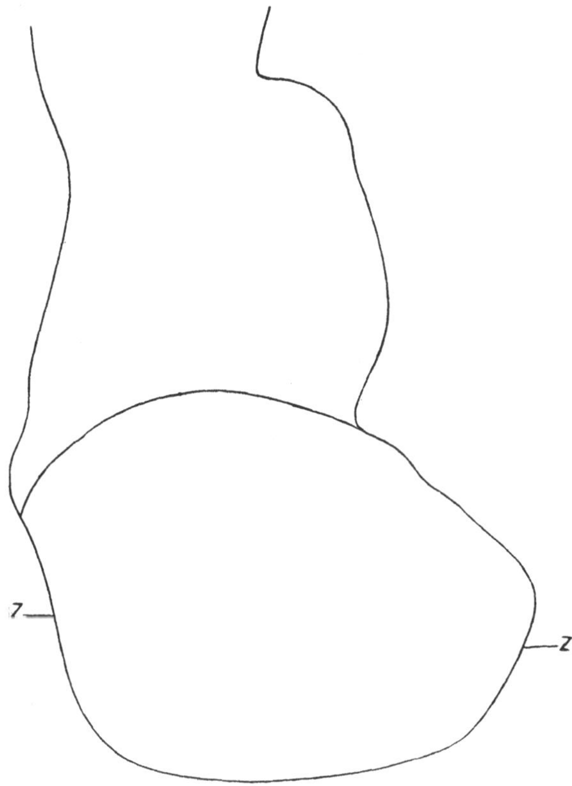

Fig. 59.

Mesaortitis luetica. 56 J. r H Q 15. Blutdruck 150 mm Hg. Größe $^{1}/_{2}$. (Eigene Beobachtung.)

es gelingt vielleicht noch, die Blutung durch Kompression oder Styptica zu stillen und dann kommt doch die endliche Katastrophe. Der größte Teil der Kranken endet aber sein Leben, indem der Kreislauf schließlich in dem Maße gestört ist, daß der Tod eintritt so gut wie bei einem nicht mehr kompensierten Herzfehler. Das Aneurysma verbraucht, wie nach dem Carnotschen Satz jede Ungleichheit im Kaliber einer Röhre, kinetische Energie durch Wirbelbildung. Wenn in einem Sack, wie man dies schon gesehen hat, ein Pfund Blut oder mehr Platz findet, so geht diese Menge den anderen Teilen des Gefäßsystems, den Kapillaren und Venen verloren, was bei einer Gesamtmenge des Blutes von etwa 8 Pfund schon recht ins Gewicht fällt und dadurch muß der Widerstand im venösen Teil erheblich steigen.

Es hat nicht an Versuchen gefehlt, das Aneurysma zum Veröden und den blutigen Inhalt zum Gerinnen zu bringen. Man hat zu diesem Zweck in den Sack eine Spirale von feinem Golddraht (Coltsches Drahtknäuel) eingeführt, an dem sich leicht ein Fibringerinnsel bildet. Die Methode ist wohl allgemein wieder verlassen. Auch auf Einstiche mit einer feinen Nadel, mit der man dann die gegenüberstehende Wand leicht kratzte, hat man feste Gerinnsel sich bilden sehen. Besser ist entschieden die Galvanopunktur; man kann sie immer anwenden, wo nur der Sack so oberflächlich liegt, daß man ihm mit einer Nadel beikommen kann. Setzt man die zwei Elektroden eines galvanischen Stroms auf die Haut auf und schließt den Strom, so kommt es im Gewebssaft zur Elektrolyse und zwar gehen die Säuren (Anionen) an die Anode, die Basen (Kationen) an die Kathode. Letztere verflüssigen die Gewebe, die Säuren führen zur Gerinnung. Wenn wir also eine Gerinnung des Blutes herbeiführen wollen, müssen wir die Anode in den Sack einführen, die Kathode an eine abgelegene, indifferente Stelle setzen. Eine Verwechslung der Pole wäre sehr gefährlich, Gerinnsel, die sich schon gebildet hätten, würden verflüssigt, losgerissen werden, könnten zu Embolien Veranlassung geben. Da die Bezeichnung der Pole an den Batterien nicht immer richtig ist und beim Zusammensetzen ein Versehen vorgekommen sein könnte, so ist es wichtig, allemal bevor man die Galvanopunktur eines Aneurysma vornimmt, seine Pole zu prüfen. Man taucht die zwei Leitungsdrähte nah aneinander in Wasser, das man mit ein paar Tropfen Salzsäure angesäuert hat, und schließt den Strom. Der eine Draht schwärzt sich, das ist die Anode, der andere Draht überzieht sich mit kleinen Bläschen (Wasserstoff), das ist die Kathode. Noch leichter sichtbar wird die Unterscheidung, wenn man die Drähte in eine dünne Kleisterlösung mit ein wenig Jodkalium einsenkt. An der Anode wird Jod frei und bläut den Stärkekleister. Dieser Draht wird dann mit einem Handgriff verbunden, der eine Nadel aus Platiniridium trägt, die mit Ausnahme der Spitze mit einem isolierenden Lacküberzug versehen ist. Die Nadel wird unter Asepsis in das Aneurysma eingestochen, sie bewegt sich dann pulsatorisch; die andere Elektrode wird als möglichst große, wohl durchfeuchtete Platte aufs Abdomen gesetzt oder kommt in ein Gefäß mit Wasser, in das der Kranke seine Füße oder Hände taucht. Eine möglichst große Berührungsfläche ist hier die Hauptsache, die Kathode schmerzt wegen der hier ausgeschiedenen Basen sehr und es ist wichtig, die Stromdichtigkeit hier möglichst gering zu machen, denn die Stromstärke muß ziemlich hoch genommen werden. Nachdem die Elektroden stromlos an ihrem Platz sind, wird der Strom steigend eingeschlichen und langsam auf 40 M.-A. gesteigert, bleibt 5 Minuten lang so stark und wird dann wieder langsam schwächend ausgeschlichen. Das Herausziehen der Nadel erfordert einige Kraft, sie ist von der Gerinnung in den Geweben festgehalten, eine Blutung erfolgt aus der feinen Stichwunde nicht, sie kann mit einem Tropfen Jodtinktur und Watte versorgt werden. Der Kranke muß in ruhiger Lage den Tag über im Bett verbringen, die Galvanopunktur kann erst in 8 Tagen wiederholt werden. Daß so in der Tat recht festhaftende Gerinnsel den aneurysmatischen Sack ausfüllen können, davon kann man sich bei Sektionen überzeugen und kein Zweifel besteht, daß so wenigstens die Katastrophe hinausgeschoben und das Leben verlängert werden kann.

Dem gleichen Zweck dienen auch die im Jahre 1897 von Lancereaux empfohlenen Gelatineinjektionen. Eine sterilisierte Lösung von 4,0 Gelatine in 200,0 physiologischer Kochsalzlösung wird zur Hälfte unter aseptischen Kautelen unter die Haut des Bauches oder der Oberschenkel gespritzt. Danach muß der Kranke die größte Ruhe einhalten. Die Injektion kann nach 6—8 Tagen mit einer schwächeren Lösung (1—1,5%) und dann alle 8 Tage wiederholt werden. Von der größten Wichtigkeit ist der Bezug einer sicher tetanusfreien Gelatinelösung (von Merck in Darmstadt).

In jedem Fall von Aneurysma ist Jodkalium zu versuchen und nur da, wo ganz sicher keine Lues vorliegt, eine antisyphilitische Kur mit Quecksilber oder Salvarsan zu unterlassen. Sehr empfehlenswert ist die Dosierung des Quecksilbers nach der alten Ricordschen Rezeptformel (Anh. 69). Eine Mesaortitis syphilitica kann schon zu deutlicher Erweiterung des Gefäßes (Fig. 59) geführt haben und doch noch unter Quecksilber und Jod zurückgehen derart, daß nichts mehr zurückbleibt. Auch Insuffizienz der Aortenklappen kann wieder verschwinden und es ist nur dringend zu raten, bei jeder Veränderung am Anfangsteil der Aorta zu allererst an Syphilis zu denken. Im übrigen ist beim Aneurysma alles zu vermeiden, was die Herzkraft irgend anregen oder den Blutdruck erhöhen kann. Im Anfang muß man den Versuch machen, den Kranken im Bett hungern und dürsten zu lassen, den Stuhl abzuführen. Das kann man freilich nicht lang so fortsetzen, dann muß man sich darauf beschränken, vom Kranken wenigstens besondere Schädlichkeiten fernzuhalten. Wird das Aneurysma oberflächlich, so muß es durch einen kleinen Panzer vor Verletzung geschützt werden.

Die Aortenlues, Dehle-Hellersche Aortitis, kann sich schon bald nach der Infektion entwickeln und wahrscheinlich jahrelang symptomlos verlaufen. Erst in mittleren Lebensjahren, mit Abnahme der bis dahin bestehenden Kompensation durch den hypertrophischen linken Ventrikel, beginnen die Störungen, dann ist aber auch der Verlauf meist ein rascher und ungünstiger, wenn nicht energisch eingegriffen wird. Übrigens kommen auch Mischformen mit nicht luetischem Krankheitsprozeß, echter Sklerose, selbst mit nicht spezifischer Endocarditis vor und da ist von einer antiluetischen Therapie wohl Besserung, aber keine vollständige Heilung zu erwarten.

Sklerose und Atherom der Arterien.

Die Beschaffenheit der Röhren, durch die das Blut sich bewegen muß, ist für die Arbeit und die Blutversorgung des Herzens selbst von so ausschlaggebender Bedeutung, daß eine zusammenfassende Behandlung der so sehr wichtigen Arteriosklerose auch in einem Lehrbuch der Herzkrankheiten recht wohl seinen Platz finden kann.

An den zentralen Arterien sind für Sklerose und Atherom Lieblingsstellen der Arcus Aortae, die Abgangsstellen der Interkostalarterien und der großen Abdominalgefäße und eine schmale Zone der Aorta ascendens dicht oberhalb der Klappen. An den peripherischen Arterien schreitet der Prozeß distalwärts vor, in den entferntesten Teilen ist die Verkalkung am bedeutendsten, an den Beinen viel stärker als an den Armen. Wo Gefäßteile bei Bewegungen größere Exkursionen machen, bleiben die Arterienwände weicher, so ist z. B. die Arteria poplitea stets gegenüber der Femoralis relativ frei von Sklerose. Gar nicht selten sind nur umschriebene Teile des Gefäßapparats oder diese wenigstens vorwiegend verändert, so z. B. die Kranzarterien, die Temporales, während alle anderen wenig ergriffen sind, oder auch, namentlich bei geistig Arbeitenden, bei Alkoholikern, sind die basalen Gehirnarterien frühzeitig und isoliert befallen.

Die anatomische Untersuchung kranker Arterien gewährt kein buntes Bild. Hyaline Degeneration, produktive Entzündung mit ihren Folgezuständen, der Nekrobiose, dem Atherom, der fettigen Usur, der Verkalkung und Verknöcherung erschöpfen so ziemlich die Nomenklatur. Das sind Dinge, deren Einzelheiten nur histologisches Interesse haben. Eines ist aber allen pathologischen Prozessen an den Arterien gemeinsam: die Änderung der physikalischen Beschaffenheit der Wand. Diese mit ihren pathologischen Folgen wollen wir ins Auge fassen.

Es kommen hier in Betracht: Gestalt und Größe, Festigkeit, Dehnbarkeit, Elastizität. Letztere drei Eigenschaften müssen immer genau auseinandergehalten und wohl voneinander unterschieden werden. Festigkeit der Gefäßwand ist der Widerstand, den sie Kontinuitätstrennungen gegenüber leistet, gleichviel, ob sie der einwirkenden Gestalt übrigens nachgibt oder nicht. Die Gefäßwand kann zugleich starr und brüchig sein, sie kann weich und doch sehr fest angetroffen werden. Im letzteren Fall wird die Wand von Kräften, die auf sie von außen oder innen wirken, sehr leicht deformiert, im ersteren nicht, aber bei einem gewissen Grad von Gewalteinwirkung bricht oder reißt die starre Arterie, während die weiche noch viel mehr ohne Schaden ertragen kann. Dabei wäre noch ein Auseinanderdrängen, nicht Trennen, der einzelnen Gewebsteile zu unterscheiden und von größerer oder geringerer Durchlässigkeit der Gefäßwand zu sprechen, je nachdem schon ein geringerer Druck Bestandteile des Blutes durch die Wand durchpreßt oder erst ein höherer. Bekanntlich ist normalerweise die Gefäßwand der ganzen Strombahn, wenigstens für die roten Blutkörperchen, dicht, während die weißen durch ihre eigene amöboide Bewegung und außerdem Wasser und alle gelösten Bestandteile die Wand der Kapillaren, nicht aber der anderen Gefäßabschnitte zu durchsetzen vermögen.

Eine normale Gefäßwand ist dehnbar, d. h. äußere Kräfte, z. B. vermehrter Blutdruck kann die Teile, aus denen die Wand zusammengesetzt ist, weiter auseinander treiben, dabei wird die Fläche der Wand vergrößert und zugleich die Dicke vermindert. Hört die Einwirkung der äußeren Kraft auf, sinkt z. B. der Blutdruck wieder, so kehrt auch die Gefäßwand in ihren früheren Zustand zurück. Die Vollkommenheit, mit der sie ihren früheren Gleichgewichtszustand wieder erreicht, ist ihr Grad von Elastizität.

Es kommt hier aber noch ein Punkt in Betracht. Jeder elastische Körper hat eine Grenze seiner Elastizität, d. h. eine Grenze, bis zu der er wirklich (nahezu) vollkommen elastisch ist. Wird er stärker gedehnt oder komprimiert, so daß seine „Elastizitätsgrenze" überschritten wird, so versagen seine elastischen Kräfte insofern, als sie zwar den ursprünglichen Zustand wieder herzustellen suchen, dies aber nur bis zu einem gewissen Grade, nicht mehr vollkommen, fertig bringen. Manchmal gelingt dies noch nachträglich im Verlauf längerer Zeit, manchmal gar nicht mehr, je nachdem die Elastizitätsgrenze nur wenig oder bedeutender überschritten wurde. Die Folge der äußeren Gewalteinwirkung ist also dann eine für einige Zeit oder selbst für immer bleibende Veränderung im Volumen, oft auch in der Form des beeinflußten elastischen Körpers.

Sklerose und Atherom wirken nun sicher auf die Dehnbarkeit der Gefäßwand. Diese gibt den arteriellen Druckschwankungen nicht mehr in dem Maße nach wie eine gesunde, sie ist, wie man sagen muß, starrer geworden. An den fühlbaren Arterien merkt man dies, indem es weniger leicht oder fast garnicht gelingen will, mit dem Finger die Arterie zu komprimieren. Man muß sich dabei wohl vor einer Verwechslung hüten. Dem Druck der Finger setzt nicht nur die Gefäßwand, sondern auch der arterielle Druck einen Widerstand entgegen, einen größeren bei hohem, einen kleineren bei niederem Druck. Im ersten Fall ist der Puls schwer, im letzteren leicht unterdrückbar. Ob die Beschaffenheit der Wand, ob der Druck im Gefäß eine „Härte des Pulses" verschuldet, läßt sich oft entscheiden, besonders leicht dann, wenn die Arterienwand an verschiedenen Stellen ungleich hart ist. Das kann dann nur auf Veränderung in der Wand bezogen werden, die erfahrungsgemäß, namentlich beim Atherom, herdweise auftreten kann, und nicht auf hohen Druck, der sicher im ganzen Bereich des palpierten Gefäßes als merklich gleich hoch angesehen werden muß.

Ob hingegen bei Sklerose und Atherom nicht nur die Dehnbarkeit, sondern auch die Elastizität der Gefäßwand herabgesetzt wird, läßt sich nicht so ohne weiteres entscheiden. Es ist richtig, meist gehen dabei elastische Fasern, für ihre Funktion wenigstens, zugrund, ebenso die „gefensterten Membranen", wo diese überhaupt ausgebildet sind. Demgegenüber wäre aber erst noch zu untersuchen, wie sich das neugebildete Bindegewebe der Adventitia, wie sich die pathologisch veränderten Gewebsbestandteile aller Arterienhäute, wie sich vollends eingesprengte Kalk- und Knochenplatten in ihrer Elastizität im oben erläuterten Sinne verhalten. Vorläufig zwingt uns nichts, z. B. eine Sehne oder Faszie oder einen Knochen für weniger elastisch zu halten, als eine „Elastica", wenngleich sie ohne Zweifel viel weniger dehnbar sind. Manche akustische Phänomene, die klopfenden und klirrenden Herz- und Gefäßtöne, weisen sogar mit Bestimmtheit auf eine recht beträchtliche Elastizität der schwingenden und daher tönenden Teile bei Atherom hin.

Dagegen scheint drittens bei Sklerose und Atherom die Grenze der Elastizität relativ niedriger zu liegen, relativ wenigstens zu dem oft gesteigerten Blutdruck. So kommt es, daß die Elastizitätsgrenze verhältnismäßig leicht überschritten wird und dann bleibende Erweiterungen der Gefäßwand die Folge davon sind. Das betrifft nicht nur die Querspannung, sondern auch die Längsspannung der Gefäße; diese werden erweitert und verlängert. Letzteres kann man häufig leicht an der Schlängelung der sicht- und fühlbaren Arterien, z. B. der Temporalis, der Radialis, Brachialis, an den Arterien des Augenhintergrundes bemerken.

Die Erweiterung macht sich vorzugsweise an den großen Gefäßen, namentlich an der Aorta, geltend und ist auf dem Röntgenschirm leicht zu erkennen, sonst der direkten oder indirekten Beobachtung erst dann zugänglich, wenn sie bis zur Bildung von Aneurysmen führt oder die Klappen der Aorta schlußunfähig macht. In der Peripherie, an den kleinen Arterien wird eine solche Erweiterung häufig vermißt und im Gegenteil eine Verengerung des Lumens konstatiert, wegen der gleichzeitig bestehenden Wandverdickung. Diese ist wohl auch an den größeren Gefäßen entwickelt, vermag aber die Erweiterung des überdehnten Gefäßes nicht auszugleichen.

Eine wenigstens stellenweise Verdickung der Wand fehlt vielleicht bei höheren Graden von Sklerose und Atherom niemals, sehr verschieden aber ist ihre Wirkung, je nachdem es sich nur um periphere Apposition oder um ein Wachstum nach innen handelt. Im letzteren Fall ist die Veränderung direkt von Einfluß auf den Kreislauf, im ersteren nicht, oder nur indirekt, in jedem aber bedeutet sie an und für sich eine Erhöhung der Festigkeit. Eine dickere Gefäßwand wird widerstandsfähiger sein als eine dünne, ceteris paribus. Es ist aber in hohem Grade wahrscheinlich, daß durch die degenerativen Prozesse, welche Sklerose und Atherom zu begleiten pflegen, die spezifische Widerstandsfähigkeit der Gewebsteile herabgesetzt wird und zwar in höherem Grad als die Gesamtfestigkeit durch Verdickung der Wand zunimmt. So kann z. B. die mächtige pathologische Entwicklung der Adventitia bei Aneurysmen der Aorta lange Zeit den Riß verhüten, bis dieser, bei noch weiterer Dehnung des Gefäßes, schließlich doch eintritt. Man darf nicht übersehen, daß jede Dehnung des Gefäßes, jede Erweiterung seines Kalibers ohne gleichzeitige Vermehrung der Gewebsbestandteile eine Verdünnung der Wand und damit eine Verminderung der Festigkeit bedeuten würde. Dies macht sich am stärksten gerade an kleinen Arterien geltend, die einer starken Adventitia entbehren und wo die produktive Entzündung häufig nur herdweise auftritt. An den von dieser verschonten Stellen treibt der Blutdruck die Gefäßwand vor, die sogenannten miliaren Aneurysmen entstehen und deren dünne Wandungen bilden ebensoviele widerstandsunfähige Stellen, durch welche gelegentlich das Blut sickert oder durch einen Riß sich ergießt. Es ist bekannt, daß solches gerade da am häufigsten vorkommt, wo die Katastrophe das größte Unheil anrichten muß: an den kleinen Arterien des Gehirns.

In der Tat ist die Gefahr der Diapedese und der Rhexis bei allen degenerativen Prozessen der Gefäßwand (namentlich auch bei der hier nicht ins Auge gefaßten fettigen Entartung) eine beträchtliche und ein nicht kleiner Teil von Kranken erliegt auf diesem Wege dem Atherom. Man war auch schon lange daran gewöhnt, den blutigen Hirnschlag auf Atheromatose der Gehirnarterien zu beziehen, dann kam diese allgemein verbreitete Ansicht für kurze Zeit in Mißkredit, um schließlich wieder so ziemlich rehabilitiert zu werden. Nur wissen wir jetzt, daß die Sache nicht so ganz einfach verläuft, daß nicht, oder selten die hart gewordenen Stellen der Gefäße einreißen, sondern daß es fast stets die ominösen miliaren Aneurysmen tun; ferner daß bei verbreiteter Atheromatose auch der Blutdruck im ganzen gestiegen ist, was wieder die Gefahr einer Blutung erhöhen muß. Im großen und ganzen kann man aber wohl daran festhalten, daß eine ganz gesunde Gefäßwand auch der stärksten Blutdrucksteigerung erfolgreichen Widerstand leistet und nur eine erkrankte dabei einreißt. Außer Sklerose und Atherom gibt es aber nur noch wenige Ursachen für Schwächung der Gefäßwand, so angeborene Anomalie (Hämophilie) oder erworbene Ernährungsstörung, wie sie bei den hämorrhagischen Diathesen, bei den schweren Formen von Anämie (Leukämie, perniziöser Anämie) sich einstellen kann. Natürlich kommen dabei nur lokal einsetzende Schädlichkeiten, z. B. Traumen, schwere Entzündungen, Nekrosen für unsere Aufgabe nicht in Betracht.

Physikalische Pathologie.

Sklerose und Atherom können die Widerstände für den Blutkreislauf an Ort und Stelle dadurch vermehren, daß sie die Arterien verengern, die Wand rauh machen. Starre der Wand bedeutet für die Fortbewegung des Blutes eine Verschlechterung nur in so weit als die Bewegung rhythmisch erfolgt, indem mehr kinetische Energie des Stoßes in Wärme umgewandelt wird und für die Massenbewegung verloren geht, wie dies schon weiter oben ausgeführt wurde.

Der Widerstand in den Gefäßen und damit die Güte der Zirkulation im ganzen ist abhängig von der Länge und dem Querschnitt der Gefäße, der Beschaffenheit der Wand, der Anordnung der Stromverzweigung, der Zähigkeit des Blutes (dem Koeffizienten der inneren Reibung), der Temperatur. Den inneren Reibungskoeffizienten und die Temperatur können wir, so lange wir nur Krankheiten der Gefäßwände besprechen, ebenfalls als konstant ansehen, auch die Anordnung der Stromverzweigung wird durch Krankheiten der Arterien nur selten und in erheblicherem Maße nur dann gestört, wenn etwa durch Embolie oder Thrombose ein Teil der ganzen Strombahn ausgeschaltet wird, oder wenn bei einem Aneurysma eine beträchtliche Verlagerung, Verzerrung der abgehenden Arterien eintritt. Bei den Arterien und vollends bei den Venen kann ein Kollateralkreislauf, der ein Zirkulationshindernis ausgleichen soll, ganz neue Verhältnisse schaffen. Dergleichen Dinge sind von Fall zu Fall verschieden, einer theoretischen Betrachtung sind sie nicht zugänglich. Nur ganz allgemein läßt sich mit Sicherheit aussagen, daß durch Verschluß eines Teils der Strombahn durch Embolie, Thrombose, Kompression, Verödung von Kapillaren die Zirkulation im ganzen verschlechtert, durch Eröffnung neuer Gefäß-Bahnen (Kollateralkreislauf) verbessert wird.

Jetzt bleiben für die Analyse noch Länge und Querschnitt der Gefäße, sowie die physikalische Beschaffenheit der Wand. Der Widerstand in durchflossenen Röhren wächst bekanntlich mit der Länge (ist direkt proportional derselben) und nimmt mit wachsendem Querschnitt ab, ist also in engen Röhren größer als in weiten. Ein allgemein gültiges Gesetz vom Zusammenhang zwischen Kaliber und Widerstand gibt es nicht. Nur für kapillare Röhren gilt das „Poisseuillesche Gesetz“, wonach der Widerstand umgekehrt proportional der 4. Potenz des Radius des Rohres ist. Bei weiteren Röhren wächst der Widerstand mit Verengerung des Rohres langsamer, nimmt mit Vergrößerung des Lumens langsamer ab. Es ist also von Haus aus klar, daß Schwankungen im Lumen an kleinen Gefäßen den Widerstand bedeutender beeinflussen werden, als gleich große Schwankungen z. B. an den großen Venen oder Stammarterien.

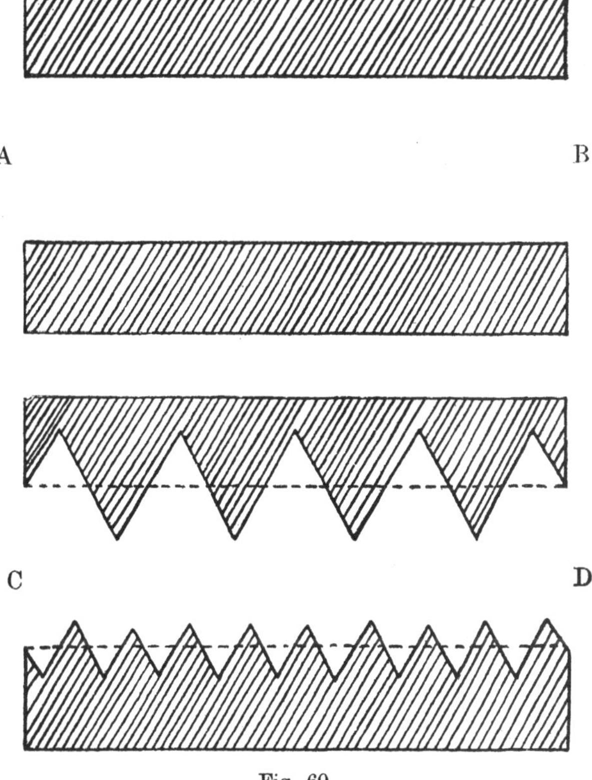

Fig. 60.

Was die physikalische Beschaffenheit der Wand anlangt, so ist die Reibung eine um so größere, je „rauher“ die Wand ist. Die Wand eines durchströmten Rohres übt auf die Teilchen der Flüssigkeit, die sie berühren, eine anziehende Kraft aus, hemmen deren Lauf und diese wieder den ihrer Nachbarn. Durch „Rauhigkeiten“ wird die Fläche der Wand, die mit Flüssigkeitsteilchen in Berührung kommt, vergrößert und damit muß auch ihr hemmender Einfluß wachsen. Eine rohe Vorstellung davon kann folgende Zeichnung geben.

AB (Fig. 60) ist ein Rohr mit glatten Wänden, CD ein gleich langes mit rauhen. In beiden Figuren ist die dicke Wand schraffiert. Im Rohr CD sind die Rauhigkeiten als prismatische gleichseitige Leisten gedacht, welche senkrecht zur Längsachse das Rohr kreisförmig umziehen und zwar so, daß die dreiseitigen Prismen bald nach innen in das Lumen schauen, also eine Verdickung der Wand darstellen und das Lumen verengern, bald in die Wand selbst eingeschnitten sind, an dieser Stelle also das Lumen erweitern. Die Prismen erscheinen auf dem Längsschnitt des Rohres als gleichseitige Dreiecke, die punktierte Linie in CD gibt die Lage der früheren glatten Wand an. Offenbar ist durch die Rauhigkeiten der mittlere Querschnitt des Rohres nicht geändert worden, die Summe der Erweiterungen ist ebenso groß wie die Verengerungen. Obwohl das Rohr CD ebenso lang ist wie AB, so hat es doch, wie man leicht sieht, doppelt so lange innere Wände, die nur im Zickzack zusammengeschoben sind. Die berührende Oberfläche der Flüssigkeit ist doppelt so groß wie im Rohr AB, es ist also gerade so für den hemmenden Einfluß der Wand, als wenn das Rohr CD wirklich doppelt so lang wäre als AB, der Widerstand ist also doppelt so groß anzunehmen, denn er wächst proportional der Länge. Die groben Rauhigkeiten im Rohr CD könnten durch beliebig viel feinere ersetzt werden, ohne daß an diesem Resultat etwas geändert würde. Sobald nur über jeder auch noch so kleinen Strecke des Gefäßrohres ein gleichseitiges Dreieck abwechselnd nach außen und nach innen errichtet wird, so wird dadurch das mittlere Kaliber des Rohres gar nicht geändert, die auf den Widerstand wirksame Länge der Wand dagegen auf das Doppelte erhöht.

Der Widerstand in dem Rohr CD müßte immer doppelt so groß sein als in dem ideal glatt gedachten Rohre AB, gleichviel wie hoch oder nieder die Rauhigkeiten sein würden, denn letztere würden in eben dem Maße dichter stehen, an Zahl mehr sein als sie an Höhe zurücktreten. Um dies anschaulich zu machen, ist in CD absichtlich in der unteren Hälfte die Basis der Dreiecke nur halb so groß gewählt als in der oberen. So könnte man zu dem Schlusse kommen, daß z. B. ein Glasrohr mit quer zerkritzten Wänden die nämliche Reibung für einen Flüssigkeitsstrom erzeugen würde als eines mit starken Furchen und Querleisten. Dies ist aber wohl sicher nicht der Fall, denn die rauhe, die deformierte Wand zieht nicht nur die vorübereilenden Teilchen an, sondern lenkt sie auch von ihrer ursprünglichen Bahn ab. Diese Wirkung läßt sich nicht übersehen und es ist nicht anzugeben, wieviel Energie durch Stoß auf schiefe Flächen nutzlos verbraucht, wieviel durch „Wirbelbildung" aufgezehrt wird. Nur eines wollen wir noch hervorheben. In der Hydraulik wird bewiesen, daß jede Erweiterung und jede Verengerung eines Rohres für den Stromlauf einen Verbrauch von kinetischer Energie, einen Verlust für die Stromstärke bedeutet. Dieser „Carnotsche Satz" käme theoretisch also auch bei jeder Rauhigkeit der Gefäßwand in Betracht, er hat aber höchst wahrscheinlich einen merklichen Einfluß auf die Verzögerung des Stromes erst bei groben Rauhigkeiten, Ausbuchtungen, Spangen, Diaphragmen u. dgl.

Da der Widerstand mit wachsendem Querschnitt des Rohres abnimmt, so erscheint es selbstverständlich, daß eine Verengerung stets vermehrten Widerstand und schlechteren Stromlauf bedeutet. Das ist auch so, wenn durch sklerotische Wandverdickung das Lumen eines oder auch mehrerer Zweige der Gefäßbahn verengert wird. Was von den verengten Gefäßen versorgt wird, bekommt zu wenig Blut und dafür wird der Strom in andere Gebiete geleitet, die jetzt dessen zu viel zugeführt bekommen.

Eine ganz andere Betrachtung aber verdient der Fall, daß die Aorta, oder sie und ihre ersten Verzweigungen, oder auch das ganze arterielle Gefäßsystem mehr oder minder von Sklerose und Atherom heimgesucht werden.

Wir müssen hier an schon Gesagtes erinnern. Erfahrungsgemäß werden nur die Arterien, nicht die Kapillaren und Venen, von Sklerose und Atherom befallen. Die gesamte Blutmenge ist für jeden Menschen als eine Größe anzusehen, welche nur vorübergehend und in extremen Fällen schwankt, im allgemeinen als konstant angesehen werden darf. Einen Teil von dieser Gesamtmenge fassen die Arterien, den anderen die Kapillaren und Venen. Notwendigerweise muß sich in den Kapillaren und Venen, die wir der Kürze halber zusammen als „Venensystem“ bezeichnen wollen, mehr Blut ansammeln, wenn die Arterien aus irgend einem Grund enger werden, weniger ist im Venensystem, wenn die Arterien weit sind.

Der mittlere Querschnitt des Venensystems wird bei Erweiterung der Arterien enger und umgekehrt. Nun ist aber der Widerstand für den Kreislauf vom Querschnitt abhängig, größer bei kleinem, kleiner bei großem Querschnitt. Wenn die Arterien weit werden, so sinkt in ihnen der Widerstand für den Blutstrom, er muß aber zugleich im Venensystem steigen, während umgekehrt bei Verengerung der Arterien der Widerstand in diesen vermehrt, dafür aber im entsprechend erweiterten Venensystem vermindert werden muß. Es kommt jetzt darauf an, zu untersuchen, ob etwa dabei die Änderung des Widerstandes in den Arterien der im Venensystem genau die Wage hält, oder ob und wie der Gesamtwiderstand im Gefäßsystem sich ändert, wenn die Arterien sich verengern oder erweitern.

Diese Frage läßt sich in der Tat, wie oben gezeigt wurde, lösen. Man kann beweisen, daß der Gesamtwiderstand im Gefäßsystem dann am geringsten ist, wenn sich der Teilwiderstand in den Arterien zum Teilwiderstand im Venensystem verhält wie das Blutvolumen in den Arterien zu dem im Venensystem, oder genau in einer einfachen Formel ausgedrückt:

Der Gesamtwiderstand W hat, wie schon erwähnt, ein Minimum wenn

$$w_1 = w_2 \frac{\nu \, l_1 \, q_1}{n \, l_2 \, q_2}$$

ist, worin w_1 den Widerstand in den Arterien, w_2 den im Venensystem, l_1 die Länge, q_1 den Querschnitt der Arterien, l_2 die Länge, q_2 den Querschnitt des Venensystems bedeutet (ν und n sind Größen, Exponenten, welche angeben, in welchem Verhältnis der Widerstand bei abnehmendem Querschnitt wächst).

Schätzungsweise kann man annehmen, daß das Produkt von Länge und Querschnitt, das Volumen des Venensystems, reichlich doppelt so groß ist, als das der Arterien. Ferner soll noch (aber auch sehr reichlich, ja sicher zu hoch) angenommen sein, daß n doppelt so groß sei als ν; es würde dann der Gesamtwiderstand im ganzen Gefäßsystem am geringsten, und bei sonst gleichen Verhältnissen der Blutlauf dann am besten, die Arbeit des Herzens bei gleich gutem Stromlauf am kleinsten sein, wenn der Widerstand in den Venen 4 mal so groß wäre als in den Arterien. Er ist aber sicher viel größer. In den Arterien ist das Gefälle, ist der Widerstand nur klein, am bedeutendsten, wie A. Fick gezeigt hat, im Gebiet der kleinen Venenwurzeln, und kann nach demselben Autor im Venensystem ruhig auf das sieben- bis achtfache des arteriellen Widerstandes veranschlagt werden.

Daraus muß man mit Notwendigkeit folgenden Schluß ziehen:

Wenn sich die Arterien aus irgend welchem Grunde verengern, so wächst zwar in ihnen der Widerstand, der Widerstand im Venensystem wird aber wegen der hier stattfindenden Erweiterung herabgesetzt. Das Resultat ist, daß der Gesamtwiderstand verkleinert wird und zwar so lang, bis der arterielle Widerstand nicht mehr $1/7$ oder $1/8$, sondern nunmehr etwa $1/4$ des venösen Widerstandes beträgt. Rund kann also der Widerstand in den Arterien durch Verengerung aufs doppelte, wahrscheinlich aber noch höher, gesteigert werden und trotzdem sinkt der Gesamtwiderstand für den Kreislauf, weil die gleichzeitige Verbesserung der Stromverhältnisse im Venensystem überwiegt. Erst bei einer noch weiter getriebenen Verengerung der Arterien ändert sich dies, das Minimum des Gesamtwiderstandes wird jetzt sogar überschritten, der Gesamtwiderstand kann seine frühere Größe und eine noch höhere erreichen, so daß also extreme Grade von Arterienverengerung auch Wachsen des Gesamtwiderstandes und, soll der Blutkreislauf in der alten Weise aufrecht erhalten werden, vermehrte Herzarbeit bedeuten.

Umgekehrt ist folgendes sicher: Wenn sich die Arterien ausdehnen, mehr Blut fassen, so kollabiert entsprechend das Venensystem, in den Arterien nimmt der Widerstand ab, im Venensystem zu. Der Gesamtwiderstand ist schon normalerweise von seinem Minimum entfernt, weil der Partialwiderstand in den Arterien zu klein ist im Verhältnis zu dem im Venensystem. Dieses Mißverhältnis wird durch Besserung in den Arterien und gleichzeitige Verschlechterung im Venensystem nur noch gesteigert und die Folge ist, daß bei Erweiterung der Arterien der Gesamtwiderstand wächst und größere Herzarbeit notwendig ist, um den Kreislauf in normaler Weise zu gewährleisten.

Nunmehr haben wir Material genug, um die Wirkung von Sklerose und Atherom auf den Kreislauf zu analysieren und zu verstehen. Wir wollen unterscheiden die Wirkung der Atheromatose auf den gesamten und die auf den örtlichen Kreislauf.

Die Aorta und die großen Gefäße werden bekanntlich am frühesten in ihrer Wand verändert. Diese verliert ihre Dehnbarkeit, wird rauh und regelmäßig erweitert. Alle drei Umstände müssen auf den Kreislauf ungünstig einwirken, das Rauhwerden, weil dadurch der Widerstand im Rohr zunimmt, ohne daß dadurch die Verhältnisse im Venensystem sich ändern; ebenso ist hierauf der Verlust der Dehnbarkeit ohne Einfluß und bewirkt nur Verschlechterung des Blutstroms aus den früher entwickelten Gründen. Dagegen führt die regelmäßig zur gleichen Zeit eintretende Erweiterung des Rohres eine Verminderung des Widerstandes in demselben herbei und man müßte geneigt sein, in dieser Erweiterung eine heilsame Kompensation bei Sklerose und Atherom zu erblicken, wenn uns die oben angeführten Untersuchungen nicht belehrt hätten, daß der günstige Einfluß der Arterienerweiterung mehr als wettgemacht wird durch die gleichzeitige Verengerung im Venensystem und bedeutendere Erhöhung der Widerstände in diesem. Hier möge auch nochmals die Wirkung von Aneurysmen der großen Gefäße, speziell der Aorta, auf den Gesamtkreislauf kurz erörtert werden, zumal da Aneurysmen sehr häufig auf der Basis von Sklerose und Atherom sich entwickeln. Es ist klinisch unverkennbar, daß ein Teil der Kranken mit Aortenaneurysmen allmählich unter Schlechterwerden der Zirkulation einfach an „Insuffizienz des Herzens" zugrunde geht, d. h. daß der Kreislauf in so hohem Grade gestört ist, daß das Herz der mehr geforderten Arbeit nicht mehr nachkommen kann. Ein anderer, nicht unbeträchtlicher Teil erliegt allerdings Blutungen, der Kompression wichtiger Nachbarorgane u. dgl., Dingen, die nur in sekundärem Zusammenhang mit unserem Gegenstande stehen. Dagegen müssen wir uns wohl Rechenschaft geben darüber, wie der Gesamtkreislauf durch ein Aneurysma gestört wird. Daß er dies wird, hat wohl noch niemand bezweifelt, und weil man von einer Erweiterung des Rohres eigentlich geringeren Widerstand hätte erwarten sollen, so hat wieder das Wort „Wirbel" ausgeholfen, das manchem braven Medikus schon den Mangel physikalischen Denkens ersetzt hat. Und merkwürdigerweise diesmal mit Recht! In der Hydraulik kennt man, wie oben erwähnt, schon lange den „Carnotschen Satz", nach welchem stets bei einer Verengerung oder auch einer Erweiterung eines Rohres, in dem Flüssigkeit strömt, kinetische Energie des Stromes verloren geht und in der Tat durch Bildung von Flüssigkeitswirbeln. Die genauere Darlegung dieser Dinge ist nicht so einfach, weshalb wir hier nur die bewiesene Tatsache einfach hinnehmen wollen. Ohne Zweifel läßt sich der Carnotsche Satz auch auf Aneurysmen der großen Gefäße anwenden und erklärt zum Teil die bei solchen eintretende Verschlechterung der Zirkulation. Einen anderen Teil aber möchte ich ganz entschieden auf Rechnung des verengten Venensystems schieben. Große Aneurysmen können leicht pfundweise Blut enthalten und so einen ganz beträchtlichen Teil der gesamten Blutmenge, die auf rund $5^0/_0$ des Körpergewichts angeschlagen wird, in sich bergen. Dieser Teil geht für die übrigen Abschnitte des Gefäßsystems, geht für Kapillaren und Venen verloren, diese werden enger und der Widerstand steigt in ihnen. Dieser ist aber, wie wir gesehen haben, hier ohnehin schon zu hoch, wenn er noch höher getrieben wird, muß dies eine sehr beträchtliche Steigerung des Gesamtwiderstandes bedeuten. So paradox dies auch klingen mag, jede Erweiterung der arteriellen Gefäßrohre, gleichviel was zugleich sonst an der Wand sich abspielt, verschlechtert zunächst allgemein die Zirkulation.

Auch die Verlängerung, die Schlängelung der Arterien bei Sklerose ist von ungünstigem Einfluß auf den Gesamtwiderstand. Der Widerstand steigt hierdurch im arteriellen System, ohne daß damit im Venensystem eine Verminderung desselben eintritt. Im Gegenteil, die längeren Arterien fassen mehr Blut, das Venensystem wird enger und Folge davon ist Vermehrung des Widerstandes an beiden Stellen.

Noch ein Punkt ist hier von hoher Bedeutung. Die Vasomotoren besorgen normalerweise unabhängig von der Herzarbeit eine Regulation in der Blutverteilung und regeln außerdem den Blutdruck im allgemeinen. Läßt in einem Gefäßgebiet der Tonus der Arterien nach, werden diese weiter, so gibt es hier eine lokale arterielle Hyperämie und damit örtlich bessere Blutversorgung (Ausnahmen werden später besprochen werden). Steigt der Druck in den Herzkammern, so ist bekanntlich der Nervus depressor bereit, durch Nachlaß der Arterienspannung die Entleerung des Ventrikels zu erleichtern. Damit dieser Erfolg aber eintreten kann, ist notwendig, daß das Kaliber der Arterien noch einer Schwankung fähig ist, sich erweitern und verengern kann. Man begreift leicht, daß Gefäße, die durch Sklerose und Atherom starr geworden, zu einer solchen Regulation ganz ungeeignet sind und wir dürfen ruhig annehmen, daß damit im großen und auch im kleinen beträchtlicher Schaden entstehen kann, wenn dieser auch nicht allemal sinnfällig zutage tritt. Wenn z. B. die Arterien einer Extremität verkalkt und rigid sind, so kann unter normalen Bedingungen vielleicht immer noch genug Blut zuströmen, um die Gewebe ausreichend zu ernähren. Setzen wir aber den Fall, daß irgend ein Trauma die Gewebe der distalen Teile schädigt, so wissen wir, daß ein gesunder Organismus darauf mit aktiver arterieller Hyperämie reagiert. Hierdurch wird entweder die Lebensfähigkeit der verletzten Teile erhalten oder wiederhergestellt, oder wenn die Gangrän unausbleiblich sein sollte, so grenzt wenigstens eine demarkierende Entzündung, ein ungemein gefäßreiches Granulationsgewebe, den Sphacelus gegen die gesunden Teile ab, besorgt die Abstoßung der kranken und schützt den Organismus gegen Weitergreifen des Prozesses und gegen Infektion. Bei dem oben supponierten Fall einer noch gerade ausreichenden Blutversorgung durch atheromatöse Gefäße kann sich eine arterielle Hyperämie nicht mehr entwickeln, die demarkierende Entzündung, die ganze heilsame Reaktion, bleibt unvollständig oder ganz aus, die Gangrän macht weitere Fortschritte, gefährdet die ganze Extremität und das Leben selbst durch Resorption von Fäulnisgiften. Deshalb sind Wunden an den distalen Teilen greiser Individuen so bedeutungsvoll und kann sogar bei starker Atheromatose der „Greisenbrand" als „Spontangangrän" imponieren, wenn schon die geringfügigste, unbemerkbare Schädigung der Gewebe den äußeren Anlaß dazu gab.

Der Einfluß lokal entwickelter Sklerose an den kleinen Arterien ist im allgemeinen ja leicht zu verstehen, das Starrwerden, die Rauhigkeit und die

Verengerung des Lumens wirken zusammen, um die Zirkulation im versorgten Organ zu verschlechtern. In einem solch eng und rauh gewordenen Rohr kommt noch die Gefahr hinzu, daß das Blut gerinnt und der Thrombus eine völlige Verschließung des Gefäßes besorgt. Die Endarteriitis, die besonders an den kleinen Gehirnarterien und hier wieder oft als Spätsymptom einer Lues angetroffen wird, trägt ihr Epitheton „obliterans" nicht umsonst. Die Situation ist für den von der Zirkulation abgesperrten Gewebsteil um so kritischer, als die rasche und hinreichende Ausbildung eines Kollateralkreislaufs, wenn er überhaupt möglich ist, gewöhnlich von Gefäßen geleistet werden soll, die auch nicht viel besser mehr sind, als das verschlossene.

Wahrscheinlich im Gehirn am meisten tritt hiernach die weitere, schon berührte, üble Folge von Sklerose und Atherom zutage. Das Gehirn ist außerordentlich in seiner Leistung abhängig von der richtigen, der genügenden Zufuhr von frischem, sauerstoffhaltigem Blut. Davon braucht das Gehirn ohne Zweifel bei erhöhter Tätigkeit mehr als bei geistiger Ruhe; es wäre sehr sonderbar und auch sehr unzweckmäßig, wenn dies durch Änderungen des ganzen Kreislaufs, etwa durch Hebung oder Senkung des arteriellen Blutdrucks, geschehen müßte. Andererseits muß das Gehirn einigermaßen davor geschützt sein, daß es einmal, wenn die Herzkraft nachläßt, wenn der Blutstrom nach den großen Reservoiren der Haut, des Unterleibs geleitet wird, zu wenig Blut bekommt. Ohne Zweifel ist im Gehirn eine Regulation gegeben, die innerhalb bestimmter Grenzen die Durchströmung des Gehirns unabhängig zu regeln vermag, die „Eudiaemorhysis" aufrecht zu erhalten trotz sinkender Herzkraft, „Hyperdiaemorhysis" herbeizuführen bei größerem Blutbedarf und die schädliche „Adiaemorhysis" zu vermeiden. Überall sonst schafft lokale Erweiterung der Arterien bessere Blutversorgung an Ort und Stelle, schafft sie, weil die Organe mehr Blut in den Arterien aufnehmen und dadurch schwellen können, ohne daß Kapillaren und Venen komprimiert werden. Im Gehirn ist dies anders, die Schädelkapsel und damit die Blutgefäße haben ein konstantes Volumen und die oben entwickelte Betrachtung muß hier speziell gelten, wonach spastische Verengerung der Arterien durch gleichzeitige Erweiterung der Kapillaren und Venen den Widerstand für den Kreislauf bis zu einer gewissen Grenze herabsetzt, während paralytische Erschlaffung und Erweiterung der Arterien umgekehrt den Widerstand in den enger werdenden Kapillaren und Venen steigert und so zu „Adiaemorhysis cerebri" führt. Das Spiel der Vasomotoren ist für die regelrechte Durchblutung eines Organs wohl überall bedeutungsvoll, gewiß aber nirgends so notwendig, wie im Gehirn. Die Regulation von seiten der Gehirnarterien muß Not leiden, sobald die Wand der Gefäße der Sklerose und dem Atherom anheimfällt. Wird die Media von diesen Krankheitsprozessen befallen, so ist die schädliche Wirkung auf die Vasomotoren natürlich am stärksten, aber auch Verkalkung und Sklerose der Intima in höherem Grade muß die Wirkung der Gefäßmuskeln aufs ärgste beeinträchtigen. Dabei kann der Kreislauf im Gehirn, namentlich bei gut erhaltener oder durch Hypertrophie gesteigerter Herzkraft, den gewöhnlichen Bedarf noch ganz gut und reichlich decken und doch macht sich die Störung in der Regulation schon empfindlich geltend. Eine Reihe von psychischen Eigenschaften, die, nicht allen, Greisen eigen sind, müssen auf die Störung der Regulierung, damit der Zirkulation zurückgeführt werden. So das schwindende Interesse an der Außenwelt, die Schwierigkeit neue Erfahrungen zu sammeln und zu verwerten, neuerlebte Dinge im Gedächtnis zu bewahren, Zaudern und Schwanken bei Entschlüssen, Zagen bei Gefahren, hartnäckiges Beharren andererseits bei gefaßten Meinungen und Plänen.

Die Zirkulationsstörung, die schlechte Ernährung des Gehirns mit ihrer Folge, der Encephalomalacie, auf dem Boden der Atheromatose läßt die ver-

minderte geistige Leistungsfähigkeit, die Störung in der Regulation und vor
allem verstehen, warum bei für gewöhnlich noch ausreichender Funktion eine
Forderung übers alltägliche hinaus nicht mehr erfüllt werden kann.

Sklerose und Atherom haben also, wie wir sehen, nur die eine mechanische
Folge, die Bedingungen für den Kreislauf zu verschlechtern. Der biologischen
Folgen davon sind es zweierlei. Wachsender Widerstand im Kreislauf fordert
vom Herzen größere Arbeit, die dieses auch wirklich leistet, wenn der Herzmuskel noch in einem guten Zustand sich befindet. Dabei geht das Herz wie
jeder mehr arbeitende Muskel eine echte Hypertrophie ein. Die andere Folge
macht sich an der Peripherie geltend, indem alle jetzt schlechter mit Blut versorgten Organe ihre spezifische Funktion nicht mehr so gut ausüben können
wie früher, allgemein gesprochen kraftlos werden und, indem auch ihre Ernährung
Not leidet, auch die Erscheinungen der regressiven Metamorphose, eventuell
bis zu dem höchsten Grade, bis zur völligen nekrobiotischen Zerstörung sich
einstellen.

Diagnose.

Die Arterien, die der Untersuchung zugänglich sind, sind hauptsächlich die
Temporales, die Carotiden, Brachiales, Radiales, Popliteae, gelegentlich auch wohl
noch andere. Resistenz der Wand oder Einlagerung von harten Kalkplatten oder
gleichmäßige Härte „wie ein tönernes Pfeifenrohr“ sind oft sehr leicht, oft bei
geringer Entwicklung aber auch nur schwer mit Sicherheit zu erkennen. Ober-
flächliche Arterien pflegen auch keinen gestreckten, sondern einen geschlängelten
Verlauf anzunehmen, wenn ihre Wand erkrankt, sie recken sich in die Länge,
wo sie nicht fixiert sind, doch ist es nicht ratsam, wie es so oft geschieht, aus der
Schlängelung der Temporales einen bindenden Schluß auf Verbreitung und
Grad von Atheromatose zu ziehen; dies ist nur gestattet, wenn die Arterie zugleich deutlich hart ist, denn es finden sich auch hier bei Gesunden zu bedeutende
individuelle Unterschiede.

Atherom der Aorta kommt erfahrungsgemäß, und wie die Sektionen immer
wieder aufs deutlichste lehren, viel, viel öfter vor, als es diagnostiziert wird.
Annehmen läßt sich freilich, daß schon vom 30. Lebensjahr an die Intima der
Aorta nicht mehr so intakt ist wie in der Jugend, von einer solchen der Statistik
entnommenen Annahme bis zur Diagnose ist aber noch ein weiter Schritt. Die
Auskultation liefert mitunter brauchbare Symptome. Eigentümlich klirrende
oder holpernde Herztöne bei älteren Leuten können mit ziemlichem Recht
auf Atheromatose bezogen werden. Vor allem aber gewinnt die Diagnose darauf
an Sicherheit, wenn die Atheromatose zur Erstarrung und Schlußunfähigkeit
der halbmondförmigen Aortenklappen geführt hat.

Sklerose und Atherom der Koronararterien des Herzens führen nicht allzu
selten undiagnostiziert und unvermutet zu plötzlichen Todesfällen, namentlich
wenn die Veränderungen der Arterienwand, an und für sich geringen Grades,
kompliziert wurden durch Thrombose, wo dann anscheinend mitten in voller
Gesundheit eine rasch letal verlaufende Störung in der Herztätigkeit oder eine
blitzähnliche Katastrophe einsetzt. In vielen anderen Fällen freilich wird durch
die Ernährungsstörung im Herzmuskel, durch die Myodegeneratio cordis, ein
Krankheitsbild erzeugt, das mit größerer oder geringerer Wahrscheinlichkeit
den Schluß auf „Atherom der Koronararterien“ gestattet. Anfälle von Angina
pectoris und zwar echte, nicht bei nervösen Personen, kommen außer bei Aorteninsuffizienz gerade besonders häufig bei der Erkrankung der Herzarterien zur
Beobachtung. Sehr bemerkenswert ist auch der diagnostische Fingerzeig von
Fraentzel, wonach Atherom der Koronararterien angenommen werden darf,
wenn etwa im 43., 44. Jahre Atemnot bei geringen körperlichen Leistungen sich

einstellt, ohne daß dies durch Emphysem, Klappenfehler oder sonst etwas direkt Diagnostizierbares, erklärt wäre.

Während die oben besprochene Aorteninsuffizienz betagter Leute den Schluß auf bedeutendes Atherom der Aorta gestattet, trifft dies bei nachgewiesenem Atherom der Koronararterien nicht zu. Wenn das Unglück seinen Willen hat, können die einzigen sklerotischen Platten, die ersten, die sich in der Aorta noch im Alter blühender Manneskraft entwickeln, gerade die Abgangsstelle der Kranzarterien befallen und den Tod herbeiführen, während die Intima der Aorta sonst allenthalben glatt und normal gefunden wird. Umgekehrt freilich kann man sagen, daß bei starkem Atherom der Aorta allemal auch wenigstens der Anfangsteil der Kranzarterien in höherem oder geringerem Grade an diesem Prozeß mitbeteiligt sein wird. Die schädlichen Folgen von Atheromatose der großen Gefäße für den Gesamtkreislauf, die wir oben analysierten, müssen hierdurch ganz wesentlich gesteigert werden, da zu dem allgemein erhöhten Widerstand auch noch eine Störung in der Ernährung des Herzmuskels, eine Schwächung seiner Kraft sich hinzugesellt.

Die Ernährungsstörung und Herabsetzung der Funktion ist beim ischämischen encephalomalacischen Herd und bei der Myodegeneratio cordis für das Individuum ganz besonders verhängnisvoll; die biologischen Folgen lokaler Sklerose und Atheromatose können aber allenthalben auftreten. Und so kommt ein ungemein buntes Bild von Krankheitserscheinungen zustande bei dem anatomisch so eintönigen der Gefäßentartung, und während bei weit verbreitetem Prozeß schließlich kein Organ seine Schuldigkeit mehr tut, treten die ersten Symptome bald hier, bald da auf und können an einzelnen Organen schon die schwersten und bedrohlichsten Folgen gezeitigt sein, während sonst alles noch sich wohl verhält, oder sich so zu verhalten scheint.

Denn ungemein schwer und oft unmöglich ist es, zu sagen, ob lokal beobachtete Erscheinungen auch nur auf lokale Sklerose und Atheromatose bezogen werden müssen, oder ob sie nur die Stelle angeben, wo der schon im Stillen weit verbreitete Prozeß zuerst manifest wird, denn irgendwo muß auch ein solcher zum erstenmal sich in seinen Folgen äußern. So ist dies z. B. bei den Augen der Fall. Die ringförmige Trübung der Cornea, der allbekannte Arcus senilis ist ein Frühsymptom der Atheromatose, der Star der Greise findet seine Erklärung durch die Entartung des arteriellen Systems, frühzeitig auftretender Katarakt kann aber ebensowohl allgemeine als auch lokale Atheromatose bedeuten, wie denn von Michels Untersuchungen gelehrt haben, daß oft bei einseitigem Star auch die gleichseitige Carotis als allein oder mehr erkrankt nachgewiesen werden konnte, als die der anderen Seite. Auch das Glaukom kann durch allgemeine oder lokale Atheromatose bedingt sein. Der Nachweis für diesen Zusammenhang kann natürlich nicht für alle Fälle verlangt werden, da ein großer Teil der arteriellen Bahn unseren Sinnen entzogen ist und möglicherweise gerade diese Abschnitte ganz besonders erkrankt sein können. Aber gerade am Auge wird wieder der Endabschnitt der Arterien in einer vollkommenen Weise der Untersuchung zugänglich, wie sonst nirgends. Man kann die hyaline Entartung der Netzhautarterien direkt sehen und gerade hier wird oft eine Frühdiagnose auf Sklerose und Atherom im allgemeinen gestellt, hier der Entscheid geliefert, wenn man etwa zauderte, den Verdacht auf chronische Nephritis, auf arteriosklerotische Schrumpfniere bis zur Diagnose zu verdichten.

Das wechselseitige Verhältnis von Arteriosklerose und Schrumpfniere ist noch nicht völlig aufgeklärt, doch scheint es, daß erstere das primäre, die letztere das sekundäre Leiden darstellt. Freilich wird eine Schrumpfniere, wenn sie sich einmal entwickelt hat, auch für die Entstehung und die Vermehrung der Arteriosklerose nicht ohne Bedeutung sein, wegen ihren spezifischen Folgen:

der Hypertrophie des linken Ventrikels und der Steigerung des Blutdruckes. Wahrscheinlich wirken in ähnlicher Weise auch „sekundäre Schrumpfnieren“, interstitielle Nephritiden, die aus den akuteren parenchymatösen hervorgegangen sind. Die Symptome einer chronischen Nephritis sind wesentliche Stützen zur Annahme einer allgemeinen Atheromatose.

Bekanntlich gehört zu den häufigen anatomischen „Befunden“ bei Diabetes mellitus eine Atrophie des Pankreas. Diese kann die Folge von Sklerose und Atherom der Pankreasarterien sein und ich hege keinen Zweifel, daß hierauf die meisten Fälle bei betagten Patienten zurückzuführen sind, wo Zucker mit dem Urin in geringer oder mäßiger Menge ausgeschieden wird. Nur möchte ich hier lieber von Glykosurie und nicht von Diabetes mellitus sprechen, wegen des ganz anderen, viel gutartigeren Verlaufs, weil Aceton und Acetessigsäure im Urin gewöhnlich fehlen. Und so kann diese Glykosurie der Greise auch gelegentlich mit zur Diagnose der Arteriosklerose benützt werden und zwar für ihre spezielle Lokalisation an den Gefäßen der Bauchspeicheldrüse.

Bei Röntgendurchleuchtung ist eine Veränderung der Gefäße durch Atherom, auch an peripheren Arterien, am intensiveren und breiteren Schatten kenntlich.

Ätiologie, Prophylaxe und Therapie.

In der Ätiologie der Atheromatose steht das Alter so hoch oben an, daß alle anderen Ursachen zusammen dagegen geradezu verschwinden. Es ist eben einmal so, daß die Wand der Arterien im Lauf der Jahre ihre biologische und physikalische Beschaffenheit ändert, ihren Jugendzustand verliert. Der Schluß liegt außerordentlich nahe und ist auch immer schon gezogen worden, daß dabei das mechanische Moment, der immer wiederkehrende Anprall der Pulswelle die Ursache für die Altersdegeneration abgibt. Für die Richtigkeit dieser Auffassung spricht ganz augenscheinlich der Umstand, daß im Anfangsteil der Aorta, dann in ihrem weiteren Verlauf und dann erst im Bereich ihrer Verzweigungen die ersten Zeichen von Atheromatose sich einstellen, daß bei größerer Verbreitung immer die zentralen Teile die am stärksten befallenen sind. Die zentralen Teile sind es aber auch, in denen die stärksten Druckschwankungen mit jeder Herzsystole zur Geltung kommen, hier ist der mechanische Insult am bedeutendsten. Das Atherom kommt im Alter, ohne daß es ein Mittel gäbe, es für immer zu vermeiden, aber es kommt das eine Mal früher und in rascherem Fortschritt, das andere Mal später und in langsamerem Tempo, es kommt gelegentlich und in recht verderblicher Weise schon in einem Lebensalter, das sonst als frei von Atheromatose angesehen werden kann. Es müssen also wohl noch Ursachen für seine Entwicklung in Betracht kommen, welche, unabhängig vom Lebensalter, das Entstehen von Sklerose und Atherom begünstigen oder sogar für sich allein hervorrufen können. Hier müssen wir vor allem eine Infektionskrankheit ausscheiden, die wie überall sonst, so auch an den Gefäßen ihr spezifisches Produkt absetzen kann, die Syphilis. Und für diese ist es charakteristisch, daß sie auf dem Wege der chronischen proliferierenden Entzündung Sklerose mehr als eigentliches Atherom gerade an den feinen und feinsten Arterien frühzeitig setzt, während die Stammarterien noch wenig oder gar nicht verändert sind. Mit so gutem Recht man dies nach Heubners Untersuchungen an den kleinen Gehirnarterien annehmen kann, so ist es in der neueren Zeit doch auch recht wahrscheinlich geworden, daß ebenso eine Erkrankung der großen Arterien, auch mit Ausgang in Atherom, durch Syphilis hervorgerufen werden kann und speziell eine spezifische Entzündung der Media an der Aorta soll diese Ursache haben, und dann zur Ausbildung von Aneurysmen Veranlassung geben. Hypothetisch, aber nicht gerade unwahrscheinlich, dürfte die Annahme sein, daß die gewöhnliche Entwicklung von Sklerose und Atherom zum mindesten begünstigt und beschleunigt wird durch Syphilis, namentlich auch durch ererbte. Damit dürfte aber keine allgemeine Erklärung für die Tatsache gegeben sein, daß eine hereditäre Disposition für die Entwicklung der Atheromatose besteht. Wie sich sonst die mannigfachsten körperlichen Eigentümlichkeiten, oft zum Erschrecken bis auf die feinsten, sonst ganz gleichgültigen Züge, vererben, so wird auch ganz sicher und nicht selten eine Beschaffenheit des Gefäßapparates auf die Nachkommen übertragen, die den nämlichen Gang der Dinge, Auftreten der Atheromatose zu einer bestimmten Frist, eventuell mit gleichem Ausgang in einen Schlagfluß, bei den Mitgliedern derselben Familie fast garantiert.

Unter den sonst angeschuldigten Ursachen treten Gicht, chronische Bleivergiftung praktisch schon bedeutend in den Hintergrund. Möglicherweise wirken sie beide nur auf die Gefäßwand durch Blutdrucksteigerung, die Gicht durch komplizierende chronische Nephritis. Wenn die mechanische Erklärung für die Entstehung der Atheromatose richtig ist, und wir haben keinen triftigen Grund daran zu zweifeln, so wird überhaupt alles diesem Übel Vorschub leisten, was dauernd oder immer und immer wieder den Blutdruck erhöht. So kommen wir ganz von selbst auf den Alkohol, denn wer möchte noch heutzutage als Mediziner wissenschaftlich publizieren, ohne seine Rechtgläubigkeit in diesem Punkte des Dogmas und der Moral feierlichst zu dokumentieren und in das nämliche Horn aus Leibeskräften zu stoßen, das auf der ganzen Linie geblasen wird zum Kampf gegen diesen Erbfeind des Menschengeschlechtes. Er ist ja schuld an Geisteskrankheiten, an fast allen schweren Läsionen des Nervensystems, er verursacht Impotenz und Nephritis, schwere Katarrhe des Intestinaltraktus, er vernichtet den moralischen Halt des Individuums und ganzer Völker, er ist der Kuppler für alle venerischen Krankheiten, er bringt die Leber zum Schrumpfen, den Herzmuskel zur Erweiterung und Degeneration, was wird er es denn auch nicht sein, der die frühzeitige Verkalkung der Arterien erzeugt, er, der Alkohol!

Es ist hier nicht der Ort, auf den Kampf und die Kampfesweise der Guttempler und Temperenzler einzugehen, sie führen den Streit gegen das Gift der Menschen und Völker in so nüchterner und leidenschaftsloser Weise, eben weil sie selbst nicht trinken und ihre Duldsamkeit gegen Leute, die noch etwas zurück sind, gibt mir den Mut, daran zu erinnern, daß ein Experiment im größten Stil über die Wirkung des Alkohols auf Staaten und Bürger bereits gemacht ist, und mir die bescheidene Frage zu erlauben: wie verhält es sich mit dem Atherom bei den paar hundert Millionen, die seit vielen Jahrhunderten auf den Koran schwören? Bekommen die kein Atherom? Sterben sie überhaupt?

Man kann ja anerkennen, daß ein schädlicher Einfluß von übermäßig genossenem Alkohol auf den atheromatösen Prozeß nicht von der Hand gewiesen werden kann. Bei dem einen machen sich die üblen Folgen eher und stärker geltend, während ein anderer mehr davon und mit geringerem Schaden verträgt. Auch die Form, in der der Alkohol genossen wird, das Gewächs, ist nicht gleichgültig, indem ohne Zweifel die schweren Rheinweine und die jetzt in so großen Massen importierten südlichen bedeutend gefährlicher sind. Mit Sorge nur konnte man vor dem Krieg beobachten, wie bei den besser situierten Ständen der Besuch der Bodegas den früheren billigen und leichten Frühschoppen mehr und mehr verdrängte.

Die immer wiederkehrende Erregung des Herzens ist das Schädliche, und es ist durchaus unwahrscheinlich, daß der Alkohol, im Blut kreisend, einfach die Intima vergiftet, sonst müßte Atherom auch in der Pulmonalis und ihren Ästen und hier noch stärker sich finden, als in den Arterien des großen Kreislaufs, da immer ein Teil des Alkohols aus dem Blut schon in den Lungen abdampft

und der Atmungsluft sich beimengt. Auch daß andere Nahrungsmittel, etwa
solche, die viel Kalk enthalten, daß hartes Trinkwasser frühzeitige Verkalkung
der Arterien verursachen können, ist zwar schon oft behauptet, aber nirgends
schlagend dargelegt worden. Auf der anderen Seite ist es wahrscheinlich nicht
der Alkohol allein, der durch Anregung der Herztätigkeit auf die Arterienwand schädlich wirkt. Warum soll der chronische Genuß oder Mißbrauch von
starkem Tee und Kaffee nicht ähnliche Folgen haben können? Mit dem nämlichen Rechte darf man ferner wohl auch annehmen, daß schwere körperliche
Arbeit, die zur Herzhypertrophie führt, daß starke psychische Aufregungen
und einerseits ein Leben, hingeschleppt in Hunger, Kummer und Entbehrungen,
andererseits der sündhafte Lebenswandel eines Schlemmers, Prassers und
Lüstlings in der Ätiologie der Arterienerkrankungen untergebracht werden
muß. Mit Recht ist darauf hingewiesen worden, daß bedeutende Fettansammlung
im Unterleib die Zirkulation erschwert, den Blutdruck steigert und so die Entwicklung von Atherom begünstigt. Auch Exzesse in venere spielen hier sicher
eine Rolle, in der Jugend nur im Übermaß schädlich, kann in hohem Alter
selbst ein mäßiger, legitimer Gebrauch der facultas coeundi zur hohen Gefahr
werden.

Wie Kaltwasserprozeduren auf die Beschaffenheit der Gefäßwand einwirken, läßt sich schwer sagen. Im allgemeinen wird wohl hier wie überall ein
Übermaß vom Übel sein, werden allzulange und oft fortgesetzte Prozeduren,
allzu tiefe Temperaturen dem Kaltwasserfanatiker schaden, wenigstens scheinen
nicht wenige Beobachtungen dafür zu sprechen, daß nicht nur chronische Rheu-
matismen, ,,Gicht", sondern namentlich auch chronische Nephritis und damit
Sklerose der Arterien durch derartige jahrelang fortgesetzte Schädigungen sich
entwickeln können. Dagegen ist der mäßige Gebrauch kühler und selbst kalter
Bäder in Fluß und See zur Sommerszeit dem jugendlichen und Mannesalter
sicher von großem Vorteil, eine prächtige Gymnastik auch für die Vasomotoren.
Der erzwungene Volumwechsel der Arterien mag hier die Wand gerade so gut
geschmeidig und dehnbar erhalten, wie nur ein häufig gebrauchter Gummi
,,elastisch" bleibt, einer der ungebraucht im Kasten liegt, bald seine Elastizität
verliert und brüchig wird. Selbst betagte Leute sind nicht unbedingt und unter
allen Umständen vom Baden im Freien zur Sommerszeit auszuschließen, sofern
sie von früher daran gewöhnt sind. Wenn rasche Wiedererwärmung nach dem
Bad und subjektives Wohlbehagen eintritt, so ist dies ein sicheres Zeichen,
daß kein Schaden angerichtet wurde. Bedingung hierfür ist freilich ein sonst
gesunder Körper, kurze Badezeit, nicht allzu tiefe Temperaturen und vor allem
Wärme der Luft, Windstille und Sonnenschein.

Mit der Besprechung der Ätiologie hat eigentlich auch schon die Prophylaxe
und der wichtigste Teil der Therapie seine Erledigung gefunden. Wenn wir die
erwähnten Schädlichkeiten tunlichst fernhalten, so wird vielleicht der Verlauf
von Sklerose und Atherom etwas verzögert, kommt das Leiden vielleicht etwas
später als sonst zur Entwicklung, aber es kommt, wenn das Individuum nicht
jung stirbt, sicher.

Es wird nun gewiß immer Leute geben, welche lieber ängstlich jedem
Lebensgenuß aus dem Wege gehen, um ihr armseliges Leben vielleicht um eine
nicht bestimmbare Frist zu verlängern, und andere werden auch nicht fehlen, die
in Saus und Braus auf ihren Körper einstürmend den Becher der Freude bis
zur Neige leeren, ob sie auch wissen, daß ihre Lust ein frühes Ende finden muß.

Vom ärztlichen Standpunkt aus sind wir verpflichtet, auch einem Übel
entgegenzuarbeiten, von dem wir wissen, daß es zuletzt Sieger bleiben wird.
Unser Standpunkt darf es nicht sein, der Sache ihren Lauf zu lassen, nicht,
leichtsinnigem Ansturm auf die Gesundheit gelassen zuzuschauen. Mag der

richtig und ernst Belehrte und Verwarnte dann wählen was er will, das ist sein Recht, unsere Pflicht war es, schon zu einer Zeit die mahnende Stimme zu erheben, wo sie leider häufig unbeachtet, unbefolgt verhallt, und wo doch noch am meisten zu erreichen wäre. Umgekehrt, wenn schon unbequeme oder beängstigende Symptome da sind, da suchen die Kranken gern den Rat des Arztes, und schon das Gespenst des „Schlaganfalls" sorgt in den meisten Fällen für gewissenhafte Befolgung ärztlicher Anordnungen. Die prophylaktischen Ratschläge kommen aber jetzt leider in vielen Fällen zu spät, rückgängig werden die schon vorhandenen Veränderungen an den Arterien durch diätetisch-hygienische Behandlung allein nicht. Damit soll der Wert derselben nicht verkleinert werden, sie ist auch in diesem Stadium geboten, schon um das Übel nicht auch noch zu fördern, um einzelne Symptome wenigstens zeitweise zu bessern, um die Katastrophe möglichst weit hinauszuschieben.

Wenn man nun glaubt, daß die Einleitung einer hygienisch-diätetischen Kur immer eine sehr leichte Sache sei, so irrt man. Freilich, man braucht nur nochmals nachzulesen, was alles schädlich ist und sein kann, und dann aus dem Speisezettel und aus den Werken des Tages und der Nacht das alles zu entfernen und man wird sich mit gutem Gewissen sagen dürfen, daß man seine Kranken behandelt nach den Regeln der Wissenschaft.

Nun ist die Schablone, durch welche ärztliche Verordnungen gepinselt werden, am schädlichsten wo ein zarter, widerstandsunfähiger, ein geschwächter, zerrütteter Organismus vorliegt; das Kind und der Greis vertragen ein Schematisieren am wenigsten, ein dünner Lebensfaden erfordert ein scharfes Auge für alle individuellen Einzelheiten, eine zarte, zartfühlende, vorsichtige Hand, und man darf behaupten, daß die graue, starre Theorie hier so manches Opfer fordert.

In diesem Sinne ist es nur aufzufassen, wenn allgemeine Regeln für die Behandlung von Sklerose und Atherom hier gegeben werden sollen.

Wo nur immer man sich berechtigt glaubt, eine Sklerose als syphilitisch anzusehen, soll man nicht zaudern, den Merkur und zwar energisch gegen den Feind ins Feld zu führen. In den vielen zweifelhaften Fällen, namentlich bei älteren Leuten, wo eine Infektion, wenn sie überhaupt da war, gewiß schon weit zurückliegt, oder wo schon viel Quecksilber verbraucht wurde, mag man statt dessen einen Versuch mit Jodkalium machen. Wenn der Erfolg ein deutlicher ist, so darf man ex juvante remedio freilich nicht den bindenden Schluß auf eine syphilitische Basis der Arterienerkrankung machen, denn wie die Erfahrungen der letzten Zeit gelehrt haben, ist das Jodkalium ein köstliches und man darf sagen eigentlich auch das einzige wirklich wirksame Mittel gegen Sklerose und Atherom überhaupt, auch da, wo von Syphilis sicher keine Rede sein kann. Namentlich gehen unter seinem Einfluß doch nicht selten recht schwere Herzerscheinungen, quälendes Asthma cardiale, Anfälle von Angina pectoris wieder zurück, die man nach bestem Ermessen auf Sklerose der Kranzarterien beziehen mußte. Das Herz erholt, die Zirkulation bessert, die Kräfte heben sich mit wiederkehrendem Appetit und Schlaf und so können Jahre des Wohlbefindens, ja sogar rüstiger Tätigkeit wiedergewonnen werden. Worauf dieser günstige Einfluß des Jodkaliums begründet ist, läßt sich schwer sagen. Man glaubt seine Wirkung vornehmlich in einer Erweiterung der Arterien, in einem Nachlaß der vasomotorischen Spannung suchen zu müssen, wodurch dem Herzen bei gesunkenem arteriellen Druck weniger Arbeit erwachsen soll. Mit der oben angeführten Untersuchung würde dies aber einen Widerspruch bedeuten, denn eine Erweiterung im Bereich des ganzen arteriellen Systems — und nur eine solche könnte hier in Frage kommen — müßte die Widerstände im venösen und damit den Gesamtwiderstand sogar erhöhen. Vielleicht ließe sich vermuten, daß durch das Jod die Arterien zwar nicht dauernd weiter werden aber dehnbarer, etwa dadurch, daß die noch erhaltenen Vasokonstriktoren zwar dem arteriellen Druck mehr als bisher nachgeben, aber mit Sinken desselben in vollkommenerer Weise das frühere Kaliber des Rohrs wiederherstellen. Damit wäre schon einiges gewonnen, nicht allzuviel, weil doch an beträchtlicher Strecke des Arterienrohrs die Intima, die Adventitia derart verkalkt, starr geworden sind, daß demgegenüber das Spiel der Vasomotoren fast machtlos ist. Ja, wäre eine Erweiterung speziell an den Kranzarterien des Herzens sicher anzunehmen, dann könnte es auch geschehen, daß hierdurch das Herz mehr Blut bekommt und dergestalt in seiner Ernährung gehoben wird, sodaß dafür eine Erhöhung des Gesamtwiderstandes in den Gefäßen ein billiger Preis genannt werden darf. Beweisen lassen sich solche Dinge nicht, aber ich glaube schon, daß man die Sache so auffassen darf. Wenn man nicht den ganzen Nutzen der Jodpräparate in einer Herabsetzung der Zähigkeit des Blutes erblickt, und diese Wirkung wird neuerdings wieder bestritten, so ist nur Heil zu finden in der Annahme, daß die Kranzarterien, wie die anderen ihresgleichen, durch das Jod weiter werden und darin, nicht in der Erweiterung aller Arterien, nicht im Sinken des Blutdrucks beruht der Gewinn für den Kranken. Das Herz ist ein Arbeiter mit 24stündigem Arbeitstag, der von seiner eigenen Arbeit lebt, manchmal dabei einiges zurücklegen kann oder zusetzen muß. Nimmt er wenig durch seine Kranzarterien ein, so wird er schwächer und erwirbt weniger, wodurch er wieder kraftloser wird. Bekommt er mehr Nährmaterial, so nimmt auch seine Kraft zu und seine gesteigerte Leistungsfähigkeit wird ihm die Quellen seiner Kraft reichlicher fließen lassen, er hat Vorteil davon, wenngleich er jetzt auch im ganzen mehr arbeiten soll. So läßt es sich wohl verstehen, daß durch Jodkalium auf Monate und Jahre hinaus eine deutliche Besserung und ein recht leidliches Wohlbefinden sich geltend machen kann, bis Verhältnisse, die außerhalb des Herzens gelegen sind, endlich doch über die Wendung zum Guten den Sieg davontragen und zuletzt vielleicht nach manchem Schwanken die Wage sich auf die Seite der deletären Kräfte senkt. Nun den Feind, der so schließlich doch den Sieg davonträgt, brauchen wir nicht zu suchen, das ist die Atheromatose, die bei stärkerer Herzarbeit erst recht, ihre Entwicklung, auch in den Kranzarterien, so weit treibt, daß ein Ausgleich nimmer möglich ist.

Dieser hypothetische Gang ist hier nur am Herzen exemplifiziert, wo am augenscheinlichsten für einen lokalen Gewinn eine Einbuße im allgemeinen Kreislauf mit Vorteil in den Kauf genommen werden kann. Es läßt sich aber auch wohl ausdenken, daß ähnliche Verhältnisse auch sonstwo vorliegen können, ganz allgemein gesprochen überall da, wo an einem lebenswichtigen Organ eine im Vergleich zu den übrigen Organen besonders starke Störung der Zirkulation durch Verengerung der Arterien eingetreten ist. Das kann z. B. der Fall sein bei Sklerose der Gehirnarterien, bei arteriosklerotischer Schrumpfniere, bei Verengerung der pankreatischen Gefäße u. dgl. Wenn hier an den gefährdeten Stellen nur wieder soviel Blut zufließt, daß das Ärgste abgewendet wird, so mag dafür die Zirkulation im großen und ganzen immerhin etwas herabgesetzt werden. Wie mir scheint, liegt hierin der Schlüssel zu dem geheimnisvollen Nutzen, den das gefäßerweiternde Jod schafft, in der Annahme nämlich, daß der Nutzen dieser Erweiterung an besonders stark gefährdeten und fürs Leben wichtigen Stellen den Schaden überwiegt, der durch die Gefäßerweiterung im allgemeinen unbedingt entstehen und für den das Herz aufkommen muß.

Ob der beobachtete Nutzen reine Jodwirkung und der andere Komponent des Salzes, das sogleich bei der Lösung in seine Ione zerlegt wird, ganz ohne Einfluß ist, wird neuerdings bezweifelt. Wer modern sein will, kann irgend eines der vielen neuen jodhaltigen Präparate wählen. Beim Jodkalium fürchte ich eine schädliche Wirkung des Kaliums auf das Herz nicht, bei den kleinen Dosen, die ich verschreibe. Nur gegen offenbare Syphilis überschreite ich die Tagesdosis von 2 Gramm, gebe auch hier nicht die exorbitanten Mengen, die Gottlob nur eine Zeitlang in der Therapie spukten. Diese, nicht selten 15 bis 20 Gramm im Tag erreichend, bringen tatsächlich keinen größeren Nutzen als die kleineren und dürften wirklich den Veterinären für die großen Vierfüßler überlassen werden. Mit Tagesgaben von $^1/_2$—1 Gramm kommt man recht gut aus, nur sollen diese wochen- und monatelang, so lang fortgebraucht werden, bis eine Gesamtmenge von 30—40 Gramm verbraucht ist. Dann mag man eine Pause eintreten lassen, dann aber wieder kleinere Mengen geben, 2 Monate lang; dann 1 Monat Pause u. s. f.

So einfach dieser Teil der Therapie ist, so verwickelt und mannigfaltig gestaltet sich der andere, der einzelnen Erscheinungen entgegenwirken, einzelnen Gefahren ausweichen soll. Oft wird es eine Hauptaufgabe sein, die gesunkene Herzkraft zu heben, Ödeme zu beseitigen. Wie dies geschehen kann, ist früher schon erörtert worden, nur muß hervorgehoben werden, daß alles, was die Herzkraft hebt, theoretisch auch den atheromatösen Prozeß steigern und vor allem die Gefahr der Rhexis, des blutigen Hirnschlages erhöhen muß.

Zum Glück lehrt demgegenüber die Erfahrung, daß solche üble Folgen durch Digitalis, durch Koffein und die anderen Herzmittel doch nur selten entstehen. Größere Vorsicht ist eigentlich nur am Platz gegenüber den schweren Weinen und weniger den stillen, als den Schaumweinen. Es ist eine alte Erfahrung, daß kohlensäurehaltige Getränke, „heuriger Most", namentlich auch natürliche und künstliche Mineralwässer, die reich an CO_2 sind, brüchige Gefäße zum Bersten bringen können. Durch offenes Stehenlassen, rascher durch Erwärmen, verlieren solche Wässer mit dem größten Teil ihrer Kohlensäure auch ihre gefährliche Eigenschaft.

Von der günstigsten Wirkung ist mitunter regelmäßige Entleerung des Darms durch milde Abführmittel. Wie schon oben erwähnt wurde, werden durch Koprostase die Widerstände im Kreislauf vermehrt und wird dem Herzen mehr Arbeit aufgebürdet. Schon subjektiv reagieren Herzkranke, allerdings auch nervöse Individuen, außerordentlich fein auf Störungen in den Digestionsorganen, genügende Darmentleerung gehört für sie zu den notwendigen Bedingungen eines leidlichen Wohlbefindens. Daneben wird durch Stuhlbeförderung der weitere Nutzen für die Kranken geschaffen, daß diese nicht bei der Defäkation stark drücken und pressen müssen, was bei alten Leuten mit Atheromatose immer seine Bedenken bezüglich einer Rhexis der Gefäße hat. Über den Modus der Stuhlerzeugung wäre auch noch einiges zu sagen. Bei jüngeren Leuten vermeidet man gern möglichst lang die inneren Abführmittel, an deren jedes der Organismus im Verlauf von Jahren sich gewöhnt und von dem keines auf die Dauer von Jahrzehnten so ganz ohne schädlichen Einfluß auf den Darm selbst ist; man hilft sich gern möglichst lang mit Einläufen, wenn man nicht einen besonderen Nebenzweck verfolgt, wie bei Adipositas, wo die abführenden Wässer einen so guten Ruf haben.

Im Greisenalter aber werden die Mittelsalze erfahrungsgemäß nicht mehr so gut vertragen, wenigstens auf die Dauer nicht. Gelegentlich mögen sie ja wohl einmal eine vorübergehende Abwechslung in die Therapie bringen, für den fortgesetzten Gebrauch verbieten sie sich, weil sie den Organismus zu sehr schwächen. Auf der anderen Seite ist jetzt die Gefahr der Gewöhnung wieder mehr in den Hintergrund getreten und so finden hier die vegetabilischen, milden Abführmittel, Rheum, Aloë, Cascara sagrada, allein oder in mannigfachsten Kombinationen ihre Stelle. Kommt es darauf an, dünnere Ausscheidungen durch den Darm herbeizuführen, weil Ödeme vorliegen, so ist ein gutes, auch von betagten Leuten gut vertragenes Mittel das Electuarium e Senna.

Nicht nur Blutdrucksteigerung ist bei brüchigen Arterien gefährlich, sondern auch bedeutendes Sinken des äußeren Luftdruckes, worauf beim Klimawechsel betagter Leute, etwa bei der Wahl eines Sommeraufenthaltes, zu achten ist.

Allgemeine Bedeutung der Arteriosklerose.

Es würde zu weit führen, hier Sklerose und Atherom der Arterien erschöpfend zu besprechen. Zum Schluß aber möchte ich noch in einem Rückblick auf die allgemeine Bedeutung dieser Prozesse wenigstens andeutungsweise eingehen.

Kein organisches Gebilde lebt ewig, jedem ist unweigerlich sein Ziel gesteckt. Man kann die Frage aufwerfen, ob nun auch, wenn gar keine äußeren Schädlichkeiten einwirken sollten, doch einmal der Tod dem Leben ein Ende machen muß. Man kann fragen, ob gesetzmäßig wie die Entwicklung des Organismus und seiner einzelnen Organe, so auch seine Involution, seine allmähliche Zerstörung, sein Abbau wenn man so will, schon im Keim, in der Form seiner molekularen Zusammensetzung vorausbestimmt sei.

Die Entwicklung und Erhaltung des menschlichen Körpers ist geknüpft an die Zirkulation von Wasser, in dem bestimmte feste und gasförmige Körper gelöst sind. Von einer gewissen fetalen Entwicklungsstufe an geschieht diese Zirkulation in einem Röhrensystem. Noch ist keine Tatsache bekannt, auf Grund welcher man einen Rückgang der Funktionen und endliches Erlöschen des Lebens mit Notwendigkeit voraussagen müßte, solange das Röhrensystem in Ordnung ist. Im Gegenteil, die senile Involution der einzelnen Organe und des ganzen Körpers tritt nicht nur erfahrungsgemäß gleichzeitig auf mit bestimmten Veränderungen der Gefäßwand, der Atheromatose, sondern ist deutlich kausal abhängig von dieser. Diese Änderungen bedeuten aber nichts anderes als eine mechanische Abnützung und allmähliche Zerstörung der physikalischen Beschaffenheit durch mechanische Kräfte, wie sie an leblosen Dingen die Technik jeden Tag demonstrieren kann. Die Atheromatose an den Arterien stellt sich gerade so gesetzmäßig ein, wie die Stahlachse eines Eisenbahnrades durch tausende von Stößen endlich ihre faserige Struktur einbüßt, kristallinisch körnig wird und endlich bricht. In jeder Wasserleitung müssen schadhaft werdende Stellen, müssen zugewachsene Teile ausgewechselt werden, wenn die Einrichtung für längere Zeit brauchbar bleiben soll, sie muß in allen ihren Teilen nach und nach und immer wieder ersetzt werden, wenn sie ewig halten soll. Ganz so liegt aber die Sache bei den höheren Geschöpfen und vielleicht auch bei den niederen, nur daß bei diesen, die einen eigentlichen Kreislauf nicht haben, die Sachen nicht so durchsichtig sind.

Ich will damit nur soviel sagen: Was wir über den Kreislauf und die Beschaffenheit der Arterien, über die Alterserscheinungen eines sonst unbeeinflußten Organismus wissen, zwingt uns in keiner Weise nach einer anderen Ursache für einen gesetzmäßig aus inneren Ursachen eintretenden Tod zu suchen. Oder mit anderen Worten, ein chemischer Vorgang von endlichem Ablauf oder die Supposition einer Lebenskraft ist hier nicht nötig, so lange es gelingt, alles auf mechanische Gesetze zurückzuführen. Und das, was die mechanische allmähliche Störung in der Zirkulation unseren Sinnen zugänglich macht, das ist die mechanisch erzeugte Atheromatose.

Wenn wir so zu dem Schluß kommen, daß das Leben des Menschen eines Tages notwendig erlöschen muß, weil seine Arterien nur eine begrenzte Zeit halten und für ihren Zweck tauglich bleiben, so lehrt doch die alltägliche Erfahrung, daß die von der Natur gegebene Frist vielleicht niemals oder nur in den seltensten Fällen erreicht wird. Wo auch hochbetagte Greise sterben, ist fast immer ein wenn auch noch so kleiner äußerer Anlaß dazu augenfällig. Das eine Mal eine Gemütsbewegung, das andere Mal ein an und für sich geringfügiges Trauma, eine leichte Infektion oder Verdauungsstörung oder irgend etwas Derartiges. Wir können uns des Eindruckes dann nicht erwehren, daß solche Leute, die ihre 100 Jahre und mehr noch auf dem Rücken haben, ohne jene Zufälle noch nicht hätten sterben braüchen, und wenn sie nicht kerngesund gewesen wären, so hätten sie ja ihr hohes Alter nicht erreicht. Freilich kann niemand unter einem Glassturz sitzen bleiben und später sind schon Dinge gefährlich, die früher recht gleichgültig gewesen wären. Auf der anderen Seite erhellt daraus, wie bedeutsam sorgfältige Pflege für hochbetagte Leute ist, deren Leben so um viele Jahre verlängert werden kann, deren Lebensdauer theoretisch gewiß einen viel höheren Wert besitzt als wir annehmen, einen Wert, der wohl auch von den seltenen Ausnahmen nicht annähernd erreicht wurde, die die sicher konstatierte Zahl von 150 Jahren und darüber aufwiesen.

Eines ist freilich ein für allemal von vornherein gegeben und wir müssen es hinnehmen, ohne etwas daran ändern zu können: die Anlage des Gefäßsystems vom Mutterleibe an, die Vererbung von seiten der Eltern. Das eine Röhrensystem ist von Haus aus besser und hält länger als das andere. Seine Entwicklung findet allerdings mit der Geburt noch nicht ihren Abschluß und die Hygiene des wachsenden Organismus kann manches in der Anlage bessern, manche Schwäche ausgleichen und im Alter lohnt sich dann eine geschonte Jugend.

Im Anhang habe ich eine ziemlich große Anzahl von Rezeptformeln zusammengestellt, die bei Herzkrankheiten Verwendung finden können, ohne auch nur entfernt auf Vollständigkeit Anspruch zu machen. In den meisten Fällen reicht man mit einer viel kleineren Zahl aus. Die zwei Dutzend, die ich am häufigsten und für gewöhnlich verwende, sind mit Sternchen bezeichnet. Die anderen sind zum Teil in besonderen Fällen von mir angewendet worden und ich war zufrieden damit, zum Teil sind sie wenigstens in der Literatur lobend hervorgehoben. Jedenfalls muß man mehr als ein tägliches Handwerkszeug zur Hand haben, um nach Eigenart des Kranken und des Krankheitsbildes, auch bei längerem Verlauf der Krankheit, wechseln zu können und bei schweren Zufällen noch Reserven zu haben.

Anhang.

Auswahl von Rezeptformeln bei Herzkrankheiten.

*1. Tabul. c. Novaspirin. 0,5
  D. tal. N. 20.
  S. 5 mal tgl. 1 Stück nach dem
  Essen.
*2. Phenacetin. 0,5
  D. tal. dos. N. 20.
  S. 6 mal tgl. 1 Pulver.
*3. Unguent. argent. colloidal. Credé 3,0
  D. tal. dos. N. 10 ad chart.
  cerat. S. tgl. 1 Paket in 25 Min.
  in die gereinigte Haut einreiben.
4. Argent. colloidal.
  Alb. ovi āā 0,25
  Aq. destill. 50,0.
  M. d. s. 1 stündl. 1 Kaffeelöffel (im
  ganzen fünf).
*5. Argent. colloidal. 1,0
  Aq. destill. 20,0.
  M. d. s. 1—2 mal tgl. 2 ccm intra-
  venös einspritzen.
6. Argent. colloidal,
  Mucilag. Gummi Arab. āā 2,0
  Fiat. c. aq. destill. 200,0
  Emulsio.
  D. s. 2 mal tgl. den 4. Teil mit
  gleich viel Wasser als Einlauf.
7. Fulmargin. Originaltuben N. 5.
  D. s. alle paar Tage 5 ccm intra-
  venös einspritzen.
*8. Pulv. fol. digital. titrat. 0,1
  D. tal. dos. N. 15.
  S. 3—4 mal tgl. 1 Pulver.
9. Infus. fol. digital. titrat.
  1,0 : 120,0 Col.
  Oxymel. Scillae.
  Liquor. Kal. acet. āā 15,0.
  M. d. s. 2 stündl. 1 Eßlöffel.
10. Infus. fol. digital. titrat. 0,4 : 200,0 Col.
  Tinct. opii simpl. gutt. N. 12.
  M. d. s. tägl. die Hälfte als Einlauf.
11. Pulv. fol. digital. titrat. 0,15
  Ol. Cacao 2,0
  F. l. a. supposit.
  D. tal. N. 10. S. 3 mal tgl. 1 Stück.
12. Tabul. c. Kalzan. N. 10.
  D. s. Abends 2 Stück.

*13. Pulv. fol. digital. titrat.
  Coffein. Natr. salicyl. āā 0,1.
  M. f. p. D. s. 3 mal tgl. 1 Pulver.
14. Pulv. fol. digital. titrat.
  Diuretin. āā 0,1
  M. f. p. D. tal. dos. N. 15.
  S. 3 mal tgl. 1 Pulver.
*15. Tabul. c. Digipurat. N. 12.
  D. s. Am ersten Tag 4, am 2. und 3.
  je 3, am 4. 2 Stück nehmen.
16. Digitalysat. Bürger 30,0.
  D. s. 3 mal tgl. 15 Tropfen nehmen
  oder: 1 mal tgl. 1,5 ccm intravenös
  einspritzen.
17. Cordalen. (Reiß) 10,0.
  D. s. 3 mal tgl. 20 Tropfen.
18. Cordalen. (Reiß) zu subkutanen In-
  jektionen 10,0.
  D. s. 3 mal tgl. 1 Spritze.
19. Tabul. c. Digifolin. N. 12.
  D. s. 3 mal tgl. 1 Stück.
20. Digifolin. liquid. ccm 20.
  D. s. 3 mal tgl. 20 Tropfen.
21. Tabul. c. Verodigen. N. 12.
  D. s. 3 mal tgl. 1 Stück.
22. Digalen. Ampullen N. 12.
  D. s. 3 mal tgl. 1 ccm (20 Tropfen).
23. Tinct. digital. 20,0.
  D. s. 3 mal tgl. 15 Tropfen.
24. Bulb. Scillae pulver.
  Pulv. fol. digital. titrat. āā 1,25
  Cort. Cinnamm. 6,0
  Extr. Helen. 3,0
  M. f. l. a. pil. N. 60.
  Consp.
  D. s. 3 mal tgl. 3 Stück.
25. Pulv. fol. digital. titrat. 1,5
  Extr. Tarax. 3,0
  M. f. l. a. pil. N. 30.
  Consp.
  D. s. 2 mal tgl. 1 Pille. (Kann
  länger fortgebraucht werden.)
*26. Tinct. Strophanti 10,0.
  D. s. 3 mal tgl. 6 Tropfen.

27. Strophantin. Böhringer (amorph.) 0,005
    (milligr. quinque)
    Aq. destill.   10,0.
    M. d. s. ½—1 Spritze intravenös.
        (Nach 24 Stunden wieder eine
        Spritze, nach 36 Stunden wie-
        der, im ganzen in 4 Tagen 3 bis
        4 mal. Nicht, wenn das Herz
        bereits unter Digitalis steht!)
28. Aq. destill.   5,0
    Digalen. Cloëtta
    Tinct.. Strophanti āā gutt. N. 10
    Theocin.   0,3
        M. f. Klysma.
        S. Jeden Morgen in den Darm
        spritzen.
        (Wenn Erbrechen kommt, dann
        weniger (0,2 oder 0,1) Theocin
        nehmen, wenn der Darm gereizt
        wird, dann 5—10 Tropfen Tinct.
        opii zusetzen. Mikroklistier nach
        Eichhorst, kann jahrelang fort-
        gebraucht werden.
29. Infus. fol. digital. titrat. 2,0: 150.0 Col.
    Tinct. Strophanti   1,0
    Coffein. Natr. salicyl.   2,0
    Liquor. Kal. acet.   60,0
    Succ. Liquirit.   5,0.
        M. d. s. Eßlöffelweise in 2 Tagen
        verbrauchen. (Nach Fürbringer,
        ultima ratio bei sehr hartnäckiger
        Herzwassersucht.)
30. Spartein. sulfur.   0,2
    Aq. destill.   10,0.
        M. d. s. zu subkutanen Injektionen
        2—4 mal tgl. 1 Spritze.
31. Spartein. sulfur.   0,6
    Extr. Trifol. fibrin.   3,0
        M. f. l. a. pil. N. 30.
        Consp.
        D. s. 3 mal tgl. 1 Pille.
32. Collaps-Disotrin. Ampullen N. 10.
        D. s. Im Kollaps 1—3 Ampullen
        intramuskulär oder intravenös
        einspritzen.
33. Tinct. Conval. maial.   8,0
    Ammon. bromat.
    Kal. bromat.
    Natr. bromat. āā   2,0
    Aq. destill. q. s. ad   200,0.
        M. d. s. 3 mal tgl. 1 Eßlöffel in ½ Glas
        Wasser (nach C. Gerhardt).
34. Herb. Adonis vernal.   60,0.
        D. s. 1 Eßlöffel zu 1 Tasse Tee.
        (Längere Zeit zu gebrauchen.)
35. Solut. Adrenalin. (1 pr. m.) 30,0
        D. s. 4 mal tgl. 1—3 Spritzen sub-
        kutan.
36. Natr. chlorat.   8,0
    Natr. carbon.   1,0
    Aq. destill.   1000,0
    Solut. Adrenalin. (1 pr. m.)
        gutt. N. 8 (—10).
        M. steril.
        S. intravenös im Verlauf von 25 bis
        40 Minuten einlaufen lassen.

*37. Coffein. citric.   0,2
        D. tal. dos.   N. 20.
        S. 3 mal tgl. 1 Pulver.
*38. Coffein. natr. salicyl.   2,0
    Aq. destill.   150,0
    Sir. cort. aurant. q. s. ad 180,0.
        M. d. s. 3 mal tgl. 1 Eßlöffel.
*39. Coffein. natr. salicyl.   4,0
    Aq. destill.   20,0.
        M. d. s. Zu subkutanen Injektionen
        3—4 Spritzen tgl.
*40. Theobromin. natr. salicyl.   0,4
        (= Diuretin)
        D. tal. dos.   N. 12.
        S. 3 mal tgl. 1 Pulver.
41. Theophyllin.   0,15
        (= Theocin).
        D. tal. dos.   N. 5.
        S. stündl. 1 Pulver in kohlensaurem
        Wasser nehmen.
42. Theobromin. natr. acet.   5,0
        (= Agurin)
    Aq. destill.   120,0
    Sir. ceras. q. s. ad   150,0.
        M. d. s. 3 mal tgl. 1 Eßlöffel.
43. Theacylon.   0,5
    D. tal. dos.   N. 20.
        S. 4—6 mal tgl. 1 Pulver
        (Wenn Erbrechen kommt, 8 Tropfen
        Salzsäure in ½ Glas Wasser).
44. Agurin.   1,0
        D. tal. dos.   N. 15.
        S. 3 mal tgl. 1 Pulver.
45. Diuretin.   0,25
    Agurin.   0,1
    Extr. Quebrach.   0,1
        M. f. tab. c. sacchar. obduct. scatul.
        unam.
        D. s. 3—4 mal tgl. 2 Tabletten.
        Hriße Milch oder Tee nach-
        trinken (bei Asthm. card.,
        Angina pector. 6—8 Wochen
        lang gebrauchen).
46. Euphyllin. pur.   1,0
        (= Theophyllin-Äthylendiamin) solv.
        in aq. destill. q. s.
        Decoct. Salep. 120,0.
        D. s. zu 2(—4) Klysmen.
47. Euphyllin-Ampullen (Origin.-Packung)
        D. s. tgl. 3—4 subkutane Injek-
        tionen von 1—1½ ccm.
48. Theophyllin. pur. Böhringer 0,3
        D. tal. dos. N. 10.
        S. 3 mal tgl. 1 Pulver.
49. Theocin. Natr. acet.   0,4
        D. tal. dos.   N. 10.
        S. 3 mal tgl. 1 Pulver.
50. Theobromin. puriss. Merck   0,5
        D. tal. dos.   N. 15.
        S. 3(—6) Pulver im Tag.
*51. Ol. camphor. fort.   40,0.
        D. ad vitr. c. magna apertura s. zu
        Injektionen.
*52. Aether. acet.   20,0.
        D. s. Zu Injektionen.

53. Mosch. Moskowit. 0,3
    D. tal. dos. N. 5.
    S. 1stündl. 1 Pulver.
54. Rad. Valerian. 100,0.
    D. s. 1 Teelöffel auf 1 Tasse Tee.
    1—2 Tassen im Tag.
55. Tinct. Valerian. 30,0.
    D. s. 3 mal tgl. 20 Tropfen
56. Capsul. c. Bornival. N. 50.
    D. s. 3—5 mal tgl. 1 Stück nach dem
    Essen (steigend bis 3 mal 5 Stück).
57. Tabul. c. Pyrenol. 1,5
    D. tal. dos. N. 25.
    S. 3—4 mal tgl. 1—2 Stück nach
    dem Essen (bei Herzneurosen,
    Herzstichen, Herzklopfen).
58. Chinidin. sulfur.
    Extr. Trifol. fibrin. āā 1,5
    M. f. l. a. pil. N. 30.
    Consp.
    D. s. Abends 1 Pille, steigend bis
    auf 3 mal tgl. 4 Stück. (Be-
    ruhigungsmittel fürs Herz bei
    Delirium cordis, Arrythmia per-
    petua, Stenokardie, Tachykar-
    die. Nach Einsetzen der Wir-
    kung langsam abnehmen.)
59. Solut. Nitroglycerin 1% 5,0
    D. s. täglich 1 Tropfen, steigend auf
    5—10, auf Zucker nehmen.
    Tropfglas.
*60. Tabul. c. Nitroglycerin 0,0005
    (Decimilligr. quinque).
    D. tal. dos. N. 20.
    S. 1—2 mal tgl. 1 Stück.
61. Papaverin. 0,04
    Sachar. lact. 0,3.
    M. f. p. D. s. 3 mal tgl. 1 Pulver.
62 Amyl. nitros. 2,0
    D. s. 2 Tropfen auf dem Taschen-
    tuch einatmen.
63. Natr. nitros. 1,0
    Aq. destill. 120,0
    Sir. rub. id. q. s. ad 150,0.
    M. d. s. 3—4 mal tgl. 1 Eßlöffel.
*64. Kal. jodat.
    Aq. destill. āā 20,0.
    M. d. s. 3 mal tgl. 10 Tropfen in
    Milch nehmen.
65. Kal. jodat. 8,0
    Aq. destill. 120,0
    Sir. ceras. q. s. ad 150,0.
    M. d. s. 3 mal tgl. 1 Eßlöffel wäh-
    rend des Essens.
*66. Tabul. c. Sajodin. 0,5
    D. tal. N. 20.
    S. 3 mal tgl. 1 Stück wahrend
    des Essens.
67. Tabul. c. Jodipin N. 60.
    D. s. 3 mal tgl. 2 Stück.
68. Tinct. Jodi
    Tinct. Ratanh. āā 5,0.
    M. d. s. Zum Einpinseln. Adde
    penicil.

*69. Decoct. rad. Sarsaparill.
          10,0:120,0 Col.
    Hydrarg. bijodat. rubr. 0,15
    Kal. jodat. 10,0
    Sir. cort. aurant. q. s. ad 150,0.
    M. d. s. 3 mal tgl. 1 Eßlöffel nach
    dem Essen.
70. Physostigmin. salicyl. 0,01
    Aq. destill. 10,0.
    M. d. s. Zu subkutanen Injektionen,
    1—3 mal tgl. 1/2—1 Spritze.
71. Atropin. sulfur. 0,01
    Aq. destill. 10,0.
    M. d. s. 1/2 Spritze subkutan.
72. Tinct. Belladonnae 10,0
    Tinct. Digital. 20,0.
    M. d. s. 3 mal tgl. 20 Tropfen.
73. Heroin. hydrochlor. 0,1
    Aq. destill.
    Aq. Amygdalar. āā 10,0.
    M. d. s. 3 mal tgl. 20 Tropfen.
*74. Morph. hydrochlor. 0,2
    Aq. destill. 20,0
    Chloroform. gutt. N. 2.
    M. d. ad vitr. c. magna apert.
    suo nom. zu Händen des Arztes.
*75. Morph. hydrochlor. 0,2
    Aq. destill.
    Aq. Amygdal. amar. āā 10,0.
    M. d. s. Abends 20 Tropfen.
76. Trional. 0,5
    D. tal. dos. N. 20.
    S. Abends 3 Pulver zu nehmen
    (am 2. Tag nur 2).
77. Paraldehyd. 4,0(—6,0)
    Aq. destill. 180,0
    Sir. rub. id. q. s. ad 200,0.
    M. d. s. Abends die Hälfte zu
    nehmen.
*78. Tabul. c. Veronal. 0,5
    D. tal. dos. N. 6.
    S. Abends 1 Stück in Wasser zu
    nehmen.
79. Tabul. c. Bromural. 0,3
    D. tal. dos. N. 20.
    S. Abends 2—3 Stück auf 2 mal
    verteilt in heißem Tee oder
    Zuckerwasser nehmen.
80. Tabul. c. Adalin. 0,5
    D. tal. dos. N. 10.
    S. Abends 1½—2 Stück nehmen
    und heißes Wasser oder Tee
    nachtrinken.
*81. Tabul. c. Extr. Cascar. sagrad. 0,25
    c. Cacao obduct., scatul. unam.
    D. s. Abends 1—2—3 Stück
    nehmen.
*82. Pulv. tub. Jalap. 8,0
    Tartar. depur. 12,0.
    M. f. p. D. s. Nach dem Frühstück
    1—2—3 Messerspitzen nehmen.
*83. Electuar. e Senna 60,0.
    D. s. Nach Bedarf abends 1 Kaffee-
    löffel.

Register.

Verlag von J. F. Bergmann in München u. Wiesbaden.

Zur Frage der Hochschulreform. Von Geh. Rat Professor
Dr. **O. Lubarsch** in Berlin. 1919. Mk. 3.60.

Die Diagnose der Geisteskrankheiten. Von Professor
Dr. **O. Bumke** in Breslau. Mit zahlreichen Textabbildungen.
1919. Mk. 34.—.

Psychologische Vorlesungen. Von Professor Dr. **O. Bumke**
in Breslau. Mit 29 Textabbildungen. 1919. Mk. 14.—

Über den nervösen Charakter. Grundzüge einer vergleichenden Individualpsychologie und Psychotherapie. Von
Dr. **Alfred Adler** in Wien. Zweite umgearbeitete Auflage.
1919. Mk. 14.—.

Winke für den ärztlichen Weg auf zwanzigjähriger Erfahrung. Von Dr. **Georg Knauer** in Wiesbaden. Zweite
umgearbeitete Auflage. 1919. Mk. 4.80.

Der Sektionskurs. Kurze Anleitung zur pathologisch-ana-
tomischen Untersuchung menschlicher Leichen. Unter Mitwirkung von Privatdozent Dr. Goldschmid und Bildhauer
Benno Elkan herausgegeben von Professor Dr. **B. Fischer**
in Frankfurt. 1919. Preis geb. Mk. 10.—.

Grundriss der Gesundheitsfürsorge. Unter Mitwirkung
von A. von Gierke, Dr. Josephine Höber, Dr. Hans
Kampffmeyer, Dr. Siegfried Kraus, Dr. Marie
Kröhne, Anna Pappritz, Dr. Schellmann, Dr. med.
Laura Turnau herausgegeben von Dr. **Marie Baum** in
Hamburg. Mit 59 Abbildungen im Text und 1 farb. Tafel.
1919. Mk. 22.—.

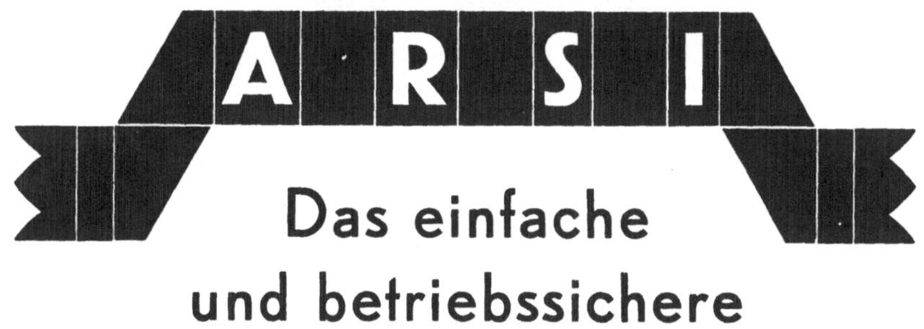

Das einfache
und betriebssichere

Positiv-Kopier-Verfahren

für hochwertigen

Offset-Druck

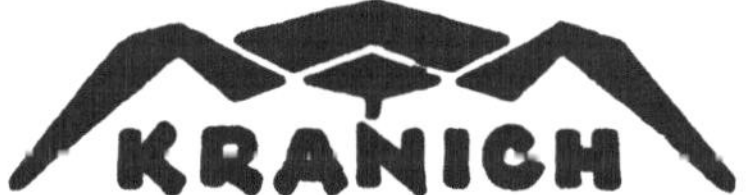

Gesellschaft für Reproduktionsbedarf
Wien, XII., Steinbauergasse 25

Das Vorbereiten der Kopier-Lösung

800 ccm **ARSI-SCHICHT-I** und 200 ccm **ARSI-SCHICHT-II** werden gut vermischt und durch Watte filtriert. Besonders saubere Kopien werden erzielt, wenn man die filtrierte Lösung über Nacht stehen läßt. Getrennt ist Schicht-I und Schicht-II monatelang haltbar, die Mischung beider ist lichtempfindlich, muß in brauner Flasche vor Licht geschützt aufbewahrt werden und soll innerhalb dreier Tage verarbeitet werden.

Das Reinigen der Platten

Die entsprechend gekörnten und noch nassen Platten werden mit **ARSI-ENTSÄUERUNG** 1:30 mit Wasser verdünnt, übergossen, mit einer nicht zu harten Bürste vom Oxyd befreit und mit Wasser gründlich abgespült. Bis zur Beschichtung bleiben die Platten unter Wasser.

Das Beschichten der Platten

In die Mitte der noch feuchten, im Schleuder-Apparat bereits eingespannten Platte wird die vorbereitete **ARSI-Kopierlösung** langsam so lange aufgegossen, bis die Ränder der Platte erreicht sind. Platten mit feinem bis mittlerem Korn sollen mit etwa 120 Touren pro Minute geschleudert werden, solche mit grobem Korn mit nur etwa 80 Touren; bei letzteren sollte auch reichlicher Kopierlösung aufgetragen werden, damit alle Kornspitzen verläßlich mit Schicht bedeckt werden. Die Temperatur im Schleuderapparat soll etwa 40° C nicht übersteigen, da sonst eine Verhärtung der Schicht eintreten kann. Die richtige Schichtdicke wird auf der trockenen Platte an einem schwachen Glanz erkannt, zu dicke Schichten zeigen einen speckigen Glanz und verursachen Schwierigkeiten.

Das Belichten der Platten

Verläßlich gute und gleichartige Kopien sind durch eine reichliche und strahlenförmige Lichtmenge leicht zu erzielen. Diffuses Licht ist wenig geeignet. Da Lichtmengen, und auf diese kommt es ja an, mit der Uhr nicht gemessen werden können, ist es grundsätzlich falsch von Belichtungszeiten zu reden. Die für die ARSI-Kopierschicht notwendige Lichtmenge sollte einmal mit einem Lichtmeßgerät „LUMITRON" praktisch ermittelt und dann ständig mit einem solchen Gerät beibehalten werden, dann könnten dauernd ideale Kopierresultate erzielt werden. Bis den Kopisten solche Geräte zur Verfügung stehen, müssen sie wohl oder übel mit der Uhr belichten und hoffen, daß die Lichtschwankungen geringer sind als der Spielraum der **ARSI-Kopierschicht**.

Grundsätzlich sollen **ARSI-Kopien** eher **über-** als unterbelichtet
werden. Unterbelichtete Platten werden beim Entwickeln leicht
erkannt an zu raschem Erscheinen des Bildes und schmutziggelber
Verfärbung des Entwicklers; sie sind unverwendbar, da auch alle
Unreinheiten der Kopiervorlage erscheinen.

Das Entwickeln der Platten

Um praktisch und sauber zu arbeiten ist es ratsam, das Entwickeln
und Tieflegen auf einem Tisch vorzunehmen mit einer Platte aus
Glas, Hartgummi oder Kunstharz, die umgeben ist mit einer Rinne
mit Ablaufstutzen. Die belichtete Platte wird auf diesen Tisch gelegt
und mit **ARSI-Entwickler** übergossen und dieser mit einem Tampon
über die ganze Platte mit leichter Bewegung verteilt. Nach einer
Minute wird der verbrauchte Entwickler mit einem Streifenquetscher
entfernt und frischer Entwickler aufgegossen und verteilt. Dies wird
von Minute zu Minute so lange fortgesetzt, bis alle Bildteile silbrig
glänzend erscheinen, also restlos von Schichtspuren befreit sind.

Das Tieflegen der Platten

Dies erfolgt unmittelbar nach dem Entwickeln und auch in der
gleichen Art durch 3- bis 4maliges Auftragen von **ARSI-Tiefätze,**
ebenfalls in Abständen von je 1 Minute. Nach beendeter Tieflegung
muß noch einmal Entwickler aufgegossen werden und mit etwas
Druck auf den Tampon gut nachentwickelt werden, damit die von
der Tiefätze gelösten Metallsalze restlos entfernt werden. Anschließend daran wird die Platte im Schleuderapparat bei einer
Tourenzahl von 120 mit Wasser sehr gründlich abgebraust, damit
auch die letzten Entwicklerreste verschwinden und bei etwa 40⁰ C
getrocknet.

Da die Tiefätze keinerlei Entwicklungswirkung besitzt und durch
das Tieflegen keine Veränderung der Zeichnung mehr erfolgt, muß
vor dem Tieflegen das Entwickeln vollkommen beendet sein.

Das Ausdecken der Farben

Hiezu verwendet man vorteilhaft Reste der **ARSI-Kopierlösung,** auch
wenn sie schon alt sind, bestreicht damit leicht alle Stellen die nicht
drucken sollen und trocknet durch mäßiges Erwärmen. Gewöhnliche
Gummi-Lösung trocknet oft mit Haarrissen ein, durch welche Farbe
durchsickern kann.

In Lack und Farbe stellen

Auf die kalte Platte wird **ARSI-Positivlack** aufgegossen, mit einem
faserfreien Wollappen gleichmäßig verteilt und mit einem gleichen
Lappen nachgerieben, bis eine gleichmäßig dünne und streifenfreie

Lackschicht entsteht, die mit einem Föhnapparat gut getrocknet wird. Nun wird **ARSI-Positivfarbe** in gleicher Art aufgetragen, und zwar so dünn, daß die Zeichnung noch erkennbar ist; eine zu dicke Farbschicht erschwert das Entschichten. Die Platte wird nun getrocknet und mit Talkum gepudert.

Das Entschichten der Platten

Wenn die Platte so lange unter Wasser gehalten wird, bis die Schicht gründlich aufquillt, erfolgt das Entschichten ganz mühelos. Warmes Wasser erleichtert das Quellen. Nach dem Aufquellen wird zunächst die Farb- und Lackschicht mit einer halbharten Roßhaarbürste entfernt, hierauf wird die Platte übergossen mit einer 1%igen Schwefelsäurelösung, die etwa eine Minute einwirken soll, dann läßt sich die ganze Schicht mit Wasser leicht und restlos abbürsten. Nach kurzem Abspülen wird die Platte im Schleuderapparat getrocknet und sofort geätzt.

Das Ätzen der Platten

Hiezu verdünnt man **ARSI-Beize** mit 14 Teilen Wasser und 4 Teilen gewöhnlicher Gummilösung und ätzt damit je nach Körnung der Platte und Feinheit der Zeichnung mehr oder weniger lang. ARSI-Beize ist ein sicheres Tonschutzmittel.

Korrekturen

Sollen solche noch angebracht werden, muß die Platte nach dem Entschichten mit einer 3%igen Aluminiumsulphat-Lösung entsäuert, gut gewaschen und rasch getrocknet werden. Alle Korrekturen müssen sogleich durchgeführt und die Platte hernach geätzt und gummiert werden.

Die ARSI-Präparate

ARSI-Entsäuerung
ARSI-Schicht-I
ARSI-Schicht-II
ARSI-Positiv-Entwickler
ARSI-Tiefätze für Zink
ARSI-Positivlack
ARSI-Positiv-Farbe
· ARSI-Beize (zum Ätzen der fertigen Platten)

Alle Präparate werden gebrauchsfertig geliefert.